实用护理实践与解析

主编◎诸葛继美　李秀霞　王青晓
　　　丁洪燕　郝倩倩　李艳秋

黑龙江科学技术出版社

图书在版编目（CIP）数据

实用护理实践与解析 / 诸葛继美等主编. -- 哈尔滨：
黑龙江科学技术出版社，2023.7
ISBN 978-7-5719-1968-9

Ⅰ.①实… Ⅱ.①诸… Ⅲ.①护理学 Ⅳ.①R47

中国国家版本馆CIP数据核字(2023)第104620号

实用护理实践与解析

SHIYONG HULI SHIJIAN YU JIEXI

作 者	诸葛继美 李秀霞 王青晓 丁洪燕 郝倩倩 李艳秋
责任编辑	单 迪
封面设计	邓姗姗
出 版	黑龙江科学技术出版社
	地址：哈尔滨市南岗区公安街70-2号 邮编：150007
	电话：（0451）53642106 传真：（0451）53642143
	网址：www.lkcbs.cn
发 行	全国新华书店
印 刷	黑龙江龙江传媒有限责任公司
开 本	787mm×1092mm 1/16
印 张	21
字 数	495千字
版 次	2023年7月第1版
印 次	2023年7月第1次印刷
书 号	ISBN 978-7-5719-1968-9
定 价	128.00元

《实用护理实践与解析》
编委会

主　编

诸葛继美　临沂市人民医院
李秀霞　潍坊市人民医院
王青晓　潍坊市人民医院
丁洪燕　潍坊市人民医院
郝倩倩　潍坊市人民医院
李艳秋　潍坊市人民医院

副主编

马凯丽　潍坊市人民医院
王　凤　潍坊市人民医院
杨　梅　潍坊市人民医院
王　健　潍坊市人民医院
初婷婷　潍坊市人民医院
李　瑶　潍坊市人民医院
李露露　潍坊市人民医院
吴荷红　潍坊市人民医院
张婷婷　潍坊市人民医院
宋陆萍　潍坊市人民医院
李香芬　潍坊市人民医院
郭　青　潍坊市人民医院
郭德凤　潍坊市人民医院
郭丽红　潍坊市人民医院
袁召霞　潍坊市人民医院

前　言

　　随着医学科学技术的迅猛发展,专科诊疗新业务、新技术不断应用于临床。同时,随着护理模式的转变和整体护理观的确立,对护士的专科知识、技术水平、业务素质和人文素养等提出了更高的要求。为此特组织临床一线的护理工作者编写了本书。

　　本书从临床护理的实际出发,内容涵盖临床多个学科,兼顾科学性、指导性、可操作性,充分吸收了近几年的护理新理论、新知识和新技术,紧密联系医院实际,结合长期护理实践行之有效的经验,对各专科疾病的一般护理、专科护理、特殊症状护理、常用诊疗技术护理配合等进行了总结提炼,对临床护理工作和护理教学活动有着很强的指导性、针对性。本书主要包括神经外科疾病的护理、肝胆外科疾病的护理、普外科疾病的护理等,内容丰富。

　　本书系多人执笔,写作风格迥异,在格式与内容方面难免有不统一之处,敬请谅解。由于编写经验和组织能力所限,加之时间仓促,书中难免有不妥之处,敬请广大读者批评指正。同时也建议读者在临床实践过程中,参考本书的同时应根据临床实际情况判断,以避免产生疏漏。

编　者

目　　录

第一章　消化内科常见病的护理

第一节　慢性胃炎

慢性胃炎是由不同原因引起的胃黏膜慢性炎症。病变可局限于胃的一部分(常见于胃窦部),也可累及整个胃部。慢性胃炎一般可分为慢性浅表性胃炎、慢性萎缩性胃炎两大类,前者是慢性胃炎中最常见的一种,约占 60%～80%,后者则由于易发生癌变而受到人们的关注。慢性胃炎的发病率随年龄增长而增加。

一、护理要点

合理应用药物,及时对症处理;戒除烟酒嗜好,养成良好的饮食习惯;做好健康指导,保持良好心理状态;重视疾病变化,定期检查随访。

二、护理措施

(1)慢性胃炎的患者应立即解除疲劳的工作状态而加强休息,必要时卧床休息。患者应撇开一切烦恼,保持安详、乐观的人生态度。周围环境应保持清洁、卫生和安静。可以听一点轻音乐,将有助于慢性胃炎的康复。

(2)改变不规律进食、过快进食或暴饮暴食等不良习惯,养成定时、定量、规律进食的好习惯。进食宜细嚼慢咽,使食物与唾液充分混合,减少对胃黏膜的刺激。

(3)停止进食过冷、过烫、辛辣、高钠、粗糙的食物。患者最好以细纤维素,易消化的面食为主食。

(4)慢性胃炎的患者必须彻底戒除烟酒,最好也不要饮用浓茶。

(5)停止服用水杨酸类药物。对胃酸减少或缺乏者,可适当喝米醋。

三、用药及注意事项

(一)保护胃黏膜

1.硫糖铝

它能与胃黏膜中的黏蛋白结合,形成一层保护膜,是一种很好的胃黏膜保护药。同时,它还可以促进胃黏膜的新陈代谢。每次 10g,每日 3 次。

2.甘珀酸

能促使胃黏液分泌增加和胃黏膜上皮细胞寿命延长,从而形成保护黏膜的屏障,增强胃黏膜的抵抗力。每次 50～100mg,每日 3 次,对高血压患者不宜应用。

3.胃膜素

为猪胃黏膜中提取的抗胃酸多糖质,遇水变为具有附着力的黏浆,附贴于胃黏膜而起保护作用,并有制酸作用。每次 2～3g,每日 3 次。

4.麦滋林－S 颗粒

此药具有胃黏膜保护功能,最大的优点是不被肠道吸收入血,故几乎无任何不良反应。每次 0.67g,每日 3 次。

(二)调整胃运动功能

1.甲氧氯普胺(胃复安)

能抑制延脑的催吐化学感受器,有明显的镇吐作用;同时能调整胃窦功能,增强幽门括约肌的张力,防止和减少碱性反流。每次 5～10mg,每日 3 次。

2.吗丁啉

作用较甲氧氯普胺(胃复安)强而不良反应少,且不透过血脑屏障,不会引起锥体外系反应,是目前较理想的促进胃蠕动的药物。每次 10～20mg,每日 3 次。

3.西沙比利(普瑞博斯)

作用类似吗丁啉,但不良反应更小,疗效更好。每次 5mg,每日 3 次。

(三)抗酸或中和胃酸

1.甲氰咪胍

它能使基础胃酸分泌减少约 80%,使各种刺激引起的胃酸分泌减少约 70%。每次 200mg,每日 3 次。

2.西咪替丁(泰胃美)

作用比较温和,而且能符合胃的生理功能,是比较理想的治疗胃酸增多的慢性浅表性胃炎的药物。每次 400mg,每日 3 次。

(四)促胃酸分泌

1.DL－盐酸肉毒碱(康胃素)

能促进胃肠功能,使唾液、胃液、胆液、胰液及肠液等的分泌增加,从而加强消化功能,有利于低酸的恢复。

2.多酶片

每片内含淀粉酶 0.12g、胃蛋白酶 0.04g、胰酶 0.12g,作用也是加强消化功能。每次 2 片,每日 3 次。

(五)抗感染

1.庆大霉素

庆大霉素口服每次 4 万 U,每日 3 次;对于治疗诸如上呼吸道炎症、牙龈炎、鼻炎等慢性炎症,有较快较好的疗效。

2.枸橼酸铋钾(德诺)

其主要成分是枸橼酸铋钾,具有杀灭幽门螺杆菌的作用。每次 240mg,每日 2 次。服药时间最长不得超过 3 个月,因为久服胶体铋,有引起锥体外系中毒的危险。

3.三联疗法

即胶体枸橼酸铋＋甲硝唑＋四环素或阿莫西林,是当前根治幽门螺杆菌的最佳方案,根治率可达 96%。用法为:枸橼酸铋钾(德诺)每次 240mg,每日 2 次;甲硝唑每次 0.4g,每日 3 次;四环素每次 500mg,每日 4 次;阿莫西林每次 1.0g,每日 4 次。此方案连服 14d 为 1 个疗程。

四、健康指导

慢性胃炎由于病程较长,治疗进展缓慢,而且可能反复发作,所以患者常有严重焦虑,而焦虑不安、精神紧张,又是慢性胃炎病情加重的重要因素之一。如此恶性循环,必将严重影响慢性胃炎的治疗。因此,对患者进行心理疏导治疗,往往能收到良好的效果。告诫患者生活要有规律,保持乐观情绪;饮食应少食多餐,戒烟酒,以清淡无刺激性易消化为宜;禁用或慎用阿司匹林等可致溃疡的药物;定期复诊,如上腹疼痛节律发生变化或出现呕血、黑便时应立即就医。

第二节　消化性溃疡

消化性溃疡是一种常见的胃肠道疾病,简称溃疡病,通常指发生在胃或十二指肠球部的溃疡,并分别称之为胃溃疡或十二指肠溃疡。事实上,本病可以发生在与酸性胃液相接触的其他胃肠道部位,包括食管下端、胃肠吻合术后的吻合口及其附近的肠襻以及含有异位胃黏膜的Meckel 憩室。

消化性溃疡是一组常见病、多发病,人群中患病率高达 5%～10%,严重危害人们的健康。本病可见于任何年龄,以 20～50 岁为多,占 80%,10 岁以下或 60 岁以上者较少。胃溃疡(GU)常见于中年和老年人,男性多于女性,两者之比约为 3∶1。十二指肠球部溃疡(DU)多于胃溃疡,患病率是胃溃疡的 5 倍。

一、病因及发病机制

消化性溃疡病因和发病机制尚不十分明确,学说甚多,归纳起来有 3 个方面:①损害因素的作用,即化学性、药物性等因素的直接破坏作用;②保护因素的减弱;③易感及诱发因素(遗传性激素、工作负荷等)。目前认为胃溃疡多以保护因素减弱为主,而十二指肠球部溃疡则以损害因素的作用为主。

(一)损害因素作用

1.胃酸及胃蛋白酶分泌异常

31%～46%的 DU 患者胃酸分泌率高于正常高限(正常男 11.6～60.6mmol/h,女 8.0～40.1mmol/h)。因胃蛋白酶原随胃酸分泌,故患者中胃蛋白酶原分泌增加的百分比大致与胃酸分泌增加的百分比相同。

多数 GU 患者酸分泌率正常或低于正常,仅少数患者(如卓—艾综合征)酸分泌率高于正常。虽然如此,并不能排除胃酸及胃:蛋白酶是某些 GU 的病因。通常认为在胃酸分泌高的溃疡患者中,胃酸和胃蛋白酶是导致发病的重要因素。

基础胃酸分泌增加可由下列因素所致:①胃泌素分泌增加(卓—艾综合征等)。②乙酰胆碱刺激增加(迷走神经功能亢进)。③组织胺刺激增加(系统性肥大细胞病或嗜碱性粒细胞白血病)。

2.药物性因素

阿司匹林、糖皮质激素、非类固醇类消炎药等可直接破坏胃黏膜屏障,被认为与消化性溃疡的发病有关。

3.胆汁及胰液反流

胆酸、溶血卵磷脂及胰酶是引起一些消化性溃疡的致病因素,尤其见于某些 GU。这些 GU 患者幽门括约肌功能不全,胆汁和(或)胰酶反流入胃造成胃炎,继发 GU。

胆汁及胰液损伤胃黏膜的机制可能是改变覆盖上皮细胞表面的黏液,损伤胃黏膜屏障,使黏膜更易受胃酸和胃蛋白酶的损害。

(二)保护因素减弱

1.黏膜防护异常

胃黏膜屏障由黏膜上皮细胞顶端的一层脂蛋白膜所组成,使黏膜免受胃内容损伤或在损伤后迅速地修复。黏液的分泌减少或结构异常均能使凝胶层黏液抵抗力减弱。胃黏膜血流减少导致细胞损伤与溃疡。胃黏膜缺血是严重内、外科疾病患者发生急性胃黏膜损伤的直接原因。胃小弯处易发溃疡可能与其侧枝血管较少有关。黏膜碳酸氢盐和前列腺素分泌减少亦可使黏膜防御功能降低。

2.胃肠道激素

胃肠道黏膜与胰腺的内分泌细胞分泌多种肽类和胺类胃肠道激素(胰泌素、胆囊收缩素、血管活性肠肽、高血糖素、肠抑胃肽、生长抑素、前列腺素等)。它们具有一定生理作用,主要参与食物消化过程,调节胃酸/胃蛋白酶分泌,并能营养和保护胃肠黏膜,一旦这些激素分泌和调节失衡,即易产生溃疡。

(三)易感及诱发因素

1.遗传倾向

消化性溃疡有相当高的家族发病率。曾有报告约 20%~50%的患者有家族史,而一般人群的发病率仅为 5%~10%。许多临床调查研究表明,DU 患者的血型以"O"型多见,消化性溃疡伴并发症者也以"O"型多见,这与 50%DU 患者和 40%GU 患者不分泌 ABH 血型物质有关。DU 与 GU 的遗传易感基因不同。提示 GU 与 DU 是两种不同的疾病。GU 患者的子女患 GU 风险为一般人群的 3 倍,而 DU 患者的子女的风险则并不比一般人群高。曾有报道62%的儿童 DU 患者有家族史。消化性溃疡的遗传因素还直接表现为某些少见的遗传综合征。

2.性腺激素因素

国内报道消化性溃疡的男女性别比(3.9~8.5):1,这种差异被认为与性激素作用有关。女性激素对消化道黏膜具有保护作用。生育期妇女罹患消化性溃疡明显少于绝经期后妇女,妊娠期妇女的发病率亦明显低于非妊娠期。现认为女性性腺激素,特别是黄体酮,能阻止溃疡病的发生。

3.心理一社会因素

研究认为,消化性溃疡属于心理生理疾患的范畴,特别是 DU 与心理一社会因素的关系尤为密切。与溃疡病的发生有关的心理一社会因素主要有:

(1)长期的精神紧张:不良的工作环境和劳动条件,长期的脑力活动造成的精神疲劳,加之睡眠不足,缺乏应有的休息和调节导致精神过度紧张。

（2）强烈的精神刺激：重大的生活事件,生活情景的突然改变,社会环境的变迁,如丧偶、离婚、自然灾害、战争动乱等造成的心理应激。

（3）不良的情绪反应：指不协调的人际关系,工作生活中的挫折,无所依靠而产生的心理上的"失落感"和愤怒、抑郁、忧虑、沮丧等不良情绪。消化系统是情绪反应的敏感器官系统,所以这些心理－社会因素就会在其他一些内外致病因素的综合作用下,促使溃疡病的发生。

4.个性和行为方式

个性特点和行为方式与本病的发生也有一定关系,它既可作为本病的发病基础,又可改变疾病的过程,影响疾病的转归。溃疡病患者的个性和行为方式有以下几个特点。

（1）竞争性强,雄心勃勃。有的人在事业上虽取得了一定成就,但其精神生活往往过于紧张,即使在休息时,也不能取得良好的精神松弛。

（2）独立和依赖之间的矛盾,生活中希望独立,但行动上又不愿吃苦,因循守旧、被动、顺从、缺乏创造性、依赖性强,因而引起心理冲突。

（3）情绪不稳定,遇到刺激,内心情感反应强烈,易产生挫折感。

（4）惯于自我克制。情绪虽易波动,但往往喜怒不形于色,即使在愤怒时,也常常是"怒而不发",情绪反应被阻抑,导致更为强烈的自主神经系统功能紊乱。

（5）其他。性格内向、孤僻、过分关注自己,不好交往、自负、焦虑、易抑郁、事无巨细、刻求井井有条等。

5.吸烟

吸烟与溃疡发病是否有关,尚不明确。但流行病学研究发现溃疡患者中吸烟比例较对照组高；吸烟量与溃疡病流行率呈正相关；吸烟者死于溃疡病者比不吸烟者多；吸烟者的 DU 较不吸烟者难愈合；吸烟者的 DU 复发率比不吸烟者高。吸烟与 GU 的发病关系则不清楚。

6.酒精及咖啡饮料

两者都能刺激胃酸分泌,但缺乏引起胃、十二指肠溃疡的确定依据。

二、症状和体征

（一）疼痛

溃疡疼痛的确切机制尚不明确。较早曾提出胃酸刺激是溃疡疼痛的直接原因。因溃疡疼痛发生于进餐后一段时期,此时胃内胃酸浓度达到最高水平。然而,以酸灌注溃疡病患者却不能诱发疼痛；"酸理论"也不能解释十二指肠溃疡疼痛。由于溃疡痛与胃内压力的升高同步,故胃壁肌紧张度增高与十二指肠球部痉挛均被认为是溃疡痛的原因。溃疡周围水肿与炎症区域的肌痉挛,或溃疡基底部与胃酸接触可引起持续烧灼样痛。给溃疡病患者服用安慰剂,发现其具有与抗酸剂同样的缓解疼痛疗效,进食在有些患者反而会加重疼痛,因此溃疡疼痛的另一种机制可能与胃、十二指肠运动功能异常有关。

1.疼痛的性质与强度

溃疡痛常为绞痛、针刺样痛、烧灼样痛和钻痛,也可仅为烧灼样感或类似饥饿性胃收缩感以至难与饥饿感相区别。疼痛的程度因人而异,多数呈钝痛,可忍受,无须立即停止工作。老年人感觉迟钝,疼痛往往较轻。少数则剧痛,需使用止痛剂才可缓解。约10%的患者在病程中不觉疼痛,直至出现并发症时才被诊断,故被称之为无痛性溃疡。

2.疼痛的部位和放射

无并发症的 GU 的疼痛部位常在剑突下或上腹中线偏左;DU 多在剑突下偏右,范围较局限。疼痛常不放射。一旦发生穿透性溃疡或溃疡穿孔,则疼痛向背部、腹部其他部位,甚至肩部放射。有报道在一些吸烟的溃疡病患者,疼痛可向左下胸放射,类似心绞痛,称为胃心综合征。患者戒烟和溃疡治愈后,左下胸痛即消失。

3.疼痛的节律性

消化性溃疡病中一项最特别的表现是疼痛的出现与消失呈节律性,这与胃的充盈和排空有关。疼痛常与进食有明显关系。GU 疼痛多在餐后 0.5~2h 出现,至下餐前消失,即有"进食→疼痛→舒适"的规律。DU 疼痛多在餐后 3~4h 出现,进食后可缓解,即有"进食→舒适→疼痛"的规律。疼痛还可出现在晚间睡前或半夜痛醒,称为夜间痛。

4.疼痛的周期性

消化性溃疡的疼痛发作可延续数天或数周后自行缓解,称为溃疡痛小周期。每逢深秋至冬春季节交替时疼痛发作,构成溃疡痛的大周期。溃疡病病程的周期性原因不明,可能与机体全身反应,特别是神经系统兴奋性的改变有关,也与气候变化和饮食失调有关。一般饮食不当,情绪波动,气候突变等可加重疼痛;进食、饮牛奶、休息、局部热敷、服制酸药物可缓解疼痛。

(二)胃肠道症状

1.恶心、呕吐

溃疡病的呕吐为胃性呕吐,属反射性呕吐。呕吐前常有恶心且与进食有关。但恶心与呕吐并非是单纯性胃、十二指肠溃疡的症状。消化性溃疡患者发生呕吐很可能伴有胃潴留或与幽门附近溃疡刺激有关。刺激性呕吐于进食后迅速发生,患者在呕吐大量胃内容物后感觉轻松。幽门梗阻胃潴留所致呕吐很可能发生于清晨,呕吐物中含有隔宿的食物,并带有酸馊气味。

2.嗳气与胃灼热

(1)嗳气可见于溃疡病患者,此症状无特殊意义。多见于年轻的 DU 患者,可伴有幽门痉挛。

(2)胃灼热(也称烧心)是位于心窝部或剑突后的发热感,见于 60%~80% 溃疡病患者,患者多有高酸分泌。可在消化性溃疡发病之前多年发生。胃灼热与溃疡痛相似,有在饥饿时与夜间发生的特点,且同样具有节律性与周期性。胃灼热发病机制仍有争论,目前多认为是由于反流的酸性胃内容物刺激下段食管的黏膜引起。

3.其他消化系统症状

消化性溃疡患者食欲一般无明显改变,少数有食欲亢进。由于疼痛常与进食有关,往往不敢多食。有些患者因长期疼痛或并发慢性胃、十二指肠炎,胃分泌与运动功能减退,导致食欲减退,这较多见于慢性 GU。有些 DU 患者有周期性唾液分泌增多,可能与迷走神经功能亢进有关。

痉挛性便秘是消化性溃疡常见症状之一,但其原因与溃疡病无关,而与迷走神经功能亢进,严重偏食使纤维食物摄取过少及药物(铝盐、铋盐、钙盐、抗胆碱能药)的不良反应有关。

(三)全身性症状

除胃肠道症状外,患者可有自主神经功能紊乱的症状,如缓脉、多汗等。久病更易出现焦虑、抑郁和失眠等精神症状。疼痛剧烈影响进食者可有消瘦及贫血。

三、并发症

约1/3的消化性溃疡患者病程中出现出血、穿孔或梗阻等并发症。

(一)出血

出血是消化性溃疡最常见的并发症,见于15%~20%的 DU 和10%~15%GU 患者。它标志着溃疡病变处于高度活动期。发生出血的危险率与病期长短无关,约1/4~1/3患者发生出血时无溃疡病史。出血多见于寒冷季节。

出血是溃疡腐蚀血管所致。急性出血最常见现象为黑便和呕血。仅50~75mL 的少量出血即可表现为黑便。GU 者大量出血时有呕血伴黑便。DU 则多为黑便,量多时反流入胃也可表现为呕血。如大量血流快速通过胃肠道,粪色则为暗红或酱色。大量出血导致急性循环血量下降,出现体位性心动过速、血压脉压减小和直立性低血压,严重者发生休克。

(二)穿孔

溃疡严重,穿破浆膜层可致:十二指肠内容物经过溃疡穿孔进入腹膜腔即游离穿孔;溃疡侵蚀穿透胃、十二指肠壁,但被胰、肝、脾等实质器官所封闭而不形成游离穿孔;溃疡扩展至空腔脏器如胆总管、胰管、胆囊或肠腔形成瘘管。

6%~11%的 DU 和2%~5%的 GU 患者发生游离穿孔,甚至以游离穿孔为起病方式。老年男性及服用非类固醇抗感染药者较易发生游离穿孔。十二指肠前壁溃疡容易穿孔,偶有十二指肠后壁溃疡穿孔至小网膜囊引起背痛而非弥散性腹膜炎症。GU 穿孔多位于小弯处。

游离穿孔的特点为突然出现、发展很快,有持续的剧烈疼痛。痛始于上腹部,很快发展为全腹痛,活动可加剧,患者多取仰卧不动的体位。腹部触诊压痛明显,腹肌广泛板样强直。由于体液向腹膜腔内渗出,常有血压降低、心率加快、血液浓缩及白细胞增高,而少有发热。16%患者血清淀粉酶轻度升高。75%患者的直立位胸腹部 X 线可见游离气体。经鼻胃管注入400~500mL 空气或碘造影剂后摄片,更易发现穿孔。

有时,游离穿孔的临床表现可不典型:如穿孔很快闭合,腹腔细菌污染很轻,临床症状可很快自动改善;老年或有神经精神障碍者,腹痛及腹部体征不明显,仅表现为原因不明的休克;体液缓慢渗漏入腹膜腔而集积于右结肠旁沟,临床表现似急性阑尾炎。

溃疡穿孔至胰腺者通常有难治性溃疡疼痛。十二指肠后壁穿透者血清淀粉酶及脂酶水平可升高。偶尔,穿孔可引起瘘管,如十二指肠穿孔至胆总管瘘管,胃溃疡穿通至结肠或十二指肠瘘管。

穿孔病死率约为5%~15%,而靠近贲门的高位胃溃疡的病死率更高。

(三)幽门梗阻

约5%DU 和幽门溃疡患者出现幽门梗阻。梗阻由水肿、平滑肌痉挛、纤维化或诸种因素合并所致,梗阻多为溃疡病后期表现。消化性溃疡并发梗阻的病死率为7%~26%。

由于梗阻使胃排空延缓,患者常出现恶心、呕吐、上腹部饱满、胀气、食欲缺乏、早饱、畏食和体重明显下降。上腹痛经呕吐后可暂时缓解。呕吐多在进食后1h 或更长时间后出现,吐出量大,为不含胆汁的未消化食物,此种症状可持续数周至数月。体格检查可见血容量不足征象(低血压、心动过速、皮肤黏膜干燥)、上腹部蠕动波及胃部振水音。

实验室检查常有血液浓缩、肾前性氮质血症等血容量不足征象及呕吐引起的低钾低氯代谢性碱中毒。若体重丧失明显,可出现低蛋白血症。

(四)癌变

少数 GU 发生癌变,发生率不详。凡 45 岁以上患者,内科积极治疗无效者及营养状态差、贫血、粪便隐血试验持续阳性者均应做钡餐、纤维胃镜检查及活组织病理检查,以尽早发现癌变。

四、检查

(一)血清胃泌素含量

放免法检测胃泌素可检出卓-艾综合征及其他高胃酸分泌性消化性溃疡。未服过大剂量的抗酸剂、H_2 受体拮抗剂或质子泵抑制剂等药者,如空腹血清胃泌素水平>200pg/mL,应测定胃酸分泌量,以明确是否由于恶性贫血、萎缩性胃炎、胃癌或迷走神经切除等因素胃泌素反馈性增高。血清促胃液素(胃泌素)含量及基础酸排量均增加仅见于少数疾病。测定静脉注射胰泌素后的血清促胃液素(胃泌素)浓度,有助于确诊诊断不明的卓-艾综合征。

(二)胃酸分泌试验方法

是在透视下将胃管置入胃内,管端位于胃窦,以吸引器吸取胃液,测定每次吸取的胃液量及酸浓度。GU 的酸排量与正常人相似,而 DU 则空腹和夜间均维持较高水平。胃酸分泌幅度在正常人和消化性溃疡患者之间重叠,GU 与 DU 之间亦有重叠,故胃酸分泌检查对溃疡病的定性诊断意义不大。对缺乏胃酸的溃疡病,应疑有癌变;胃酸很高,基础酸排量和最高酸排量明显增高,则提示胃泌素瘤可能。

(三)X 线钡餐检查

X 线钡餐检查是确定诊断的有效方法,尤其对临床表现不典型者。消化性溃疡在 X 线征象上出现形态和功能的改变,即直接征象与间接征象。由钡剂充填溃疡形成龛影为直接征象,是最可靠的诊断依据。溃疡病周围组织的炎性病变与局部痉挛产生钡餐检查时的局部压痛或激惹现象及溃疡愈合形成瘢痕收缩使局部变形均属于间接征象。

(四)纤维胃镜检查

胃镜检查对消化性溃疡的诊断和鉴别诊断有很大价值。该检查可以发现 X 线所难以发现的浅小溃疡,确切地判断溃疡的部位、数目、大小、深浅、形态及病期(活动期、愈合期、瘢痕期),对随访溃疡的过程和判定治疗的效果有价值。胃镜检查还可在直视下作胃黏膜活组织检查等,故对溃疡良性、恶性的鉴别价值较大。

(五)粪便隐血试验

溃疡活动期,溃疡面有微量出血,粪隐血试验大都阳性,治疗 1~2 周后多转为阴性。如持续阳性,则疑有癌变。

(六)幽门螺杆菌(HP)感染检查

近来 HP 在消化性溃疡发病中的重要作用备受重视。我国人群中 HP 感染率为 40%~60%。HP 在 GU 和 DU 中的检出率更是分别高达 70%~80% 和 90%~100%。诊断 HP 方法有多种:①直接从活检胃黏膜中细菌培养、组织涂片或切片染色查 HP。②用尿素酶试验、^{14}C 尿素呼吸试验、胃液尿素氨检测等方法测定胃内尿素酶活性。③血清学查抗 HP 抗体。④聚合酶链式反应技术查 HP。

五、护理

(一)护理观察

1.腹痛

观察腹痛的部位、性质、强度,有无放射痛,与进食、服药的关系,腹痛有无周期性。

2.呕吐

观察呕吐物性质、气味、量、颜色、呕吐次数及与进食关系,注意有无因呕吐而致脱水和低钾、低钠血症及低氯性碱中毒。

3.呕血和黑粪

观察呕血、便血的量、次数和性质。注意出血前有无恶心、呕吐、上腹不适、血中是否混有食物,以便与咯血相区别。半数以上溃疡出血者有 38.5℃ 以下的低热,持续时间与出血时间一致,可作为出血活动的一个标志,故应每日多次测体温。

4.穿孔

由于老年人常有其他慢性病,穿孔时腹痛、腹肌紧张不明显,可无显著压痛和反跳痛,常易误诊,病死率高,应予密切观察生命体征和腹部情况。

5.幽门梗阻观察以下情况可了解胃潴留程度

餐后 4h 后胃液量(正常<300mL),禁食 12h 后胃液量(正常<200mL),空腹胃注入 750mL 生理盐水 30min 后胃液量(正常<400mL)。

6.其他

注意观察有无影响溃疡愈合的焦虑和忧郁、饮食不节、熬夜、过度劳累、服药不正规,服用阿司匹林和肾上腺皮质激素、吸烟等。

(二)常规护理

1.休息

消化性溃疡属于典型的心身疾病,心理—社会因素对发病起着重要作用。因此,规律的生活和劳逸结合的工作安排,无论在本病的发作期或缓解期都十分重要。休息是消化性溃疡基本和重要的护理。休息包括精神休息和躯体休息。病情轻者可边工作边治疗,较重者应卧床数天至 2 周,继之休息 1～2 月。平卧休息时胆汁反流明显减少,对胃溃疡患者有利。另外应保证充足的睡眠,服用适量镇静剂。

2.戒烟、酒及其他嗜好品

吸烟者,消化性溃疡的发病率较不吸烟者多。吸烟可使溃疡恶化或延迟溃疡愈合。吸烟会削弱十二指肠液中和胃酸的能力,还能引起十二指肠液反流入胃。患者戒烟后溃疡症状明显改善。有研究认为就 DU 患者而言,戒烟比服西咪替丁更重要。

酒精能损坏胃黏膜屏障引起胃炎而加重症状,延迟愈合。此外,还能减弱胰泌素对胰外分泌腺分泌水和碳酸氢根的作用,降低了胰液中和胃酸的能力。临床观察也显示消化性溃疡患者停止饮酒后症状减轻,故应劝患者戒酒。

咖啡等物质能刺激胃酸与胃蛋白酶分泌,还可使胃黏膜充血,加剧溃疡病症状。故应不饮或少饮咖啡、可口可乐、茶、啤酒等。

3.饮食

饮食护理是消化性溃疡病治疗的重要组成部分。饮食护理的目的是减轻机械性和化学性刺激、缓解和减轻疼痛。合理营养有利改善营养状况,纠正贫血,促进溃疡愈合,避免发生并发症。

(三)饮食护理原则

1.宜少量多餐,定时,定量进餐

每日5~7餐,每餐量不宜过饱,约为正常量的2/3。因少量多餐可中和胃酸,减少胃酸对溃疡面的刺激,又可供给足够营养。少量多餐在急性消化性溃疡时更为适宜。

2.宜选食营养价值高、质软而易于消化的食物

如牛奶、鸡蛋、豆浆、鱼、嫩的瘦猪肉等食物,经加工烹调变得细软易消化,对胃肠无刺激。同时注意补充足够的热量及蛋白质和维生素。

3.蛋白质、脂肪、碳水化合物的供给要求

蛋白质按每日每千克体重1~1.5g供给;脂肪按每日70~90g供给,选择易消化吸收的乳融状脂肪(如奶油、牛奶、蛋黄、黄油、奶酪等),也可用适量的植物油,碳水化合物按每日300~350g供给。选择易消化的糖类如粥、面条、馄饨等,但蔗糖不宜供给过多,否则可使胃酸增加,且易胀气。

4.避免化学性和机械性刺激的食物

化学刺激性的食物有咖啡、浓茶、可可、巧克力等这些食物可刺激胃酸分泌增加;机械性刺激的食物有油炸猪排、花生米、粗粮、芹菜、韭菜、黄豆芽等,这些食物可刺激胃黏膜表面血管和溃疡面。总之溃疡病患者不宜吃过咸、过甜、过酸、过鲜、过冷、过热及过硬的食物。

5.食物烹调必须切碎制烂

可选用蒸、煮、余、烧烩、焖等的烹调方法。不宜采用爆炒、滑溜、干炸、油炸、生拌、烟熏、腌腊等烹调方法。

6.必须预防便秘

溃疡病饮食中含粗纤维少,食物细软,易引起便秘,宜经常吃些润肠通便的食物如果子冻、果汁、菜汁等,可预防便秘。溃疡病急性发作或出血刚停止后,进流质饮食,每天6~7餐。无消化道出血且疼痛较轻者宜进厚流质或少渣半流,每天6餐。病情稳定、自觉症状明显减轻或基本消失者,每日6餐细软半流质。基本愈合者每日3餐普食加2餐点心,不宜进食油煎、炸和粗纤维多的食物。

出现呕血、幽门梗阻严重或急性穿孔均应禁食。

(四)心理护理

在治疗护理过程中应注重教育,应把防病治病的基本知识介绍给患者,如让患者注意避免精神紧张和不良情绪的刺激,注意精神卫生,注意锻炼身体、增强体质、培养良好的生活习惯,生活有规律,注意劳逸结合,节制烟酒,慎用对胃黏膜有损害的药物等,使患者了解本病的规律性、治疗原则和方法,从而坚定战胜疾病的信心,自觉配合治疗和护理。在心理护理过程中,护

士应当了解患者在疾病的不同时期所出现的心理反应,如否认、焦虑、抑郁、孤独感、依赖心理等心理反应,护理上重点要给患者以心理支持,特别帮助他们克服紧张、焦虑、抑郁等常见的心理问题,帮助他们进行认识重建,即认识个人,认识社会,调整和处理好人与人、个人与社会之间的关系,重新找到自己新的起点,减少疾病造成的痛苦和不安。心理护理中,护士应当实施针对性、个性化的心理护理。如对那些具有明显心理素质上弱点的患者,有易暴怒、抑郁、孤僻及多疑倾向者应及早通过心理指导加强其个性的培养,对那些有明显行为问题者,如酗酒、吸烟、多食、缺少运动及 A 型行为等,应用心理学技术指导其进行矫正;对那些工作和生活环境里存在明显应激源的人,应及时帮助其进行适当的调整,减少不必要的心理刺激。

(五)药物治疗护理

1.制酸剂

胃酸、胃蛋白酶对消化性溃疡的发病有重要作用。制酸药能中和胃酸从而缓解疼痛并降低胃蛋白酶的活性。常用的制酸药分可溶性和不溶性两种。可溶性抗酸药主要为碳酸氢钠,该药止痛效果快,但自肠道吸收迅速,大量及长期应用可引起钠潴留和代谢性碱中毒,且与胃酸相遇可产生 CO_2,引起腹胀和继发胃酸增高,故不宜单独使用,而应小剂量与其他抗酸药混合服用。不溶性抗酸药有氢氧化铝、碳酸铝、氧化铝、三硅酸镁等,作用缓慢而持久,肠道不吸收,可单独或联合用药。各种抗酸剂均有其特点,临床上常联合应用,以提高疗效,减少不良反应。抗酸药对缓解溃疡疼痛十分有效,是否能促进溃疡愈合,尚无肯定结论。

使用抗酸药应注意:①在饭后 1~2h 服,可延长中和作用时间,而不可在餐前或就餐时服药。睡前加服 1 次,可中和夜间所分泌的大量酸。②片剂嚼碎后服用效果较好,因药物颗粒愈小溶解愈快,中和酸的作用愈大,因此凝胶或溶液的效果最好,粉剂次之,片剂较差。③抗酸药除可引起便秘、腹泻外,尚可引起一些其他不良反应,特别是当患者有肾功能不全或心力衰竭时,如碳酸氢钠可造成钠潴留和碱中毒;碳酸钙剂量过大时,高血钙可刺激 G 细胞分泌大量促胃液素(胃泌素),引起胃酸分泌反跳而加重上腹痛;长期大量服用氢氧化铝后,因铝结合饮食中的磷,使肠道对磷的吸收减少,严重缺磷可引起食欲缺乏、软弱无力等,甚至导致软骨病或骨质疏松。

2.抗胆碱能药

这类药物可抑制迷走神经功能,因而具有减少胃酸分泌、解除平滑肌和血管痉挛、改善局部营养和延缓胃排空等作用,后者有利于延长抗酸药和食物对胃酸的中和,达到止痛目的。但其延缓胃排空引起胃窦部潴留,可促使胃酸分泌所以认为不宜用于胃溃疡。抗胆碱能药服后2h 出现最大药理作用,故常于餐后 6h 及睡前服用。抗胆碱能药物最大缺点是不但能抑制胃酸分泌,也抑制乙酰胆碱在全身的生理作用,故有口干、视力模糊、心动过速、汗闭、便秘和尿潴留等不良反应,故溃疡出血、幽门梗阻、反流性食管炎、青光眼、前列腺肥大等患者均不宜使用。常用的药物有溴丙胺太林(普鲁苯辛)、溴甲阿托品、苯纳嗪(贝那替秦)、山莨菪碱、阿托品等。

3.H_2 受体阻滞剂

组织胺通过两种受体而产生效应,其中与胃酸分泌有关的是 H_2 受体。阻滞 H_2 受体能抑制胃酸的分泌。代表药是西咪替丁,它对胃酸的分泌具有强大抑制作用。口服后很快被小肠所吸收,在 1~2h 内血液浓度达高峰,可完全抑制由饮食或胃泌素所引起的胃酸分泌达 6~

7h。该药常于进餐时与食物同服。年龄大且伴有肾功能和其他疾病者易发生不良反应。常见的不良反应有：头痛、腹泻、嗜睡、疲劳、肌痛、便秘等。其他常用的药物还有：雷尼替丁、法莫替丁等。西咪替丁会影响华法林、茶碱或苯妥英的药物代谢，与抗酸剂合用时，间隔时间不小于 2h。

4. 丙谷胺及其他减少胃酸分泌药

丙谷胺的分子结构与胃泌素的末端相似，能抑制基础酸排量和最大酸排量，竞争性抑制胃泌素受体，并对胃黏膜有保护和促进愈合作用，其抑酸和缓解症状的作用较西咪替丁弱。该药常于饭前 15min 服，无明显不良反应。哌仑西平能选择性拮抗乙酰胆碱的促胃分泌效应而不拮抗其他效应，很少有不良反应，宜餐前 90min 服用。甲氧氯普胺（胃复安）为胃运动促进剂；能增强胃窦蠕动加速胃排空，减少食糜等对胃窦部的刺激而使胃酸分泌减少，还可减少胆汁反流，减轻胆汁对胃黏膜的损害。一般用药后 60～90min 可达作用高峰，故宜在餐前 30min 服用，严重的不良反应为锥体外系反应。

5. 细胞保护剂

临床常用的细胞保护剂有多种。甘珀酸能加强胃黏液分泌。强固胃黏膜屏障，促进胃黏膜再生。但具有醛固酮样效应，可引起高血压、水肿、水钠潴留、低血钾等不良反应，故高血压、心脏病、肾脏病和肝脏病患者慎用。服药的最佳时间为餐前 15～30min 和睡前服。胶态次枸橼酸铋，在酸性胃液中与溃疡坏死组织螯合，形成保护性铋蛋白凝固物，使溃疡面与胃酸、胃蛋白酶隔离。宜在餐前 1h 和睡前服。严重肾功能不全者忌用，少数人服药后便秘、转氨酶升高。硫糖铝可与胃蛋白酶直接络合或结合，使酶失去活性而发挥作用，宜餐前 30min 及睡前服，偶见口干、便秘、恶心等不良反应。前列腺素 E_1（米索前列醇）抑制胃酸分泌，保护黏膜屏障，主要用于非类固醇抗感染药合用者，最常见不良反应是腹泻和腹痛，孕妇忌用。

6. 质子泵抑制剂

洛赛克（或奥美拉唑）直接抑制质子泵，有强烈的抑酸能力，疗效明显起效快，不良反应少而轻，无严重不良反应。

（六）急性大量出血的护理

1. 急诊处理

首先按医嘱插入鼻胃管，建立静脉通道，输液开始宜快，可选用等渗盐水、林格液、右旋糖酐或其他血浆代用品，一般不用高渗溶液。观察意识、血压、脉搏、体温、面色、鼻胃管引出胃液量和颜色、皮肤（干、湿、温度）、肠鸣、上腹压痛、出入量。

2. 重症监护

急诊处理后，患者应予重症监护。除密切观察生命体征和出血情况外，应抽血查血红蛋白、血球压积（出血 4～6h 后才开始变化）、血型和交叉反应、凝血酶原时间、部分凝血酶原时间或激活部分凝血酶原时间、血钠（开始代偿性升高，补液后降低）、血钾（大量呕吐后降低。多次输液后可增高）、尿素氮（急性出血后 24～48h 内升高，一般丢失 1000mL 血，尿素氮升高为正常值的 2～5 倍）、肌酐（肾灌注不足致肌酐升高）。向患者介绍为了确诊可能需做的钡餐、纤维胃镜、胃液分析等检查的过程，使患者受检时更好地合作。告知患者检查时体位、术前服镇静药可能会产生昏睡感，喉部喷局麻药会引起不适。及时了解胃镜检查结果，如无严重再出血应拔除鼻胃管以减少机械刺激。在恶心反射出现前,仍予禁食。

3.再出血

首先观察鼻胃管引出血量、颜色、患者生命体征。再次确定鼻胃管位置是否正确、引流瓶处于低位持续吸引、压力为80mmHg。如明确再次出血,安慰患者不必紧张,使患者相信医护人员是可以很好地处理再次出血。

4.胃管灌注

为使血管收缩,减少黏膜血流量,达到一过性止血效果,常经胃管灌注冰生理盐水或冷开水。灌注时抬高头位30°～45°,关闭吸引管。灌注时应加快滴注速度,观察血压、体温、脉搏、寒战。发生寒战可多盖被,给患者解释不必紧张。注意寒战易诱发心律失常。灌注后注意有无输液过多的症状(呼吸困难)和体征(脉搏快,颈静脉怒张,肺部捻发音)。

(七)急性穿孔的护理

任何消化性溃疡均可发生穿孔,穿孔前常无明显诱因,有些可能由服肾上腺皮质激素、阿司匹林、饮酒和过度劳累诱发。上腹部难以忍受的剧痛及恶心呕吐,常是穿孔引起腹膜炎的症状。患者两腿卷曲,腹肌强直伴反跳痛,甚至出现面色苍白、出冷汗、脉搏细速、血压下降、休克。一般在穿孔后6h内及时治疗,疗效较佳,若不及时抢救可危及生命。一经确诊,患者就应绝对卧床休息,禁食并留置胃管抽吸胃内容物进行胃肠减压。补液、应用抗生素控制腹腔感染。密切观察生命体征,及时发现和纠正休克,迅速做好各种术前准备。

(八)幽门梗阻的护理

功能性或器质性幽门梗阻的早期处理基本相同,包括:①纠正体液和电解质紊乱,严格正确记录每日出入量,抽血测定血清钾、钠、氯及血气分析,了解电解质及酸碱失衡情况,及时补充液体和电解质。②胃肠减压:幽门梗阻者每日清晨和睡前用3%盐水或苏打水洗胃,保留1h后排出。必要时行胃肠减压,连续72h吸引胃内容物,可解除胃扩张和恢复胃张力,抽出胃液也可减轻溃疡周围的炎症和水肿。若对梗阻的性质不明,应做上消化道内镜或钡餐检查,同时也可估计治疗效果。病情好转给流质饮食,每晚餐后4h洗胃1次,测胃内潴留量,准确记录颜色、气味、性质。临床操作过程中常遇胃管不畅的情况,通常原因是胃管扭曲在口腔或咽部;胃管置入深度不够;胃管置入过深至幽门部或十二指肠内;胃管侧孔紧贴胃壁;食物残渣或凝血块阻塞。有报道胃肠减压过程中发生少见的并发症,如下胃管困难致环杓关节脱位、减压器故障大量气体入胃致腹膜炎、蛔虫堵塞致无效减压、胃管结扎致拔管困难等。③能进流质时,同时服用抗酸剂、西咪替丁等药物治疗。禁用抗胆碱能药物。

对并发症观察经处理后病情是否好转,若未见改善,做好手术准备,考虑外科手术。

第三节　反流性食管炎

反流性食管炎(reflux esophagitis,RE)是指胃、十二指肠内容物反流入食管所引起的食管黏膜炎症、糜烂、溃疡和纤维化等病变,甚至引起咽喉、气管等食管以外的组织损害。其发病男性多于女性,男女比例大约为(2～3):1,发病率为1.92%。随着年龄的增长,食管下段括约肌收缩力的下降,胃、十二指肠内容物自发性反流,而使老年人反流性食管炎的发病率有所增加。

一、病因与发病机制

(一)抗反流屏障削弱

食管下括约肌是指食管末端3～4cm长的环形肌束。正常人静息时压力为10～30mmHg(1.3～4.0kPa),为一高压带,防止胃内容物反流入食管。由于年龄的增长,机体老化导致食管下括约肌的收缩力下降引起食物反流。一过性食管下括约肌松弛也是反流性食管炎的主要发病机制。

(二)食管清除作用减弱

正常情况下,一旦发生食物的反流,大部分反流物通过1～2次食管自发和继发性的蠕动性收缩将食管内容物排入胃内,即容量清除,剩余的部分则由唾液缓慢地中和。老年人食管蠕动缓慢和唾液产生减少,影响了食管的清除作用。

(三)食管黏膜屏障作用下降

反流物进入食管后,可以凭借食管上皮表面黏液、不移动水层和表面HCO_3^-、复层鳞状上皮等构成的上皮屏障,及黏膜下丰富的血液供应构成的后上皮屏障,发挥其抗反流物对食管黏膜损伤的作用。随着机体老化,食管黏膜逐渐萎缩,黏膜屏障作用下降。

二、护理评估

(一)健康史

询问患者的饮食结构及习惯、有无长期服用药物史。

(二)身体评估

1.反流症状

反酸、反食、反胃(指胃内容物在无恶心和不用力的情况下涌入口腔)、嗳气等,多在餐后明显或加重,平卧或躯体前屈时易出现。

2.反流物引起的刺激症状

胸骨后或剑突下烧灼感、胸痛、吞咽困难等。常由胸骨下段向上伸延,常在餐后1h出现,平卧、弯腰或腹压增高时可加重。反流物刺激食管痉挛导致胸痛,常发生在胸骨后或剑突下。严重时可为剧烈刺痛,可放射到后背、胸部、肩部、颈部、耳后,有的酷似心绞痛的特点。

3.其他症状

咽部不适,有异物感、棉团感或堵塞感,可能与酸反流引起食管上段括约肌压力升高有关。

4.并发症

(1)上消化道出血:因食管黏膜炎症、糜烂及溃疡可以导致上消化道出血。

(2)食管狭窄:食管炎反复发作致使纤维组织增生,最终导致瘢痕性狭窄。

(3)Barrett食管:在食管黏膜的修复过程中,食管—贲门交界处2cm以上的食管鳞状上皮被特殊的柱状上皮取代,称之为Barrett食管。Barrett食管发生溃疡时,又称Barrett溃疡。

Barrett 食管是食管癌的主要癌前病变,其腺癌的发生率较正常人高 30～50 倍。

(三)辅助检查

1.内镜检查

内镜检查是反流性食管炎最准确、最可靠的诊断方法,能判断其严重程度和有无并发症,结合活检可与其他疾病相鉴别。

2.24h 食管 pH 监测

应用便携式 pH 记录仪在生理状态下对患者进行 24h 食管 pH 连续监测,可提供食管是否存在过度酸反流的客观依据。在进行该项检查前 3 日,应停用抑酸药与促胃肠动力的药物。

3.食管吞钡 X 线检查

对不愿意接受或不能耐受内镜检查者行该检查。严重患者可发现阳性 X 线征。

(四)心理-社会状况

反流性食管炎长期持续存在,病情反复、病程迁延,因此患者会出现食欲减退,体重下降,导致患者心情烦躁、焦虑;合并消化道出血时会使患者紧张、恐惧。应注意评估患者的情绪状态及对本病的认知程度。

三、常见护理诊断及问题

(一)疼痛:胸痛

与胃食管黏膜炎性病变有关。

(二)营养失调:低于机体需要量

与害怕进食、消化吸收不良等有关。

(三)有体液不足的危险

与合并消化道出血引起活动性体液丢失、呕吐及液体摄入量不足有关。

(四)焦虑

与病情反复、病程迁延有关。

(五)知识缺乏

缺乏对反流性食管炎病因和预防知识的了解。

四、诊断要点与治疗原则

(一)诊断要点

临床上有明显的反流症状,内镜下有反流性食管炎的表现,有食管过度酸反流的客观依据即可做出诊断。

(二)治疗原则

以药物治疗为主,药物治疗无效或发生并发症者可手术治疗。

1.药物治疗

目前多主张采用递减法,即开始使用质子泵抑制剂加促胃肠动力药,迅速控制症状,待症状控制后再减量维持。

(1)促胃肠动力药:目前主要常用的药物是西沙必利。常用量为每次 5～15mg,每天 3～4 次,疗程 8～12 周。

(2)抑酸药:①H$_2$ 受体拮抗剂(H$_2$RA):西咪替丁 400mg、雷尼替丁 150mg、法莫替丁

20mg,每日 2 次,疗程 8～12 周。②质子泵抑制剂(PPI):奥美拉唑 20mg、兰索拉唑 30mg、泮托拉唑 40mg,雷贝唑 10mg 和埃索美拉唑 20mg,一日 1 次,疗程 4～8 周。③抗酸药:仅用于症状轻、间歇发作的患者以临时缓解症状。反流性食管炎有并发症或停药后很快复发者,需要长期维持治疗。H_2RA、西沙必利、PPI 均可用于维持治疗,其中以 PPI 效果最好。维持治疗的剂量因患者而异,以调整至患者无症状的最低剂量为合适剂量。

2.手术治疗

手术为不同术式的胃底折叠术。手术指征为:①严格内科治疗无效。②虽经内科治疗有效,但患者不能忍受长期服药。③经反复扩张治疗后仍反复发作的食管狭窄。④确证由反流性食管炎引起的严重呼吸道疾病。

3.并发症的治疗

(1)食管狭窄:大部分狭窄可行内镜下食管扩张术治疗。扩张后予以长程 PPI 维持治疗可防止狭窄复发。少数严重瘢痕性狭窄需行手术切除。

(2)Barrett 食管:药物治疗是预防 Barrett 食管发生和发展的重要措施,必须使用 PPI 治疗及长期维持。

五、护理措施

(一)一般护理

为减少平卧时及夜间反流,可将床头抬高 15～20cm。避免睡前 2h 内进食,白天进餐后亦不宜立即卧床。应避免食用使食管下括约肌压力降低的食物和药物,如高脂肪食品、巧克力、咖啡、浓茶及硝酸甘油、钙拮抗剂等。应戒烟及禁酒。减少一切影响腹压增高的因素,如肥胖、便秘、紧束腰带等。

(二)用药护理

遵医嘱给予药物治疗,注意观察药物的疗效及不良反应。

1.H_2 受体拮抗剂

药物应在餐中或餐后即刻服用,若需同时服用抗酸药,则两药应间隔 1h 以上。若静脉给药应注意控制速度,过快可引起低血压和心律失常。西咪替丁对雄性激素受体有亲和力,可导致男性乳腺发育、阳痿及性功能紊乱,应做好解释工作。该药物主要通过肾排泄,用药期间应监测肾功能。

2.质子泵抑制剂

奥美拉唑可引起头晕,应嘱患者用药期间避免开车或做其他必须高度集中注意力的工作。兰索拉唑的不良反应包括荨麻疹、皮疹、瘙痒、头痛、口苦、肝功能异常等,轻度不良反应不影响继续用药,较严重时应及时停药。泮托拉唑的不良反应较少,偶可引起头痛和腹泻。

3.抗酸药

该药在饭后 1h 和睡前服用。服用片剂时应嚼服,乳剂给药前应充分摇匀。

抗酸剂应避免与奶制品、酸性饮料及食物同时服用。

(三)饮食护理

(1)指导患者有规律地定时进餐,饮食不宜过饱,选择营养丰富、易消化的食物。避免摄入过咸、过甜、过辣的刺激性食物。

（2）制订饮食计划：与患者共同制订饮食计划，指导患者及家属改进烹饪技巧，增加食物的色、香、味，刺激患者食欲。

（3）观察并记录患者每天进餐次数、量、种类，以了解其摄入营养素的情况。

六、健康指导

（一）疾病知识的指导

向患者及家属介绍本病的有关病因，避免诱发因素。保持良好的心理状态，平时生活要有规律，合理安排工作和休息时间，注意劳逸结合，积极配合治疗。

（二）饮食指导

指导患者加强饮食卫生和饮食营养，养成有规律的饮食习惯；避免过冷、过热、辛辣等刺激性食物及浓茶、咖啡等饮料；嗜酒者应戒酒。

（三）用药指导

根据病因及病情进行指导，嘱患者长期维持治疗，介绍药物的不良反应，如有异常及时复诊。

第四节　急性胰腺炎

急性胰腺炎是常见的急腹症之一，为胰酶对胰脏本身消化所引起的化学性炎症。胰腺病变轻重不等，轻者以水肿为主，临床经过属自限性，一次发作数日后即可完全恢复，少数呈复发性急性胰腺炎；重者胰腺出血坏死，易并发休克、胰假性囊肿和脓肿等，病死率高达25%～40%。

关于急性胰腺炎的发生率，目前尚无精确统计。国内报告急性胰腺炎患者占住院患者的0.32%～2.04%。本病患者一般女多于男，患者的平均年龄50～60岁。职业以工人多见。

一、病因及发病机制

胰腺是一个其有内、外分泌功能的实质性器官，胰腺的腺泡分泌胰液（外分泌），对食物的消化起重要作用；而散在地分布在胰腺内的胰岛，其功能细胞主要分泌胰岛素和胰高糖素（内分泌）。正常情况下，当胰液中无活力的胰蛋白酶原等进入十二指肠时，在碱性环境中被胆汁和十二指肠液中的肠激酶激活，成为具有消化能力的胰蛋白酶。在胆总管、胰管、壶腹部炎症、梗阻等病理情况下，多种胰酶在胰腺内被激活，并大量溢出管壁及腺泡壁外，导致胰腺自身消化，引起水肿、出血、坏死等，而产生急性胰腺炎。

引起急性胰腺炎的病因甚多。常见病因为胆道疾病、酗酒。

（一）梗阻因素

胆石症常是老年人急性胰腺炎首次发作的原因，老年女性特别常见。一般认为是在胆石一过性阻塞胰管开口处或紧邻此开口处的总胆管时发生。如在胆石性胰腺炎发作后立即仔细收集和检查粪便，常常可以找到胆结石。胆石症引起胰腺炎的机制尚不清楚。可能是乏特氏壶腹被胆石阻塞，引起胆汁反流入胰管，损伤胰腺实质。也有认为是胰管一过性梗阻而无胆汁反流。

有人认为副乳头的先天畸形和狭窄必然引起胰腺炎。胆胰壶腹括约肌压力增高是急性胰腺炎反复发作的原因之一,据此内镜下括约肌切开术治疗已获得良好效果。胰小管或壶腹周围的小肿瘤也能引起胰腺炎。

(二)毒素和药物因素

酒精、甲醇、蝎毒和有机磷杀虫剂等均可引起急性胰腺炎。

药物诱发的胰腺炎通常与对药物的超敏有关而与剂量无关。其特点是在接触药物的第1个月内发生,通常病情轻且有自限性。与成人胰腺炎发病有关的药物最常见的是硫唑嘌呤及其类似物6-巯基嘌呤。应用这类药物的个体中有 3%～5% 发生胰腺炎,引起儿童胰腺炎最常见的药物是丙戊酸。

(三)代谢因素

三酰甘油水平超过 11.3mmol/L 时,易发中至重度的急性胰腺炎。如其水平降至 5.65mmol/L 以下,反复发作次数可明显减少。各种原因引起的高钙血症也易发生急性胰腺炎。

(四)外伤因素

胰腺的创伤或手术都可引起胰腺炎。内镜逆行胰胆管造影所致创伤也可引起胰腺炎,发生率为 1%～5%。

(五)先天性因素

胰腺炎的易感性呈常染色体显性遗传。临床特点是儿童或青年期起病,逐渐演变成慢性胰腺炎和胰功能不全。胰腺结石可显著。少数家族还合并有氨基酸尿症。

(六)感染因素

血管功能不全(低容量灌注,动脉粥样硬化)和血管炎可能因减少胰腺血流而引起或加重胰腺炎。

二、临床表现

急性胰腺炎的临床表现和病程,取决于其病因、病理类型和治疗是否及时。水肿型胰腺炎一般 3～5d 内症状即可消失,但常有反复发作。如症状持续一周以上,应警惕已演变为出血坏死型胰腺炎。出血坏死型胰腺炎亦可在一开始时即发生,呈暴发性经过。

(一)腹痛

为本病最主要表现,约见于 95% 急性胰腺炎病例,多数突然发作,常在饱餐和饮酒后发生。轻重不一,轻者上腹钝痛,患者常能忍受,重者呈腹绞痛、钻痛或刀割痛。疼痛常呈持续性伴阵发性加剧。疼痛的部位可因病变的部位不同而异,通常在上中腹部。如炎症以胰头部为主,疼痛常在右上腹及中上腹部;如炎症以胰体、尾部为主,常为中上腹及左上腹疼痛,并向腰背放射。疼痛在弯腰或起坐前倾时可减轻。病情轻者腹痛 3～5d 缓解;出血坏死型的病情发展较快,腹痛延续较长。由于渗出液扩散至腹腔,腹痛可弥散至全腹。极少数患者尤其年老体弱者可无腹痛或极轻微痛。

腹肌常紧张,并可有反跳痛。但不像消化道穿孔时表现的肌强硬,如检查者将手紧贴于患者腹部,仍可能按压下去。有时按压腹部反可使腹痛减轻。腹痛发生的原因是:①胰管扩张;

②胰腺炎症、水肿;③渗出物、出血或胰酶消化产物进入后腹膜腔,刺激腹腔神经丛;④化学性腹膜炎;⑤胆管和十二指肠痉挛及梗阻。

(二)恶心、呕吐

84%的患者有频繁恶心和呕吐,常在进食后发生。呕吐物多为胃内容物,重者含胆汁甚至血样物。呕吐是机体对腹痛或胰腺炎症刺激的一种防御性反射。呕吐后,进入十二指肠的胃酸减少,从而减少胰泌素及缩胆素的释放,减少了胰液胰酶的分泌。

(三)发热

大多数患者有中度以上发热,少数可超过 39.0℃,一般持续 3～5d。发热系胰腺炎症或坏死产物进入血循环,作用于中枢神经系统体温调节中枢所致。多数发热患者中找不到感染的证据,但如果高热不退,强烈提示合并感染或并发胰腺脓肿。

(四)黄疸

黄疸可于发病后 1～2d 出现,常为暂时性阻塞性黄疸。黄疸的发生主要由于肿大的胰头部压迫了胆总管所致。合并存在的胆道病变如胆石症和胆道炎症亦是黄疸的常见原因。少数患者后期可因并发肝损害而引起肝细胞性黄疸。

(五)低血压及休克

出血坏死型胰腺炎常发生低血压和休克。患者烦躁不安,皮肤苍白、湿冷、呈花斑状,脉细弱,血压下降,少数可在发病后短期内猝死。发生休克的机制主要如下。

(1)胰血管舒缓素原释放,被胰蛋白酶激活后致血浆中缓激肽生成增多。缓激肽可引起血管扩张,毛细血管通透性增加,使血压下降。

(2)血液和血浆渗出到腹腔或后腹膜腔,引起血容量不足,这种体液丧失量可达血容量的 30%。

(3)腹膜炎时大量体液流入腹腔或积聚于麻痹的肠腔内。

(4)呕吐丢失体液和电解质。

(5)坏死的胰腺释放心肌抑制因子使心肌收缩不良。

(6)少数患者并发肺栓塞、胃肠道出血。

(六)肠麻痹

肠麻痹是重型或出血坏死型胰腺炎的主要表现。初期,邻近胰腺的上腹部可见扩张的充气肠袢,后期则整个肠道均发生肠麻痹性梗阻。临床上以高度腹胀、肠鸣音消失为主要表现。肠麻痹可能是肠管对腹膜炎的一种反应。另外,炎症的直接作用,血管和循环的异常、低钠和低钾血症,肠壁神经丛的损害也是肠麻痹的重要促发因素。

(七)腹腔积液

胰腺炎时常有少量腹腔积液,由胰腺和腹膜在炎症过程中液体渗出或漏出所致。淋巴管受阻塞或不畅可能也起作用。偶尔出现大量的顽固性腹腔积液,多由于假性囊肿中液体外漏引起。胰性腹腔积液中淀粉酶含量甚高,以此可以与其他原因的腹腔积液区别。

(八)胸膜炎

常见于严重病例,系腹腔内炎性渗出透过膈微孔进入胸腔所引起的炎性反应。

（九）电解质紊乱

胰腺炎时，机体处于代谢紊乱状态，可以发生电解质平衡失调，血清钠、镁、钾常降低。特别是血钙降低，约见于 25% 的病例，常低于 2.25mmol/L（9mg/dL），如低于 1.75mmol/L（7mg/dL）提示预后不良。血钙下降的原因是大量钙沉积于脂肪坏死区，同时胰高糖素分泌增加刺激降钙素分泌，抑制了肾小管对钙的重吸收。

（十）皮下淤血斑

出血坏死型胰腺炎，因血性渗出物透过腹膜后渗入皮下，可在肋腹部形成蓝绿棕色血斑，称为 Grey－Turner 征；如在脐周围出现蓝色斑，称为 Cullen 征。此两种征象无早期诊断价值，但有确诊意义。

三、并发症

急性水肿型胰腺炎很少有并发症发生，而急性出血坏死型则常出现多种并发症。

（一）局部并发症

1. 胰脓肿形成

出血坏死型胰腺炎起病 2～3 周以后，如继发细菌感染，于胰腺内及其周围可有脓肿形成。检查局部有包块，全身感染中毒症状。

2. 胰假性囊肿

系由胰液和坏死组织在胰腺本身或其周围被包裹而成。常发生于出血坏死型胰腺炎起病后 3～4 周，多位于胰体尾部。囊肿可累及邻近组织，引起相应的压迫症状，如黄疸、门脉高压、肠梗阻、肾盂积水等。囊肿穿破可造成胰源性腹腔积液。

3. 胰性腹膜炎

含有活性胰酶的渗出物进入腹腔，可引起化学性腹膜炎。腹腔内出现渗出性腹腔积液。如继发感染，则可引起细菌性腹膜炎。

4. 其他

胰局部炎症和纤维素性渗出可累及周围脏器，引起脾周围炎、脾梗阻、脾粘连、结肠粘连（常见为脾曲综合征）、小肠坏死出血及肾周围炎。

（二）全身并发症

1. 败血症

常见于胰腺炎并发胰腺脓肿时，病死率甚高。病原体大多数为革兰阴性杆菌，如大肠埃希菌、产碱杆菌、产气杆菌、铜绿假单胞菌等。患者表现为持续高热，白细胞计数升高及明显的全身毒性症状。

2. 呼吸功能不全

因腹胀、腹痛，患者的膈运动受限，加之磷脂酶 A 和在该酶作用下生成的溶血卵磷脂对肺泡的损害，可发生肺炎、肺淤血、肺水肿、肺不张和肺梗死，患者出现呼吸困难，血氧饱和度降低，严重者发生急性呼吸窘迫综合征。

3. 心律失常和心功能不全

因有效血容量减少和心肌抑制因子的释放，导致心肌缺血和损害，临床上表现为心律失常和急性心力衰竭。

4.急性肾衰竭

出血坏死型胰腺炎晚期,可因休克、严重感染、电解质紊乱和播散性血管内凝血而发生急性肾衰竭。

5.胰性脑病

出血坏死型胰腺炎时,大量活性蛋白水解酶、磷脂酶A进入脑内,损伤脑组织和血管,引起中枢神经系统损害综合征,称为胰性脑病。偶可引起脱髓鞘病变。患者可出现谵妄、意识模糊、昏迷、烦躁不安、抑郁、恐惧、妄想、幻觉、语言障碍、共济失调、震颤、反射亢进或消失及偏瘫等。脑电图检查可见异常。某些患者昏迷系并发糖尿病所致。

6.消化道出血

可为上消化道或下消化道出血。上消化道出血主要为胃黏膜炎性糜烂或应激性溃疡,或因脾静脉阻塞引起食管静脉破裂。下消化道出血则由于结肠本身或结肠血管受累所致。近年来发现胰腺炎时可发生胃肠型微动脉瘤,瘤破裂后可引起大出血。

7.糖尿病

5%～35%的患者在病程中出现糖尿病,常见于暴发性坏死型胰腺炎患者,系由B细胞遭到破坏,胰岛素分泌下降;A细胞受刺激,胰高糖素分泌增加所致。严重病例可发生糖尿病酮症酸中毒和糖尿病昏迷。

8.慢性胰腺炎

重症胰腺炎病例可因胰腺泡大量破坏而并发胰外分泌功能不全,演变成慢性胰腺炎。

9.猝死

见于极少数病例,由胰腺－心脏性反应所致。

四、检查

实验室检查对胰腺炎的诊断具有决定性意义,一般对水肿型胰腺炎,检测血清淀粉酶和尿淀粉酶已足够,对出血坏死型胰腺炎,则需检查更多项目。

(一)淀粉酶测定

血清淀粉酶常于起病后2～6h开始上升,12～24h达高峰。一般大于500U。轻者24～72h即可恢复正常,最迟不超过5d。如血清淀粉酶持续增高达1周以上,常提示有胰管阻塞或假性囊肿等并发症。病情严重度与淀粉酶升高程度之间并不一致,出血坏死型胰腺炎,因胰腺泡广泛破坏,血清淀粉酶值可正常甚至低于正常。若无肾功能不良,则尿淀粉酶常明显增高,一般在血清淀粉酶增高后2h开始增高,维持时间较长,在血清淀粉酶恢复正常后仍可增高。尿淀粉酶下降缓慢,为时可达1～2周,故适用于起病后较晚入院的患者。

胰淀粉酶相对分子质量约55 000,易通过肾小球。急性胰腺炎时胰腺释放胰血管舒缓素,体内产生大量激肽类物质,引起肾小球通透性增加,肾脏对胰淀粉酶清除率增加,而对肌酐清除率无改变。故淀粉酶清除率与肌酐清除率的比值(cam/ccr)测定可提高急性胰腺炎的诊断特异性。正常人cam/ccr为1.5%～5.5%。平均为(3.1±1.1)%,急性胰腺炎为(9.8±1.1)%,胆总管结石时为(3.2±0.3)%。cam/ccr>5.5%即可诊断急性胰腺炎。

(二)血清胰蛋白酶测定

应用放射免疫法测定,正常人及非胰病患者平均为400ng/mL。急性胰腺炎时增高10～

40 倍。因胰蛋白酶仅来自胰腺,故具特异性。

(三)血清脂肪酶测定

血清脂肪酶正常范围为 0.2～1.5U。急性胰腺炎时脂肪酶血中活性升高。该酶在病程中升高较晚,且持续时间较长,达 7～10d。在淀粉酶恢复正常时,脂肪酶仍升高,故对起病后就诊较晚的急性胰腺炎病例有诊断价值。特别有助于与腮腺炎加以鉴别,后者无脂肪酶升高。

(四)血清正铁清蛋白(MHA)测定

腹腔内出血后,红细胞破坏释放的血红蛋白经脂肪酸和弹性蛋白酶作用,转变为正铁血红蛋白。正铁血红蛋白与清蛋白结合形成 MHA。出血坏死型胰腺炎起病 12h 后血中 MHA 即出现,而水肿型胰腺炎呈阴性,故可作该两型胰腺炎的鉴别。

(五)血清电解质测定

急性胰腺炎时血钙通常不低于 2.12mmol/L。血钙＜1.75mmol/L 仅见于重症胰腺炎患者。低钙血症可持续至临床恢复后 4 周。如胰腺炎由高钙血症引起,则出现血钙升高。对任何胰腺炎发作期血钙正常的患者,在恢复期均应检查有无高钙血症存在。

(六)其他

测定 α_2 巨球蛋白、α_1 抗胰蛋白酶、磷脂酶 A_2、C 反应蛋白、胰蛋白酶原激活肽及粒细胞弹性蛋白酶等均有助于鉴别轻、重型急性胰腺炎,并能帮助病情判断。

五、护理

(一)休息

发作期绝对卧床休息,或取屈膝侧卧位等舒适体位,避免衣服过紧,因剧痛而辗转不安者要防止坠床,保证睡眠,保持安静。

(二)输液

急性出血坏死型胰腺炎的抗休克和纠正酸碱平衡紊乱自入院始贯穿于整个病程中,护理上需经常、准确记录 24h 出入量,依据病情灵活调节补液速度,保证液体在规定的时间内输完,每日尿量应＞500mL。必要时建立两条静脉通道。

(三)饮食

饮食治疗是综合治疗中的重要环节。近来临床中发现,少数胰腺炎患者往往在有效的治疗后,因饮食不当而加重病情,甚至危及生命。采用分期饮食新法则取得较满意效果。胰腺炎的分期饮食分为禁食、胰腺炎Ⅰ号、胰腺炎Ⅱ号、胰腺炎Ⅲ号、低脂饮食五期。

1. 禁食

绝对禁食可使胰腺安静休息,胰腺分泌减少至最低限度。患者需限制饮水,口渴者可含漱或湿润口唇。此期患者需静脉补充足够液体及电解质。禁食适用于胰腺炎的急性期,一般患者 2～3d,重症患者 5～7d。

2. 胰腺炎Ⅰ号饮食

该饮食内不含脂肪和蛋白质。主要食物有米汤、藕粉,每日 6 餐,每次约 100mL,每日热量约为 1.4kJ,用于病情好转初期的试餐阶段。此期仍需给患者补充足够液体及电解质。Ⅰ号饮食适用于急性胰腺炎患者的康复初期,一般在病后 5～7d。

3.胰腺炎Ⅱ号饮食

该饮食内含少量蛋白质,但不含脂肪。主要食物有小豆汤、藕粉、龙须面和少量鸡蛋清,每日 6 餐,每次约 200mL,每日热量约为 1.84kJ。此期可给患者补充少量液体及电解质。Ⅱ号饮食适用于急性胰腺炎患者的康复中期(病后 8～10d)及慢性胰腺炎患者。

4.胰腺炎Ⅲ号饮食

该饮食内含有蛋白质和极少量脂类。主要食物有米粥、小豆汤、龙须面、菜末、鸡蛋清和豆油(5～10g/d),每日 5 餐,每次约 400mL,总热量约为 4.5kJ。Ⅲ号饮食适用于急、慢性胰腺炎患者康复后期,一般在病后 15d 左右。

5.低脂饮食

该饮食内含有蛋白质和少量脂肪(约 30g),每日 4～5 餐,用于基本痊愈患者。

(四)营养

急性胰腺炎时,机体处于高分解代谢状态,代谢率可高于正常水平 20%～25%,同时由于感染使大量血浆渗出。因此如无合理的营养支持,必将使患者的营养状况进一步恶化,降低机体抵抗力、延缓康复。

1.全胃肠外营养(TPN)支持的护理

急性胰腺炎特别是急性出血坏死型胰腺炎患者的营养任务主要由 TPN 来承担。TPN 具有使消化道休息、减少胰腺分泌、减轻疼痛、补充体内营养不良、刺激免疫机制、促进胰外漏自发愈合等优点。近来更有代谢调理学说认为通过营养支持供给机体所需的能源和氮源,同时使用药物或生物制剂调理体内代谢反应,可降低分解代谢,共同达到减少机体蛋白质的分解,保存器官结构和功能的目的。应用 TPN 时需严密监护,最初数日每 6h 检查血糖、尿糖,每 1～2d 检测血钾、钠、氯、钙、磷;定期检测肝、肾功能;准确记录 24h 出入量;经常巡视,保持输液速度恒定,不突然更换无糖溶液;每日或隔日检查导管、消毒插管处皮肤,更换无菌敷料,防止发生感染。一旦发生感染要立即拔管,尖端部分常规送细菌培养。TPN 支持一般经过 2 周左右的时间,逐渐过渡到肠道营养(EN)支持。

2.EN 支持的护理

EN 即从空肠造口管中滴入要素饮食,混合奶、鱼汤、菜汤、果汁等多种营养。EN 护理上要求:

(1)应用不能过早,一定待胃肠功能恢复、肛门排气后使用。

(2)EN 开始前 3d,每 6h 监测尿糖 1 次,每日监测血糖、电解质、酸碱度、血红蛋白、肝功能,病情稳定后改为每周 2 次。

(3)营养液浓度从 5% 开始逐渐增加到 25%,多以 20% 以下的浓度为宜。现配现用,4℃下保存。

(4)营养液滴速由慢到快,从 40mL/h(15～20 滴/min)逐渐增加到 100～120mL/h。由于小肠有规律性蠕动,当蠕动波近造瘘管时可使局部压力增高,甚至发生滴入液体逆流,因此在滴入过程中要随时调节滴速。

(5)滴入空肠的溶液温度要恒定在 40℃ 左右,因肠管对温度非常敏感,故需将滴入管用温水槽或热水袋加温,如果应用不当很容易发生腹胀、恶心、呕吐、腹痛、腹泻等症状。

(6)灌注时取半卧位,滴注时床头升高45°,注意电解质补充,不足的部分可用温盐水代替。

3.口服饮食的护理

经过3~4周的EN支持,此时患者进入恢复阶段,食欲增加,护理上要指导患者订好食谱,少吃多餐,食物要多样化,告诫患者切不可暴饮暴食增加胰腺负担,防止再次诱发急性胰腺炎。

(五)胃肠减压

抽吸胃内容和胃内气体可减少胰腺分泌,防止呕吐。虽本疗法对轻-中度急性胰腺炎无明显疗效,但对并发麻痹性肠梗阻的严重病例,胃肠减压是不可缺少的治疗措施。减压同时可向胃管内间歇注入氢氧化铝凝胶等碱性药物中和胃酸,间接抑制胰腺分泌。腹痛基本缓解后即可停止胃肠减压。

(六)药物治疗的护理

1.镇痛解痉

予阿托品、654-2、普鲁苯辛、可待因、水杨酸、异丙嗪、哌替啶等及时对症处理减轻患者痛苦。据报道静脉滴注硫酸镁有一定镇痛效果。禁单用吗啡止痛,因其可引起奥狄括约肌痉挛加重疼痛。抗胆碱能药也不宜长期使用。

2.预防感染

轻症急性水肿型胰腺炎通常无须使用抗生素。出血坏死型易并发感染,应使用足量有效抗生素。处理时应按医嘱正确使用抗生素,合理安排输注顺序,保证体内有效浓度,保持患者体表清洁,尤其应注意口腔及会阴部清洁,出汗多时应尽快擦干并及时更换衣、裤等。

3.抑制胰腺分泌

抗胆碱能药物、制酸剂、H_2受体拮抗剂、胰岛素与胰高糖素联合应用、生长抑素、降钙素、缩胆囊素受体拮抗剂(丙谷胺)等均有抑制胰腺分泌作用。使用时注意抗胆碱能药不能用于有肠麻痹者及老年人,H_2受体拮抗剂可有皮肤过敏。

4.抗胰酶药物

早期应用抗胰酶药物可防止向重型转化和缩短病程。常用药物有甲磺酸加贝脂(FOY)、micaclid、胞磷胆碱、6-氨基己酸等。使用前两者时应控制速度,药液不可溢出血管外,注意测血压,观察有无皮疹发生。对有精神障碍者慎用胞磷胆碱。

5.胰酶替代治疗

慢性胰功能不全者需长期用胰浸膏。每餐前服用效佳。注意观察少数患者可出现过敏和叶酸水平下降。

(七)心理护理

对急性发作患者应予以充分的安慰,帮助患者减轻或去除疼痛加重的因素。由于疼痛持续时间长,患者常有不安和郁闷而主诉增多,护理时应以耐心的态度对待患者的痛苦和不安情绪,耐心听取其诉说,尽量理解其心理状态。采用松弛疗法、皮肤刺激疗法等减轻疼痛。对禁食等各项治疗处理方法及其重要意义向患者充分解释,关心、支持和照顾患者,使其情绪稳定、配合治疗,促进病情好转。

第五节 重症病毒性肝炎

大多数病毒性肝炎预后良好,少部分人出现肝衰竭,我国定名为重型肝炎,预后较差。起病 10d 内出现急性肝衰竭现象称急性重症型;起病 10d 以上出现肝衰竭现象称亚急性重症型;在有慢性肝炎、肝硬化或慢性病毒携带状态病史的患者,出现肝衰竭表现称慢性重型肝炎。

一、诊断

(一)病因

本病病原体为各型肝炎病毒。肝炎病毒与机体的免疫反应都与本病的发病有关。发病多有诱因,如急性肝炎起病后,未适当休息和治疗、嗜酒或服用损害肝脏药物、妊娠或合并感染等。

(二)诊断要点

1. 病史

急、慢性肝炎患者有明显的恶心呕吐、腹胀等消化道症状。肝功能严重损害,特别是黄疸急遽加深,血清总胆红素>171μmol/L 或每天上升幅度>17μmol/L。在胆红素增高的同时,血清转氨酶活性反而相对较低,呈“胆-酶分离”现象。凝血酶原活动≤40%,有肝性脑病、出血、腹腔积液等表现。要注意区别急性、亚急性、慢性重型肝炎的不同点,发病 10d 以内出现的重型肝炎是急性重型肝炎,其特点为肝性脑病出现早、肝浊音界缩小较明显。发病 10d~8 周出现的重型肝炎为亚急性重型肝炎,临床表现主要为严重消化道症状、重度黄疸、水肿及腹腔积液,可有肝性脑病。慢性重型肝炎是在原有慢性肝炎或肝炎后肝硬化基础上出现的亚急性重型肝炎的临床表现,肝浊音界缩小不明显,病程一般较长。

2. 危重指标

(1)突然出现精神、神志改变,即肝性脑病变化,从轻微的情绪与言行改变至严重的肝昏迷。

(2)短期内黄疸急剧加重,胆固醇或胆碱酯酶明显降低。

(3)腹胀明显加重,出现“胃型”;腹腔积液大量增加、尿量急剧减少等表现。

(4)凝血酶原活动度极度减低,出血现象明显,或有弥散性血管内凝血(DIC)表现。

(5)出现严重并发症如感染、肝肾综合征等。

3. 辅助检查

(1)血常规:急性重型肝炎可有白细胞升高及核左移。慢性重型肝炎由于脾功能亢进,故白细胞计数总数升高不明显,血小板多有减少。

(2)肝功能明显异常:尤以胆红素升高明显,胆固醇(酯)与胆碱酯酶明显降低。慢性重型肝炎多有清蛋白明显减少,球蛋白升高,A/G 倒置。

(3)凝血酶原时间延长:凝血酶原活动度降低至 40% 以下。可有血小板减少、纤维蛋白原减少、纤维蛋白降解产物(FDP)增加等 DIC 的表现。

(4)血氨升高:正常血氨静脉血中应<58μmol/L(100μg/dL),动脉血氨更能反映肝性脑

病的轻重。

(5)氨基酸谱的测定:支链氨基酸正常或轻度减少,而芳香氨基酸增多,故支/芳的值下降。

(6)脑电图:可有高电压及阵发性慢波。脑电图检查有助于肝性脑病的早期诊断及判断预后。

(7)肾功能检查:有肝肾综合征时常有尿素及血清肌酐升高。

(8)各种肝炎病毒标志物检查:可确定病原及发现多型病毒重叠感染患者。

(9)肝活检:对不易确诊的患者应考虑做肝穿刺活检。但术前、术后应做好纠正出血倾向的治疗。如注射维生素 K₁、凝血酶原复合物、新鲜血浆,以改善凝血酶原活动度。术前、术后还可注射止血药。加强监护以防意外。

(三)鉴别诊断

1.药物及肝毒性毒物引起的急性中毒性重型肝炎

本病应有服药史及毒物史,如抗结核药、磺胺类药、抗真菌药(酮康唑)等,中药中的川楝子、雷公藤、黄药子也可引起,毒物中有毒草中毒、蛇毒等。

2.妊娠急性脂肪肝

本病多发生于第 1 胎,妊娠后期,急性上腹痛,频繁呕吐,黄疸深重,出血,很快出现昏迷、抽搐,B 超检查可见肝脏回声衰减。

二、治疗

(一)治疗原则

主要是综合治疗,包括支持疗法,防止肝坏死,改善肝功能,促进肝细胞再生,防止出血、肝性脑病、肝肾综合征、合并感染等并发症。

(二)常规治疗

1.一般支持疗法

(1)绝对卧床休息,记 24h 出入量,密切观察病情变化。

(2)保证必要的热量供应,尽可能减少饮食中的蛋白质,以控制肠内氨的来源。补充足量维生素 C、维生素 K 及 B 族维生素。

(3)静脉输液,以 10%葡萄糖液 1500~2000mL/d,内加水飞蓟素、促肝细胞生长素、维生素 C2.0~5.0g,静脉滴注。大量维生素 E 静脉滴注,有助于消除氧自由基的中毒性损害。

(4)输新鲜血浆或全血,1 次/2~3 天,人血清蛋白 5~10g,1 次/天。

(5)支链氨基酸 250mL,1~2 次/天。

(6)根据尿量及血中钠、钾、氯化物检测结果,调整补充电解质,以维持电解质平衡,防止低血钾。

2.防止肝细胞坏死,促进肝细胞再生

(1)肝细胞再生因子(HGF)80~120mg 溶于 10%葡萄糖液 250mL,静脉滴注,1 次/天。

(2)胸腺素 15~20mg/d,溶于 10%葡萄糖液内静脉滴注。

(3)10%葡萄糖液 500mL,加甘利欣 150mg 或加强力宁注射液 80~120mL,静脉滴注,1 次/天。10%门冬氨酸钾镁 30~40mL,溶于 10%葡萄糖液中静脉滴注,1 次/天。长期大量应用注意观察血钾。复方丹参注射液 8~16mL 加入 500mL 右旋糖酐－40 内静脉滴注,

1次/天。改善微循环,防止 DIC 形成。

(4)前列腺素 E(PGE),开始为 $100\mu g/d$,以后可逐渐增加至 $200\mu g/d$,加于 10% 葡萄糖液 500mL 中缓慢静脉滴注,半个月为一疗程。

(5)胰高血糖素－胰岛素(G－I)疗法,方法为胰高血糖素 1mg,普通胰岛素 10U 共同加入 10% 葡萄糖液 500mL 内,缓慢静脉滴注,1～2 次/天。

3.防治肝性脑病

(1)严格低蛋白饮食,病情严重时可进无蛋白饮食,待病情好转后再逐渐增加。

(2)口服乳果糖糖浆 10～30mL,3 次/天以使粪便 pH 降到 5 为宜,从而达到抑制肠道细菌繁殖、减轻内毒素血症。选用大黄煎剂、小量硫酸镁、20% 甘露醇 20～50mL 口服、口服新霉素、食醋保留灌肠等。

(3)防止低血钾与碱血症,用支链氨基酸或六合氨基酸 250mL 静脉滴注,1～2 次/天。

(4)消除脑水肿,有脑水肿倾向者用 20% 甘露醇 250mL,加压快速静脉滴注。

4.防治出血

(1)观测血小板计数、凝血酶原时间、纤维蛋白原等,以便及早发现 DIC 征兆,尽早采取相应措施。早期应给改善微循环、防止血小板聚集的药物,如川芎嗪 160～240mg,复方丹参注射液 8～18mL,双嘧达莫 400～600mg 等,加入葡萄糖液内静脉滴注。500mL 右旋糖酐－40 加山莨菪碱注射液 10～20mg,静脉滴注,如确已发生 DIC,应按 DIC 治疗。

(2)凝血因子的应用,纤维蛋白原 1.5g 溶于 100mL 注射用水中,缓慢静脉滴注,1 次/天。输新鲜血浆或新鲜全血。

(3)大剂量维生素 K_1 应早应用,有人认为大剂量维生素 K_1、维生素 C、维生素 E 合用,可使垂死的肝细胞复苏。

(4)酚磺乙胺 500mg,静脉注射,1 或 2 次/天。

(5)对有消化道大出血者,除输血及全身用止血药外,应进行局部相应处理。消化道出血,可口服凝血酶,每次 2000U;奥美拉唑 40mg 静脉注射,1 次/6 小时;西咪替丁,每晚 0.4～0.8g,可防治胃黏膜糜烂出血。对门静脉高压引起的上消化道出血,在血压许可的条件下,持续静脉滴注酚妥拉明以降低门脉压,可起到理想的止血效果。酚妥拉明 20～30mg 加入 10% 葡萄糖液 1000～1500mL 缓慢静脉滴注 8～12h,注意观察血压。

5.防治肾衰竭

(1)尽量避免用有肾毒性的药物。

(2)选用川芎嗪、复方丹参、山莨菪碱、右旋糖酐－40 等。如已有肾功能不全、尿少者,应按急性肾衰竭处理。注意水、电解质平衡,防止高血钾。

(3)适当用利尿药,可用呋塞米 20～100mg 稀释后静脉注射。

(4)经用药不能缓解高血钾与氮质血症,应行腹膜透析。

6.防感染

(1)注意口腔护理,保持病室空气清新,防止交叉感染。及早发现感染征兆,要特别注意腹腔、消化道、呼吸道、口腔、泌尿系感染。可用乳酸菌制剂,以 <50℃ 的低温水冲服,以预防肠道感染。

(2)及早用抗生素,在没有找到致病菌前,一般首先考虑革兰阴性菌感染,全面考虑选用抗生素。要特别注意避免使用肾毒性与肝毒性抗生素。

三、急救护理

(一)护理目标

(1)患者及家属了解重症肝炎的诱发因素。

(2)患者症状改善,无护理并发症。

(3)为患者提供优质的护理服务,提高危重患者的生存质量,降低病死率。

(4)护士熟练掌握重症肝炎护理及预防保健知识。

(二)护理措施

1.休息与活动

卧床休息,病情允许时尽量采取平卧位。症状好转,黄疸消退,肝功能改善后,可逐渐增加活动量,以不感到疲劳为宜。肝功能正常1~3个月后可恢复日常活动及工作。

2.饮食

(1)饮食原则:高热量、高维生素、低脂、优质蛋白、易消化饮食。

(2)肝性脑病神志不清时禁止摄入蛋白质饮食,清醒后可逐渐增加蛋白质含量,每天约20g,以后每隔3~5d增加10g,逐渐增加至40~60g/d。以植物蛋白为宜。

(3)肝肾综合征时低盐或无盐饮食,钠限制每日250~500mg,进水量限制在1000mL/d。

(4)为患者提供清洁、舒适的就餐环境,促进食欲。

3.预防感染

(1)保持病房空气清新,减少探视。加强病房环境消毒,每日常规进行地面、物表、空气消毒。

(2)注意饮食卫生及餐具的清洁消毒,避免交叉感染。

(3)加强无菌操作,防止医源性感染。

(4)严格终末消毒。

4.心理护理

重症肝炎患者病情危重,病死率高,患者及家属易形成恐惧的心理状态,对治疗失去信心。护士应详细了解患者及家属对疾病的态度,耐心倾听患者诉说,安慰患者,建立良好的护患关系。讲解好转的典型病例,使患者树立战胜疾病的信心。

5.症状护理

(1)观察患者生命体征、神志、瞳孔、尿量的变化,并做好记录。

(2)每周测量腹围和体重。利尿速度不宜过快,腹腔积液伴水肿者,每日体重下降不超过1000g。单纯腹腔积液患者,每日体重下降不超过400g。

(3)避免肝性脑病的各种诱发因素:注意保持大便通畅,防治感染,禁用止痛、麻醉、安眠和镇静药物,维持水、电解质和酸碱平衡。

(4)观察有无肝性脑病、出血、肝肾综合征等并发症的发生,如有病情变化及时汇报医生并配合抢救。

6.三腔二囊管护理

(1)胃气囊充气 200～300mL,食道囊充气 150～200mL。

(2)置管期间可因提拉过猛或患者用力咳嗽出现恶心,频繁期前收缩甚至窒息症状,应立即将气囊口放开,放出三腔管内气体,并行进一步处理。

(3)经常抽吸胃内容物,观察有无再出血。

(4)置管期间应保持口、鼻清洁,忌咽唾液、痰液,以免误入气管。

(5)置管 24h 应放气 15～30min,以免食管、胃底黏膜受压过久坏死。

(6)出血停止后放出气囊的气体,保留管道,继续观察 12～24h,无出血现象可考虑拔管,拔管前应吞服液状石蜡 20～30mL。

7.健康教育

(1)向患者及家属讲解重症肝炎的诱因。

(2)按照医嘱合理用药,了解常用药物的作用、正确用量、用法、不良反应。勿自行使用镇静、安眠药物。

(3)合理饮食:高热量、高维生素、低脂、优质蛋白、易消化饮食。

(4)预防交叉感染:实施适当的家庭隔离,如患者的餐具、用具和洗漱用品应专用,定时消毒。

(5)避免劳累、饮酒及应用肝损害药物。

(6)定期复查肝功能。

第二章　呼吸内科常见病的护理

第一节　急性上呼吸道感染

急性呼吸道感染通常包括急性上呼吸道感染和急性气管—支气管炎。急性上呼吸道感染是鼻腔、咽或喉部急性炎症的总称。常见病原体为病毒,仅有少数由细菌引起。本病全年皆可发病,但冬春季节多发,具有一定的传染性,有时引起严重的并发症,应积极防治。

一、护理评估

(一)病因及发病机制

急性上呼吸道感染有 70%～80% 由病毒引起。其中主要包括流感病毒、副流感病毒、呼吸道合胞病毒、腺病毒、鼻病毒等。由于感染病毒类型较多,又无交叉免疫,人体产生的免疫力较弱且短暂,同时在健康人群中有病毒携带者,故一个人可有多次发病。细菌感染占 20%～30%,可直接或继毒毒感染之后发生,以溶血性链球菌最为多见,其次为流感嗜血杆菌、肺炎球菌和葡萄球菌等。偶见革兰阴性杆菌。当全身或呼吸道局部防御功能降低时,尤其是年老体弱或有慢性呼吸道疾病者更易患病,原先存在于上呼吸道或外界侵入的病毒和细菌迅速繁殖,引起本病。通过含有病毒的飞沫或被污染的用具传播,引起发病。

(二)健康史

有无受凉、淋雨、过度疲劳等使机体抵抗力降低等情况,应注意询问本次起病情况、既往健康情况、有无呼吸道慢性疾病史等。

(三)身体状况

急性上呼吸道感染主要症状和体征个体差异大,根据病因不同可有不同类型,各型症状、体征之间无明显界定,也可互相转化。

1.普通感冒

又称急性鼻炎或上呼吸道卡他,以鼻咽部卡他症状为主要表现,俗称"伤风"。成人多为鼻病毒所致,起病较急,初期有咽干、咽痒或咽痛,同时或数小时后有打喷嚏、鼻塞、流清水样鼻涕,2～3 日后分泌物变稠,伴咽鼓管炎可引起听力减退,伴流泪、味觉迟钝、声嘶、少量咳嗽、低热不适、轻度畏寒和头痛。检查可见鼻腔黏膜充血、水肿、有分泌物,咽部轻度充血。如无并发症,一般经 5～7 日痊愈。

流行性感冒(简称流感)则由流感病毒引起,起病急,鼻咽部症状较轻,但全身症状较重,伴高热、全身酸痛和眼结膜炎症状。常有较大或大范围的流行。

流行性感冒应及早应用抗流感病毒药物:起病 1～2 天内应用抗流感病毒药物治疗,才能取得最佳疗效。目前抗流感病毒药物包括离子通道 M_2 阻滞剂和神经氨酸酶抑制剂两类。离子通道 M_2 阻滞剂包括金刚烷胺和金刚乙胺,主要对甲型流感病毒有效。金刚烷胺类药物是治疗甲型流感的首选药物,有效率达 70%～90%。金刚烷胺的不良反应有神经质、焦虑、注意力不集中和轻微头痛等中枢神经系统不良反应,一般在用药后几小时出现,金刚乙胺的不良反应较小。胃肠道反应主要为恶心和呕吐,停药后可迅速消失。肾功能不全的患者需要调整金刚烷胺的剂量,对于老年人或肾功能不全者需要密切监测不良反应。神经氨酸酶抑制剂:奥司他韦(商品名达菲),作用机制是通过干扰病毒神经氨酸酶保守的唾液酸结合位点,从而抑制病毒的复制,对 A(包括 H5N1)和 B 不同亚型流感病毒均有效。奥司他韦成人每次口服 75mg,每天 2 次,连服 5 天,但须在症状出现 2 天内开始用药。奥司他韦不良反应少,一般为恶心、呕吐等消化道症状,也有腹痛、头痛、头晕、失眠、咳嗽、乏力等不良反应的报道。

2. 病毒性咽炎和喉炎

临床特征为咽部发痒、不适和灼热感、声嘶、讲话困难、咳嗽、咳嗽时咽喉疼痛,无痰或痰呈黏液性,有发热和乏力,伴有咽下疼痛时,常提示有链球菌感染,体检发现咽部明显充血和水肿、局部淋巴结肿大且触痛,提示流感病毒和腺病毒感染,腺病毒咽炎可伴有眼结膜炎。

3. 疱疹性咽峡炎

主要由柯萨奇病毒 A 引起,夏季好发。有明显咽痛、常伴有发热,病程约一周。体检可见咽充血,软腭、腭垂、咽和扁桃体表面有灰白色疱疹及浅表溃疡,周围有红晕。多见于儿童,偶见于成人。

4. 咽结膜热

常为柯萨奇病毒、腺病毒等引起。夏季好发,游泳传播为主,儿童多见。表现为发热、咽痛、畏光、流泪、咽及结膜明显充血。病程 4～6 日。

5. 细菌性咽-扁桃体炎

多由溶血性链球菌感染所致,其次为流感嗜血杆菌、肺炎球菌、葡萄球菌等引起。起病急,咽痛明显,伴畏寒、发热,体温超过 39℃。检查可见咽部明显充血,扁桃体充血肿大,其表面有黄色点状渗出物,颌下淋巴结肿大伴压痛,肺部无异常体征。

本病如不及时治疗可并发急性鼻窦炎、中耳炎、急性气管-支气管炎。部分患者可继发病毒性心肌炎、肾炎、风湿热等。

(四)实验室及其他检查

1. 血常规

病毒感染者白细胞正常或偏低,淋巴细胞比例升高;细菌感染者白细胞计数和中性粒细胞增高,可有核左移现象。

2. 病原学检查

可做病毒分离和病毒抗原的血清学检查,确定病毒类型,以区别病毒和细菌感染。细菌培养及药物敏感试验可判断细菌类型,并可指导临床用药。

3. X 线检查

胸部 X 线多无异常改变。

二、主要护理诊断及医护合作性问题

(一)舒适的改变

鼻塞、流涕、咽痛、头痛与病毒和(或)细菌感染有关。

(二)潜在并发症

鼻窦炎、中耳炎、心肌炎、肾炎、风湿性关节炎。

三、护理目标

患者躯体不适缓解,日常生活不受影响;体温恢复正常;呼吸道通畅;睡眠改善;无并发症发生或并发症被及时控制。

四、护理措施

(一)一般护理

注意隔离患者,减少探视,避免交叉感染。患者咳嗽或打喷嚏时应避免对着他人。患者使用的餐具、痰盂等用具应按规定消毒,或用一次性器具,回收后焚烧弃去。多饮水,补充足够的热量,给予清淡易消化、高热量、丰富维生素、富含营养的食物。避免刺激性食物,戒烟、酒。患者以休息为主,特别是在发热期间。部分患者往往因剧烈咳嗽而影响正常的睡眠,可给患者提供容易入睡的休息环境,保持病室适宜温度、湿度和空气流通。保证周围环境安静,关闭门窗。指导患者运用促进睡眠的方式,如睡前泡脚、听音乐等。必要时可遵医嘱给予镇咳、祛痰或镇静药物。

(二)病情观察

关注疾病流行情况、鼻咽部发生的症状、体征及血常规和X线胸片改变。注意并发症,如耳痛、耳鸣、听力减退、外耳道流脓等提示中耳炎;如头痛剧烈、发热、伴脓涕、鼻窦有压痛等提示鼻窦炎;如在恢复期出现胸闷、心悸、眼睑水肿、腰酸和关节痛等提示心肌炎、肾炎或风湿性关节炎,应及时就诊。

(三)对症护理

1. 高热护理

体温超过37.5℃,应每4小时测体温1次,观察体温过高的早期症状和体征,体温突然升高或骤降时,应随时测量和记录,并及时报告医师。体温高于39℃时,要采取物理降温。降温效果不好可遵照医嘱选用适当的解热剂进行降温。患者出汗后应及时处理,保持皮肤的清洁和干燥,并注意保暖。鼓励多饮水。

2. 保持呼吸道通畅

清除气管、支气管内分泌物,减少痰液在气管、支气管内的聚积。指导患者采取舒适的体位进行有效咳嗽。观察咳痰情况,如痰液较多且黏稠,可嘱患者多饮水,或遵照医嘱给予雾化吸入治疗,以湿润气道、利于痰液排出。

(四)用药护理

1. 对症治疗

选用抗感冒复合剂或中成药减轻发热、头痛,减少鼻、咽充血和分泌物,如对乙酰氨基酚(扑热息痛)、银翘解毒片等。干咳者可选用右美沙芬、喷托维林(咳必清)等;咳嗽有痰可选用复方氯化铵合剂、溴已新(必嗽平),或雾化祛痰。咽痛者可含服喉片或草珊瑚片等。气喘者可用平喘药,如特布他林、氨茶碱等。

2. 抗病毒药物

早期应用抗病毒药有一定疗效,可选用利巴韦林、奥司他韦、金刚烷胺、吗啉胍和抗病毒中成药等。

3.抗菌药物

如有细菌感染,最好根据药物敏感试验选择有效抗菌药物治疗,常可选用大环内酯类、青霉素类、氟喹诺酮类及头孢菌素类。

根据医嘱选用药物,告知患者药物的作用、可能发生的不良反应和服药的注意事项,如按时服药;应用抗生素者,注意观察有无迟发变态反应发生;对于应用解热镇痛药者注意避免大量出汗引起虚脱等。发现异常及时就诊等。

(五)心理护理

急性呼吸道感染预后良好,多数患者于一周内康复,仅少数患者可因咳嗽迁延不愈而发展为慢性支气管炎,患者一般无明显心理负担。但如果咳嗽较剧烈,加之伴有发热,可能会影响患者的休息、睡眠,进而影响工作和学习,个别患者产生急于缓解咳嗽等症状的焦虑情绪。护理人员应与患者进行耐心、细致的沟通,通过对病情的客观评价,解除患者的顾虑,建立治疗疾病的信心。

(六)健康指导

1.疾病知识指导

帮助患者和家属掌握急性呼吸道感染的诱发因素及本病的相关知识,避免受凉、过度疲劳,注意保暖;外出时可戴口罩,避免寒冷空气对气管、支气管的刺激。积极预防和治疗上呼吸道感染,症状改变或加重时应及时就诊。

2.生活指导

平时应加强耐寒锻炼,增强体质,提高机体免疫力。有规律生活,避免过度劳累。室内空气保持新鲜、阳光充足。少去人群密集的公共场所。戒烟、酒。

五、护理评价

患者舒适度改善;睡眠质量提高;未发生并发症或发生后被及时控制。

第二节　急性气管-支气管炎

急性气管-支气管炎是由生物、物理、化学刺激或过敏等因素引起的气管-支气管黏膜的急性炎症。临床主要症状有咳嗽和咳痰。本病常见于寒冷季节或气候突变时,可以由病毒、细菌直接感染,也可由病毒或细菌引发的急性上呼吸道感染慢性迁延不愈所致。

一、病因

(一)生物性因素

急性气管-支气管炎生物性病因中最重要的是病毒感染,包括腺病毒、冠状病毒、流感病毒甲和乙、副流感病毒、呼吸道合胞病毒、柯萨奇病毒 A21、鼻病毒等。肺炎支原体、肺炎衣原体和百日咳杆菌,也可以是本病的病原体,常见于年轻人。呼吸道感染的常见病原菌有肺炎球菌、流感嗜血杆菌,金黄色葡萄球菌和卡他莫拉菌也常怀疑为本病的致病菌,但除新生儿、人工气道或免疫抑制患者外,至今没有"细菌性支气管炎"的确切证据。

(二)非生物性因素

非生物性致病因子有矿、植物粉尘、刺激性气体(强酸、氨、某些挥发性溶液、氯、硫化氢、二氧化硫和溴化物等),环境刺激物包括臭氧、二氧化氮、香烟和烟雾等。

二、诊断要点

(1)常见症状有鼻塞、流涕、咽痛、畏寒、发热、声嘶和肌肉酸痛等。

(2)咳嗽为主要症状。开始为干咳、胸骨下刺痒或闷痛感。1～2 日后有白色黏痰,以后可变脓性,甚至伴血丝。

(3)胸部听诊呼吸音粗糙,并有干、湿性啰音。用力咳嗽后,啰音性质可改变或消失。

(4)外周血常规正常或偏低,细菌感染时外周血白细胞升高。痰培养如检出病原菌,则可确诊病因。

(5)X 线胸部检查正常或仅有肺纹理增粗。

三、鉴别要点

(一)流行性感冒

起病急骤,发热较高,有全身酸痛、头痛、乏力的全身中毒症状,有流行病史。

(二)急性上呼吸道感染

一般鼻部症状明显,无咳嗽、咳痰。肺部无异常体征。

(三)其他

如支气管肺炎、肺结核、肺癌、肺脓肿、麻疹、百日咳等多种肺部疾病可伴有急性支气管的症状,通过详细询问病史、体格检查,多能做出诊断。

四、治疗

(一)一般治疗

休息、保暖、多饮水、补充足够的热量。

(二)对症治疗

一般可根据患者的症状予以对症治疗。

1. 干咳无痰者

可用喷托维林(咳必清)25mg,每日 3 次,口服;或可待因 15～30mg,每日 3 次,口服。

2. 咳嗽有痰不易咳出者

可选用氨溴索 30mg,每日 3 次,口服;也可服用棕色合剂 10mL,每日 3 次,口服。

3. 伴喘息发生支气管痉挛

可用平喘药如氨茶碱 100mg 或沙丁胺醇 2～4mg,每日 3 次,口服。

4. 发热

可用解热镇痛药,如复方阿司匹林片,每次 1 片,每日 3～4 次。口服。

(三)抗感染治疗

根据感染的病原体及药物敏感试验选择抗菌药物治疗。如有明显发热或痰转为脓性者,应选用适当抗生素治疗。常用青霉素 80 万 U,每日 2 次,肌内注射,或酌情选用大环内酯类及头孢类抗生素。退热 1～3 日后即可停药。

五、护理措施

(一)保持心身舒适

(1)保持室内空气新鲜,每天通风 1～2 次,室内湿度在 60%～65%,温度在 20～25℃。

(2)鼓励患者多饮水,高热时每日摄入量应为 3000～4000mL,心、肾功能障碍时,每天饮水量应在 1500～2000mL。

(3)指导患者选择高维生素、清淡易消化的食物,如瘦肉、豆腐、蛋、鱼、水果、新鲜蔬菜等。

(4)急性期应绝对卧床休息,治疗和护理操作尽量集中在同一时间内,使患者有充足的时间休息。

(二)病情观察

(1)观察咳嗽、咳痰、喘息的症状及诱发因素,尤其是痰液的性质和量。

(2)有无胸闷、发绀、呼吸困难等症状。

(三)保持呼吸道通畅

(1)对痰多黏稠、较难咳出的患者,指导采取有效的咳嗽方式,协助翻身、叩背和体位引流,嘱其多饮水,遵医嘱雾化吸入。

(2)根据患者的缺氧程度、血气分析结果调节氧流量。

第三节　支气管肺炎

一、概述

肺炎是指终末气道、肺泡和肺间质的炎症,可由病原微生物、理化因素、免疫损伤、过敏及药物所致。细菌性肺炎是最常见的肺炎。也是最常见的感染性疾病之一。尽管新的强效抗生素不断投入应用,但其发病率和病死率仍很高,其原因可能有社会人口老龄化、吸烟人群的低龄化、伴有基础疾病、免疫功能低下,加之病原体变迁、医院获得性肺炎发病率增加、病原学诊断困难、抗生素的不合理使用导致细菌耐药性增加和部分人群贫困化加剧等。

(一)分类

肺炎可按解剖、病因或患病环境加以分类。

1.解剖分类

(1)大叶性(肺泡性)肺炎:为肺实质炎症,通常并不累及支气管。病原体先在肺泡引起炎症,经肺泡间孔向其他肺泡扩散,导致部分或整个肺段、肺叶发生炎症改变。致病菌多为肺炎链球菌。

(2)小叶性(支气管)肺炎:指病原体经支气管入侵,引起细支气管、终末细支气管和肺泡的炎症。病原体有肺炎链球菌、葡萄球菌、病毒、肺炎支原体以及军团菌等。常继发于其他疾病,如支气管炎、支气管扩张、上呼吸道病毒感染以及长期卧床的危重患者。

(3)间质性肺炎:以肺间质炎症为主,病变累及支气管壁及其周围组织,有肺泡壁增生及间质水肿。可由细菌、支原体、衣原体、病毒或肺孢子菌等引起。

2.病因分类

(1)细菌性肺炎:如肺炎链球菌、金黄色葡萄球菌、甲型溶血性链球菌、肺炎克雷伯菌、流感嗜血杆菌、铜绿假单胞菌、棒状杆菌、梭形杆菌等引起的肺炎。

(2)非典型病原体所致肺炎:如支原体、军团菌和衣原体等。

(3)病毒性肺炎:如冠状病毒、腺病毒、呼吸道合胞病毒、流感病毒、麻疹病毒、巨细胞病毒、单纯疱疹病毒等。

(4)真菌性肺炎:如白念珠菌、曲霉、放射菌等。

(5)其他病原体所致的肺炎:如立克次体(如 Q 热立克次体)、弓形虫(如鼠弓形虫)、寄生虫(如肺包虫、肺吸虫、肺血吸虫)等。

(6)理化因素所致的肺炎:如放射性损伤引起的放射性肺炎、胃酸吸入、药物等引起的化学性肺炎等。

3.患病环境分类

由于病原学检查阳性率低,培养结果滞后,病因分类在临床上应用较为困难,目前多按肺炎的获得环境分成两类,有利于指导经验治疗。

(1)社区获得性肺炎(CAP)是指在医院外罹患的感染性肺实质炎症,也称院外肺炎,包括具有明确潜伏期的病原体感染而在入院后平均潜伏期内发病的肺炎。常见致病菌为肺炎链球菌、流感嗜血杆菌、卡他莫拉菌和非典型病原体。

(2)医院获得性肺炎(HAP)简称医院内肺炎,是指患者入院时既不存在、也不处于潜伏期,而于入院 48 小时后在医院(包括老年护理院、康复院等)内发生的肺炎,也包括出院后 48小时内发生的肺炎。无感染高危因素患者的常见病原体依次为肺炎链球菌、流感嗜血杆菌、金黄色葡萄球菌、铜绿假单胞菌、大肠埃希菌、肺炎克雷伯菌等;有感染高危因素患者的常见病原体依次为金黄色葡萄球菌、铜绿假单胞菌、肠杆菌属、肺炎克雷伯菌等。

二、肺炎链球菌肺炎

肺炎链球菌肺炎或称肺炎球菌肺炎,是由肺炎链球菌或称肺炎球菌所引起的肺炎,约占社区获得性肺炎的半数以上。通常急骤起病,以高热、寒战、咳嗽、血痰及胸痛为特征。X 线胸片呈肺段或肺叶急性炎性实变,近年来因抗菌药物的广泛使用,致使本病的起病方式、症状及 X线改变均不典型。

肺炎链球菌为革兰染色阳性球菌,多成双排列或短链排列。有荚膜,其毒力大小与荚膜中的多糖结构及含量有关。根据荚膜多糖的抗原特性,肺炎链球菌可分为 86 个血清型。成人致病菌多属 1~9 及 12 型,以第 3 型毒力最强,儿童则多为 6、14、19 及 23 型。肺炎链球菌在干燥痰中能存活数月,但在阳光直射 1 小时,或加热至 52℃10 分钟即可杀灭,对石炭酸等消毒剂亦甚敏感。机体免疫功能正常时,肺炎链球菌是寄居在口腔及鼻咽部的一种正常菌群,其带菌率常随年龄、季节及免疫状态的变化而有差异。机体免疫功能受损时,有毒力的肺炎链球菌入侵人体而致病。肺炎链球菌除引起肺炎外,少数可发生菌血症或感染性休克,老年人及婴幼儿的病情尤为严重。

本病以冬季与初春多见,常与呼吸道病毒感染相伴行。患者常为原先健康的青壮年或老年与婴幼儿,男性较多见。吸烟者、痴呆者,慢性支气管炎、支气管扩张、充血性心力衰竭、慢性病患者以及免疫抑制宿主均易受肺炎链球菌侵袭。肺炎链球菌不产生毒素,不引起原发性组织坏死或形成空洞。其致病力是由于有高分子多糖体的荚膜对组织的侵袭作用,首先引起肺泡壁水肿,出现白细胞与红细胞渗出,含菌的渗出液经肺泡间孔向肺的中央部分扩展,甚至累及几个肺段或整个肺叶,因病变开始于肺的外周,故叶间分界清楚,易累及胸膜,引起渗出性胸膜炎。

病理改变有充血期、红肝变期、灰肝变期及消散期。表现为肺组织充血水肿,肺泡内浆液渗出及红、白细胞浸润,白细胞吞噬细菌,继而纤维蛋白渗出物溶解、吸收、肺泡重新充气。在肝变期病理阶段实际上并无确切分界,经早期应用抗菌药物治疗,此种典型的病理分期已很少见。病变消散后肺组织结构多无损坏,不留纤维瘢痕。极个别患者肺泡内纤维蛋白吸收不完全,甚至有成纤维细胞形成,形成机化性肺炎。老年人及婴幼儿感染可沿支气管分布(支气管肺炎)。若未及时使用抗菌药物,5%～10%的患者可并发脓胸,10%～20%的患者因细菌经淋巴管、胸导管进入血循环,可引起脑膜炎、心包炎、心内膜炎、关节炎和中耳炎等肺外感染。

(一)护理评估

1.健康史

肺炎的发生与细菌的侵入和机体防御能力的下降有关。吸入口咽部的分泌物或空气中的细菌、周围组织感染的直接蔓延、菌血症等均可成为细菌入侵的途径;吸烟、酗酒、年老体弱、长期卧床、意识不清、吞咽和咳嗽反射障碍、慢性病或重症患者、长期使用糖皮质激素或免疫抑制剂、接受机械通气及大手术者均可因机体防御机制降低而继发肺炎。注意询问患者起病前是否存在机体抵抗力下降、呼吸道防御功能受损的因素,了解患者既往的健康状况。

2.身体状况

发病前常有受凉、淋雨、疲劳、醉酒、病毒感染史,多有上呼吸道感染的前驱症状。

(1)主要症状:起病多急骤,高热,寒战,全身肌肉酸痛,体温通常在数小时内升至39～40℃,高峰在下午或傍晚,或呈稽留热,脉率随之增速。可有患侧胸部疼痛,放射到肩部或腹部,咳嗽或深呼吸时加剧。痰少,可带血或呈铁锈色,食欲锐减,偶有恶心呕吐、腹痛或腹泻,易被误诊为急腹症。

(2)护理体检:患者呈急性病容,面颊绯红,鼻翼翕动,皮肤灼热、干燥,口角及鼻周有单纯疱疹;病变广泛时可出现发绀。有败血症者,可出现皮肤、黏膜出血点,巩膜黄染。早期肺部体征无明显异常,仅有胸廓呼吸运动幅度减小,叩诊稍浊,听诊可有呼吸音减低及胸膜摩擦音。肺实变时叩诊浊音、触觉语颤增强并可闻及支气管呼吸音。消散期可闻及湿啰音。心率增快,有时心律不齐。重症患者有肠胀气,上腹部压痛多与炎症累及膈胸膜有关。重症感染时可伴休克、急性呼吸窘迫综合征及神经精神症状,表现为神志模糊、烦躁、呼吸困难、嗜睡、谵妄、昏迷等。累及脑膜时有颈抵抗及出现病理性反射。本病自然病程1～2周。发病5～10天,体温可自行骤降或逐渐消退;使用有效的抗菌药物后可使体温在1～3天内恢复正常,患者的其他症状与体征亦随之逐渐消失。

(3)并发症:肺炎链球菌肺炎的并发症近年来已很少见。严重败血症或毒血症患者易发生感染性休克,尤其是老年人。表现为血压降低、四肢厥冷、多汗、发绀、心动过速、心律失常等,而高热、胸痛、咳嗽等症状并不突出。其他并发症有胸膜炎、脓胸、心包炎、脑膜炎和关节炎等。

3.实验室及其他检查

(1)血常规检查:血白细胞计数$(10\sim20)\times10^9/L$,中性粒细胞多在80%以上,并有核左移,细胞内可见中毒颗粒。年老体弱、酗酒、免疫功能低下者的白细胞计数可不增高,但中性粒细胞的百分比仍增高。

(2)痰直接涂片作革兰染色及荚膜染色镜检:发现典型的革兰染色阳性、带荚膜的双球菌或链球菌,即可初步作出病原诊断。

(3)痰培养:24~48小时可以确定病原体。痰标本送检应注意器皿洁净无菌,在抗菌药物应用之前漱口后采集,取深部咳出的脓性或铁锈色痰。

(4)聚合酶链反应(PCR)检测及荧光标记抗体检测:可提高病原学诊断率。

(5)血培养:10%~20%患者合并菌血症,故重症肺炎应做血培养。

(6)细菌培养:如合并胸腔积液,应积极抽取积液进行细菌培养。

(7)X线检查:早期仅见肺纹理增粗,或受累的肺段、肺叶稍模糊。随着病情进展,肺泡内充满炎性渗出物,表现为大片炎症浸润阴影或实变影,在实变阴影中可见支气管充气征,肋膈角可有少量胸腔积液。在消散期,X线显示炎性浸润逐渐吸收,可有片状区域吸收较快,呈现"假空洞"征,多数病例在起病3~4周后才完全消散。老年患者肺炎病灶消散较慢,容易出现吸收不完全而成为机化性肺炎。

4.心理-社会评估

肺炎起病多急骤,短期内病情严重,加之高热和全身中毒症状明显,患者及家属常深感不安。当出现严重并发症时,患者会表现出忧虑和恐惧。

(二)主要护理诊断及医护合作性问题

1.体温过高

与肺部感染有关。

2.气体交换受损

与肺部炎症、痰液黏稠等引起呼吸面积减少有关。

3.清理呼吸道无效

与胸痛,气管、支气管分泌物增多、黏稠及疲乏有关。

4.疼痛

胸痛与肺部炎症累及胸膜有关。

5.潜在并发症

感染性休克。

(三)护理目标

体温恢复正常范围;患者呼吸平稳,发绀消失;症状减轻,呼吸道通畅;疼痛减轻,感染控制,未发生休克。

(四)护理措施

1.一般护理

(1)休息与环境:保持室内空气清新,病室保持适宜的温、湿度,环境安静、清洁、舒适。限制患者活动,限制探视,避免因谈话过多影响体力。要集中安排治疗和护理活动,保证足够的休息,减少氧耗量,缓解头痛、肌肉酸痛、胸痛等症状。

(2)体位:协助或指导患者采取合适的体位。对有意识障碍患者,如病情允许可取半卧位,增加肺通气量;或侧卧位,以预防或减少分泌物吸入肺内。为促进肺扩张,每2小时变换体位1次,减少分泌物淤积在肺部而引起并发症。

(3)饮食与补充水分:给予高热量、高蛋白质、高维生素、易消化的流质或半流质饮食,以补充高热引起的营养物质消耗。宜少食多餐,避免压迫膈肌。若有明显麻痹性肠梗阻或胃扩张,应暂时禁食,遵医嘱给予胃肠减压,直至肠蠕动恢复。鼓励患者多饮水(1~2L/d),来补充发热、出汗和呼吸急促所丢失的水分,并利于痰液排出。轻症者无须静脉补液,脱水严重者可遵医嘱补液,补液有利于加快毒素排泄和热量散发,尤其是食欲差或不能进食者。心脏病或老年人应注意补液速度,过快过多易导致急性肺水肿。

2.病情观察

监测患者神志、体温、呼吸、脉搏、血压和尿量,并做好记录。尤其应注意密切观察体温的变化。观察有无呼吸困难及发绀,及时适宜给氧。重点观察儿童、老年人、久病体弱者的病情变化,注意是否伴有感染性休克的表现。观察痰液颜色、性状和量,如肺炎球菌肺炎的痰液呈铁锈色,葡萄球菌肺炎呈粉红色乳状,厌氧菌感染者痰液多有恶臭等。

3.对症护理

(1)咳嗽、咳痰的护理:协助和鼓励患者有效咳嗽、排痰,及时清除口腔和呼吸道内痰液呕吐物。痰液黏稠不易咳出时,在病情允许情况下可扶患者坐起,给予拍背,协助咳痰,遵医嘱应用祛痰药以及超声雾化吸入,稀释痰液,促进痰的排出。必要时吸痰,预防窒息。吸痰前,注意告知病情。

(2)气急发绀的护理:监测动脉血气分析值,给予吸氧,提高血氧饱和度,改善发绀,增加患者的舒适度。氧流量一般为每分钟4~6L,若为COPD患者,应给予低流量低浓度持续吸氧。注意观察患者呼吸频率、节律、深度等变化,皮肤色泽和意识状态有无改变,如果病情恶化,准备气管插管和呼吸机辅助通气。

(3)胸痛的护理:维持患者舒适的体位。患者胸痛时,常随呼吸、咳嗽加重,可采取患侧卧位,在咳嗽时可用枕头等物夹紧胸部,必要时用宽胶布固定胸廓,以降低胸廓活动度,减轻疼痛。疼痛剧烈者,遵医嘱应用镇痛、止咳药,缓解疼痛和改善肺通气,如口服可待因。此外可用物理止痛和中药止痛擦剂。物理止痛,如按摩、针灸、经皮肤电刺激止痛穴位或局部冷敷等,可降低疼痛的敏感性。中药经皮肤吸收,无创伤,且发挥药效快,对轻度疼痛效果好。中药止痛擦剂具有操作简便、安全,毒副作用小,无药物依赖现象等优点。

(4)其他:鼓励患者经常漱口,做好口腔护理。口唇疱疹者局部涂液体石蜡或抗病毒软膏,防止继发感染。烦躁不安、谵妄、失眠者酌情使用地西泮或水合氯醛,禁用抑制呼吸的镇静药。

4.感染性休克的护理

(1)观察休克的征象:密切观察生命体征、实验室检查和病情的变化。发现患者神志模糊、烦躁、发绀、四肢湿冷、脉搏细数、脉压变小、呼吸浅快、面色苍白、尿量减少(每小时少于30mL)等休克早期症状时,及时报告医师,采取救治措施。

(2)环境与体位:应将感染性休克的患者安置在重症监护室,注意保暖和安全。取仰卧中凹位,胸部20°,抬高下肢约30°,有利于呼吸和静脉回流,增加心排出量。尽量减少搬动。

(3)吸氧:应给高流量吸氧,维持动脉氧分压在60mmHg(7.99kPa)以上,改善缺氧状况。

(4)补充血容量:快速建立两条静脉通路,遵医嘱给予右旋糖酐或平衡液以维持有效血容量,降低血液的黏稠度,防止弥散性血管内凝血。随时监测患者一般情况、血压、尿量、尿比重、血细胞比容等;监测中心静脉压,作为调整补液速度的指标,中心静脉压<0.49kPa可放心输液,达到0.98kPa应慎重。以中心静脉压不超过0.98kPa、尿量每小时在30mL以上为宜。补液不宜过多过快,以免引起心力衰竭和肺水肿。若血容量已补足而24小时尿量仍<400mL、尿比重<1.018时,应及时报告医师,注意是否合并急性肾衰竭。

(5)纠正酸中毒:有明显酸中毒可静脉滴注5%的碳酸氢钠,因其配伍禁忌较多,宜单独输入。随时监测和纠正电解质和酸碱失衡等。

(6)应用血管活性药物的护理:遵医嘱在应用血管活性药物,如多巴胺、间羟胺(阿拉明)时,滴注过程中应注意防止液体溢出血管外,引起局部组织坏死和影响疗效。可应用输液泵单独静脉输入血管活性药物,根据血压随时调整滴速,维持收缩压在90~100mmHg(11.99~13.33kPa),保证重要器官的血液供应,改善微循环。

(7)对因治疗:应联合、足量应用强有力的广谱抗生素控制感染。

(8)病情转归观察:随时监测和评估患者意识、血压、脉搏、呼吸、体温、皮肤、黏膜、尿量的变化,判断病情转归。如患者神志逐渐清醒、皮肤及肢体变暖、脉搏有力、呼吸平稳规则、血压回升、尿量增多,预示病情已好转。

5.用药护理

遵医嘱及时使用有效抗感染药物,注意观察药物疗效及不良反应。

(1)抗菌药物治疗:一经诊断即应给予抗菌药物治疗,不必等待细菌培养结果。首选青霉素G,用药途径及剂量视病情轻重及有无并发症而定:对于成年轻症患者,可用240万U/天,分3次肌内注射,或用普鲁卡因青霉素每12小时肌内注射60万U。病情稍重者,宜用青霉素G240万~480万U/天,分次静脉滴注,每6~8小时1次;重症及并发脑膜炎者,可增至1000万~3000万U/天,分4次静脉滴注。对青霉素过敏者或耐青霉素或多重耐药菌株感染者,可用呼吸氟喹诺酮类、头孢噻肟或头孢曲松等药物,多重耐药菌株感染者可用万古霉素、替考拉宁等。药物治疗48~72小时后应对病情进行评价,治疗有效表现为体温下降、症状改善、白细胞逐渐降低或恢复正常等。如用药72小时后病情仍无改善,需及时报告医师并作相应处理。

(2)支持疗法:患者应卧床休息,注意补充足够蛋白质、热量及维生素。密切监测病情变化,注意防止休克。剧烈胸痛者,可酌情用少量镇痛药,如可卡因15mg。不用阿司匹林或其他解热药,以免过度出汗、脱水及干扰真实热型,导致临床判断错误。鼓励饮水每日1~2L,轻症患者不需常规静脉输液,确有失水者可输液,保持尿比重在1.020以下,血清钠保持在145mmol/L以下。中等或重症患者(PaO_2<60mmHg或有发绀)应给氧。若有明显麻痹性肠梗阻或胃扩张,应暂时禁食、禁饮和胃肠减压,直至肠蠕动恢复。烦躁不安、谵妄、失眠者酌用地西泮5mg或水合氯醛1~1.5g,禁用抑制呼吸的镇静药。

(3)并发症的处理:经抗菌药物治疗后,高热常在24小时内消退,或数日内逐渐下降。若体温降而复升或3天后仍不降者,应考虑肺炎链球菌的肺外感染,如脓胸、心包炎或关节炎等。持续发热的其他原因尚有耐青霉素的肺炎链球菌(PRSP)或混合细菌感染、药物热或并存其他疾病。肿瘤或异物阻塞支气管时,经治疗后肺炎虽可消散,但阻塞因素未除,肺炎可再次出现。10%～20%肺炎链球菌肺炎伴发胸腔积液者,应酌情取胸液检查及培养以确定其性质。若治疗不当,约5%并发脓胸,应积极排脓引流。

6.心理护理

患病前健康状态良好的患者会因突然患病而焦虑不安;病情严重或患有慢性基础疾病者则可能出现消极、悲观和恐慌的心理反应。要耐心给患者讲解疾病的有关知识,解释各种症状和不适的原因,讲解各项诊疗、护理操作目的、操作程序和配合要点,使患者清楚大部分肺炎治疗、预后良好。询问和关心患者的需要,鼓励患者说出内心感受,与患者进行有效的沟通。帮助患者消除不良心理反应,树立治愈疾病的信心。

7.健康指导

(1)疾病知识指导:让患者及家属了解肺炎的病因和诱因,有皮肤疖、痈、伤口感染、毛囊炎、蜂窝织炎时应及时治疗。避免受凉、淋雨、酗酒和过度疲劳,特别是年老体弱和免疫功能低下者,如糖尿病、慢性肺病、慢性肝病、血液病、营养不良、艾滋病等患者。天气变化时随时增减衣服,预防上呼吸道感染。可注射流感或肺炎免疫疫苗,使之产生免疫力。

(2)生活指导:劝导患者要注意休息,劳逸结合,生活有规律。保证摄取足够的营养物质,适当参加体育锻炼,增强机体抗病能力。对有意识障碍、慢性病、长期卧床者,应教会家属注意帮助患者经常改变体位、翻身、拍背,协助并鼓励患者咳出痰液,有感染征象时及时就诊。

(3)出院指导:出院后需继续用药者,应指导患者遵医嘱按时服药,向患者介绍所服药物的疗效、用法、疗程、不良反应,不能自行停药或减量。教会患者观察疾病复发症状,如出现发热、咳嗽、呼吸困难等不适表现时,应及时就诊。告知患者随诊的时间及需要准备的有关资料,如X线胸片等。

(五)护理评价

患者体温恢复正常;能进行有效咳嗽,痰容易咳出,显示咳嗽次数减少或消失,痰量减少;休克发生时及时发现并给予及时的处理。

三、其他类型肺炎

(一)葡萄球菌肺炎

葡萄球菌肺炎是由葡萄球菌引起的急性肺部化脓性炎症。葡萄球菌的致病物质主要是毒素与酶,具有溶血、坏死、杀白细胞和致血管痉挛等作用。其致病力可用血浆凝固酶来测定,阳性者致病力较强,是化脓性感染的主要原因。但其他凝固酶阴性的葡萄球菌亦可引起感染。随着医院内感染的增多,由凝固酶阴性葡萄球菌引起的肺炎也不断增多。

医院获得性肺炎中,葡萄球菌感染占11%～25%。常发生于有糖尿病、血液病、艾滋病、肝病或慢性阻塞性肺疾病等基础疾病者。若治疗不及时或不当,病死率甚高。

1.临床表现

起病多急骤,寒战、高热,体温高达39～40℃,胸痛,咳大量脓性痰,带血丝或呈脓血状。全身肌肉和关节酸痛,精神萎靡,病情严重者可出现周围循环衰竭。院内感染者常起病隐袭,体温逐渐上升,咳少量脓痰。老年人症状可不明显。

早期可无体征,晚期可有双肺散在湿啰音。病变较大或融合时可出现肺实变体征。但体征与严重的中毒症状和呼吸道症状不平行。

2.实验室及其他检查

(1)血常规:白细胞计数及中性粒细胞显著增加,核左移,有中毒颗粒。

(2)细菌学检查:痰涂片可见大量葡萄球菌和脓细胞,血、痰培养多为阳性。

(3)X线检查:胸部X线显示短期内迅速多变的特征,肺段或肺叶实变,可形成空洞,或呈小叶状浸润,可有单个或多个液气囊腔,2～4周后完全消失,偶可遗留少许条索状阴影或肺纹理增多等。

3.治疗要点

早期清除原发病灶,强有力的抗感染治疗,加强支持疗法,预防并发症。通常首选耐青霉素酶的半合成青霉素或头孢菌素,如苯唑西林、头孢呋辛等。对甲氧西林耐药株(MRSA)可用万古霉素、替考拉宁等治疗。疗程2～3周,有并发症者需4～6周。

(二)肺炎支原体肺炎

肺炎支原体肺炎是由肺炎支原体引起的呼吸道和肺部的急性炎症。常同时有咽炎、支气管炎和肺炎。肺炎支原体是介于细菌和病毒之间、兼性厌氧、能独立生活的最小微生物。健康人吸入患者咳嗽、打喷嚏时喷出的口鼻分泌物可感染,即通过呼吸道传播。病原体通常吸附宿主呼吸道纤毛上皮细胞表面,不侵入肺实质,抑制纤毛活动和破坏上皮细胞。其致病性可能与患者对病原体及其代谢产物的变态反应有关。支原体肺炎占非细菌性肺炎的1/3以上,或各种原因引起的肺炎的10%。以秋冬季发病较多,可散发或小流行,患者以儿童和青年人居多,婴儿间质性肺炎亦应考虑本病的可能。

1.临床表现

通常起病缓慢,潜伏期2～3周,症状主要为乏力、咽痛、头痛、咳嗽、发热、食欲不振、肌肉酸痛等。多为刺激性咳嗽,咳少量黏液痰,发热可持续2～3周,体温恢复正常后可仍有咳嗽。偶伴有胸骨后疼痛。可见咽部充血、颈部淋巴结肿大等体征。肺部可无明显体征,与肺部病变的严重程度不相称。

2.实验室及其他检查

(1)血常规:血白细胞计数正常或略增高,以中性粒细胞为主。

(2)免疫学检查:起病2周后,约2/3的患者冷凝集试验阳性,滴度效价大于1:32,尤以滴度逐渐升高更有价值。约半数患者对链球菌MG凝集试验阳性。还可评估肺炎支原体直接检测、支原体IgM抗体、免疫印迹法和聚合酶链反应(PCR)等检查结果。

(3)X线检查:肺部可呈多种形态的浸润影,呈节段性分布,以肺下野为多见,有的从肺门附近向外伸展。3～4周后病变可自行消失。

3.治疗要点

肺炎支原体肺炎首选大环内酯类抗生素,如红霉素。疗程一般为2～3周。

(三)病毒性肺炎

病毒性肺炎是由上呼吸道病毒感染向下蔓延所致的肺部炎症。常见病毒为甲型流感病毒、乙型流感病毒、腺病毒、副流感病毒、呼吸道合胞病毒和冠状病毒等。患者可同时受一种以上病毒感染、气道防御功能降低,常继发细菌感染。病毒性肺炎为吸入性感染,常有气管-支气管炎。呼吸道病毒通过飞沫与直接接触而迅速传播,可暴发或散发流行。病毒性肺炎约占需住院的社区获得性肺炎的8%,大多发生于冬春季节。密切接触的人群或有心肺疾病者、老年人等易受感染。

1.临床表现

一般临床症状较轻,与支原体肺炎症状相似。起病较急,发热、头痛、全身酸痛、乏力等较突出。有咳嗽、少痰或白色黏液痰、咽痛等症状。老年人或免疫功能受损的重症患者,可表现为呼吸困难、发绀、嗜睡、精神萎靡,甚至并发休克、心力衰竭和呼吸衰竭,严重者可发生急性呼吸窘迫综合征。本病常无显著的胸部体征,病情严重者有呼吸浅速、心率增快、发绀、肺部干湿性啰音。

2.实验室及其他检查

(1)血常规:白细胞计数正常、略增高或偏低。

(2)病原体检查:呼吸道分泌物中细胞核内的包涵体可提示病毒感染,但并非一定来自肺部。需进一步评估下呼吸道分泌物或肺活检标本培养是否分离出病毒。

(3)X线检查:可见肺纹理增多,小片状或广泛浸润。病情严重者,显示双肺呈弥散性结节浸润,而大叶实变及胸腔积液者不多见。

3.治疗要点

病毒性肺炎以对症治疗为主,板蓝根、黄芪、金银花、连翘等中药有一定的抗病毒作用。对某些重症病毒性肺炎应采用抗病毒药物,如选用利巴韦林(病毒唑)、阿昔洛韦(无环鸟苷)等。

(四)真菌性肺炎

肺部真菌感染是最常见的深部真菌病。真菌感染的发生是机体与真菌相互作用的结果,最终取决于真菌的致病性、机体的免疫状态及环境条件对机体与真菌之间关系的影响。广谱抗生素、糖皮质激素、细胞毒药物及免疫抑制剂的广泛使用,人免疫缺陷病毒(HIV)感染和艾滋病增多使肺部真菌感染的机会增加。

真菌多在土壤中生长,孢子飞扬于空气中,极易被人体吸入而引起肺真菌感染(外源性)或使机体致敏,引起表现为支气管哮喘的过敏性肺泡炎。有些真菌为寄生菌,如念珠菌和放线菌,当机体免疫力降低时可引起感染。静脉营养疗法的中心静脉插管如留置时间过长,白念珠菌能在高浓度葡萄糖中生长,引起念珠菌感染中毒症。空气中到处有曲霉属孢子,在秋冬及阴雨季节,储藏的谷草发热霉变时更多,若大量吸入可能引起急性气管-支气管炎或肺炎。

1.临床表现

真菌性肺炎多继发于长期应用抗生素、糖皮质激素、免疫抑制剂、细胞毒药物或因长期留置导管、插管等诱发,其症状和体征无特征性变化。

2.实验室及其他检查

(1)真菌培养:其形态学辨认有助于早期诊断。

(2)X线检查:可表现为支气管肺炎、大叶性肺炎、弥散性小结节及肿块状阴影和空洞。

3. 治疗要点

真菌性肺炎目前尚无理想的药物,两性霉素 B 对多数肺部真菌仍为有效药物,但由于其不良反应较多,使其应用受到限制。其他药物尚有氟胞嘧啶、米康唑、酮康唑、制霉菌素等也可选用。

(五)重症肺炎

目前重症肺炎还没有普遍认同的标准,各国诊断标准不一,但都注重肺部病变的范围、器官灌注和氧合状态。我国制定的重症肺炎标准为:①意识障碍。②呼吸频率＞30 次/分。③$PaO_2 < 60mmHg$（7.99kPa）,$PO_2/FiO_2 < 300$,需行机械通气治疗。④血压＜90/60mmHg(11.99/7.99kPa)。⑤胸片显示双侧或多肺叶受累,或入院 48 小时内病变扩大≥50%。⑥少尿:尿量每小时＜20mL,或每 4 小时＜80mL,或急性肾衰竭需要透析治疗。

第四节　慢性阻塞性肺疾病

慢性阻塞性肺疾病(chronic obstructive pulmonary disease,COPD)是一种以不完全可逆性气流受限为特征,呈进行性发展的肺部疾病。COPD 是呼吸系统疾病中的常见病和多发病,由于其患者数多,病死率高,社会经济负担重,已成为一个重要的公共卫生问题。在世界范围内,COPD 的病死率居所有死因的第四位。在我国,COPD 同样是严重危害人民群体健康的重要慢性呼吸系统疾病,1992 年对我国北部及中部地区农村 102 230 名成人调查显示,COPD 约占 15 岁以上人群的 3%,近年来对我国 7 个地区 20 245 名成年人进行调查,COPD 的患病率占 40 岁以上人群的 8.2%,患病率之高是十分惊人的。

COPD 与慢性支气管炎及肺气肿密切相关。慢性支气管炎(简称慢支)是指气管、支气管黏膜及其周围组织的慢性、非特异性炎症。如患者每年咳嗽、咳痰达 3 个月以上,连续两年或以上,并排除其他已知原因的慢性咳嗽,即可诊断为慢性支气管炎。阻塞性肺气肿(简称肺气肿)是指肺部终末细支气管远端气腔出现异常持久的扩张,并伴有肺泡壁和细支气管的破坏而无明显肺纤维化。当慢性支气管炎和(或)肺气肿患者肺功能检查出现气流受限并且不能完全可逆时,可视为 COPD。如患者只有慢性支气管炎和(或)肺气肿,而无气流受限,则不能视为COPD,而视为 COPD 的高危期。支气管哮喘也具有气流受限,但支气管哮喘是一种特殊的气道炎症性疾病,其气流受限具有可逆性,它不属于 COPD。

一、护理评估

(一)病因及发病机制

确切的病因不清,可能与下列因素有关。

1. 吸烟

吸烟是最危险的因素。国内外的研究均证明吸烟与慢支的发生有密切关系,吸烟者慢性支气管炎的患病率比不吸烟者高 2～8 倍,吸烟时间越长,量越大,COPD 患病率越高。烟草中的多种有害化学成分,可损伤气道上皮细胞使巨噬细胞吞噬功能降低和纤毛运动减退;黏液分泌增加,使气道净化能力减弱;支气管黏膜充血水肿、黏液积聚,而易引起感染。慢性炎症及吸烟刺激黏膜下感受器,引起支气管平滑肌收缩,气流受限。烟草、烟雾还可使氧自由基增多,诱导中性粒细胞释放蛋白酶,抑制抗蛋白酶系统,使肺弹力纤维受到破坏,诱发肺气肿形成。

2.职业性粉尘和化学物质

职业性粉尘及化学物质,如烟雾、过敏原、工业废气及室内污染空气等,浓度过大或接触时间过长,均可导致与吸烟无关的 COPD。

3.空气污染

大气污染中的有害气体(如二氧化硫、二氧化氮、氯气等)可损伤气道黏膜,并有细胞毒作用,使纤毛清除功能下降,黏液分泌增多,为细菌感染创造条件。

4.感染

感染是 COPD 发生发展的重要因素之一。长期、反复感染可破坏气道正常的防御功能,损伤细支气管和肺泡。主要病毒为流感病毒、鼻病毒和呼吸道合胞病毒等;细菌感染以肺炎链球菌、流感嗜血杆菌、卡他莫拉菌及葡萄球菌为多见,支原体感染也是重要因素之一。

5.蛋白酶-抗蛋白酶失衡

蛋白酶对组织有损伤和破坏作用;抗蛋白酶对弹性蛋白酶等多种蛋白酶有抑制功能。在正常情况下,弹性蛋白酶与其抑制因子处于平衡状态。其中 α_1 抗胰蛋白酶(α_1-AT)是活性最强的一种。蛋白酶增多和抗蛋白酶不足均可导致组织结构破坏产生肺气肿。

6.其他

机体内在因素如呼吸道防御功能及免疫功能降低、自主神经功能失调、营养、气温的突变等都可能参与 COPD 的发生、发展。

(二)病理生理

COPD 的病理改变主要为慢性支气管炎和肺气肿的病理改变。COPD 对呼吸功能的影响,早期病变仅局限于细小气道,表现为闭合容积增大。病变侵入大气道时,肺通气功能明显障碍;随肺气肿的日益加重,大量肺泡周围的毛细血管受膨胀的肺泡挤压而退化,使毛细血管大量减少,肺泡间的血流量减少,导致通气与血流比例失调,使换气功能障碍。由通气和换气功能障碍引起缺氧和二氧化碳潴留,进而发展为呼吸衰竭。

(三)健康史

询问患者是否存在引起慢支的各种因素如感染、吸烟、大气污染、职业性粉尘和有害气体的长期吸入、过敏等;是否有呼吸道防御功能及免疫功能降低、自主神经功能失调等。

(四)身体状况

1.主要症状

(1)慢性咳嗽:晨间起床时咳嗽明显,白天较轻,睡眠时有阵咳或排痰。随病程发展可终生不愈。

(2)咳痰:一般为白色黏液或浆液性泡沫痰,偶可带血丝,清晨排痰较多。急性发作伴有细菌感染时,痰量增多,可有脓性痰。

(3)气短或呼吸困难:早期仅在体力劳动或上楼等活动时出现,随着病情发展逐渐加重,日常活动甚至休息时也感到气短。是 COPD 的标志性症状。

(4)喘息和胸闷:重度患者或急性加重时出现喘息,甚至静息状态下也感气促。

(5)其他:晚期患者有体重下降、食欲减退等全身症状。

2．护理体检

早期可无异常,随疾病进展慢性支气管炎病例可闻及干啰音或少量湿啰音。有喘息症状者可在小范围内出现轻度哮鸣音。肺气肿早期体征不明显,随疾病进展出现桶状胸,呼吸活动减弱,触觉语颤减弱或消失;叩诊呈过清音,心浊音界缩小或不易叩出,肺下界和肝浊音界下移,听诊心音遥远,两肺呼吸音普遍减弱,呼气延长,并发感染时,可闻及湿啰音。

3．COPD 严重程度分级

根据第一秒用力呼气容积占用力肺活量的百分比（$FEV_1/FVC\%$）、第一秒用力呼气容积占预计值百分比（$FEV_1\%$预计值）和症状对 COPD 的严重程度做出分级。

Ⅰ级:轻度,$FEV_1/FVC<70\%$、$FEV_1 \geqslant 80\%$预计值,有或无慢性咳嗽、咳痰症状。

Ⅱ级:中度,$FEV_1/FVC<70\%$、50%预计值$\leqslant FEV_1 < 80\%$预计值,有或无慢性咳嗽、咳痰症状。

Ⅲ级:重度,$FEV_1/FVC<70\%$、30%预计值$\leqslant FEV_1 < 50\%$预计值,有或无慢性咳嗽、咳痰症状。

Ⅳ级:极重度,$FEV_1/FVC<70\%$、$FEV_1 < 30\%$预计值或 $FEV_1 < 50\%$预计值,伴慢性呼吸衰竭。

4．COPD 病程分期

COPD 按病程可分为急性加重期和稳定期,前者指在短期内咳嗽、咳痰、气短和（或）喘息加重、脓痰量增多,可伴发热等症状;稳定期指咳嗽、咳痰、气短症状稳定或轻微。

5．并发症

COPD 可并发慢性呼吸衰竭、自发性气胸、慢性肺源性心脏病。

(五)实验室及其他检查

1．肺功能检查

肺功能检查是判断气流受限的主要客观指标,对 COPD 诊断、严重程度评价、疾病进展、预后及治疗反应等有重要意义。第一秒用力呼气容积（FEV_1）占用力肺活量（FVC）的百分比（$FEV_1/FVC\%$）是评价气流受限的敏感指标。第一秒用力呼气容积（FEV_1）占预计值百分比（$FEV_1\%$预计值）,是评估 COPD 严重程度的良好指标。当 $FEV_1/FVC<70\%$ 及 $FEV_1 < 80\%$预计值者,可确定为不能完全可逆的气流受限。

FEV_1 的逐渐减少,大致提示肺部疾病的严重程度和疾病进展的阶段。

肺气肿呼吸功能检查示残气量增加,残气量占肺总量的百分比增大,往往超过 40%,最大通气量低于预计值的 80%;第一秒时间肺活量常低于 60%;对阻塞性肺气肿的诊断有重要意义。

2．胸部 X 线检查

早期胸片可无变化,可逐渐出现肺纹理增粗、紊乱等非特异性改变,肺气肿的典型 X 线表现为胸廓前后径增大,肋间隙增宽,肋骨平行,膈低平。两肺透亮度增加,肺血管纹理减少或有肺大泡征象。X 线检查对 COPD 诊断特异性不高。

3.动脉血气分析

早期无异常,随病情进展可出现低氧血症、高碳酸血症、酸碱平衡失调等,用于判断呼吸衰竭的类型。

4.其他

COPD合并细菌感染时,血白细胞增高,核左移。痰培养可能检出病原菌。

(六)心理-社会评估

COPD由于病程长、反复发作,每况愈下,给患者带来较重的精神和经济负担,出现焦虑、悲观、沮丧等心理反应,甚至对治疗丧失信心。病情会导致患者心理压力增加,生活方式发生改变,也会影响到工作,甚至因无法工作而感到孤独。

二、主要护理诊断及医护合作性问题

(一)气体交换受损

气体交换受损与气道阻塞、通气不足、呼吸肌疲劳、分泌物过多和肺泡呼吸有关。

(二)清理呼吸道无效

清理呼吸道无效与分泌物增多而黏稠、气道湿度减低和无效咳嗽有关。

(三)低效性呼吸形态

低效性呼吸形态与气道阻塞、膈肌变平及能量不足有关。

(四)活动无耐力

活动无耐力与疲劳、呼吸困难、氧供与氧耗失衡有关。

(五)营养失调,低于机体需要量

营养失调,低于机体需要量与食欲降低、摄入减少、腹胀、呼吸困难、痰液增多有关。

(六)焦虑

焦虑与健康状况的改变、病情危重、经济状况有关。

三、护理目标

患者痰能咳出,喘息缓解;活动耐力增强;营养得到改善;焦虑减轻。

四、护理措施

(一)一般护理

1.休息和活动

患者采取舒适的体位,晚期患者宜采取身体前倾位,使辅助呼吸肌参与呼吸。发热、咳喘时应卧床休息,视病情安排适当的活动量,以不感到疲劳、不加重症状为宜。室内保持合适的温湿度,冬季注意保暖,避免直接吸入冷空气。

2.饮食护理

呼吸功的增加可使热量和蛋白质消耗增多,导致营养不良。应制订高热量、高蛋白、高维生素的饮食计划。正餐进食量不足时,应安排少量多餐,避免餐前和进餐时过多饮水。餐后避免平卧,有利于消化。为减少呼吸困难,保存能量,患者饭前至少休息30分钟。每日正餐应安排在患者最饥饿、休息最好的时间。指导患者采用缩唇呼吸和腹式呼吸减轻呼吸困难。为促进食欲,提供给患者舒适的就餐环境和喜爱的食物,餐前及咳痰后漱口,保持口腔清洁;腹胀的患者应进软食,细嚼慢咽。避免进食产气的食物,如汽水、啤酒、豆类、马铃薯和胡萝卜等;避免易引起便秘的食物,如油煎食物、干果、坚果等。如果患者通过进食不能吸收足够的营养,可应用管喂饮食或全胃肠外营养。

(二)病情观察

观察咳嗽、咳痰的情况,痰液的颜色、量及性状,咳痰是否顺畅;呼吸困难的程度,能否平卧,与活动的关系,有无进行性加重;患者的营养状况、肺部体征及有无慢性呼吸衰竭、自发性气胸、慢性肺源性心脏病等并发症产生。监测动脉血气分析和水、电解质、酸碱平衡情况。

(三)氧疗的护理

呼吸困难伴低氧血症者,遵医嘱给予氧疗。一般采用鼻导管持续低流量吸氧,氧流量 $1\sim2L/min$。

对 COPD 慢性呼吸衰竭者提倡进行长期家庭氧疗(LTOT)。LTOT 为持续低流量吸氧,它能改变疾病的自然病程,改善生活质量。LTOT 是指一昼夜吸入低浓度氧 15 小时以上,并持续较长时间,使 $PaO_2 \geq 60mmHg(7.99kPa)$,或 SaO_2 升至 90%的一种氧疗方法。LTOT 指征:①$PaO_2 \leq 55mmHg(7.33kPa)$ 或 $SaO_2 \leq 88\%$,有或没有高碳酸血症。②$PaO_2 55\sim 60mmHg(7.99\sim 7.33kPa)$ 或 $SaO_2 < 88\%$,并有肺动脉高压、心力衰竭所致的水肿或红细胞增多症(血细胞比容>0.55)。LTOT 对血流动力学、运动耐力、肺生理和精神状态均会产生有益的影响,从而提高 COPD 患者的生活质量和生存率。

COPD 患者因长期二氧化碳潴留,主要靠缺氧刺激呼吸中枢,如果吸入高浓度的氧,反而会导致呼吸频率和幅度降低,引起二氧化碳潴留。而持续低流量吸氧维持 $PaO_2 \geq 60mmHg(7.99kPa)$,既能改善组织缺氧,也可防止因缺氧状态解除而抑制呼吸中枢。护理人员应密切注意患者吸氧后的变化,如观察患者的意识状态、呼吸的频率及幅度、有无窒息或呼吸停止和动脉血气复查结果。氧疗有效指标:患者呼吸困难减轻、呼吸频率减慢、发绀减轻、心率减慢、活动耐力增加。

(四)用药护理

1.稳定期治疗用药

(1)支气管舒张药:短期应用以缓解症状,长期规律应用预防和减轻症状。常选用 β_2 肾上腺素受体激动剂、抗胆碱药、氨茶碱或其缓(控)释片。

(2)祛痰药:对痰不易咳出者可选用盐酸氨溴索或羧甲司坦。

2.急性加重期的治疗用药

使用支气管舒张药及对低氧血症者进行吸氧外,应根据病原菌类型及药物敏感情况合理选用抗生素治疗。如给予 β 内酰胺类/β 内酰胺酶抑制剂;第二代头孢菌素、大环内酯类或喹诺酮类。如出现持续气道阻塞,可使用糖皮质激素。

3.遵医嘱用药

遵医嘱应用抗生素、支气管舒张药、祛痰药物,注意观察疗效及不良反应。

(五)呼吸功能锻炼

COPD 患者需要增加呼吸频率来代偿呼吸困难,这种代偿多数是依赖于辅助呼吸肌参与呼吸,即胸式呼吸,而非腹式呼吸。然而胸式呼吸的有效性要低于腹式呼吸,患者容易疲劳。因此,护理人员应指导患者进行缩唇呼气、腹式呼吸、膈肌起搏(体外膈神经电刺激)、吸气阻力器等呼吸锻炼,以加强胸、膈呼吸肌肌力和耐力,改善呼吸功能。

1.缩唇呼吸

缩唇呼吸的技巧是通过缩唇形成的微弱阻力来延长呼气时间,增加气道压力,延缓气道塌陷。患者闭嘴经鼻吸气,然后通过缩唇(吹口哨样)缓慢呼气,同时收缩腹部。吸气与呼气时间比为1:2或1:3。缩唇大小程度与呼气流量,以能使距口唇15～20cm处、与口唇等高点水平的蜡烛火焰随气流倾斜又不至于熄灭为宜。

2.膈式或腹式呼吸

患者可取立位、平卧位或半卧位,两手分别放于前胸部和上腹部。用鼻缓慢吸气时,膈肌最大程度下降,腹肌松弛,腹部凸出,手感到腹部向上抬起。呼气时用口呼出,腹肌收缩,膈肌松弛,膈肌随腹腔内压增加而上抬,推动肺部气体排出,手感到腹部下降。

另外,可以在腹部放置小枕头、杂志或书锻炼腹式呼吸。如果吸气时物体上升,证明是腹式呼吸。缩唇呼吸和腹式呼吸每日训练3～4组,每组重复8～10次。腹式呼吸需要增加能量消耗,因此指导患者只能在疾病恢复期如出院前进行训练。

(六)心理护理

COPD患者因长期患病,社会活动减少、经济收入降低等方面发生的变化,容易形成焦虑和压抑的心理状态,失去自信,躲避生活。也可由于经济原因,患者可能无法按医嘱常规使用某些药物,只能在病情加重时应用。医护人员应详细了解患者及其家庭对疾病的态度,关心体贴患者,了解患者心理、性格、生活方式等方面发生的变化,与患者和家属共同制订和实施康复计划,定期进行呼吸肌功能锻炼、合理用药等,减轻症状,增强患者战胜疾病的信心;对表现焦虑的患者,教会患者缓解焦虑的方法,如听轻音乐、下棋、做游戏等娱乐活动,以分散注意力,减轻焦虑。

(七)健康指导

1.疾病知识指导

使患者了解COPD的相关知识,识别和消除使疾病恶化的因素,戒烟是预防COPD的重要且简单易行的措施,应劝导患者戒烟;避免粉尘和刺激性气体的吸入;避免和呼吸道感染患者接触,在呼吸道传染病流行期间,尽量避免去人群密集的公共场所。指导患者根据气候变化及时增减衣物,避免受凉感冒。学会识别感染或病情加重的早期症状,尽早就医。

2.康复锻炼

使患者理解康复锻炼的意义,充分发挥患者进行康复的主观能动性,制订个体化的锻炼计划,选择空气新鲜、安静的环境,进行步行、慢跑、气功等体育锻炼。在潮湿、大风、严寒气候时,避免室外活动。教会患者和家属依据呼吸困难与活动之间的关系,判断呼吸困难的严重程度,以便合理安排工作和生活。

3.家庭氧疗

对实施家庭氧疗的患者,护理人员应指导患者和家属做到以下几点。

(1)了解氧疗的目的、必要性及注意事项;注意安全,供氧装置周围严禁烟火,防止氧气燃烧爆炸;吸氧鼻导管需每日更换,以防堵塞,防止感染;氧疗装置定期更换、清洁、消毒。

(2)告诉患者和家属宜采取低流量(氧流量1～2L/min或氧浓度25%～29%)吸氧,且每日吸氧的时间不宜少于 10 小时,因夜间睡眠时,部分患者低氧血症更为明显,故夜间吸氧不宜间断;监测氧流量,防止随意调高氧流量。

4.心理指导

引导患者适应慢性病并以积极的心态对待疾病,培养生活乐趣,如听音乐、培养养花种草等爱好,以分散注意力,减少孤独感,缓解焦虑、紧张的精神状态。

五、护理评价

氧分压和二氧化碳分压维持在正常范围内;能坚持药物治疗;能演示缩唇呼吸和腹式呼吸技术;呼吸困难发作时能采取正确体位,使用节能法;清除过多痰液,保持呼吸道通畅;使用控制咳嗽方法;增加体液摄入;减少症状恶化;根据身高和年龄维持正常体重;减少急诊就诊和入院的次数。

第五节　支气管哮喘

支气管哮喘是一种慢性气管炎症性疾病,其支气管壁存在以肥大细胞、嗜酸细胞和 T 淋巴细胞为主的炎性细胞浸润,可经治疗缓解或自然缓解。本病多发于青少年,儿童多于成人,城市多于农村。近年的流行病学显示,哮喘的发病率或病死率均有所增加,我国哮喘发病率为 1%～2%。支气管哮喘的病因较为复杂,大多在遗传因素的基础上,受到体内外多种因素激发而发病,并反复发作。

一、临床表现

(一)症状和体征

典型的支气管哮喘,发作前多有鼻痒、打喷嚏、流涕、咳嗽、胸闷等先兆症状,进而出现呼气性的呼吸困难伴喘鸣,患者被迫呈端坐呼吸,咳嗽、咳痰。发作持续几十分钟至数小时后自行或经治疗缓解。此为速发性哮喘反应。迟发性哮喘反应时,患者气管呈持续高反应性状态,上述表现更为明显,较难控制。少数患者可出现哮喘重度或危重度发作,表现为重度呼气性呼吸困难、焦虑、烦躁、端坐呼吸、大汗淋漓、嗜睡或意识模糊,经应用一般支气管扩张药物不能缓解。此类患者不及时救治,可危及生命。

(二)辅助检查

1.血液检查

嗜酸性粒细胞、血清总免疫球蛋白 E(ⅠgE)及特异性免疫球蛋白 E 均可增高。

2.胸部 X 线检查

哮喘发作期由于肺脏充气过度,肺部透亮度增高,合并感染时可见肺纹理增多及炎症阴影。

3.肺功能检查

哮喘发作期有关呼气流速的各项指标,如第一秒用力呼气容积(FEV)、最大呼气流速峰值(PEF)等均降低。

二、治疗原则

本病的防治原则是去除病因、控制发作和预防发作。控制发作应根据患者发作的轻重程度,抓住解痉、抗感染两个主要环节,迅速控制症状。

(一)解痉

哮喘轻、中度发作时,常用氨茶碱稀释后静脉注射或加入液体中静脉滴注。根据病情吸入或口服 β_2 -受体激动剂。常用的 β_2 -受体激动剂气雾吸入剂有特布他林、喘乐宁、沙丁胺醇等。哮喘重度发作时,应及早静脉给予足量氨茶碱及琥珀酸氢化可的松或甲泼尼龙琥珀酸钠,待病情得到控制后再逐渐减量,改为口服泼尼松龙,或根据病情吸入糖皮质激素,应注意不宜骤然停药,以免复发。

(二)抗感染

肺部感染的患者,应根据细菌培养及药敏结果选择应用有效抗生素。

(三)稳定内环境

及时纠正水、电解质及酸碱失衡。

(四)保证气管通畅

痰多而黏稠不易咳出或有严重缺氧及二氧化碳潴留者,应及时行气管插管吸出痰液,必要时行机械通气。

三、护理

(一)一般护理

(1)将患者安置在清洁、安静、空气新鲜、阳光充足的房间,避免接触过敏源,如花粉、皮毛、油烟等。护理操作时防止灰尘飞扬。喷洒灭蚊蝇剂或某些消毒剂时要转移患者。

(2)患者哮喘发作呼吸困难时应给予适宜的靠背架或过床桌,让患者伏桌而坐,以帮助呼吸,减少疲劳。

(3)给予营养丰富的易消化的饮食,多食蔬菜、水果,多饮水。同时注意保持大便通畅,减少因用力排便所致的疲劳。严禁食用与患者发病有关的食物,如鱼、虾、蟹等,并协助患者寻找过敏原。

(4)危重期患者应保持皮肤清洁干燥,定时翻身,防止压疮发生。因大剂量使用糖皮质激素,应做好口腔护理,防止发生口腔炎。

(5)哮喘重度发作时,由于大汗淋漓,呼吸困难甚至有窒息感,所以患者极度紧张、烦躁、疲倦。要耐心安慰患者,及时满足患者需求,缓解紧张情绪。

(二)观察要点

1.观察哮喘发作先兆

如患者主诉有鼻、咽、眼部发痒及咳嗽、流鼻涕等黏膜过敏症状时,应及时报告医师采取措施,减轻发作症状,尽快控制病情。

2.观察药物毒副作用

氨茶碱 0.25g 加入 25%～50% 葡萄糖注射液 20mL 中静脉推注,时间至少要在 5 分钟以上,因浓度过高或推注过快可使心肌过度兴奋而产生心悸、惊厥、血压骤降等严重反应。使用时要现配现用,静脉滴注时,不宜和维生素 C、促皮质激素、去甲肾上腺素、四环素类等配伍。

糖皮质激素类药物久用可引起钠潴留、血钾降低、消化道溃疡病、高血压、糖尿病、骨质疏松、停药反跳等,须加强观察。

3. 根据患者缺氧情况调整氧流量

一般为 3~5L/min。保持气体充分湿化,氧气湿化瓶每日更换、消毒,防止医源性感染。

4. 观察痰液黏稠度

哮喘发作患者由于过度通气,出汗过多,因而身体丢失水分增多,致使痰液黏稠形成痰栓,阻塞小支气管,导致呼吸不畅,感染难以控制。应通过静脉补液和饮水补足水分和电解质。

5. 严密观察有无并发症

如自发性气胸、肺不张、脱水、酸碱失衡、电解质紊乱、呼吸衰竭、肺性脑病等并发症。监测动脉血气、生化指标,如发现异常需及时对症处理。

6. 注意呼吸频率、深浅幅度和节律

重度发作患者喘鸣音减弱乃至消失,呼吸变浅,神志改变,常提示病情危急,应及时处理。

(三)家庭护理

1. 增强体质,积极防治感染

平时注意增加营养,根据病情做适量体力活动,如散步、做简易操、打太极拳等,以提高机体免疫力。当感染发生时应及时就诊。

2. 注意防寒避暑

寒冷可引起支气管痉挛,分泌物增加,同时感冒易致支气管及肺部感染。因此,冬季应适当提高居室温度,秋季进行耐寒锻炼防治感冒,夏季避免大汗,防止痰液过稠不易咳出。

3. 尽量避免接触变应原

患者应戒烟,尽量避免到人员众多、空气污浊的公共场所。保持居室空气清新,室内可安装空气净化器。

4. 防止呼吸肌疲劳

坚持进行呼吸锻炼。

5. 稳定情绪

一旦哮喘发作,应控制情绪,保持镇静,及时吸入支气管扩张气雾剂。

6. 家庭氧疗

又称缓解期氧疗,对于患者的病情控制,存活期的延长和生活质量的提高有着重要意义。家庭氧疗时应注意氧流量的调节,严禁烟火,防止火灾。

7. 缓解期处理

哮喘缓解期的防治非常重要,对于防止哮喘发作及恶化,维持正常肺功能,提高生活质量,保持正常活动量等均具有重要意义。哮喘缓解期患者,应坚持吸入糖皮质激素,可有效控制哮喘发作,吸入色甘酸钠和口服酮替芬亦有一定的预防哮喘发作的作用。

第六节　肺脓肿

肺脓肿是由多种病原菌引起肺实质坏死的肺部化脓性感染。早期为肺组织的化脓性炎症,继而坏死、液化,由肉芽组织包绕形成脓肿。高热、咳嗽和咳大量脓臭痰为其临床特征。本病可见于任何年龄,青壮年男性及年老体弱有基础疾病者多见。自抗生素广泛应用以来,发病率有明显降低。

一、护理评估

(一)病因及发病机制

急性肺脓肿的主要病原体是细菌,常为上呼吸道、口腔的定植菌,包括需氧、厌氧和兼性厌氧菌。厌氧菌感染占主要地位,较重要的厌氧菌有核粒梭形杆菌、消化球菌等。常见的需氧和兼性厌氧菌为金黄色葡萄球菌、化脓链球菌(A组溶血性链球菌)、肺炎克雷白杆菌和铜绿假单胞菌等。免疫力低下者,如接受化学治疗、白血病或艾滋病患者其病原菌也可为真菌。根据不同病因和感染途径,肺脓肿可分为以下三种类型。

1. 吸入性肺脓肿

吸入性肺脓肿是临床上最多见的类型,病原体经口、鼻、咽吸入致病,误吸为最主要的发病原因。正常情况下,吸入物可由呼吸道迅速清除,但当由于受凉、劳累等诱因导致全身或局部免疫力下降时;在有意识障碍,如全身麻醉或气管插管、醉酒脑血管意外时,吸入的病原菌即可致病。此外,也可由上呼吸道的慢性化脓性病灶,如扁桃体炎、鼻窦炎、牙槽脓肿等脓性分泌物经气管被吸入肺内致病。吸入性肺脓肿发病部位与解剖结构有关,常为单发性,由于右主支气管较陡直,且管径较粗大,因而右侧多发。病原体多为厌氧菌。

2. 继发性肺脓肿

继发性肺脓肿可继发于:①某些肺部疾病如细菌性肺炎、支气管扩张、空洞型肺结核、支气管肺癌、支气管囊肿等感染。②支气管异物堵塞也是肺脓肿尤其是小儿肺脓肿发生的重要因素。③邻近器官的化脓性病变蔓延至肺,如食管穿孔感染、膈下脓肿、肾周围脓肿及脊柱脓肿等波及肺组织引起肺脓肿。阿米巴肝脓肿可穿破膈肌至右肺下叶,形成阿米巴肺脓肿。

3. 血源性肺脓肿

因皮肤外伤感染、痈、疖、骨髓炎、静脉吸毒、感染性心内膜炎等肺外感染病灶的细菌或脓毒性栓子经血行播散至肺部引起小血管栓塞,产生化脓性炎症、组织坏死导致肺脓肿。金黄色葡萄球菌、表皮葡萄球菌及链球菌为常见致病菌。

(二)病理

肺脓肿早期为含致病菌的污染物阻塞细支气管,继而形成小血管炎性栓塞,进而致病菌繁殖引起肺组织化脓性炎症、坏死,形成肺脓肿,继而肺坏死组织液化破溃经支气管部分排出,形成有气液平的脓腔。另因病变累及部位不同,可并发支气管扩张、局限性纤维蛋白性胸膜炎、脓胸、脓气胸、支气管胸膜瘘等。急性肺脓肿经积极治疗或充分引流,脓腔缩小甚至消失,或仅剩少量纤维瘢痕。如治疗不彻底、或支气管引流不畅,炎症持续存在,超过3个月以上称为慢性肺脓肿。

(三)健康史

多数吸入性肺脓肿患者有齿、口咽部的感染灶,故要了解患者是否有口腔、上呼吸道慢性感染病灶如龋齿、化脓性扁桃体炎、鼻窦炎、牙周溢脓等;或手术、劳累、受凉等;是否应用了大量抗生素。

(四)身体状况

1.症状

急性肺脓肿患者,起病急,寒战、高热,体温高达 39～40℃,伴有咳嗽、咳少量黏液痰或黏液脓性痰,典型痰液呈黄绿色、脓性,有时带血。炎症累及胸膜可引起胸痛。伴精神不振、全身乏力、食欲减退等全身毒性症状。如感染未能及时控制,于发病后 10～14 日可突然咳出大量脓臭痰及坏死组织,痰量可达 300～500mL/d,痰静置后分三层。厌氧菌感染时痰带腥臭味。一般在咳出大量脓痰后,体温明显下降,全身毒性症状随之减轻。约 1/3 患者有不同程度的咯血,偶有中、大量咯血而突然窒息死亡者。部分患者发病缓慢,仅有一般的呼吸道感染症状。血源性肺脓肿多先有原发病灶引起的畏寒、高热等全身脓毒血症的表现。经数日或数周后出现咳嗽、咳痰,痰量不多,极少咯血。慢性肺脓肿患者除咳嗽、咳脓痰、不规则发热、咯血外,还有贫血、消瘦等慢性消耗症状。

2.体征

肺部体征与肺脓肿的大小、部位有关。早期病变较小或位于肺深部,多无阳性体征;病变发展较大时可出现肺实变体征,有时可闻及异常支气管呼吸音;病变累及胸膜时,可闻及胸膜摩擦音或胸腔积液体征。慢性肺脓肿常有杵状指(趾)、消瘦、贫血等。血源性肺脓肿多无阳性体征。

(五)实验室及其他检查

1.实验室检查

急性肺脓肿患者血常规白细胞计数明显增高,中性粒细胞在 90% 以上,多有核左移和中毒颗粒。慢性肺脓肿血白细胞可稍升高或正常,红细胞和血红蛋白减少。血源性肺脓肿患者的血培养可发现致病菌。并发脓胸时,可做胸腔脓液培养及药物敏感试验。

2.痰细菌学检查

气道深部痰标本细菌培养可有厌氧菌和(或)需氧菌存在。血培养有助于确定病原体和选择有效的抗菌药物。

3.影像学检查

X 线胸片早期可见肺部炎性阴影,肺脓肿形成后,脓液排出,脓腔出现圆形透亮区和气液平面,四周有浓密炎症浸润。炎症吸收后遗留有纤维条索状阴影。慢性肺脓肿呈厚壁空洞,周围有纤维组织增生及邻近胸膜增厚。CT 能更准确定位及发现体积较小的脓肿。

4.纤维支气管镜检查

纤维支气管镜检查有助于明确病因、病原学诊断及治疗。

(六)心理、社会评估

部分肺脓肿患者起病多急骤,畏寒、高热伴全身中毒症状明显,厌氧菌感染时痰有腥臭味等,使患者及家属常深感不安。患者会表现出忧虑、悲观、抑郁和恐惧。

二、主要护理诊断及医护合作性问题

(一)体温过高

与肺组织炎症性坏死有关。

(二)清理呼吸道无效

与脓痰聚积有关。

(三)营养失调,低于机体需要量

与肺部感染导致机体消耗增加有关。

(四)气体交换受损

与气道内痰液积聚、肺部感染有关。

(五)潜在并发症

咯血、窒息、脓气胸、支气管胸膜瘘。

三、护理目标

体温降至正常,营养改善,呼吸系统症状减轻或消失,未发生并发症。

四、护理措施

(一)一般护理

保持室内空气流通、适宜温湿度、阳光充足。晨起、饭后、体位引流后及睡前协助患者漱口,做好口腔护理。鼓励患者多饮水,进食高热量、高蛋白、高维生素等营养丰富的食物。

(二)病情观察

观察痰的颜色、性状、气味和静置后是否分层。准确记录24小时排痰量。当大量痰液排出时,要注意观察患者咳痰是否顺畅,咳嗽是否有力,避免脓痰引起窒息;当痰液减少时,要观察患者中毒症状是否好转,若中毒症状严重,提示痰液引流不畅,做好脓液引流的护理,以保持呼吸道通畅。若发现血痰,应及时报告医师,咯血量较多时,应严密观察体温、脉搏、呼吸、血压以及神志的变化,准备好抢救药品和用品,嘱患者患侧卧位,头偏向一侧,警惕大咯血或窒息的突然发生。

(三)用药及体位引流护理

肺脓肿治疗原则是抗生素治疗和痰液引流。

1.抗生素治疗

吸入性肺脓肿一般选用青霉素,对青霉素过敏或不敏感者可用林可霉素、克林霉素或甲硝唑等药物。开始给药采用静脉滴注,体温通常在治疗后3~10天降至正常,然后改为肌内注射或口服。如抗生素有效,宜持续8~12周,直至胸片上空洞和炎症完全消失,或仅有少量稳定的残留纤维化。若疗效不佳,要注意根据细菌培养和药物敏感试验结果选用有效抗菌药物。遵医嘱使用抗生素、祛痰药、支气管扩张剂等药物,注意观察疗效及不良反应。

2.痰液引流

痰液引流可缩短病程,提高疗效。无大咯血、中毒症状轻者可进行体位引流排痰,每日2~3次,每次10~15分钟。痰黏稠者可用祛痰药、支气管舒张药或生理盐水雾化吸入以利脓液引流。有条件应尽早应用纤维支气管镜冲洗及吸引治疗,脓腔内还可注入抗生素,加强局部治疗。

3.手术治疗

内科积极治疗 3 个月以上效果不好,或有并发症可考虑手术治疗。

(四)心理护理

向患者及家属及时介绍病情,解释各种症状和不适的原因,说明各项诊疗、护理操作目的、操作程序和配合要点。由于疾病带来口腔脓臭气味使患者害怕与人接近,在帮助患者口腔护理的同时消除患者的紧张心理。主动关心并询问患者的需要,使患者增加治疗的依从性和信心,指导患者正确对待本病,使其勇于说出内心感受,并积极进行疏导。教育患者家属配合医护人员做好患者的心理指导,使患者树立治愈疾病的信心,以促进疾病早日康复。

(五)健康指导

1.疾病知识指导

指导患者及家属了解肺脓肿发生、发展、治疗和有效预防方面的知识。积极治疗肺炎、皮肤疖、痈或肺外化脓性等原发病灶。教会患者练习深呼吸,鼓励患者咳嗽并采取有效的咳嗽方式进行排痰,保持呼吸道的通畅,促进病变的愈合。对重症患者做好监护,教育家属及时发现病情变化,并及时向医师报告。

2.生活指导

指导患者生活要有规律,注意休息,劳逸结合,应增加营养物质的摄入。提倡健康的生活方式,重视口腔护理,在晨起、饭后、体位引流后、晚睡前要漱口、刷牙,防止污染分泌物误吸入下呼吸道。鼓励平日多饮水,戒烟、酒。保持环境整洁、舒适,维持适宜的室温与湿度,注意保暖,避免受凉。

3.用药指导

抗生素治疗非常重要,但需要时间较长,为防止病情反复,应遵从治疗计划。指导患者及家属根据医嘱服药,向患者讲解抗生素等药物的用药疗程、方法、不良反应,发现异常及时向医师报告。

4.加强易感人群护理

对意识障碍、慢性病、长期卧床者,应注意指导家属协助患者经常变换体位、翻身、拍背促进痰液排出,疑有异物吸入时要及时清除。有感染征象时应及时就诊。

五、护理评价

患者体温平稳,呼吸系统症状消失,营养改善,无并发症发生或发生后及时得到处理。

第七节　支气管扩张症

支气管扩张是指直径大于 2mm 的支气管由于管壁的肌肉和弹性组织破坏引起的慢性异常扩张。临床特点为慢性咳嗽、咳大量脓性痰和(或)反复咯血。患者常有童年麻疹、百日咳或支气管肺炎等病史。随着人民生活条件的改善,麻疹、百日咳疫苗的预防接种以及抗生素的应用,本病发病率已明显降低。

一、病因及发病机制

(一)支气管－肺组织感染和支气管阻塞

是支气管扩张的主要病因。感染和阻塞症状相互影响,促使支气管扩张的发生和发展。其中婴幼儿期支气管－肺组织感染是最常见的病因,如婴幼儿麻疹、百日咳、支气管肺炎等。

由于儿童支气管较细,易阻塞,且管壁薄弱,反复感染破坏支气管壁各层结构,尤其是平滑肌和弹性纤维的破坏削弱了对管壁的支撑作用。支气管炎使支气管黏膜充血、水肿、分泌物阻塞管腔,导致引流不畅而加重感染。支气管内膜结核、肿瘤、异物引起管腔狭窄、阻塞,也是导致支气管扩张的原因之一。由于左下叶支气管细长,且受心脏血管压迫引流不畅,容易发生感染,故支气管扩张左下叶比右下叶多见。肺结核引起的支气管扩张多发生在上叶。

(二)支气管先天性发育缺陷和遗传因素

此类支气管扩张较少见,如巨大气管－支气管症、Kartagener 综合征(支气管扩张、鼻窦炎和内脏转位)、肺囊性纤维化、先天性丙种球蛋白缺乏症等。

(三)全身性疾病

目前已发现类风湿关节炎、Crohn 病、溃疡性结肠炎、系统性红斑狼疮、支气管哮喘等疾病可同时伴有支气管扩张;有些不明原因的支气管扩张患者,其体液免疫和(或)细胞免疫功能有不同程度的异常,提示支气管扩张可能与机体免疫功能失调有关。

二、临床表现

(一)症状

1.慢性咳嗽、大量脓痰

痰量与体位变化有关。晨起或夜间卧床改变体位时,咳嗽加剧、痰量增多。痰量多少可估计病情严重程度。感染急性发作时,痰量明显增多,每日可达数百毫升,外观呈黄绿色脓性痰,痰液静置后出现分层的特征:上层为泡沫;中层为脓性黏液;下层为坏死组织沉淀物。合并厌氧菌感染时痰有臭味。

2.反复咯血

50%~70%的患者有程度不等的反复咯血,咯血量与病情严重程度和病变范围不完全一致。大量咯血最主要的危险是窒息,应紧急处理。部分发生于上叶的支气管扩张,引流较好,痰量不多或无痰以反复咯血为唯一症状,称为"干性支气管扩张"。

3.反复肺部感染

其特点是同一肺段反复发生肺炎并迁延不愈。

4.慢性感染中毒症状

反复感染者可出现发热、乏力、食欲减退、消瘦、贫血等,儿童可影响发育。

(二)体征

早期或干性支气管扩张多无明显体征,病变重或继发感染时在下胸部、背部常可闻及局限性、固定性湿啰音,有时可闻及哮鸣音;部分慢性患者伴有杵状指(趾)。

三、辅助检查

(一)胸部 X 线检查

早期无异常或仅见患侧肺纹理增多、增粗现象。典型表现是轨道征和卷发样阴影,感染时阴影内出现液平面。

(二)胸部 CT 检查

管壁增厚的柱状扩张或成串成簇的囊状改变。

(三)纤维支气管镜检查

有助于发现患者出血的部位,鉴别腔内异物、肿瘤或其他支气管阻塞原因。

四、诊断要点

根据患者有慢性咳嗽、大量脓痰、反复咯血的典型临床特征,以及肺部闻及固定而局限性的湿啰音,结合儿童时期有诱发支气管扩张的呼吸道病史,一般可作出初步临床诊断。胸部影像学检查和纤维支气管镜检查可进一步明确诊断。

五、治疗要点

治疗原则是保持呼吸道引流通畅,控制感染,处理咯血,必要时手术治疗。

(一)保持呼吸道通畅

1.药物治疗

祛痰药及支气管舒张药具有稀释痰液、促进排痰作用。

2.体位引流

对痰多且黏稠者作用尤其重要。

3.经纤维支气管镜吸痰

若体位引流排痰效果不理想,可经纤维支气管镜吸痰及生理盐水冲洗痰液,也可局部注入抗生素。

(二)控制感染

控制感染是支气管扩张急性感染期的主要治疗措施。应根据症状、体征、痰液性状,必要时参考细菌培养及药物敏感试验结果选用抗菌药物。

(三)手术治疗

对反复呼吸道急性感染或大咯血,病变局限在一叶或一侧肺组织,经药物治疗无效,全身状况良好的患者,可考虑手术切除病变肺段或肺叶。

六、常用护理诊断

(一)清理呼吸道无效

咳嗽、大量脓痰、肺部湿啰音与痰液黏稠和无效咳嗽有关。

(二)有窒息的危险

与痰多、痰液黏稠或大咯血造成气道阻塞有关。

(三)营养失调

乏力、消瘦、贫血、发育迟缓与反复感染导致机体消耗增加以及患者食欲不振、营养物质摄入不足有关。

(四)恐惧

精神紧张、面色苍白、出冷汗与突然或反复大咯血有关。

七、护理措施

(一)一般护理

1.休息与环境

急性感染或咯血时应卧床休息,大咯血患者需绝对卧床,取患侧卧位。病室内保持空气流通,维持适宜的温、湿度,注意保暖。

2.饮食护理

提供高热量、高蛋白、高维生素饮食,发热患者给予高热量流质或半流质饮食,避免冰冷、油腻;辛辣食物诱发咳嗽。鼓励患者多饮水,每天 1500mL 以上,以稀释痰液。指导患者在咳痰后及进食前后用清水或漱口液漱口,保持口腔清洁,促进食欲。

(二)病情观察

观察痰液量、颜色、性质、气味和与体位的关系,记录 24 小时痰液排出量;定期测量生命体征,记录咯血量,观察咯血的颜色、性质及量;病情严重者需观察有无窒息前症状,发现窒息先兆,立即向医生汇报并配合处理。

(三)对症护理

1.促进排痰

(1)指导有效咳嗽和正确的排痰方法。

(2)采取体位引流者需依据病变部位选择引流体位,使病肺居上,引流支气管开口向下,利于痰液流出。一般于饭前 1 小时进行。引流时可配合胸部叩击,提高引流效果。

(3)必要时遵医嘱选用祛痰剂或 β_2 受体激动剂喷雾吸入,扩张支气管、促进排痰。

2.预防窒息

(1)痰液排除困难者,鼓励多饮水或雾化吸入,协助患者翻身、拍背或体位引流,以促进痰液排除,减少窒息发生的危险。

(2)密切观察患者的表情、神志、生命体征,观察并记录痰液的颜色、量与性质,及时发现和判断患者有无发生窒息的可能。如患者突然出现烦躁不安、神志不清、面色苍白或发绀、出冷汗、呼吸急促、咽喉部明显的痰鸣音,应警惕窒息的发生,并及时通知医生。

(3)对意识障碍、年老体弱、咳嗽咳痰无力、咽喉部明显的痰鸣音、神志不清者、突然大量呕吐物涌出等高危患者,立即做好抢救准备,如迅速备好吸引器、气管插管或气管切开等用物,积极配合抢救工作。

(四)心理护理

病程较长,咳嗽、咳痰、咯血反复发作或逐渐加重时,患者易产生焦虑、沮丧情绪。护士应多与其交谈,讲明支气管扩张反复发作的原因及治疗进展,帮助患者树立战胜疾病的信心,缓解焦虑不安情绪。咯血时医护人员应陪伴、安慰患者,帮助情绪稳定,避免因情绪波动加重出血。

(五)健康教育

1.疾病知识指导

①帮助患者及家属了解疾病发生、发展与治疗、护理过程。②与其共同制订长期防治计划。③宣传防治百日咳、麻疹、支气管肺炎、肺结核等呼吸道感染的重要性。④及时治疗上呼吸道慢性病灶。⑤避免受凉,预防感冒。⑥戒烟、减少刺激性气体吸入,防止病情恶化。

2.生活指导

讲明加强营养对机体康复的作用,使患者能主动摄取必需的营养素,以增强机体抗病能力。鼓励患者参加体育锻炼,建立良好的生活习惯,劳逸结合,以维护心、肺功能状态。

3.用药指导

向患者介绍常用药物的用法和注意事项,观察疗效及不良反应。指导患者及家属学习和掌握有效嗽、胸部叩击、雾化吸入和体位引流的方法,以利于长期坚持,控制病情的发展;了解抗生素的作用、用法和不良反应。

4.自我监测指导

定期复查。嘱患者按医嘱服药,教患者学会观察药物的不良反应。教会患者识别病情变化的征象,观察痰液量、颜色、性质、气味和与体位的关系,并记录 24 小时痰液排出量。如有咯血、窒息先兆,立即前往医院就诊。

第八节　急性呼吸窘迫综合征

急性呼吸窘迫综合征(ARDS)是指严重感染、创伤、休克等非心源性疾病过程中,肺毛细血管内皮细胞和肺泡上皮细胞损伤造成弥散性肺间质及肺泡水肿,导致的急性低氧性呼吸功能不全或衰竭,属于急性肺损伤(ALI)的严重阶段。以肺容积减少、肺顺应性降低、严重的通气/血流比例失调为病理生理特征。临床上表现为进行性低氧血症和呼吸窘迫,肺部影像学表现为非均一性的渗出性病变。本病起病急、进展快、病死率高。

ALI 和 ARDS 是同一疾病过程中的两个不同阶段,ALI 代表早期和病情相对较轻的阶段,而 ARDS 代表后期病情较为严重的阶段。发生 ARDS 时患者必然经历过 ALI,但并非所有的 ALI 都要发展为 ARDS。引起 ALI 和 ARDS 的原因和危险因素很多,根据肺部直接和间接损伤对危险因素进行分类,可分为肺内因素和肺外因素。肺内因素是指致病因素对肺的直接损伤,包括:①化学性因素,如吸入毒气、烟尘、胃内容物及氧中毒等。②物理性因素,如肺挫伤、放射性损伤等。③生物性因素,如重症肺炎。肺外因素是指致病因素通过神经体液因素间接引起肺损伤,包括严重休克、感染中毒症、严重非胸部创伤、大面积烧伤、大量输血、急性胰腺炎、药物或麻醉品中毒等。ALI 和 ARDS 的发生机制非常复杂,目前尚不完全清楚。多数学者认为,ALI 和 ARDS 是由多种炎性细胞、细胞因子和炎性介质共同参与引起的广泛肺毛细血管急性炎症性损伤过程。

一、临床特点

ARDS 的临床表现可以有很大差别,取决于潜在疾病和受累器官的数目和类型。

(一)症状体征

(1)发病迅速:ARDS 多发病迅速,通常在发病因素攻击(如严重创伤、休克、败血症、误吸)后 12～48 小时发病,偶尔有长达 5 天者。

(2)呼吸窘迫:是 ARDS 最常见的症状,主要表现为气急和呼吸频率增快,呼吸频率大多在 25～50 次/分钟。其严重程度与基础呼吸频率和肺损伤的严重程度有关。

(3)咳嗽、咳痰、烦躁和神志变化:ARDS 可有不同程度的咳嗽、咳痰,可咳出典型的血水样痰,可出现烦躁、神志恍惚。

（4）发绀：是未经治疗 ARDS 的常见体征。

（5）ARDS 患者也常出现呼吸类型的改变，主要为呼吸浅快或潮气量的变化。病变越严重，这一改变越明显，甚至伴有吸气时鼻翼翕动及三凹征。在早期自主呼吸能力强时，常表现为深快呼吸，当呼吸肌疲劳后，则表现为浅快呼吸。

（6）早期可无异常体征，或仅有少许湿啰音；后期多有水泡音，亦可出现管状呼吸音。

（二）影像学表现

1. X 线胸片

早期病变以间质性为主，胸部 X 线片常无明显异常或仅见血管纹理增多，边缘模糊，双肺散在分布的小斑片状阴影。随着病情进展，上述的斑片状阴影进一步扩展，融合成大片状，或两肺均匀一致增加的毛玻璃样改变，伴有支气管充气征，心脏边缘不清或消失，称为"白肺"。

2. 胸部 CT

与 X 线胸片相比，胸部 CT 尤其是高分辨 CT（HRCT）可更为清晰地显示出肺部病变分布、范围和形态，为早期诊断提供帮助。由于肺毛细血管膜通透性一致性增高，引起血管内液体渗出，两肺斑片状阴影呈现重力依赖性现象，还可出现变换体位后的重力依赖性变化。在 CT 上表现为病变分布不均匀：①非重力依赖区（仰卧时主要在前胸部）正常或接近正常。②前部和中间区域呈毛玻璃样阴影。③重力依赖区呈现实变影。这些提示肺实质的实变出现在受重力影响最明显的区域。无肺泡毛细血管膜损伤时，两肺斑片状阴影均匀分布，既不出现重力依赖现象，也无变换体位后的重力依赖性变化。这一特点有助于与感染性疾病鉴别。

（三）实验室检查

1. 动脉血气分析

$PaO_2 < 8.0kPa(60mmHg)$，有进行性下降趋势，在早期 $PaCO_2$ 多不升高，甚至可因过度通气而低于正常；早期多为单纯呼吸性碱中毒；随病情进展可合并代谢性酸中毒，晚期可出现呼吸性酸中毒。氧合指数较动脉氧分压更能反映吸氧时呼吸功能的障碍，而且与肺内分流量有良好的相关性，计算简便。氧合指数参照范围为 $53.2 \sim 66.5kPa(400 \sim 500mmHg)$，在 ALI 时 $\leqslant 300mmHg$，ARDS 时 $\leqslant 200mmHg$。

2. 血流动力学监测

通过漂浮导管，可同时测定并计算肺动脉压（PAP）、肺动脉楔压（PAWP）等，不仅对诊断、鉴别诊断有价值，而且对机械通气治疗亦为重要的监测指标。肺动脉楔压一般 $< 1.6kPa(12mmHg)$，若 $> 2.4kPa(18mmHg)$，则支持左侧心力衰竭的诊断。

3. 肺功能检查

ARDS 发生后呼吸力学发生明显改变，包括肺顺应性降低和气道阻力增高，肺无效腔/潮气量是不断增加的，肺无效腔/潮气量增加是早期 ARDS 的一种特征。

二、诊断及鉴别诊断

诊断标准如下。

（1）有 ALI 和（或）ARDS 的高危因素。

（2）急性起病、呼吸频数和（或）呼吸窘迫。

（3）低氧血症：ALI 时氧合指数 $\leqslant 300mmHg$；ARDS 时氧合指数 $\leqslant 200mmHg$。

（4）胸部 X 线检查显示两肺浸润阴影。

（5）肺动脉楔压≤2.4kPa(18mmHg)或临床上能除外心源性肺水肿。

符合以上 5 项条件者，可以诊断 ALI 或 ARDS。必须指出，ARDS 的诊断标准并不具有特异性，诊断时必须排除大片肺不张、自发性气胸、重症肺炎、急性肺栓塞和心源性肺水肿。

三、急诊处理

ARDS 是呼吸系统的一个急症，必须在严密监护下进行合理治疗。治疗目标是改善肺的氧合功能，纠正缺氧，维护脏器功能和防治并发症。治疗措施如下。

（一）氧疗

应采取一切有效措施尽快提高 PaO_2，纠正缺氧。可给高浓度吸氧，使 $PaO_2 \geqslant$ 8.0kPa(60mmHg)或 $SaO_2 \geqslant 90\%$。轻症患者可使用面罩给氧，但多数患者需采用机械通气。

（二）去除病因

病因治疗在 ARDS 的防治中占有重要地位，主要是针对涉及的基础疾病。感染是 ALI 和 ARDS 常见原因也是首位高危因素，而 ALI 和 ARDS 又易并发感染。如果 ARDS 的基础疾病是脓毒症，除了清除感染灶外，还应选择敏感抗生素，同时收集痰液或血液标本分离培养病原菌和进行药敏试验，指导下一步抗生素的选择。一旦建立人工气道并进行机械通气，即应给予广谱抗生素，以预防呼吸道感染。

（三）机械通气

机械通气是最重要的支持手段。如果没有机械通气，许多 ARDS 患者会因呼吸衰竭在数小时至数天内死亡。机械通气的指征目前尚无统一标准，多数学者认为一旦诊断为 ARDS，就应进行机械通气。在 ALI 阶段可试用无创正压通气，使用无创机械通气治疗时应严密监测患者的生命体征及治疗反应。神志不清、休克、气道自洁能力障碍的 ALI 和 ARDS 患者不宜应用无创机械通气。如无创机械通气治疗无效或病情继续加重，应尽快建立人工气道，行有创机械通气。

为了防止肺泡萎陷，保持肺泡开放，改善氧合功能，避免机械通气所致的肺损伤，目前常采用肺保护性通气策略，主要措施包括以下两方面。

1.呼气末正压

适当加用呼气末正压可使呼气末肺泡内压增大，肺泡保持开放状态，从而达到防止肺泡萎陷，减轻肺泡水肿，改善氧合功能和提高肺顺应性的目的。应用呼气末正压应首先保证有效循环血容量足够，以免因胸内正压增加而降低心排出量，而减少实际的组织氧运输；呼气末正压先从低水平 0.29～0.49kPa(3～5cmH_2O)开始，逐渐增加，直到 $PaO_2>8.0kPa(60mmHg)$、$SaO_2>90\%$时的呼气末正压水平，一般呼气末正压水平为 0.49～1.76kPa(5～18cmH_2O)。

2.小潮气量通气和允许性高碳酸血症

ARDS 患者采用小潮气量(6～8mL/kg)通气，使吸气平台压控制在 2.94～34.3kPa(30～35cmH_2O)以下，可有效防止因肺泡过度充气而引起的肺损伤。为保证小潮气量通气的进行，可允许一定程度的 CO_2 潴留[$PaCO_2$ 一般不宜高于 10.7～13.3kPa(80～100mmHg)]和呼吸性酸中毒(pH7.25～7.30)。

(四)控制液体入量

在维持血压稳定的前提下,适当限制液体入量,配合利尿药,使出入量保持轻度负平衡(每天 500mL 左右),使肺脏处于相对"干燥"状态,有利于肺水肿的消除。液体管理的目标是在最低(0.7～1.1kPa 或 5～8mmHg)的肺动脉楔压下维持足够的心排出量及氧运输量。在早期可给予高渗晶体液;一般不推荐使用胶体液。存在低蛋白血症的 ARDS 患者,可通过补充清蛋白等胶体溶液和应用利尿药,有助于实现液体负平衡,并改善氧合。若限液后血压偏低,可使用多巴胺和多巴酚丁胺等血管活性药物。

(五)加强营养支持

营养支持的目的在于不仅纠正现有的患者的营养不良,还应预防患者营养不良的恶化。营养支持可经胃肠道或胃肠外途径实施。如有可能应尽早经胃肠补充部分营养,不但可以减少补液量,而且可获得经胃肠营养的有益效果。

(六)加强护理、防治并发症

有条件时应在 ICU 中动态监测患者的呼吸、心律、血压、尿量及动脉血气分析等,及时纠正酸碱失衡和电解质紊乱。注意预防呼吸机相关性肺炎的发生,尽量缩短病程和机械通气时间,加强物理治疗,包括体位、翻身、拍背、排痰和气道湿化等。积极防治应激性溃疡和多器官功能障碍综合征。

(七)其他治疗

糖皮质激素、肺泡表面活性物质替代治疗、吸入一氧化氮在 ALI 和 ARDS 的治疗中可能有一定价值,但疗效尚不肯定。不推荐常规应用糖皮质激素预防和治疗 ARDS。糖皮质激素既不能预防 ARDS 的发生,对早期 ARDS 也没有治疗作用。ARDS 发病＞14 天应用糖皮质激素会明显增加病死率。感染性休克并发 ARDS 的患者,如合并肾上腺皮质功能不全,可考虑应用替代剂量的糖皮质激素。肺表面活性物质,有助于改善氧合,但是还不能将其作为 ARDS 的常规治疗手段。

四、急救护理

在救治 ARDS 过程中,精心护理是抢救成功的重要环节。护士应做到及早发现病情,迅速协助医生采取有力的抢救措施。密切观察患者生命体征,做好各项记录,准确完成各种治疗,备齐抢救器械和药品,防止机械通气和气管切开的并发症。

(一)护理目标

(1)及早发现 ARDS 的迹象,及早有效地协助抢救。维持生命体征稳定,挽救患者生命。

(2)做好人工气道的管理,维持患者最佳气体交换,改善低氧血症,减少机械通气并发症。

(3)采取俯卧位通气护理,缓解肺部压迫,改善心脏的灌注。

(4)积极预防感染等各种并发症,提高救治成功率。

(5)加强基础护理,增加患者舒适感。

(6)减轻患者心理不适,使其合作、平静。

(二)护理措施

(1)及早发现病情变化:ARDS 通常在疾病或严重损伤的最初 24～48 小时后发生。首先出现呼吸困难,通常呼吸浅快。吸气时可存在肋间隙和胸骨上窝凹陷。皮肤可出现发绀和斑纹,吸氧不能使之改善。护士发现上述情况要高度警惕,及时报告医生,进行动脉血气和胸部X线等相关检查。一旦诊断考虑 ARDS,立即积极治疗。若没有机械通气的相应措施,应尽早转至有条件的医院。患者转运过程中应有专职医生和护士陪同,并准备必要的抢救设备,氧气必不可少。若有指征行机械通气治疗,可以先行气管插管后转运。

(2)迅速连接监测仪,密切监护心率、心律、血压等生命体征,尤其是呼吸的频率、节律、深度及血氧饱和度等。观察患者意识、发绀情况、末梢温度等。注意有无呕血、黑便等消化道出血的表现。

(3)氧疗和机械通气的护理:治疗 ARDS 最紧迫问题在于纠正顽固性低氧,改善呼吸困难,为治疗基础疾病赢得时间。需要对患者实施氧疗甚至机械通气。

严密监测患者呼吸情况及缺氧症状。若单纯面罩吸氧不能维持满意的血氧饱和度,应予辅助通气。首先可尝试采用经面罩持续气道正压吸氧等无创通气,但大多需要机械通气吸入氧气。遵医嘱给予高浓度氧气吸入或使用呼气末正压呼吸(PEEP)并根据动脉血气分析值的变化调节氧浓度。

使用 PEEP 时应严密观察,防止患者出现气压伤。PEEP 是在呼气终末时给予气道以一恒定正压使之不能回复到大气压的水平。可以增加肺泡内压和功能残气量改善氧合,防止呼气使肺泡萎陷,增加气体分布和交换,减少肺内分流,从而提高 PaO_2。由于 PEEP 使胸腔内压升高,静脉回流受阻,致心搏减少,血压下降,严重时可引起循环衰竭,另外正压过高,肺泡过度膨胀、破裂有导致气胸的危险。所以在监护过程中,注意 PEEP 观察有无心率增快、突然胸痛呼吸困难加重等相关症状,发现异常立即调节 PEEP 压力并报告医生处理。

帮助患者采取有利于呼吸的体位,如端坐位或高枕卧位。

人工气道的管理有以下几方面:①妥善固定气管插管,观察气道是否通畅,定时对比听诊双肺呼吸音。经口插管者要固定好牙垫,防止阻塞气道。每班检查并记录导管刻度,观察有无脱出或误入一侧主支气管。套管固定松紧适宜,以能放入一指为准。②气囊充气适量。充气过少易产生漏气,充气过多可压迫气管黏膜导致气管食管瘘,可以采用最小漏气技术,用来减少并发症发生。方法:用 10mL 注射器将气体缓慢注入,直至在喉及气管部位听不到漏气声,向外抽出气体 0.25~0.5mL/次,至吸气压力到达峰值时出现少量漏气为止,再注入 0.25~0.5mL 气体,此时气囊容积为最小封闭容积,气囊压力为最小封闭压力,记录注气量。观察呼吸机上气道峰压是否下降及患者能否发音说话,长期机械通气患者要观察气囊有无破损、漏气现象。③保持气道通畅。严格无菌操作,按需适时吸痰。过多反复抽吸会刺激黏膜,使分泌物增加。先吸气道再吸口、鼻腔,吸痰前给予充分气道湿化、翻身叩背、吸纯氧 3 分钟,吸痰管最大外径不超过气管导管内径的 1/2,迅速插吸痰管至气管插管,感到阻力后撤回吸痰管 1~2cm,打开负压边后退边旋转吸痰管、吸痰时间不应超过 15 秒。吸痰后密切观察痰液的颜色、性状、量及患者心率、心律、血压和血氧饱和度的变化,一旦出现心律失常和呼吸窘迫,立即停止吸痰,给予吸氧。④用加温湿化器对吸入气体进行湿化,根据病情需要加入盐酸氨溴索、异丙托溴铵等,每日 3 次雾化吸入。湿化满意标准为痰液稀薄、无泡沫,不附壁能顺利吸出。⑤呼吸机使用过程中注意电源插头要牢固,不要与其他仪器共用一个插座;机器外部要保持清洁,上端不可放置液体;开机使用期间定时倒掉管道及集水瓶内的积水,集水瓶安装要牢固;定时检查管道是否漏气、有无打折、压缩机工作是否正常。

(4)维持有效循环,维持出入液量轻度负平衡。循环支持治疗的目的是恢复和提供充分的全身灌注,保证组织的灌流和氧供,促进受损组织的恢复。在能保持酸碱平衡和肾功能前提下达到最低水平的血管内容量。①护士应迅速帮助完成该治疗目标。选择大血管,建立2个以上的静脉通道,正确补液,改善循环血容量不足。②严格记录出入量、每小时尿量。出入量管理的目标是在保证血容量、血压稳定前提下,24小时出量大于入量约 $500\sim1000\mathrm{mL}$,利于肺内水肿液的消退。充分补充血容量后,护士遵医嘱给予利尿剂,消除肺水肿。观察患者对治疗的反应。

(5)俯卧位通气护理:由仰卧位改变为俯卧位,可使75％ARDS患者的氧合改善。可能与血流重新分布,改善背侧肺泡的通气,使部分萎陷肺泡再膨胀达到"开放肺"的效果有关。随着通气/血流比例的改善进而改善了氧合。但存在血流动力学不稳定、颅内压增高、脊柱外伤、急性出血、骨科手术、近期腹部手术、妊娠等为禁忌实施俯卧位。①患者发病24～36小时后取俯卧位,翻身前给予纯氧吸入3分钟。预留足够的管路长度,注意防止气管插管过度牵拉致脱出。②为减少特殊体位给患者带来的不适,用软枕垫高头部 $15°\sim30°$,嘱患者双手放在枕上,并在髋、膝、踝部放软枕,每1～2小时更换1次软枕的位置,每4小时更换1次体位,同时考虑患者的耐受程度。③注意血压变化,因俯卧位时支撑物放置不当,可使腹压增加,下腔静脉回流受阻而引起低血压,必要时在翻身前提高吸氧浓度。④注意安全、防坠床。

(6)预防感染的护理:①注意严格无菌操作,每日更换气管插管切口敷料,保持局部清洁干燥,预防或消除继发感染。②加强口腔及皮肤护理,以防护理不当而加重呼吸道感染及发生压疮。③密切观察体温变化,注意呼吸道分泌物的情况。

(7)心理护理,减轻恐惧,增加心理舒适度:①评估患者的焦虑程度,指导患者学会自我调整心理状态,调控不良情绪。主动向患者介绍环境,解释治疗原则,解释机械通气、监测及呼吸机的报警系统,尽量消除患者的紧张感。②耐心向患者解释病情,对患者提出的问题要给予明确、有效和积极的信息,消除心理紧张和顾虑。③护理患者时保持冷静和耐心,表现出自信和镇静。④如果患者由于呼吸困难或人工通气不能讲话,可提供纸笔或以手势与患者交流。⑤加强巡视,了解患者的需要,帮助患者解决问题。⑥帮助并指导患者及家属应用松弛疗法、按摩等。

(8)营养护理:ARDS患者处于高代谢状态,应及时补充热量和高蛋白、高脂肪营养物质。能量的摄取既应满足代谢的需要,又应避免糖类的摄取过多,蛋白摄取量一般为每天 $1.2\sim1.5\mathrm{g/kg}$ 。

尽早采用肠内营养,协助患者取半卧位,充盈气囊,证实胃管在胃内后,用加温器和输液泵匀速泵入营养液。若有肠鸣音消失或胃潴留,暂停鼻饲,给予胃肠减压。一般留置5～7天后拔除,更换到对侧鼻孔,以减少鼻窦炎的发生。

(三)健康指导

在疾病的不同阶段,根据患者的文化程度做好有关知识的宣传和教育,让患者了解病情的变化过程。

(1)提供舒适安静的环境以利于患者休息,指导患者正确卧位休息,讲解由仰卧位改变为俯卧位的意义,尽可能减少特殊体位给患者带来的不适。

(2)向患者解释咳嗽、咳痰的重要性,指导患者掌握有效咳痰的方法,鼓励并协助患者咳嗽,排痰。

(3)指导患者自己观察病情变化,如有不适及时通知医护人员。

(4)嘱患者严格按医嘱用药,按时服药,不要随意增减药物剂量及种类。服药过程中,需密切观察患者用药后反应,以指导用药剂量。

(5)出院指导指导患者出院后仍以休息为主,活动量要循序渐进,注意劳逸结合。此外,患者病后生活方式的改变需要家人的积极配合和支持,应指导患者家属给患者创造一个良好的身心休养环境。出院后1个月内来院复查1~2次,出现情况随时来院复查。

第九节　急性肺血栓栓塞症

肺栓塞是以各种栓子阻塞肺动脉系统为其发病原因的一组疾病或临床综合征的总称,包括肺血栓栓塞症、脂肪栓塞综合征、羊水栓塞、空气栓塞等。其中,肺血栓栓塞症占肺栓塞中的绝大多数,该病在我国绝非少见病,且发病率有逐年增高的趋势,病死率高,但临床上易漏诊或误诊,如果早期诊断和治疗得当,生存的希望甚至康复的可能性是很大的。

肺血栓栓塞症为来自静脉系统或右心的血栓阻塞肺动脉或其分支所致疾病,以肺循环和呼吸功能障碍为其主要临床和病理生理特征。引起肺血栓栓塞症的血栓主要来源于深静脉血栓形成。

急性肺血栓栓塞症造成肺动脉较广泛阻塞时,可引起肺动脉高压,至一定程度导致右心失代偿、右心扩大,出现急性肺源性心脏病。

一、病理与病理生理

引起肺血栓栓塞症的血栓可以来源于下腔静脉径路、上腔静脉径路或右心腔,其中,大部分来源于下肢深静脉,特别是从腘静脉上端到髂静脉段的下肢近端深静脉。肺血栓栓塞症栓子的大小有很大的差异,可单发或多发,一般多部位或双侧性的血栓栓塞更为常见。

(一)对循环的影响

栓子阻塞肺动脉及其分支达一定程度后,通过机械阻塞作用,加之神经体液因素和低氧所引起的肺动脉收缩,使肺循环阻力增加,肺动脉高压,继而引起右室扩大与右侧心力衰竭。右心扩大致室间隔左移,使左室功能受损,导致心排出量下降,进而可引起体循环低血压或休克;主动脉内低血压和右心房压升高,使冠状动脉灌注压下降,心肌血流减少,特别是右心室内膜下心肌处于低灌注状态。

(二)对呼吸的影响

肺动脉栓塞后不仅引起血流动力学的改变,同时还可因栓塞部位肺血流减少,肺泡无效腔量增大;肺内血流重新分布,通气/血流比例失调;神经体液因素引起支气管痉挛;肺泡表面活性物质分泌减少,肺泡萎陷,呼吸面积减小,肺顺应性下降等因素导致呼吸功能不全,出现低氧血症和低碳酸血症。

二、危险因素

肺血栓栓塞症的危险因素包括任何可以导致静脉血液淤滞、静脉系统内皮损伤和血液高凝状态的因素。原发性危险因素由遗传变异引起。继发性危险因素包括骨折、严重创伤、手术、恶性肿瘤、口服避孕药、充血性心力衰竭、心房颤动、因各种原因的制动或长期卧床、长途航空或乘车旅行和高龄等。上述危险因素可以单独存在，也可同时存在，协同作用。年龄可作为独立的危险因素，随着年龄的增长，肺血栓栓塞症的发病率逐渐增高。

三、临床特点

肺血栓栓塞症临床表现的严重程度差别很大，可以从无症状到血流动力学不稳定，甚至发生猝死，主要取决于栓子的大小、多少、所致的肺栓塞范围、发作的急缓程度以及栓塞前的心肺状况。肺血栓栓塞症的临床症状也多种多样，不同患者常有不同的症状组合，但均缺乏特异性。

(一)症状

1.呼吸困难及气促(80%～90%)

呼吸困难及气促是肺栓塞最常见的症状，呼吸频率＞20次/分，伴或不伴有发绀。呼吸困难严重程度多与栓塞面积有关，栓塞面积较小，可基本无呼吸困难，或呼吸困难发作较短暂。栓塞面积大，呼吸困难较严重，且持续时间长。

2.胸痛

其包括胸膜炎性胸痛(40%～70%)或心绞痛样胸痛(4%～12%)，胸膜炎性胸痛多为钝痛，是由于栓塞部位附近的胸膜炎症所致，常与呼吸有关。心绞痛样胸痛为胸骨后疼痛，与肺动脉高压和冠状动脉供血不足有关。

3.昏厥(11%～20%)

其主要表现为突然发作的一过性意识丧失，多合并有呼吸困难和气促表现。多由于巨大栓塞所致，昏厥与脑供血不足有关；巨大栓塞可导致休克，甚至猝死。

4.烦躁不安、惊恐甚至濒死感(55%)

其主要由严重的呼吸困难和胸痛所致。当出现该症状时，往往提示栓塞面积较大，预后差。

5.咯血(11%～30%)

其常为小量咯血，大咯血少见；咯血主要反映栓塞局部肺泡出血性渗出。

6.咳嗽(20%～37%)

其多为干咳，有时可伴有少量白痰，合并肺部感染时可咳黄色脓痰。主要与炎症反应刺激呼吸道有关。

(二)体征

(1)呼吸急促(70%)：是常见的体征，呼吸频率＞20次/分钟。

(2)心动过速(30%～40%)：心率＞100次/分钟。

(3)血压变化：严重时出现低血压甚至休克。

(4)发绀(11%～16%)：并不常见。

(5)发热(43%):多为低热,少数为中等程度发热。

(6)颈静脉充盈或搏动(12%)。

(7)肺部可闻及哮鸣音或细湿啰音。

(8)胸腔积液的相应体征(24%～30%)。

(9)肺动脉瓣区第二音亢进,P2>A2三尖瓣区收缩期杂音。

四、辅助检查

(一)动脉血气分析

其常表现为低氧血症、低碳酸血症、肺泡－动脉血氧分压差$[P_{(A-a)}O_2]$增大。部分患者的结果可以正常。

(二)心电图

大多数患者表现有非特异性的心电图异常。较为多见的表现包括$V_1－V_4$的T波改变和ST段异常;部分患者可出现$S_1Q_{\parallel}T_{\parallel}$征(即Ⅰ导S波加深,Ⅲ导出现Q/q波及T波倒置);其他心电图改变包括完全或不完全右束支传导阻滞、肺型P波、电轴右偏、顺钟向转位等。心电图的动态演变对于诊断具有更大意义。

(三)血浆D－二聚体

D－二聚体是交联纤维蛋白在纤溶系统作用下产生的可溶性降解产物。对急性肺血栓栓塞有排除诊断价值。若其含量<500μg/L,可基本除外急性肺血栓栓塞症。

(四)胸部X线片

胸部X线片多有异常表现,但缺乏特异性。可表现为:①区域性肺血管纹理变细、稀疏或消失,肺野透亮度增加。②肺野局部浸润性阴影,尖端指向肺门的楔形阴影,肺不张或膨胀不全。③右下肺动脉干增宽或伴截断征,肺动脉段膨隆以及右心室扩大征。④患侧横膈抬高。⑤少到中量胸腔积液征等。仅凭X线胸片不能确诊或排除肺栓塞,但在提供疑似肺栓塞线索和除外其他疾病方面具有重要作用。

(五)超声心动图

超声心动图是无创的能够在床旁进行的检查,为急性肺血栓栓塞症的诊断提供重要线索。不仅能够诊断和除外其他心血管疾患,而且对于严重的肺栓塞患者,可以发现肺动脉高压、右室高负荷和肺源性心脏病的征象,提示或高度怀疑肺栓塞。若在右心房或右心室发现血栓,同时患者临床表现符合肺栓塞,可以做出诊断。超声检查偶可因发现肺动脉近端的血栓而确定诊断。

(六)核素肺通气/灌注扫描(V/Q显像)

其是肺血栓栓塞症重要的诊断方法。典型征象是呈肺段分布的肺灌注缺损,并与通气显像不匹配。但由于许多疾病可以同时影响患者的通气及血流状况,使通气灌注扫描在结果判定上较为复杂,需密切结合临床。通气/灌注显像的肺栓塞诊断分为高度可能、中度可能、低度可能及正常。如显示中度可能及低度可能,应进一步行其他检查以明确诊断。

(七)螺旋CT和电子束CT造影(CTPA)

由于电子束CT造影是无创的检查且方便,现指南中将其作为首选的肺栓塞诊断方法。该项检查能够发现段以上肺动脉内的栓子,是确诊肺栓塞的手段之一,但CT对亚段肺栓塞的诊断价值有限。直接征象为肺动脉内的低密度充盈缺损,部分或完全包在不透光的血流之间,或者呈完全充盈缺损,远端血管不显影;间接征象包括肺野楔形密度增高影,条带状的高密度区或盘状肺不张,中心肺动脉扩张及远端血管分支减少或消失等。CT扫描还可以同时显示肺及肺外的其他胸部疾患。电子束CT扫描速度更快,可在很大程度上避免因心搏和呼吸的影响而产生伪影。

(八)肺动脉造影

肺动脉造影为诊断肺栓塞的金标准。是一种有创性检查,且费用昂贵。发生致命性或严重并发症的可能性分别为0.1%和1.5%,应严格掌握其适应证。

(九)下肢深静脉血栓形成的检查

有超声技术、肢体阻抗容积图(IPG)、放射性核素静脉造影等。

五、诊断与鉴别诊断

(一)诊断

肺血栓栓塞症诊断分三个步骤,疑诊—确诊—求因。

1. 根据临床情况疑诊肺血栓栓塞症

(1)对存在危险因素,特别是并存多个危险因素的患者,要有强的诊断意识。

(2)结合临床症状、体征,特别是在高危患者出现不明原因的呼吸困难、胸痛、昏厥和休克,或伴有单侧或双侧不对称性下肢肿胀、疼痛。

(3)结合心电图、X线胸片、动脉血气分析、D-二聚体、超声心动图、下肢深静脉超声。

2. 对疑诊肺栓塞患者安排进一步检查以明确肺栓塞诊断

(1)核素肺通气/灌注扫描。

(2)CT肺动脉造影(CTPA)。

(3)肺动脉造影。

3. 寻找肺血栓栓塞症的成因和危险因素

只要疑诊肺血栓栓塞症,即要明确有无深静脉血栓形成,并安排相关检查尽可能发现其危险因素,并加以预防或采取有效的治疗措施。

(二)急性肺血栓栓塞症临床分型

1. 大面积肺栓塞

临床上以休克和低血压为主要表现,即体循环动脉收缩压<12.0kPa(90mmHg)或较基础血压下降幅度≥5.3kPa(40mmHg),持续15分钟以上。需除外新发生的心律失常、低血容量或感染中毒症等其他原因所致的血压下降。

2. 非大面积肺栓塞

不符合以上大面积肺血栓栓塞症的标准,即未出现休克和低血压的肺血栓栓塞症。非大面积肺栓塞中有一部分患者属于次大面积肺栓塞,即超声心动图显示右心室运动功能减退或临床上出现右心功能不全。

(三)鉴别诊断

肺血栓栓塞症应与急性心肌梗死、ARDS、肺炎、胸膜炎、支气管哮喘、自发性气胸等鉴别。

六、急诊处理

急性肺血栓栓塞症病情危重的,须积极抢救。

(一)一般治疗

(1)应密切监测呼吸、心率、血压、心电图及血气分析的变化。

(2)要求绝对卧床休息,不要过度屈曲下肢,保持大便通畅,避免用力。

(3)对症处理:有焦虑、惊恐症状的可给予适当使用镇静药;胸痛严重者可给吗啡 5~10mg 皮下注射,昏迷、休克、呼吸衰竭者禁用。对有发热或咳嗽的给予对症治疗。

(二)呼吸循环支持

对有低氧血症者,给予吸氧,严重者可使用经鼻(面)罩无创性机械通气或经气管插管行机械通气,应避免行气管切开,以免在抗凝或溶栓过程发生不易控制的大出血。

对出现右心功能不全,心排出量下降,但血压尚正常的患者,可予多巴酚丁胺和多巴胺治疗。合并休克给予增大剂量,或使用其他血管加压药物,如间羟胺、肾上腺素等。可根据血压调节剂量,使血压维持在 12.0/8.0kPa(90/60mmHg)以上。对支气管痉挛明显者,应给予氨茶碱 0.25g 静点,必要时加地塞米松,同时积极进行溶栓、抗凝治疗。

(三)溶栓治疗

可迅速溶解血栓,恢复肺组织再灌注,改善右心功能,降低病死率。溶栓时间窗为 14 天,溶栓治疗指征:主要适用于大面积肺栓塞患者,对于次大面积肺栓塞,若无禁忌证也可以进行溶栓;对于血压和右心室运动功能均正常的患者,则不宜溶栓。

1.溶栓治疗的禁忌证

(1)绝对禁忌证:有活动性内出血,近期自发性颅内出血。

(2)相对禁忌证:2 周内的大手术、分娩、器官活检或不能以压迫止血部位的血管穿刺;2 个月内的缺血性脑卒中;10 天内的胃肠道出血;15 天内的严重创伤;1 个月内的神经外科和眼科手术;难以控制的重度高血压;近期曾行心肺复苏;血小板计数低于 100×10^9/L;妊娠;细菌性心内膜炎及出血性疾病;严重肝肾功能不全。

对于大面积肺血栓栓塞症,因其对生命的威胁性大,上述绝对禁忌证应视为相对禁忌证。

2.常用溶栓方案

(1)尿激酶 2 小时法:尿激酶 20000U/kg 加入 0.9%氯化钠液 100mL 持续静脉滴注 2 小时。

(2)尿激酶 12 小时法:尿激酶负荷量 4400U/kg 加入 0.9%氯化钠液 20mL 静脉注射 10 分钟,随后以 2200U/(kg·h)加入 0.9%氯化钠液 250mL 持续静脉滴注 12 小时。

(3)重组组织型纤溶酶原激活剂 50mg 加入注射用水 50mL 持续静脉滴注 2 小时。使用尿激酶溶栓期间不可同用肝素。溶栓治疗结束后,应每 2~4 小时测定部分活化凝血活酶时间,当其水平低于正常值的 2 倍,即应开始规范的肝素治疗。

3.溶栓治疗的主要并发症为出血

为预防出血的发生,或发生出血时得到及时处理,用药前要充分评估出血的危险性,必要时应配血,做好输血准备。溶栓前宜留置外周静脉套管针,以方便溶栓中能够取血化验。

（四）抗凝治疗

抗凝治疗可有效地防止血栓再形成和复发,是肺栓塞和深静脉血栓的基本治疗方法。常用的抗凝药物为普通肝素、低分子肝素、华法林。

1.普通肝素

采取静脉滴注和皮下注射的方法。持续静脉泵入法:首剂负荷量 80U/kg(或 5000～10000U)静脉注射,然后以 18U/(kg·h)持续静脉滴注。在开始治疗后的最初 24 小时内,每 4～6 小时测定 APTT,根据 APTT 调整肝素剂量,尽快使 APTT 达到并维持于正常值的 1.5～2.5 倍。

2.低分子肝素

采用皮下注射。应根据体重给药,每日 1～2 次。对于大多数患者不需监测 APTT 和调整剂量。

3.华法林

在肝素或低分子肝素开始应用后的第 24～48 小时加用口服抗凝剂华法林,初始剂量为3.0～5.0mg/d,由于华法林需要数天才能发挥全部作用,因此与肝素需至少重叠应用 4～5天,当连续 2 天测定的国际标准化比率(INR)达到 2.5(2.0～3.0)时,或 PT 延长至 1.5～2.5倍时,即可停止使用肝素或低分子肝素,单独口服华法林治疗,应根据 INR 或 PT 调节华法林的剂量。在达到治疗水平前,应每日测定 INR,其后 2 周每周监测 2～3 次,以后根据 INR 的稳定情况每周监测 1 次或更少。若行长期治疗,每 4 周测定 INR 并调整华法林剂量 1 次。

（五）深静脉血栓形成的治疗

70%～90% 急性肺栓塞的栓子来源于深静脉血栓形成的血栓脱落,特别是下肢深静脉尤为常见。深静脉血栓形成的治疗原则是卧床、患肢抬高、溶栓(急性期)、抗凝、抗感染及使用抗血小板聚集药等。为防止血栓脱落肺栓塞再发,可于下腔静脉安装滤器,同时抗凝。

（六）手术治疗

肺动脉血栓摘除术适用于:

(1)大面积肺栓塞,肺动脉主干或主要分支次全阻塞,不合并固定性肺动脉高压(尽可能通过血管造影确诊)。

(2)有溶栓禁忌证者。

(3)经溶栓和其他积极的内科治疗无效者。

七、急救护理

（一）基础护理

为了防止栓子的脱落,患者绝对卧床休息 2 周。如果已经确认肺栓塞的位置应取健侧卧位。避免突然改变体位,禁止搬动患者。肺栓塞栓子 86% 来自下肢深静脉,而下肢深静脉血栓者 51% 发生肺栓塞。因此有下肢静脉血栓者应警惕肺栓塞的发生。抬高患肢,并高于肺平面 20～30cm。密切观察患肢的皮肤有无青紫、肿胀、发冷、麻木等感觉障碍。一经发现及时通知医生处理,严禁挤压、热敷、针刺、按摩患肢,防止血栓脱落,造成再次肺栓塞。指导患者进食高蛋白、高维生素、粗纤维、易消化饮食,多饮水,保持大便通畅,避免便秘、咳嗽等,以免增加腹腔压力,影响下肢静脉血液回流。

(二)维持有效呼吸

本组病例89%患者有低氧血症。给予高流量吸氧,5～10L/min,均以文丘里面罩或储氧面罩给氧,既能消除高流量给氧对患者鼻腔的冲击所带来的不适,又能提供高浓度的氧,注意及时根据血氧饱和度指数或血气分析结果来调整氧流量。年老体弱或痰液黏稠难以咳出患者,每日给予生理盐水2mL加盐酸氨溴索15mg雾化吸入2次。使痰液稀释,易于咳出,必要时吸痰,注意观察痰液的量、色、气味、性质。呼吸平稳后指导患者深呼吸运动,使肺早日膨胀。

(三)加强症状观察

肺栓塞临床表现多样化、无特异性,据报道典型的胸痛、咯血、呼吸困难三联征所占比例不到1/3,而胸闷、呼吸困难,昏厥、咯血、胸痛等都可为肺栓塞首要症状。因此接诊的护士除了询问现病史外,还应了解患者的基础疾病。目前已知肺栓塞危险因素如静脉血栓、静脉炎、血液黏滞度增加、高凝状态、恶性肿瘤、术后长期静卧、长期使用皮质激素等。患者接受治疗后,我们注意观察患者发绀、胸闷、憋气、胸部疼痛等症状有无改善。有21例患者胸痛较剧,导致呼吸困难加重,血氧饱和度为72%～84%,给予加大吸氧浓度,同时氨茶碱0.25g＋生理盐水50mL微泵静脉推注5mL/h,盐酸哌替啶50mg肌内注射。经以上处理,胸痛、呼吸困难缓解,病情趋于稳定。

(四)监测生命体征

持续多参数监护仪监护,专人特别护理。每15～30分钟记录1次,严密观察心率、心律、血氧饱和度、血压、呼吸的变化,发现异常及时报告医生,平稳后测P、R、BP,1次/时。

(五)溶栓及抗凝护理

肺栓塞一旦确诊,最有效的方法是用溶栓和抗凝疗法,使栓塞的血管再通,维持有效的肺循环血量,迅速降低有心前阻力。溶栓治疗最常见的并发症是出血,平均为5%～7%,致死性出血约为1%。因此要注意观察有无出血倾向,注意皮肤、黏膜、牙龈及穿刺部位有无出血,是否有咯血、呕血、便血等现象。严密观察患者意识、神志的变化,发现有头痛、呕吐症状,要及时报告医生处理。谨防脑出血的发生。溶栓期间要备好除颤器、利多卡因等各种抢救用品,防止溶栓后血管再通,部分未完全溶解的栓子随血流进入冠状动脉,发生再灌注心律失常。用药期间应监测凝血时间及凝血酶原时间。

(六)注重心理护理

胸闷、胸痛、呼吸困难,易给患者带来紧张、恐惧的情绪,甚至造成濒死感。有文献报道,情绪过于激动也可诱发栓子脱落,因此我们要耐心指导患者保持情绪的稳定。尽量帮助患者适应环境,接受患者这个特殊的角色,同时向患者讲解治疗的目的、要求、方法,使其对诊疗情况心中有数,减少不必要的猜疑和忧虑。及时取得家属的理解和配合。指导加强心理支持,采取心理暗示和现身说教,帮助患者树立信心,使其积极配合治疗。

第十节　呼吸衰竭

一、概述

呼吸衰竭是指各种原因引起的肺通气和(或)换气功能严重障碍,以至在静息状态下亦不能维持足够的气体交换,导致缺氧伴(或不伴)二氧化碳潴留,进而引起一系列病理生理改变和代谢紊乱的临床综合征。主要表现为呼吸困难、发绀、精神、神经症状等。常以动脉血气分析作为呼吸衰竭的诊断标准:在水平面、静息状态、呼吸空气条件下,动脉血氧分压(PaO₂)小于7.98kPa(60mmHg),伴或不伴 CO_2 分压(PaCO₂)大于6.65kPa(50mmHg),并排除心内解剖分流和原发于心排出量降低等致低氧因素,可诊断为呼吸衰竭。

(一)病因

参与呼吸运动过程的任何一个环节发生病变,都可导致呼吸衰竭。临床上常见的病因有以下几种。

1. 呼吸道阻塞性病变

气管—支气管的炎症、痉挛、肿瘤、异物、纤维化瘢痕,如慢性阻塞性肺疾病(COPD)、重症哮喘等引起呼吸道阻塞和肺通气不足。

2. 肺组织病变

各种累及肺泡和(或)肺间质的病变,如肺炎、肺气肿、严重肺结核、弥散性肺纤维化、肺水肿、肺不张、硅沉着病(硅肺)等均可导致肺容量减少、有效弥散面积减少、肺顺应性减低、通气/血流比值失调。

3. 肺血管疾病

肺栓塞、肺血管炎、肺毛细血管瘤,多发性微血栓形成等可引起肺换气障碍,通气/血流比值失调,或部分静脉血未经氧合直接进入肺静脉。

4. 胸廓与胸膜疾病

胸外伤引起的连枷胸、严重的自发性或外伤性气胸等均可影响胸廓活动和肺脏扩张,造成通气障碍。严重的脊柱畸形、大量胸腔积液或伴有胸膜增厚、粘连,亦可引起通气减少。

5. 神经—肌肉疾病

脑血管疾病、颅脑外伤、脑炎以及安眠药中毒,可直接或间接抑制呼吸中枢。脊髓高位损伤、脊髓灰质炎、多发性神经炎、重症肌无力、有机磷中毒、破伤风以及严重的钾代谢紊乱,均可累及呼吸肌,使呼吸肌动力下降而引起通气不足。

(二)分类

1. 按发病的缓急分类

(1)急性呼吸衰竭:多指原来呼吸功能正常,由于某些突发因素,如创伤、休克、溺水、电击、急性呼吸道阻塞、药物中毒、颅脑病变等,造成肺通气和(或)换气功能迅速出现严重障碍,短时间内引起呼吸衰竭。

(2)慢性呼吸衰竭:指在一些慢性疾病,包括呼吸和神经肌肉系统疾病的基础上,呼吸功能障碍逐渐加重而发生的呼吸衰竭。最常见的原因为 COPD。

2.按动脉血气分析分类

(1)Ⅰ型呼吸衰竭:即缺氧性呼吸衰竭,血气分析特点为:$PaO_2 < 7.98kPa(60mmHg)$,$PaCO_2$ 降低或正常。主要见于弥散功能障碍、通气/血流比值失调、动-静脉分流等肺换气障碍性疾病,如急性肺栓塞、间质性肺疾病等。

(2)Ⅱ型呼吸衰竭:即高碳酸性呼吸衰竭,血气分析特点为:$PaO_2 < 7.98kPa(60mmHg)$,同时 $PaCO_2 > 6.65kPa(50mmHg)$。因肺泡有效通气不足所致。单纯通气不足引起的缺氧和高碳酸血症的程度是平行的,若伴有换气功能障碍,则缺氧更严重,如 COPD。

(三)发病机制和病理生理

1.缺氧(低氧血症)和二氧化碳潴留(高碳酸血症)的发生机制

(1)肺通气不足:各种原因造成呼吸道管腔狭窄,通气障碍,使肺泡通气量减少,肺泡氧分压下降,二氧化碳排出障碍,最终导致缺氧和二氧化碳潴留。

(2)弥散障碍:指氧气、二氧化碳等气体通过肺泡膜进行气体交换的物理弥散过程发生障碍。由于氧气和二氧化碳通透肺泡膜的能力相差很大,氧的弥散力仅为二氧化碳的 1/20,故在弥散障碍时,通常表现为低氧血症。

(3)通气/血流比失调:正常成年人静息状态下,肺泡通气量为 4L/min,肺血流量为 5L/min,通气/血流比为 0.8。病理情况下,通气/血流比失调有两种形式:①部分肺泡通气不足,如肺泡萎陷、肺炎、肺不张等引起病变部位的肺泡通气不足,通气/血流比减小,静脉血不能充分氧合,形成动-静脉样分流。②部分肺泡血流不足,肺血管病变如肺栓塞引起栓塞部位血流减少,通气正常,通气/血流比增大,吸入的气体不能与血流进行有效交换,形成无效腔效应,又称无效腔样通气。通气/血流比失调的结果主要是缺氧,而无二氧化碳潴留。

(4)氧耗量增加:加重缺氧的原因之一。发热、战栗、呼吸困难和抽搐均增加氧耗量,正常人可借助增加通气量以防止缺氧。而原有通气功能障碍的患者,在氧耗量增加的情况下会出现严重的低氧血症。

2.缺氧对人体的影响

(1)对中枢神经系统的影响:脑组织对缺氧最为敏感。缺氧对中枢神经影响的程度与缺氧的程度和发生速度有关。轻度缺氧仅有注意力不集中、智力减退、定向障碍等;随着缺氧的加重可出现烦躁不安、神志恍惚、谵妄、昏迷。由于大脑皮质神经元对缺氧的敏感性最高,因此临床上缺氧的最早期表现是精神症状。严重缺氧可使血管的通透性增加,引起脑组织充血、水肿和颅内压增高,压迫脑血管,可进一步加重缺血、缺氧,形成恶性循环。

(2)对循环系统的影响:缺氧可反射性加快心率,使血压升高、冠状动脉血流增加以维持心肌活动所必需的氧。心肌对缺氧十分敏感,早期轻度缺氧即可在心电图上表现出来,急性严重缺氧可导致心室颤动或心搏骤停。长期慢性缺氧可引起心肌纤维化、心肌硬化。缺氧、肺动脉高压以及心肌受损等多种病理变化最终导致肺源性心脏病。

(3)对呼吸系统的影响:呼吸的变化受到低氧血症和高碳酸血症所引起的反射活动及原发病的影响。轻度缺氧可刺激颈动脉窦和主动脉体化学感受器,反射性兴奋呼吸中枢,使呼吸加深加快。随着缺氧的逐渐加重,这种反射迟钝,呼吸抑制。

(4)对酸碱平衡和电解质的影响:严重缺氧可抑制细胞能量代谢的中间过程,导致能量产生减少,乳酸和无机磷大量积蓄,引起代谢性酸中毒。而能量的不足使体内离子转运泵受到损害,钾离子由细胞内转移到血液和组织间,钠和氢离子进入细胞内,导致细胞内酸中毒和高钾血症。代谢性酸中毒产生的固定酸与缓冲系统中碳酸氢盐起作用,产生碳酸,使组织的二氧化碳分压增高。

(5)对消化、血液系统的影响:缺氧可直接或间接损害肝细胞,使丙氨酸氨基转移酶升高。慢性缺氧可引起继发红细胞增多,增加了血黏度,严重时加重肺循环阻力和右心负荷。

3.二氧化碳潴留对人体的影响

(1)对中枢神经系统的影响:轻度二氧化碳潴留,可间接兴奋皮质,引起失眠、精神兴奋、烦躁不安等症状,随着二氧化碳潴留的加重,皮质下层受到抑制,表现为嗜睡、昏睡甚至昏迷,称为二氧化碳麻醉。二氧化碳还可扩张脑血管,使脑血流量增加,严重时造成脑水肿。

(2)对循环系统的影响:二氧化碳潴留可引起心率加快,心排出量增加,肌肉及腹腔血管收缩,冠状动脉、脑血管及皮肤浅表血管扩张,早期表现为血压升高。二氧化碳潴留的加重可直接抑制心血管中枢,引起血压下降、心律失常等严重后果。

(3)对呼吸的影响:二氧化碳是强有力的呼吸中枢兴奋剂,$PaCO_2$ 急骤升高,呼吸加深加快,通气量增加;长时间的二氧化碳潴留则会对呼吸中枢产生抑制,此时的呼吸运动主要靠缺氧对外周化学感受器的刺激作用得以维持。

(4)对酸碱平衡的影响:二氧化碳潴留可直接导致呼吸性酸中毒。血液 pH 取决于 HCO_3^-/H_2CO_3 比值,前者靠肾脏的调节(1～3 天),而 H_2CO_3 的调节主要靠呼吸(仅需数小时)。急性呼吸衰竭时二氧化碳潴留可使 pH 迅速下降;而慢性呼吸衰竭时,因二氧化碳潴留发展缓慢,肾减少 HCO_3^- 排出,不致使 pH 明显减低。

(5)对肾脏的影响:轻度二氧化碳潴留可使肾血管扩张,肾血流量增加而使尿量增加。二氧化碳潴留严重时,由于 pH 减低,使肾血管痉挛,血流量减少,尿量亦减少。

二、急性呼吸衰竭

(一)病因

1.呼吸系统疾病

严重呼吸系统感染、急性呼吸道阻塞病变、重度或持续性哮喘、各种原因引起的急性肺水肿、肺血管疾病、胸廓外伤或手术损伤、自发性气胸和急剧增加的胸腔积液等,导致肺通气和换气障碍。

2.神经系统疾病

急性颅内感染、颅脑外伤、脑血管病变等直接或间接抑制呼吸中枢。

3.神经－肌肉传导系统病变

脊髓灰质炎、重症肌无力、有机磷中毒及颈椎外伤等可损伤神经－肌肉传导系统,引起通气不足。

(二)临床表现

急性呼吸衰竭的临床表现主要是低氧血症所致的呼吸困难和多器官功能障碍。

1. 呼吸困难

其是呼吸衰竭最早出现的症状。表现为呼吸节律、频率和幅度的改变。

2. 发绀

发绀是缺氧的典型表现。当动脉血氧饱和度低于 90% 时，可在口唇、甲床等末梢部位出现紫蓝色称为发绀。血红蛋白增高和休克时易出现发绀，严重贫血者即使缺氧也无明显发绀。发绀还受皮肤色素及心功能的影响。

3. 精神神经症状

急性缺氧可出现精神错乱、狂躁、抽搐、昏迷等症状。

4. 循环系统表现

多数患者有心动过速；严重低氧血症、酸中毒可引起心肌损害，亦可引起周围循环衰竭、血压下降、心律失常、心搏骤停。

5. 消化和泌尿系统表现

严重缺氧损害肝、肾细胞，引起转氨酶、尿素氮升高；个别病例可出现蛋白尿和管型尿。因胃肠道黏膜屏障功能损伤，导致胃肠道黏膜充血、水肿、糜烂或应激性溃疡，引起上消化道出血。

（三）诊断

根据急性发病的病因及低氧血症的临床表现，急性呼吸衰竭的诊断不难做出，结合动脉血气分析可确诊。

（四）治疗

急性呼吸衰竭时，机体往往来不及代偿，故需紧急救治。

1. 改善与维持通气

保证呼吸道通畅是最基本最重要的治疗措施。立即进行口对口人工呼吸，必要时建立人工呼吸道（气管插管或气管切开）。用手压式气囊做加压人工呼吸，将更利于发挥气体弥散的作用，延长氧分压在安全水平的时间，为进一步抢救赢得机会。若患者有支气管痉挛，应立即由静脉给予支气管扩张药。

2. 高浓度给氧

及时给予高浓度氧或纯氧，尽快缓解机体缺氧状况，保护重要器官是抢救成功的关键。但必须注意吸氧浓度和时间，以免造成氧中毒。一般吸入纯氧小于 5 小时。

3. 其他抢救措施

见本节慢性呼吸衰竭。

三、慢性呼吸衰竭

慢性呼吸衰竭是由慢性胸肺疾病引起呼吸功能障碍逐渐加重而发生的呼吸衰竭。由于机体的代偿适应，尚能从事较轻体力工作和日常活动者称代偿性慢性呼吸衰竭；当并发呼吸道感染、呼吸道痉挛等原因致呼吸功能急剧恶化，代偿丧失，出现严重缺氧和二氧化碳潴留及代谢紊乱者称失代偿性慢性呼吸衰竭。以 II 型呼吸衰竭最常见。

（一）病因

以慢性阻塞性肺疾病（COPD）最常见，其次为重症哮喘发作、弥散性肺纤维化、严重肺结核、尘肺、广泛胸膜粘连、胸廓畸形等。呼吸道感染常是导致失代偿性慢性呼吸衰竭的直接诱因。

(二)临床表现

除原发病的相应症状外，主要是由缺氧和二氧化碳潴留引起的多器官功能紊乱。慢性呼吸衰竭的临床表现与急性呼吸衰竭大致相似，但在以下几方面有所不同。

1.呼吸困难

COPD 所致的呼吸衰竭，病情较轻时表现为呼吸费力伴呼气延长，严重时呈浅快呼吸。若并发二氧化碳潴留，$PaCO_2$ 显著升高或升高过快，可出现二氧化碳麻醉，患者由深而慢的呼吸转为浅快呼吸或潮式呼吸。

2.精神神经症状

慢性呼吸衰竭伴二氧化碳潴留时，随着 $PaCO_2$ 的升高，可表现为先兴奋后抑制。抑制之前的兴奋症状有烦躁、躁动、夜间失眠而白天嗜睡(睡眠倒错)等，抑制症状有神志淡漠、注意力不集中、定向力障碍、昏睡甚至昏迷，亦可出现腱反射减弱或消失、锥体束征阳性等，称为肺性脑病。

3.循环系统表现

二氧化碳潴留使外周体表静脉充盈、皮肤充血、温暖多汗、血压升高、心排出量增多而致脉搏洪大，多数患者有心率加快，因脑血管扩张产生搏动性头痛。

(三)诊断

根据患者有慢性肺疾患或其他导致呼吸功能障碍的疾病史，新近有呼吸道感染，有缺氧、二氧化碳潴留的临床表现，结合动脉血气分析可做出诊断。

(四)治疗

治疗原则是畅通呼吸道、纠正缺氧、增加通气量、纠正酸碱失衡及电解质紊乱和去除诱因。

1.保证呼吸道通畅

呼吸道通畅是纠正呼吸衰竭的首要措施。应鼓励患者咳嗽，对无力咳嗽、咳痰或意识障碍的患者要加强翻身拍背和体位引流，昏迷患者可采用多孔导管通过口腔、鼻腔、咽喉部，将分泌物或胃内反流物吸出。痰液黏稠不易咳出者，可采用雾化吸入稀释痰液；对呼吸道痉挛者可给予支气管解痉药，必要时建立人工呼吸道，并采用机械通气辅助呼吸。

2.氧疗

常用鼻塞或鼻导管吸氧，Ⅱ型呼吸衰竭应给予低流量($1\sim2L/min$)低浓度($25\%\sim33\%$)持续吸氧。

因Ⅱ型呼吸衰竭时，呼吸中枢对高二氧化碳的反应性差，呼吸的维持主要靠缺氧的刺激，若给予高浓度吸氧，可消除缺氧对呼吸的驱动作用，而使通气量迅速降低，二氧化碳分压更加升高，患者很快进入昏迷。Ⅰ型呼吸衰竭时吸氧浓度可较高($35\%\sim45\%$)，宜用面罩吸氧。应防止高浓度($>60\%$)长时间(>24小时)吸氧引起氧中毒。

3.增加通气量

减少二氧化碳潴留，二氧化碳潴留主要是由于肺泡通气不足引起的，只有增加肺泡通气量才能有效地排出二氧化碳。目前临床上常通过应用呼吸兴奋药和机械通气来改善肺泡通气功能。

(1)合理应用呼吸兴奋药可刺激呼吸中枢或周围化学感受器,增加呼吸频率和潮气量,使通气改善,还可改善神志,提高咳嗽反射,有利于排痰。常用尼可刹米 1.875～3.75g 加入 5% 葡萄糖液 500mL 中静脉滴注,但应注意供氧,以弥补其氧耗增多的弊端。氨茶碱、地高辛可增强膈肌收缩而增加通气量,可配合应用。必要时还可选用纳洛酮以促醒。

(2)机械通气的目的在于提供维持患者代谢所需要的肺泡通气;提供高浓度的氧气以纠正低氧血症,改善组织缺氧;代替过度疲劳的呼吸肌完成呼吸作用,减轻心肺负担,缓解呼吸困难症状。对于神志尚清,能配合的呼吸衰竭患者,可采用无创性机械通气,如做鼻或口鼻面罩呼吸机机械通气;对于病情危重神志不清或呼吸道有大量分泌物者,应建立人工呼吸道,如气管插管气管切开安装多功能呼吸机机械通气。机械通气为正压送气,操作时各项参数(潮气量、呼吸频率、吸呼比、氧浓度等)应适中,以免出现并发症。

4.抗感染

慢性呼吸衰竭急性加重的常见诱因是感染,一些非感染因素诱发的呼吸衰竭也容易继发感染。因此,抗感染治疗是慢性呼吸衰竭治疗的重要环节之一,应注意根据病原学检查及药物敏感试验合理应用抗生素。

5.纠正酸碱平衡失调

慢性呼吸衰竭常有二氧化碳潴留,导致呼吸性酸中毒。呼吸性酸中毒的发生多为慢性过程,机体常常以增加碱储备来代偿。因此,在纠正呼吸性酸中毒的同时,要注意纠正潜在的代谢性碱中毒,可给予盐酸精氨酸和补充钾盐。

6.营养支持

呼吸衰竭患者由于呼吸功能增加、发热等因素,导致能量消耗上升,机体处于负代谢,长时间会降低免疫功能,感染不易控制,呼吸肌易疲劳。故可给予患者高蛋白、高脂肪和低糖,以及多种维生素和微量元素的饮食,必要时静脉滴注脂肪乳。

7.病因治疗

病因治疗是治疗呼吸衰竭的根本所在。在解决呼吸衰竭本身造成的危害的前提下,应针对不同病因采取适当的治疗措施。

(五)转诊

1.转诊指征

呼吸衰竭一旦确诊,应立即转上一级医院诊治。

2.转诊注意事项

转诊前需给予吸氧、吸痰、强心、应用呼吸兴奋药等。

(六)健康指导

缓解期鼓励患者进行耐寒锻炼和呼吸功能锻炼,以增强体质及抗病能力;注意保暖,避免受凉及呼吸道感染,若出现感染症状,应及时治疗;注意休息,掌握合理的家庭氧疗;加强营养,增加抵抗力,减少呼吸道感染的机会。

四、护理评估

(一)致病因素

引起呼吸衰竭的病因很多,凡参与肺通气和换气的任何一个环节的严重病变都可导致呼吸衰竭。

(1)呼吸系统疾病:常见于慢性阻塞性肺疾病(COPD)、重症哮喘、肺炎、严重肺结核、弥散性肺纤维化、肺水肿、严重气胸、大量胸腔积液、硅沉着病、胸廓畸形等。

(2)神经肌肉病变:如脑血管疾病、颅脑外伤、脑炎、镇静催眠药中毒、多发性神经炎、脊髓颈段或高位胸段损伤、重症肌无力等。

上述病因可引起肺泡通气量不足、氧弥散障碍、通气/血流比例失调,导致缺氧或合并二氧化碳潴留而发生呼吸衰竭。

(二)身体状况

呼吸衰竭除原发疾病症状、体征外,主要为缺氧、二氧化碳潴留所致的呼吸困难和多脏器功能障碍。

1.呼吸困难

呼吸困难是最早、最突出的表现。主要为呼吸频率增快,病情严重时辅助呼吸肌活动增加,出现"三凹征"。若并发二氧化碳潴留,$PaCO_2$升高过快或显著升高时,患者可由呼吸过快转为浅慢呼吸或潮式呼吸。

2.发绀

发绀是缺氧的典型表现,可见口唇、指甲和舌发绀。严重贫血患者由于红细胞和血红蛋白减少,还原型血红蛋白的含量减低可不出现发绀。

3.精神神经症状

主要是缺氧和二氧化碳潴留的表现。早期轻度缺氧可表现为注意力分散,定向力减退;缺氧程度加重,出现烦躁不安、神志恍惚、嗜睡、昏迷。轻度二氧化碳潴留,表现为兴奋症状,即失眠、躁动、夜间失眠而白天嗜睡;重度二氧化碳潴留可抑制中枢神经系统导致肺性脑病,表现为神志淡漠间歇抽搐、肌肉震颤、昏睡、甚至昏迷等二氧化碳麻醉现象。

4.循环系统表现

二氧化碳潴留使外周体表静脉充盈、皮肤充血、温暖多汗、血压升高、心排出量增多而致脉搏洪大;多数患者有心率加快;因脑血管扩张产生搏动性头痛。

5.其他

可表现为上消化道出血、谷丙转氨酶升高、蛋白尿、血尿、氮质血症等。

(三)心理－社会状况

患者常因躯体不适、气管插管或气管切开、各种监测及治疗仪器的使用等感到焦虑或恐惧。

(四)实验室及其他检查

1.动脉血气分析

$PaO_2 < 8.0kPa(60mmHg)$,伴或不伴$PaCO_2 > 6.7kPa(50mmHg)$,为最重要的指标,可作为呼吸衰竭的诊断依据。

2.血 pH 及电解质测定

呼吸性酸中毒合并代谢性酸中毒时,血 pH 明显降低常伴有高钾血症。呼吸性酸中毒合并代谢性碱中毒时,常有低钾和低氯血症。

3.影像学检查

胸部 X 线片、肺 CT 和放射性核素肺通气/灌注扫描等,可协助分析呼吸衰竭的原因。

五、护理诊断及医护合作性问题

(1)气体交换受损:与通气不足、通气/血流失调和弥散障碍有关。

(2)清理呼吸道无效:与分泌物增加、意识障碍、人工气道、呼吸肌功能障碍有关。

(3)焦虑:与呼吸困难、气管插管、病情严重、失去个人控制及对预后的不确定有关。

(4)营养失调,低于机体需要量:与食欲缺乏、呼吸困难、人工气道及机体消耗增加有关。

(5)有受伤的危险:与意识障碍、气管插管及机械呼吸有关。

(6)潜在并发症:如感染、窒息等。

(7)缺乏呼吸衰竭的防治知识。

六、护理措施

(一)病情观察

重症患者需持续心电监护,密切观察患者的意识状态、呼吸频率、呼吸节律和深度、血压、心率和心律。观察排痰是否通畅、有无发绀、球结膜水肿、肺部异常呼吸音及哮音;监测动脉血气分析、电解质检查结果、机械通气情况等;若患者出现神志淡漠、烦躁、抽搐时,提示有肺性脑病的发生,应及时通知医师进行处理。

(二)生活护理

1.休息与体位

急性发作时,安排患者在重症监护病室,绝对卧床休息;协助和指导患者取半卧位或坐位,指导、教会病情稳定的患者缩唇呼吸。

2.合理饮食

给予高热量、高蛋白、富含维生素、低糖类、易消化、少刺激性的食物;昏迷患者常规给予鼻饲或肠外营养。

(三)氧疗的护理

1.氧疗的意义和原则

氧疗能提高动脉血氧分压,纠正缺氧,减轻组织损伤,恢复脏器功能。临床上根据患者病情和血气分析结果采取不同的给氧方法和给氧浓度。原则是在畅通气道的前提下,Ⅰ型呼吸衰竭的患者可短时间内间歇给予高浓度(>35%)或高流量(4～6L/min)吸氧;Ⅱ型呼吸衰竭的患者应给予低浓度(<35%)、低流量(1～2L/min)鼻导管持续吸氧,使 PaO_2 控制在 8.0kPa(60mmHg)或 SaO_2 在 90%以上,以防因缺氧完全纠正,使外周化学感受器失去低氧血症的刺激而导致呼吸抑制,加重缺氧和 CO_2 潴留。

2.吸氧方法

有鼻导管、鼻塞、面罩、气管内和呼吸机给氧。临床常用、简便的方法是鼻导管、鼻塞法吸氧,其优点为简单、方便,不影响患者进食、咳嗽。缺点为氧浓度不恒定,易受患者呼吸影响,高流量对局部黏膜有刺激,氧流量不能大于 7L/min。吸氧过程中应注意保持吸入氧气的湿化,输送氧气的面罩、导管、气管应定期更换消毒,防止交叉感染。

3.氧疗疗效的观察

若吸氧后呼吸困难缓解、发绀减轻、心率减慢、尿量增多、皮肤转暖、神志清醒,提示氧疗有效;若呼吸过缓或意识障碍加深,提示二氧化碳潴留加重。应根据动脉血气分析结果和患者的临床表现,及时调整吸氧流量或浓度。若发绀消失、神志清楚、精神好转、$PaO_2 > 8.0kPa$（60mmHg）、$PaCO_2 < 6.7kPa$（50mmHg）,可间断吸氧几日后,停止氧疗。

(四)药物治疗的护理

用药过程中密切观察药物的疗效和不良反应。使用呼吸兴奋药必须保持呼吸道通畅,脑缺氧、脑水肿未纠正而出现频繁抽搐者慎用;静脉滴注时速度不宜过快,如出现恶心、呕吐、烦躁、面色潮红、皮肤瘙痒等现象,需要减慢滴速。对烦躁不安、夜间失眠患者,禁用对呼吸有抑制作用的药物,如吗啡等,慎用镇静药,以防止引起呼吸抑制。

(五)心理护理

呼吸衰竭的患者常对病情和预后有顾虑、心情忧郁、对治疗丧失信心,应多了解和关心患者的心理状况,特别是对建立人工气道和使用机械通气的患者,应经常巡视,让患者说出或写出引起或加剧焦虑的因素,针对性解决。

(六)健康指导

1.疾病知识指导

向患者及家属讲解疾病的发病机制、发展和转归。告诉患者及家属慢性呼吸衰竭患者度过危重期后,关键是预防和及时处理呼吸道感染等诱因,以减少急性发作,尽可能延缓肺功能恶化的进程。

2.生活指导

从饮食、呼吸功能锻炼、运动、避免呼吸道感染、家庭氧疗等方面进行指导。

3.病情监测指导

指导患者及家属学会识别病情变化,如出现咳嗽加剧、痰液增多、色变黄、呼吸困难、神志改变等,应及早就医。

第三章 血液内科疾病的护理

第一节 贫血

一、概述

(一)概述

贫血是指外周血单位容积中的血红蛋白(Hb)、红细胞计数(RBC)和(或)血细胞比容(HCT)低于正常最低值的一种病理状态。其中血红蛋白浓度最重要。我国普遍采用的诊断标准为:成年男性 Hb<120g/L、女性 Hb<110g/L,孕妇 Hb<100g/L。贫血不是一个独立的疾病,是由不同原因或不同疾病引起的病理状态,其病因和发病机制各不相同。

(二)分类

1. **按细胞形态学分类**

(1)大细胞性贫血。

(2)正常细胞性贫血。

(3)单纯小细胞性贫血。

(4)小细胞低色素性贫血。

2. **按贫血的病因和发病机制分类**

(1)红细胞生成减少性贫血:

1)造血物质缺乏:如缺铁性贫血、叶酸及维生素 B_{12} 缺乏导致的巨幼细胞性贫血。

2)造血功能障碍:①造血功能衰竭,如再生障碍性贫血。②异常造血,如骨髓增生异常综合征。③骨髓受浸润,见于白血病、淋巴瘤、骨髓瘤、转移癌、骨髓纤维化。

(2)红细胞破坏过多性贫血:

1)红细胞内在缺陷所致贫血:①遗传性:红细胞膜缺陷,如遗传性球形红细胞增多症;红细胞酶缺陷,如葡萄糖 6-磷酸脱氢酶缺乏症;珠蛋白异常,如海洋性贫血。②获得性:如阵发性睡眠性血红蛋白尿。

2)红细胞外在因素所致贫血:免疫性溶血性贫血,物理、化学、机械、生物因素引起的溶血性贫血。

(3)失血性贫血分为:①急性失血性贫血;②慢性失血性贫血。贫血的严重程度根据血红蛋白量的多少分为四个等级:血红蛋白浓度低于 30g/L 为极重度贫血;30～60g/L 为重度贫血;60～90g/L 为中度贫血;低于正常参考值但高于 90g/L 为轻度贫血。

(三)临床表现

1. **软弱无力**

疲乏、困倦,是因肌肉缺氧所致。为最常见和最早出现的症状。

2.皮肤、黏膜苍白

受皮肤、黏膜、结膜及皮肤毛细血管的分布和收缩状态等因素的影响。一般认为睑结膜、手掌鱼际和小鱼际及甲床的颜色比较可靠。

3.心血管系统

心悸为贫血最突出的症状之一。有心动过速,在心尖或肺动脉瓣区可听到柔和的收缩期杂音等症状,称为贫血性杂音,严重贫血可听到舒张期杂音。严重贫血或原有冠心病,可引起心绞痛、心脏扩大、心力衰竭。

4.呼吸系统

呼吸加快或不同程度的呼吸困难,大都是由于呼吸中枢低氧或高碳酸血症所致。

5.中枢神经系统

头晕、头痛、耳鸣、眼花、注意力不集中、嗜睡等均为常见症状。昏厥甚至神志模糊可见于贫血严重或发生急骤者,特别是老年患者。

6.消化系统

食欲减退、腹部胀气、恶心、便秘等为最多见的症状。

7.生殖系统

妇女患者常有月经失调,如闭经或月经过多。在男女两性中性欲减退均多见。

8.泌尿系统

贫血严重者可有轻度蛋白尿及尿浓缩功能降低。

(四)治疗

1.病因治疗

针对引起贫血的不同病因,去除病因后可使贫血得以改善。

2.输注红细胞

当患者因贫血出现严重的临床症状时,应酌情输注红细胞,提高组织供氧,以维持机体重要脏器功能。

二、巨幼细胞性贫血患者的护理

(一)概述

巨幼细胞性贫血是由于体内叶酸和(或)维生素 B_{12} 缺乏或某些影响核苷酸代谢的药物导致细胞核脱氧核糖核酸(DNA)合成障碍所致的大细胞性贫血,以外周血的大细胞性贫血及骨髓中出现巨幼细胞为临床特点,包含红系、粒系、巨核细胞。在我国叶酸缺乏者多见于经济落后地区或有胃肠手术史的患者,以山西、陕西、四川等地多见。维生素 B_{12} 缺乏多见于偏食或食用过长时间烹煮食品,以及有内因子抗体者。

(二)病因

1.叶酸缺乏

(1)摄入量不足:主要是偏食,膳食不平衡,缺乏新鲜绿色蔬菜或肉、蛋,或者烹调不当使大量叶酸被破坏;其次是婴儿人工哺养不当或母乳中缺乏叶酸。

(2)需求量增加:见于婴幼儿、青少年、妊娠和哺乳妇女,以及甲状腺功能亢进症、慢性感染、恶性肿瘤等。

(3)吸收不良:病因包括腹泻、小肠炎症、肿瘤及服用某些药物等,导致叶酸吸收不良。

(4)药物影响:抗核苷酸合成药物,如甲氨蝶呤,可干扰叶酸的利用。

(5)叶酸排出增加:血液透析、酗酒可增加叶酸排出。

2.维生素 B_{12} 缺乏

(1)摄入量不足:长期素食者,因摄入量减少,导致维生素 B_{12} 缺乏。

(2)吸收障碍:是维生素 B_{12} 缺乏最常见的原因,如恶性贫血、胃切除、胃酸和胃蛋白酶缺乏、肠道疾病、药物影响等。

(3)利用障碍:麻醉用药—氧化亚氮,以及先天性钴胺素传递蛋白Ⅱ缺乏可引起维生素 B_{12} 的利用障碍。

(4)需要量增加:甲亢患者、婴儿期,以及寄生虫感染、地中海贫血。

(5)排出增加:肝、肾疾病。

(6)破坏增多:大剂量的维生素 C 具有抗氧化作用,可破坏维生素。

3.药物所致者

酶的缺陷及某些抗肿瘤、抑制免疫及抗病毒药物,可以影响 DNA 的合成,包括某些原因不明的维生素 B_{12} 和维生素 B_{12} 反应性的巨幼细胞性贫血。

(三)诊断要点

1.临床表现

(1)贫血:起病缓慢,常有面色苍白、乏力、活动耐力下降、头晕、心悸等贫血症状。重度贫血者出现全血细胞减少,反复感染,少数可出现轻度黄疸。

(2)消化系统:口腔黏膜、舌乳头萎缩,舌面呈"牛肉样"或"镜面舌",可伴舌痛,胃肠道黏膜萎缩可引起食欲减退、恶心、呕吐、腹胀、腹泻或便秘。

(3)神经系统症状:手足麻木、感觉迟钝、记忆力及智力下降、失眠、抑郁。

2.辅助检查

主要有以下几种:①血常规;②骨髓穿刺;③血清维生素 B_{12}、叶酸含量的测定;④血清抗内因子抗体测定。

(四)治疗

1.病因治疗

治疗基础疾病,去除病因。进行营养知识健康指导,纠正偏食及不良的烹调习惯。

2.补充叶酸

叶酸缺乏者给予叶酸 5～10mg 口服,每天 3 次。胃肠道不能吸收者可肌内注射四氢叶酸钙 5～10mg,1 次/d,直到贫血表现完全好转、血红蛋白恢复正常。

3.补充维生素

维生素 B_{12} 缺乏者给予维生素 B_{12} 500μg,肌内注射,每周 2 次。有神经系统症状者需治疗半年到 2 年,恶性贫血或胃全部切除者需终身维持治疗,每月肌内注射维生素 B_{12} 500～1 000μg。

4.输血

通常情况下,本病患者无须输血,但当患者病情严重、全身衰竭或心力衰竭时可输注红细胞悬液,尽快纠正贫血。

(五)主要护理问题

1.活动无耐力

与贫血有关。

2.营养失调:低于机体需要量

与叶酸、维生素 B_{12} 缺乏有关。

3.有受伤的危险

与跌倒、贫血有关。

4.知识缺乏

缺乏巨幼细胞性贫血预防知识。

5.焦虑

与担心疾病预后有关。

(六)护理目标

(1)患者活动能力能够接近正常水平。

(2)患者能够描述合理、正确的膳食结构,选择含叶酸和维生素 B_{12} 丰富的食物。

(3)患者能够采取预防跌伤的措施,未发生跌伤。

(4)患者了解巨幼细胞性贫血预防知识。

(5)患者焦虑程度减轻,坚持治疗、积极配合。

(七)护理措施

1.一般护理

评估患者贫血的程度,嘱患者适当休息,严重贫血者应绝对卧床休息。更换体位时,动作不宜过快,预防直立性低血压,以免引起昏厥和跌伤。病情观察,观察患者皮肤、黏膜变化,有无食欲减退、腹胀、腹泻及神经系统症状。

2.饮食

应合理饮食,多摄入富含维生素 B_{12} 和叶酸的食物,如新鲜蔬菜、水果和动物肝脏,并及时纠正偏食及挑食的习惯。注意食物的烹调方式,避免过度烹调使食物中叶酸被破坏造成叶酸缺乏。

3.治疗及药物指导

治疗期间密切观察血常规变化。使用叶酸治疗之前必须了解有无维生素 B_{12} 缺乏的可能,否则会加重维生素 B_{12} 缺乏所致的神经系统病变。使用维生素 B_{12} 治疗中可能出现低钾血症,须密切观察患者缺钾症状,及时补充。输血时密切观察有无输血反应。

4.健康指导

嘱患者改善饮食质量,改变烹调习惯,改变不良饮食习惯,对婴幼儿合理喂养。对于胃肠道疾患及素食者,应定时补充维生素 B_{12} 及叶酸,以防巨幼细胞性贫血的发生。

5.心理护理

向患者讲解巨幼细胞性贫血的相关知识及治疗目的。指导患者及其家属正确对待疾病。倾听患者诉说,了解其痛苦,向患者介绍治愈的典型病例,帮助患者克服恐惧心理,给予患者关心和支持。

三、溶血性贫血患者的护理

(一)概述

溶血性贫血是指红细胞的寿命缩短,破坏增加,骨髓造血功能代偿增生不足以补偿红细胞的耗损所引起的一组贫血。正常情况下红细胞的寿命是 120d,每天约有 1% 的红细胞衰亡,并由骨髓补充等量的新生红细胞,以维持动态平衡。当各种原因使人体红细胞生存期缩短、破坏加速时,若骨髓造血功能正常,则红细胞系呈代偿性增生状态。成人正常骨髓代偿造血的能力甚强,可增至正常水平的 6~8 倍。若红细胞生存期降低至 20d 以下,其破坏速度超过了骨髓代偿造血能力时,临床上即会出现贫血。

(二)分类

1.按病因分类

(1)遗传性溶血性贫血:红细胞膜缺陷、红细胞内酶的缺陷、血红蛋白质和量的异常。

(2)获得性溶血性贫血:自身免疫性溶血性贫血(温/冷抗体型),微血管病性溶血性贫血、机械瓣膜损伤等。

2.按溶血部位分类

(1)血管内溶血:红细胞直接在血循环中被破坏,如 ABO 血型不合的输血导致急性溶血。

(2)血管外溶血:发生于肝、脾或骨髓,由巨噬细胞破坏,如自身免疫性溶血性贫血。

(三)临床表现

1.急性溶血

起病急骤,表现为寒战、高热,头痛,腰背、四肢酸痛,腹痛时伴有恶心、呕吐和腹泻,迅速出现贫血、黄疸、胸闷、气促、心悸及血红蛋白尿,重者出现休克、心力衰竭和急性肾衰竭。

2.慢性溶血

起病缓慢,病程长。

(1)贫血:多为轻、中度贫血,仅表现面色苍白。

(2)黄疸:常伴有轻微黄疸,可持续存在。

(3)脾大:通常有轻、中度脾大,可伴左上腹隐约沉重感。

(四)治疗

1.病因治疗

(1)冷抗体自身免疫溶血性贫血应注意防寒保暖。

(2)葡萄糖－6－磷酸脱氢酶缺乏症患者应避免食用蚕豆和具氧化性质的食物以及避免接触樟脑制剂。

(3)药物引起的溶血性贫血应立即停药。

(4)感染引起的溶血性贫血应予以抗感染治疗。

2.皮质激素及免疫抑制剂

是目前治疗自身免疫性溶血的主要方法。

3.脾切除术

对于治疗遗传性球形细胞增多症有显著疗效。

(五)主要护理问题

1.活动无耐力

与溶血、贫血有关。

2.自我形象紊乱:库欣综合征

与长期使用糖皮质激素有关。

3.疼痛

与红细胞破坏后分解产物对机体的毒性反应有关。

4.知识缺乏

缺乏预防诱发溶血性贫血的相关知识。

(六)护理目标

(1)患者的贫血症状得到改善,各种溶血症状基本消失,体力增强,生活基本能够自理。

(2)患者认识到自身贫血的原因,知道如何避免诱发因素,采取主动预防的措施,减少疾病的发作。

(3)患者学会疼痛时的自我护理方法,疼痛减轻。

(4)患者了解疾病的基本治疗方法及药物的不良反应等,能够坚持治疗。

(七)护理措施

1.病情观察

密切观察患者的神志、生命体征、贫血进展的程度,皮肤、黏膜有无黄染,患者的尿色、尿量。倾听患者主诉,有无头痛、恶心、呕吐、四肢酸痛等表现,及时报告医生并做详细记录。慢性贫血常处于红细胞破坏过度与加速生成的脆弱平衡状态,若此状态失衡,患者突然出现血红蛋白尿、明显贫血及黄疸,突起寒战、高热、头痛时,则发生"溶血危象",应高度警惕。

2.生活护理

对于急性溶血或慢性溶血合并溶血危象的患者,应绝对卧床休息,保持病室的安静及床单元的舒适,护理人员应做好生活护理。对于慢性期及中度贫血的患者应增加卧床休息的时间,减少活动,与患者共同制订活动计划,量力而行,循序渐进,逐步提高生活质量。

3.治疗用药的观察及护理

由于溶血性贫血的患者使用糖皮质激素的时间长,应注意观察药物的不良反应,如电解质紊乱、继发感染、上消化道出血等征象。应监测患者的血压、血糖,反复向患者讲解用药的注意事项,必须按时、按量服用,在停药过程中应逐渐减量,防止因突然停药出现的反跳现象。向患者讲解激素治疗的重要性及不良反应,强调这些不良反应在治疗后可逐渐消失,鼓励患者正确对待形象的改变,必要时可给予一定的修饰。

4.对症护理

(1)当患者出现急性肾衰竭时,应绝对卧床休息,每日测量体重,记好出入量,监测电解质、血常规、尿素氮、肌酐等检查。在饮食上向患者讲解控制水分及钠盐摄入的重要性,给予患者高热量、高维生素、低蛋白的饮食,减轻肾的负担,促进血红蛋白的排泄。可使用干热疗法:将灌入 $60\sim70℃$ 水的热水袋用棉布包裹后置于双侧腰部,促进肾血管的扩张,缓解肾缺血、缺氧,延缓肾衰竭。

（2）当患者出现腰背疼痛时，给予患者舒适的体位，安静的环境，以利于患者的休息。向患者讲解疼痛的原因，鼓励多饮水，以促进代谢物的排泄。教会患者使用精神转移法，转移对疼痛的关注，必要时遵医嘱使用镇痛剂。

5. 心理护理

护士应耐心倾听患者的诉说，根据患者特定的自身需要对其进行心理上的指导。给予更多关怀，向患者讲解疾病的相关知识并明确告知患者一定会找到解决问题的方法，并且请已治愈的患者现身说法，增强患者战胜疾病的信心。在治疗结束后，可适时恢复患者的部分工作，让患者体会到自身的社会价值，形成心理上的良性循环。

6. 输血的护理

（1）严格掌握输血适应证：急性溶血性贫血和慢性溶血性贫血明显时，输血是一种重要的疗法，但输血应根据患者具体情况而定，因为对于某些溶血性贫血患者输血反而会加重病情。因此，对于输血的患者要严格掌握输血的种类、剂量、时间、速度、方法，加强输血过程中的观察。输血的速度不宜过快，尤其在开始阶段，应警惕输血不良反应的出现。密切监测生命体征，观察黄疸、贫血、尿色，出现异常及时通知医生。在自身免疫性溶血性贫血患者输血过程中应用皮质激素，能减少溶血，使输血更加安全。

（2）避免发生血型不合的输血：护士在输血过程中应本着高度负责的态度，一丝不苟，严格按照操作规程进行操作。认真核对患者的床号、姓名、住院号、血型、血袋号、交叉配型试验结果、血液种类和剂量。若血型不合，输血早期即可出现酱油色血红蛋白尿、血压下降、休克、急性肾衰竭，告知患者应高度重视，并鼓励患者参与信息的核对，杜绝输血错误而导致严重不良后果。

7. 健康宣教

（1）做好卫生宣教工作，让患者学会自我照顾，向患者讲解疾病的相关知识。宣传有关饮食、药物及生活中一些可以诱发溶血因素的相关知识，使患者能提高警惕，主动预防，以减少疾病的发生，指导患者学会自我观察，如巩膜有无黄染及尿色加深，怀疑病情加重时应及时到医院做尿液检查。指导患者按时服药，定期复查，在活动上根据贫血的程度安排活动量，以不出现心悸、气短、过度乏力为标准，在饮食上给予高蛋白、高维生素的食物。

（2）阵发性睡眠性血红蛋白尿的患者忌食酸性食物和药物，以减少溶血的发生。

（3）葡萄糖－6－磷酸脱氢酶缺乏症的患者应忌食蚕豆、蚕豆制品和氧化物的药物（如磺胺类、奎宁、呋喃类、维生素 K 等）。

（4）提高优生率，对遗传性溶血患者家庭进行优生学教育，若家族成员需要生育时最好进行筛查，必要时进行遗传咨询及产前诊断，降低遗传性溶血性贫血患儿的出生率。

四、再生障碍性贫血患者的护理

(一)概述

再生障碍性贫血（AA）简称再障，是一种由于化学、物理、生物因素及其他不明原因所致的骨髓干细胞及（或）造血微环境损伤，以致红骨髓"向心性萎缩"，被脂肪髓所代替，从而导致骨髓造血功能衰竭的一类贫血。临床表现为进行性贫血，皮肤黏膜及脏器出血及反复感染发热。周围血常规显示全血细胞减少，骨髓象示增生减低。

(二)病因

1.原因不明

多数患者病因不确定,称为原发性再障,能查出病因者为继发性再障。

2.化学因素

20 世纪初,认为化学毒物及药物是主要原因。20 世纪 80 年代,25％的患者发病可能涉及药物因素。金盐制剂、抗甲状腺药、非甾体消炎药与再障发生相关性最密切,而苯、杀虫剂和石油化工产品只轻度相关。

3.物理因素

X 线、镭、放射性核素等。放射线为非随机的,具有剂量依赖性,并与组织特异的敏感性有关,主要是作用于细胞内的大分子,影响 DNA 的合成,其生物效应是抑制或延缓细胞增生。

4.生物因素

病毒性肝炎、各种严重感染等。病毒感染引起粒细胞减少和血小板减少相对多见,腮腺炎、流感和带状疱疹病毒等偶尔引起骨髓低增生和全血细胞减少,HIV 感染也可抑制骨髓造血导致再障。

5.妊娠

原有再障病史者,怀孕后再障加重,更多的妊娠再障患者不能随着妊娠终止而自发缓解,病情仍可进展。可选择早期终止妊娠、支持治疗、免疫抑制治疗或分娩后行造血干细胞移植等治疗方法。

6.免疫因素

同一家族中出现 2 例或 2 例以上再障者非常少。先天性骨髓造血衰竭主要涉及 DNA 损伤修复障碍、端粒维持缺陷和核糖体生物合成缺陷。以先天性畸形、骨髓造血衰竭和肿瘤易感为主要特点。HLA-DR 类型可预测再障免疫抑制治疗的反应,常伴有 PNH 克隆,对环孢素敏感,容易出现复发和环孢素依赖。与免疫反应有关的细胞因子(白介素、干扰素、肿瘤坏死因子和穿孔素)与再障发生有关。

(三)临床类型

根据发病时间及病情进展情况,国内分为慢性再障和急性再障;国外分为重型再障和轻型再障。

1.急性再障

亦称 SAA-Ⅰ型,其诊断标准为:

(1)临床表现:发病急,贫血呈进行性加剧,常伴严重感染,内脏出血。

(2)血常规:除血红蛋白下降较快外,须具备以下几项中之两项:①网织红细胞<1％,绝对值<$15×10^9$/L;②白细胞明显减少,中性粒细胞绝对值<0.5×10^9/L;③血小板<20×10^9/L。

(3)骨髓象:①多部位增生减低,三系造血细胞明显减少,非造血细胞增多,如增生活跃则有淋巴细胞增多;②骨髓小粒中非造血细胞及脂肪细胞增多。

2.慢性再障

是指起病缓慢和进展较缓慢,贫血、感染和出血程度较重型轻,也较易控制。患者确诊为获得性再障,须根据血常规分为重型再生障碍性贫血(SAA)及非重型再生障碍性贫血(NSAA),如果外周血细胞符合以下三项中的两项,则可确诊为 SAA:①中性粒细胞计数<0.5×10^9/L;②血小板计数<20×10^9/L;③网织红细胞计数<20×10^9/L。其中中性粒细胞计数<0.2×10^9/L 者,则诊断为极重型再生障碍性贫血。如不符合以上各项,则诊断为NSAA。诊断分型与患者发病时间无关。

(四)临床表现

1.贫血

患者面色苍白、头晕、乏力、心悸、活动后气促。

2.出血和感染

是再障的两大主要并发症。

急性再障起病急,病情进展迅速,常以出血和感染为首发症状,早期贫血可不严重,随着病程进展,呈进行性加重,几乎所有患者均有不同部位的出血,如消化道出血、血尿、鼻出血,以及眼底、颅内及皮下出血等,60%以上有内脏出血;病程中常有发热,为感染所致,感染以口咽部、呼吸道及肛门等部位多见,皮肤黏膜可发生坏死性溃疡而导致败血症,一般治疗难以见效。慢性再障起病缓慢,多以贫血为首发症状,出血以皮肤、黏膜多见,感染多见于呼吸道,较易控制。

(五)治疗

(1)尽可能去除导致再障的各种病因。

(2)积极支持治疗。

(3)雄激素和蛋白合成同化激素治疗。

(4)造血干细胞移植。

(5)免疫抑制剂治疗。

(6)造血细胞因子治疗。

(六)主要护理问题

1.活动无耐力

与贫血有关。

2.体温过高

与感染有关。

3.组织完整性受损

与血小板减少有关。

4.自我形象紊乱

与女性患者应用雄激素有关。

5.知识缺乏

缺乏疾病相关知识。

6.焦虑

与担心疾病预后和自我形象紊乱有关。

7.潜在并发症

颅内出血。

(七)护理目标

(1)患者活动后乏力感减轻或消失。

(2)患者体温降至正常,患者能够学会自我保护、预防感染的方法。

(3)患者了解再障的病因、临床表现及预后,了解药物的作用、不良反应及注意事项,能够树立正确、积极的心态,配合治疗。

(4)女性患者能正确面对自我形象紊乱,积极配合治疗。

(5)患者学会自我观察贫血、出血、感染的临床表现,做到早发现、早预防、早治疗,尽可能避免发生颅内出血。

(八)护理措施

1.一般护理

轻度贫血和血小板$(20\sim50)\times10^9/L$ 时减少活动,卧床休息。重度贫血血红蛋白$<50g/L$ 及血小板$<20\times10^9/L$ 时应绝对卧床休息。密切观察患者生命体征及病情,如皮肤、黏膜、消化道及内脏器官有无出血倾向。病房保持空气流通,限制陪伴探视,避免交叉感染,必要时入住层流病房。医护人员应严格进行无菌操作,避免医源性感染。

2.饮食护理

嘱患者进食高热量、高维生素、高蛋白、易消化的饮食,避免食物过烫、过硬、刺激性强,以免引起口腔及消化道的出血。

3.输血的护理

重度贫血血红蛋白$<50g/L$ 伴头晕、乏力、心悸时,遵医嘱输注红细胞悬液。输血前,向患者讲解输血的目的、注意事项及不良反应,经两人"三查八对"无误后方可输注。输血中密切观察患者有无输血反应。输血前30min、输血后15min及输血完成后分别记录患者生命体征。输血时记录脉搏和呼吸,并记录血型和输血的量。

4.发热的护理

定时测量体温,保持皮肤清洁、干燥,及时更换汗湿的衣物、床单、被套。给予物理降温,如温热水擦浴,冰袋放置大动脉处。一般不用酒精溶液擦浴,以免引起皮肤出血。协助患者多饮水,遵医嘱使用降温药和抗生素。

5.出血的预防及护理

嘱患者避免外伤及碰撞,预防皮肤损伤。使用软毛牙刷刷牙,勿剔牙,避免损伤牙龈,引起牙龈出血。勿挖鼻孔,使用清鱼肝油滴鼻,避免鼻腔干燥出血。保持排便通畅,勿用力排便,预防颅内出血的发生。护理操作时,动作轻柔,避免反复多次穿刺造成皮肤损伤,拔针后延长按压时间。血小板$<5\times10^9/L$ 时尽量避免肌内注射。颅内出血的患者应平卧位休息,头部制动。有呕吐时及时清理呕吐物,保持呼吸道通畅。密切观察患者的生命体征、意识状态、瞳孔大小变化,准确记录24h出入水量。遵医嘱静脉输入止血药、脱水剂及血小板。

6.药物指导及护理

向患者讲解应用雄激素、环孢素治疗的作用及不良反应(向心性肥胖、水肿、毛发增多、女性男性化等)。长期肌内注射丙酸睾酮可引起局部硬结,注射部位要交替进行,可进行局部热敷,避免硬结产生。使用ATG/ALG时,首次做皮试,输注速度不宜过快,输注过程中密切观察有无不良反应。

7.心理护理

向患者及其家属讲解疾病的病因、临床表现及预后,取得患者及其家属的信任。增加与患者的沟通与交流,了解患者的真实想法。介绍一些治疗效果好及心态良好的患者与其交谈,使患者正确面对疾病,树立战胜疾病的信心,积极配合治疗护理。

8.健康指导

向患者及其家属介绍本病的常见病因、临床症状及体征。长期接触有毒物质或放射性物质的人,应提高个人防护意识,做好防护工作,严格遵守操作规则制度,定期体检。指导患者养成良好的生活习惯及卫生习惯,预防各种出血。教会患者自我观察出血及感染的临床表现,及时报告医生。向患者讲解骨髓移植的有关知识。妊娠合并再障的患者,应劝其早日终止妊娠。

五、缺铁性贫血患者的护理

(一)概述

缺铁性贫血(IDA)是贫血中最多见的一种,是当体内的铁储备耗尽时,血红蛋白合成减少引起的一种小细胞低色素性贫血。缺铁性贫血是体内长期铁负平衡的最终结果,普遍存在于世界各国、各民族中,可发生于各年龄段。

缺铁性贫血不是一种疾病,而是一种症状,症状与贫血程度和起病缓急及原发病相关。

(二)病因

缺铁性贫血的常见原因是生理性铁的需要量增加、慢性失血和摄入不足。

1.铁丢失过多

失血,尤其是慢性失血,是缺铁性贫血最多见、最重要的原因,如月经过多、钩虫病、胃十二指肠溃疡、痔、肿瘤等。

2.铁需要量增加而摄入不足

婴幼儿、青少年、妊娠期和哺乳期的妇女,铁的需要量增多,易摄入不足。

3.吸收障碍

主要与胃肠功能紊乱、不同原因的腹泻、胃酸缺乏有关,临床较少见。

(二)诊断要点

1.临床表现

临床表现的轻重主要取决于贫血程度及其发生速度。

(1)贫血的一般表现:乏力、面色苍白、心悸、活动后气促、头晕、头痛和耳鸣等,伴面色苍白、心率增快。血红蛋白水平与临床症状严重程度不完全相关。

(2)缺铁的特殊表现:①上皮组织损害引起的症状:口角炎与舌炎、萎缩性胃炎与胃酸缺乏、皮肤与指甲变化,如反甲。②神经系统方面症状:烦躁不安、易激惹、注意力不集中、表情淡漠、异食癖等。约1/3患者表现为神经痛、感觉异常,严重者可有颅内压增高和视神经盘水肿。③并发症:严重持久的贫血可导致贫血性心脏病,甚至心力衰竭。

(3)原发病的临床表现:即导致缺铁的原发疾病的临床表现。

2.实验室检查

(1)血常规:小细胞低色素性贫血。MCV 小于 80fl,MCHC 小于 0.32,MCH 小于 27pg。

血片可见红细胞体积小、中央淡染区扩大。白细胞、血小板计数正常。

(2)骨髓象:增生活跃,以红系增生为主,粒系、巨核系无明显异常,幼红细胞体积小,呈核老浆幼现象。最具诊断意义的是骨髓小粒铁染色呈阴性,铁粒幼红细胞减少(<15%)。

(3)生化检查:血清铁减少、总铁结合力增高、转铁蛋白饱和度下降、铁蛋白减少。

3.诊断

(1)国内诊断标准:小细胞低色素性贫血,男性 Hb<120g/L,女性 Hb<110g/L,孕妇 Hb<100g/L,MCV<80fl,MCH<27pg,MCHC<32%;有明确的缺铁原因;实验室检查中缺铁的相关数据;铁剂治疗有效。

(2)国外诊断标准:血清铁<8.95μmol/L,转铁蛋白饱和度<15%,血清铁蛋白<12μg/L,红细胞原卟啉>1.26nmol/L。

(三)治疗

缺铁性贫血的治疗主要包括病因治疗和补充铁剂治疗。

1.病因治疗

去除病因是治疗缺铁性贫血的关键。

2.铁剂治疗

为治疗缺铁性贫血的有效措施,给药方式包括口服和注射。以口服铁剂为主,每天补铁150~200mg 即可。

3.辅助治疗

加强营养,增加含铁丰富的食品,必要时静脉输血或红细胞悬液。

(四)主要护理问题

1.营养失调:低于机体需要量

与铁摄入不足、需要量增加、丢失过多、吸收障碍等有关。

2.活动无耐力

与缺铁性贫血引起组织缺氧有关。

3.知识缺乏

缺乏缺铁性贫血相关治疗和护理方面的知识。

4.口腔黏膜受损

与缺铁性贫血引起的口角炎、舌炎有关。

5.有感染的危险

与缺铁性贫血引起营养缺乏、机体抵抗力降低有关。

6.有受伤的危险

与缺铁性贫血引起的头晕、乏力有关。

7.自我形象紊乱

与贫血引起的毛发干枯脱落、反甲、灰甲及异常行为有关。

8.潜在并发症

贫血性心脏病、心力衰竭。

(五)护理目标

(1)患者的营养状况恢复正常。

(2)患者的缺氧症状得到改善,活动耐力恢复正常水平。

(3)患者掌握相关疾病知识,能进行很好的自我防护。

(4)患者口腔状况得到改善,黏膜完整。

(5)患者没有发生因贫血所致的感染。

(6)患者没有因贫血而受伤。

(7)患者没有发生并发症。

(8)患者配合治疗。

(六)护理措施

1.基础疾病的治疗与护理

根治缺铁性贫血的前提是寻找病因、治疗原发病,这也是其他治疗与护理措施有效实施的基础。因此,应该加强导致缺铁性贫血的各种原发病的治疗,并配合相关的护理。

2.症状护理

贫血患者一般都会出现面色苍白、乏力、头痛、头晕、注意力不集中等症状,在贫血状况未得到纠正前,要指导患者合理活动与休息,减少机体的耗氧量。与患者一起制订适合其自身的休息与活动计划,一方面要能够使患者接受,另一方面又要有逐步提高患者自理能力的意识,增加其活动的耐力。总之,活动的原则为:循序渐进,以不加重症状为限。重度贫血者应严格卧床休息,限制活动,防止跌倒受伤;必要时给予吸氧,缓解患者缺氧症状。

3.心理指导

给患者讲解缺铁性贫血的相关知识,尤其要告诉患者治疗原发病的重要性。讲解解除病因是治愈疾病的重要环节,但是又要让患者对疾病有一个正确的认识,树立战胜疾病的信心,使其配合治疗和护理的相关工作。

4.饮食指导

给予高蛋白、高热量、高维生素、含铁丰富、易消化的饮食,并告知患者及其家属此种饮食的重要性,强调食物多样性,均衡饮食及适宜的进食方法与良好习惯。

(1)铁是合成血红蛋白的必要元素,食物又是补铁的主要途径。所以应该指导患者多食用含铁丰富的食物,如动物肝脏、瘦肉、大豆、紫菜、海带、木耳等。动物性食物中的铁含量高且易被吸收,不受膳食组成成分影响;植物中的铁含量少,容易受膳食组成成分影响,吸收率低,但膳食中维生素 C 含量高及存在还原性物质,利于铁的吸收。因此,缺铁性贫血患者饮食要注意荤素搭配,进食柑橘等富含维生素 C 的果汁饮料。

(2)进食高蛋白的食物可促进铁的吸收,同时要进食一定糖类、脂类,补充能量,保证蛋白质的有效利用,所以饮食要高蛋白、高热量,但不可高脂饮食,因其会影响胃酸分泌,不利于铁的吸收。

(3)饮食注意:茶叶中的鞣酸能与铁结合成不溶沉淀物,使铁难以吸收,所以餐后不宜立即饮茶水;菠菜中的草酸、柿子中的鞣酸都能降低铁的吸收率,注意避免食用;多钙类食物会影响铁的吸收,如牛奶。

（4）饮食要减少刺激性强的食物，对于进食困难、食欲减退的患者可以少量多餐，注重食品多样化，经常变换食品种类、烹饪方法，做到色、香、味俱全，提供优质环境以利于患者进餐。

（5）指导患者养成良好进食习惯：不挑食，定时、定量，细嚼慢咽。

（6）宜用铁锅炒菜，以吸收无机铁。

（7）指导家长在小儿出生后 4 个月添加蛋黄及含铁辅食，注意根据不同年龄段喂含铁丰富的食物。

5. 药物指导

分为口服铁剂和注射铁剂的护理指导。

（1）口服铁剂：①口服铁剂应在饭后服用，首先饭后服用可以减少胃肠道症状。其次，食物可以延长铁剂在肠道的时间，使其充分被吸收。再者，饭后 30～40min 是胃酸分泌的最活跃时期，此时服用铁剂吸收效果最佳。②小剂量、长时间：小剂量服用，以满足治疗贫血所需，且不至于发生不良反应。同时要长时间服用，要服用至血红蛋白恢复正常后 3～6 个月。③口服铁剂时加服维生素 C，以促进铁的吸收，减少不良反应，避免与浓茶、咖啡、牛奶同服，也要避免服用抗酸药和 H_2 受体拮抗剂。④服用液体铁剂可以使用吸管，减少其在口腔停留时间，避免牙齿染黑。⑤铁剂在肠道内与硫化氢结合会使大便颜色呈现黑色，要告知患者，消除其焦虑。另外，因铁剂使肠蠕动减慢，易致便秘，应嘱患者多食膳食纤维食物。⑥坚持服用，按剂量、疗程服用，定期检查，保证疗效的同时避免过量引起中毒。

（2）注射铁剂：①首次使用注射铁，需用 0.5mL 试验剂量进行试验性用药，同时备好抢救用品（盐酸肾上腺素），以备抢救。②当试验无过敏反应后方可常规剂量用药，剂量须准确，因为铁剂不经肠黏膜吸收直接入血，故剂量要准确，避免过量引起急性铁中毒。③注射方法为深部肌内注射，以利吸收，同时避免局部疼痛和硬结形成，需长时间注射，应左右交替，经常更换注射部位，采用"Z"形肌内注射法，避免药液溢出引起皮肤发黑。④使用注射铁剂后，患者常出现尿频、尿急。因此，嘱咐患者多饮水。⑤严格掌握注射铁剂使用适应证：口服铁剂后胃肠道反应严重，患者无法耐受；严重消化道疾病致肠道铁吸收障碍；须短时间恢复血红蛋白水平，纠正贫血，而口服铁剂无法满足。⑥遵医嘱合理使用铁剂，观察疗效及不良反应。铁剂治疗后，自觉症状逐渐改善，网织红细胞随之升高，1 周左右达到高峰，血红蛋白在 2 周左右开始升高，I～2 个月恢复正常。为了补充储存铁，在血红蛋白恢复正常后仍需使用铁剂 3～6 个月或当血清铁蛋白＞50μg/g 后才停药，告知患者坚持长期服用铁剂及正规服药的必要性。

6. 病情监测

注意倾听患者的诉说，即自觉症状；注意观察患者的症状及体征，预防并发症的发生；询问患者用药及饮食情况；定期检测血常规及生化指标，观察疗效，以改进治疗护理方案。

7. 健康指导

（1）告诉患者及其家属缺铁性贫血疾病的相关知识，使患者对疾病有一定的认识，使之更加积极主动地配合治疗和护理。

（2）指导自我护理：注意休息，加强营养，均衡饮食，多摄取富含铁的食物，荤素结合；纠正不良生活习惯，不挑食、偏食；建议使用铁锅，增加无机铁的吸收；注意个人卫生，避免感染。

（3）高危人群指导：婴幼儿生长发育快，注意指导辅食添加铁剂；妊娠后期、哺乳期妇女给予小剂量铁剂，预防缺铁；生长发育期青少年也要注意食用含铁丰富的食物，养成健康饮食习惯，注意食物多样化。

（4）自我检测病情，如发现心率加快、呼吸困难、不能平卧、尿量减少等，应及时就医。

第二节　白血病

一、概述

（一）概述

白血病是一类起源于造血（或淋巴）干细胞的恶性疾病。其特点是白血病细胞失去进一步分化成熟的能力而停滞在细胞发育的不同阶段，在骨髓和其他造血组织中广泛而无控制地增生，并浸润、破坏全身各组织器官，产生各种症状和体征，而正常造血功能受抑制，外周血中出现幼稚细胞。临床上常有贫血、发热、出血，以及肝、脾、淋巴结不同程度肿大等表现。白血病约占人类全部癌肿的 10%。我国白血病发病率为 2.76/10 万，急性白血病明显多于慢性，尤其多发生于儿童和青壮年，是儿童和 35 岁以下人群肿瘤死亡的首位病因。

（二）病因

白血病的病因尚不明确，但某些诱因可能与白血病的发生有关：

1.病毒

目前认为 C 型 RNA 肿瘤病毒与人类白血病有关。人类 T 淋巴细胞病毒－Ⅰ能引起成人 T 细胞白血病。

2.放射线

放射核素有致白血病的作用，其作用与放射剂量的大小和放射部位有关。1945 年日本广岛和长崎遭原子弹袭击后，幸存者中白血病的发生率分别比未受照射的人群高 30 倍和 17 倍。放射治疗强直性脊柱炎和放射性药物 32P 治疗真性红细胞增多症，白血病发生率均较对照组高。放射线可诱发急性非淋巴细胞白血病、急性淋巴细胞白血病和慢性粒细胞白血病，并且发病前常有一段骨髓抑制期，其潜伏期为 2～16 年。

3.化学物质

苯及其衍生物、氯霉素、保泰松、乙双吗啉、烷化剂、细胞毒药物均可致白血病。苯致白血病作用比较肯定，其致急性白血病以急性粒细胞白血病和急性红白血病为主，致慢性白血病主要为慢性髓细胞白血病（CML）。烷化剂和细胞毒药物可致继发性白血病也较肯定。多数继发性白血病是发生在原有淋巴系统恶性肿瘤和易产生免疫缺陷的恶性肿瘤经长期烷化剂治疗后，发病间隔 2～8 年。化疗引起的继发性白血病以急性非淋巴细胞白血病（ANLL）为主，且发病前常有一个全血细胞减少期。乙双吗啉用于治疗银屑病，是一种极强的致染色体畸变物质。服乙双吗啉后 1～7 年发生白血病（中位数 4 年）。

4.遗传和先天性易患因素

单卵孪生子如果其中一个发生白血病,另一个人发病率达 1/5,比双卵孪生子高 12 倍。家族性白血病占白血病总数的 0.7%,偶见先天性白血病。某些遗传性疾病有较高的白血病发病率,如 Down(唐氏综合征)、Bloom 综合征(面部红斑侏儒综合征)、Fanconi(先天性再生障碍性贫血)等白血病发病率均较高。Down(唐氏综合征)急性白血病发生率比一般人群高 20 倍。上述多数遗传性疾患具有染色体畸变和断裂,但绝大多数白血病不是遗传性疾病。

(三)分类

根据白血病细胞成熟程度和自然病程,可分为两大类:急性白血病(AL)和慢性白血病(CL)。根据细胞形态进一步分为各种亚型。

1.急性白血病

病程急、症状重,自然病程仅数月,细胞分化停滞在较早阶段,骨髓及周围血中以原始及早期幼稚细胞为主,原始细胞比例超过非红系的 20%。

2.慢性白血病

起病较缓慢,病程较长,自然病程可为数年,细胞分化停滞在较晚阶段,骨髓及周围血中以成熟和较成熟细胞为主,可伴有一定数量的幼稚细胞,原始细胞比例通常不超过 10%。

二、急性白血病患者的护理

(一)概述

急性白血病是造血干细胞分化成熟障碍导致的恶性克隆性疾病,发病时骨髓中异常的原始细胞及幼稚细胞(白血病细胞)大量增生并抑制正常造血,广泛浸润肝、脾、淋巴结等各种脏器。其特点为体内大量白血病细胞无控制地增生,出现于骨髓和许多其他器官和组织,并进入外周血液中。

(二)病因

急性白血病的病因和发病机制不完全清楚,可能与以下因素有关:①放射因素。②化学因素。③病毒因素。④遗传因素。

(三)分类

目前世界卫生组织(WHO)疾病分类建议采用的 MICM 分类法已被广泛接受,大型医院均采用此分类法,在条件有限的医院只能靠形态学即 FAB 分类法。

1.急性白血病分类

(1)急性髓细胞白血病(AML)简称急非淋。

(2)急性淋巴细胞白血病(ALL)简称急淋。

2.急性淋巴细胞白血病

按细胞形态进一步分为各种亚类:

(1)L1:原始和幼淋巴细胞以小细胞为主。

(2)L2:原始和幼淋巴细胞以大细胞为主,大小细胞均有。

(3)L3:原始和幼淋巴细胞以大细胞为主,大小较一致,细胞内有明显空泡,胞质嗜碱性,染色深。

3. 急性髓细胞白血病

按细胞形态进一步分为各种亚类

（1）AML－M0（急性髓细胞白血病微分化型）：骨髓原始细胞＞30％，无嗜天青颗粒，核仁明显，光镜下髓过氧化物酶（MPO）阳性细胞＜3％。

（2）AML－M1（急性髓细胞白血病未分化型）：原粒细胞（Ⅰ型＋Ⅱ型，原粒细胞质中无颗粒为Ⅰ型，出现少数颗粒为Ⅱ型）占骨髓非红系有核细胞（NEC，指不包括浆细胞、淋巴细胞、组织嗜碱性粒细胞、巨噬细胞及所有红系有核细胞的骨髓有核细胞计数）的90％以上，其中至少3％以上细胞为MPO阳性。

（3）AML－M2（急性粒细胞白血病部分分化型）：原粒细胞占骨髓NEC的30％～89％，其他粒细胞＞10％，单核细胞＜20％。

（4）AML－M3（急性早幼粒细胞白血病）：骨髓中以颗粒增多的早幼粒细胞为主，此类细胞在NEC中＞30％。

（5）AML－M4（急性粒－单核细胞白血病）：骨髓中原始细胞占NEC的30％以上，各阶段粒细胞占30％～80％，各阶段单核细胞＞20％。M4EO除上述M4型各特点外，嗜酸粒细胞在NEC中≥5％。

（6）AML－M5（急性单核细胞白血病）：骨髓NEC中原单核、幼单核及单核细胞≥80％。

（7）AML－M6（急性红白血病）：骨髓中幼红细胞≥50％，NEC中原始细胞（Ⅰ型＋Ⅱ型）≥30％。

（8）AML－M7（急性巨核细胞白血病）：骨髓中原始巨核细胞≥30％。

4. WHO急性髓细胞白血病AML分型

按2008WHO分型，AML分为四大类。

（四）诊断要点

1. 临床表现

急性白血病起病急，临床表现为：

（1）正常骨髓造血功能受抑制表现：

1）贫血：大部分患者有贫血表现，以疲乏和皮肤苍白为最常见的症状和体征。多数为轻至中度贫血，老年人或病史较长者、继发于MDS者就诊时有重度贫血，出现心血管和呼吸系统症状，表现为心动过速、呼吸困难、心绞痛、昏厥等。贫血的主要原因是正常红系造血功能被异常的白血病细胞抑制，次要原因是无效红细胞生成、红细胞寿命缩短、不同部位的出血等。

2）出血：AL发病时，血小板减少极为常见。出血可发生在全身各部位，以皮肤淤点、淤斑，鼻出血，牙龈出血，女性患者月经过多为多见。急性早幼粒细胞白血病易并发DIC而出现全身广泛出血。视网膜出血可出现视力减退，甚至失明。耳内出血可出现眩晕、耳鸣。颅内出血、消化道或呼吸道出血可致命。血液中的白血病细胞急骤升高至 $150 \times 10^9/L$，脑部血管因大量白血病细胞淤滞并且浸润血管壁，易出现颅内出血。颅内出血可致头痛、恶心、呕吐、瞳孔大小不等、瘫痪、昏迷或突然死亡。出血的主要原因是：血小板明显减少、血小板功能障碍、凝血因子减少、白血病细胞对毛细血管壁浸润等。

3）感染：少数白血病本身可以发热，但高热往往提示有继发感染。对正在进行化疗的患者,感染更成为发热的主要原因,仅有少数患者与药物反应或血液制品输注有关。AL 患者的免疫功能特别是细胞免疫功能减退,抗白血病药物进一步抑制造血和免疫功能,损伤消化道黏膜,使固有的细菌能从口腔、鼻腔、肠道、肛周进入血液等。联合化疗、肾上腺皮质激素、广谱抗生素的应用,使患者易患条件致病菌和真菌感染,真菌感染常为念珠菌、曲霉菌、隐球菌等。患者还可出现疱疹病毒、巨细胞病毒、肺孢子虫感染。

(2)白血病细胞增生浸润的表现:

1)肝、脾、淋巴结肿大:40%AML 可发生肝、脾、淋巴结肿大,多数患者为轻度肿大,只有10%的患者可有明显肝、脾、淋巴结肿大。ALL 常见淋巴结肿大,多数表现为全身淋巴结肿大,少数为局部淋巴结肿大,如颌下、颈部、腋窝、腹股沟淋巴结肿大。淋巴结呈轻至中度肿大,质地中等,无压痛,边缘光滑,与周围组织无粘连。纵隔淋巴结肿大常见于 T 细胞 ALL。ALL 肝、脾大也较常见。肿大程度与疾病发展快慢无平行关系,肝、脾为轻至中度大,质地中等。个别患者脾肿大肋下 6cm。

2)胸骨压痛:与白血病细胞浸润引起的骨血管阻塞、骨膜张力增高或骨髓腔压力增大有关。

3)多处骨及关节疼痛:易见于 ALL。白血病细胞浸润、破坏骨皮质和骨膜时可引起疼痛,以酸痛、隐痛常见,有时出现剧痛。白血病细胞侵犯关节多数是大关节,疼痛部位无红、肿、发热,关节痛多见于儿童,易被误诊为风湿性关节炎。

4)绿色瘤:眼部常见白血病细胞浸润眶周骨膜,称粒细胞肉瘤或绿色瘤。可引起眼球突出、复视或失明。

5)皮肤、黏膜、牙龈浸润(易见于 AML－M4 AML－M5):皮肤浸润表现为白血病细胞真皮结节,常为多发或遍及全身皮肤,少数为散发。皮肤浸润高出皮肤表面,为粉红色,与小丘疹相似,无瘙痒。真皮结节可发生在骨髓或其他组织白血病浸润之前,也常常是病情复发的首发症状。真皮结节对化疗敏感,可完全消失,且不影响 AML 的预后。

6)中枢神经系统白血病(易见于 ALL,其次为 AML－M4、AML－M5,也见于 AML－M2、AML－M3):脑实质浸润与脑瘤相似,脑膜浸润与脑膜炎相似。主要表现为颅内压增高、头痛、头晕、恶心、呕吐、颈项强直、视神经盘水肿,不发热,严重时出现抽搐、昏迷。脑脊液压力增高,白细胞数增加,蛋白增加。如颅神经受损,则有相应的临床表现:视力障碍、面肌麻痹、眩晕、共济失调、昏迷、偏瘫或全瘫等。中枢神经系统白血病(CNS－L)的发病机制主要与颅骨骨髓中白血病细胞沿硬脑脊膜直接延伸至颅内有关。ALL 和白细胞总数>$40×10^9$/L 的AML 患者应进行腰穿检查。每毫升脑脊液中若发现 5 个典型特征的原始细胞则是 CNS－L细胞学诊断的基本标准。

7)其他组织:如肺、心、消化道、泌尿生殖系统。睾丸白血病易见于 ALL 治疗后血液学长期缓解的儿童或青年。早期可无任何表现,明显的睾丸白血病患者睾丸呈无痛性肿大,局部变硬,可以呈结节状,阴囊皮肤色泽改变,多呈棕黑色或青黑色,透光试验阴性。

(3)其他表现:

1)白细胞淤滞综合征:易见于 AML,白细胞>$100×10^9$/L,可见血流缓慢淤滞,血管堵塞,器官缺血、出血的症状,如呼吸困难、呼吸窘迫、低氧血症、反应迟钝、言语不清、颅内出血等症状。

2)肿瘤溶解综合征:易见于 ALL,由于细胞内物质快速释放入血所致,表现为高尿酸血症、高血钾症、高磷酸血症及低钙血症等。

2.实验室检查

(1)血常规:不同程度贫血及血小板减少。白细胞可见增多,也有的白细胞计数正常或减少。

(2)外周血涂片:可见数量不等的原始及幼稚细胞。白细胞不增多病例不易检出。

(3)骨髓检查:是诊断 AL 的主要依据和必做检查,包括形态学、细胞化学,有条件应做流式细胞检查和分子生物学检查。①形态学:FAB 协作组提出原始细胞≥骨髓有核细胞的 30% 为 AL 的诊断标准,WHO 分类将骨髓原始细胞≥非红系(NEC)20% 定为 AL 的诊断标准。多数病例骨髓象有核细胞显著增生,以原始细胞为主,而较成熟中间阶段细胞阙如,并残留少量成熟粒细胞,形成所谓"裂孔"现象。②细胞化学。③免疫学检查、染色体和基因改变检测:可以弥补形态学分型的不足,使分型更精确,提高诊断符合率,从而对判断预后和指导用药更具有实际意义。

(4)血液生化改变:尿酸增高,乳酸脱氢酶(LDH)增高,高白细胞时血糖降低(假性低血糖),肿瘤溶解时高钾、高磷及低钙血症等。

(五)治疗原则及常用治疗方案

1.对症及支持治疗

(1)防治感染:①化疗前局灶性感染要予以根除。加强基础护理,强调口腔、鼻腔、皮肤及肛门周围的清洁卫生。注意环境的清扫卫生和消毒。②当体温≥38.5℃ 时,可按感染处理。应立即寻找感染灶和送血培养加药敏试验,并开始抗生素经验性治疗,并按细菌培养药敏报告酌情调整方案。白血病的继发感染以革兰氏阴性杆菌居多数,可选用氨基糖苷类加 β 内酰胺类或喹诺酮类抗生素联合应用。③当白细胞明显减少($<1.5×10^9$/L)采取保护性隔离措施。化疗后白细胞显著减少,可应用粒细胞集落刺激因子(G-CSF)或粒细胞-巨噬细胞集落刺激因子(GM-CSF)等生长因子。必要时静脉用丙种球蛋白。

(2)纠正贫血:严重贫血输红细胞悬液等使红细胞维持 Hb>80g/L。白细胞淤滞时输血暂缓。

(3)控制出血:血小板$<20×10^9$/L 并伴有出血情况或血小板$<10×10^9$/L 时,输血小板悬液。如弥散性血管内凝血应积极做相应处理。

(4)防治高尿酸血症:补液时每小时尿量>150mL/h 并保持碱性尿,降尿酸治疗,如别嘌呤醇,每次 100mg,每日 3 次。

(5)紧急处理高白细胞血症:白细胞$>100×10^9$/L 时,就应紧急使用血细胞分离机,单采清除过高的白细胞(M3 型不首选),同时给以水化和碱化尿液。按白血病分类诊断实施化疗前短期预处理:ALL 用地塞米松 $10mg/m^2$,静脉注射;AML 用羟基脲$(15～25)g/6h$[总量$(6～10)g/d$]约 36h,然后进行联合化疗。需预防白血病细胞溶解诱发的高尿酸血症、酸中毒、电解质紊乱、凝血异常等并发症。

(6)补充营养,维持水、电解质平衡。

2.抗白血病治疗

化疗策略：早期、联合、足量、间歇、个体化、分阶段髓外防治。其分两个阶段，即诱导缓解和巩固强化治疗。

（1）诱导缓解：

1）目标：完全缓解（CR），即满足 5 个条件：①临床无白血病细胞浸润所致的症状和体征，生活正常或接近正常。②血常规：Hb≥100g/L（男），≥90g/L（女性及儿童），中性粒细胞绝对值≥$1.5×10^9$/L，血小板≥$100×10^9$/L。外周血白细胞分类中无白血病细胞。③骨髓象：原粒细胞Ⅰ型＋原粒细胞Ⅱ型（原始单核＋幼稚单核或原始淋巴＋幼稚淋巴细胞）≤5%，红细胞及巨核细胞系列正常。M2b 型：原粒细胞Ⅰ型＋原粒细胞Ⅱ型≤5%，中性中幼粒细胞比例在正常范围。M3 型：原粒细胞＋早幼粒细胞≤5%。M4 型：原粒细胞Ⅰ型＋原粒细胞Ⅱ型＋原始单核＋幼稚单核细胞≤5%。M5 型：原始单核Ⅰ型＋原粒细胞Ⅱ型＋幼稚单核细胞≤5%。M6 型：原粒细胞Ⅰ型＋原粒细胞Ⅱ型≤5%，原始红细胞及幼红细胞比例基本正常。M7 型：粒细胞、红细胞系比例正常，原始巨核细胞、幼稚巨核细胞基本消失。急性淋巴细胞白血病：原始淋巴细胞＋幼稚淋巴细胞≤5%。④无髓外白血病。⑤理想的 CR 为初诊时免疫学、细胞遗传学和分子生物学异常标志消失。但是仍有一些患者是部分缓解（PR）：骨髓原粒细胞Ⅰ型＋原粒细胞Ⅱ型（原始单核＋幼稚单核细胞＋原始淋巴细胞＋幼稚淋巴细胞）>5%而≤20%；或临床、血常规中有一项未达完全缓解标准者。

2）方案：①AML 首选 DA（3＋7）方案：柔红霉素（DNR）45mg/（m^2·d），第 1～3 天；阿糖胞苷（Ara－C）100mg/（m^2·d），第 1～7 天。可酌情用高三尖杉酯碱、去甲氧柔红霉素、米托蒽醌替代 DNR。缓解困难者可选用预激方案 CAG 方案（G－CSF 5μg/kg，化疗前 1 天应用，共计 14d；Ara－C10mg/m^2，每 12h 一次，第 1～14 天；阿克拉霉素 10～14mg/m^2，第 1～4 天、第 11～14 天）、CHAG 方案（G－CSF 5μg/kg，化疗前 1 天应用，共计 14d；Ara－C 10mg/m^2，每 12h 一次，第 1～14 天；阿克拉霉素 10～14mg/m^2 第 1～4 天、第 11～14 天；高三尖杉酯碱 1mg/m^2，第 1～14 天），或者选用氟达拉滨。②急性早幼粒细胞白血病（APL）的诱导治疗按危险度（WBC、PLT）分层。低/中危组：诱导治疗前外周血 WBC≤$10×10^9$/L，低危组：PLT>$40×10^9$/L，中危组：PLT≤$40×10^9$/L。方案包括 ATRA＋柔红霉素（DNR）或去甲氧柔红霉素（IDA）；ATRA＋亚砷酸＋蒽环类药物；ATRA＋亚砷酸双诱导治疗。高危组：诱导治疗前外周血 WBC>$10×10^9$/L。方案包括 ATRA＋亚砷酸＋蒽环类药物；ATRA＋蒽环类药物；ATRA＋蒽环类药物±阿糖胞苷（Ara－C）。药物使用剂量（根据患者具体情况适当调整）：ATRA：20mg/（m^2·d）口服至 CR；亚砷酸 0.16mg/（kg·d）静脉滴注至 CR（20～35d）；IDA（8～12）mg/（m^2·d）或 DNR（25～45）mg/（m^2·d）静脉输注，第 2、4、6 天或第 8 天；Ara－C 150mg/（m^2·d）静脉输注，第 1～7 天。化疗开始时间：低危组患者可于 ATRA 或双诱导治疗 72h 后开始，高危组患者可考虑与 ATRA 双诱导开始。诱导过程中，可发生分化综合征，表现为肌肉骨骼疼痛、发热、肺间质浸润、呼吸窘迫、浆膜腔积液、急性肾衰竭甚至死亡。治疗：暂时停服 ATRA，吸氧，利尿，地塞米松 10mg 静脉注射，2 次/d，积极支持条件下白细胞单采清除和联用化疗等。③长春新碱（VCR）和泼尼松（P）组成的 VP 方案是急淋诱导缓解的基本方案。蒽环类药物（如柔红霉素、DNR）和门冬酰胺酶（L－ASP）即为 VDLP 方案，是大多数

ALL 采用的诱导方案,T—ALL 可在 VP 基础上加用环磷酰胺(CTX)或阿糖胞苷(Ara—C)。成熟 B—ALL 采用含大剂量环磷酰胺和甲氨蝶呤(HD—CTX 和 HD—MIX 方案)反复短程强化治疗。费城染色体(Ph)阳性的 ALL 患者可以合用伊马替尼进行靶向治疗。

(2)缓解后治疗:

1)造血干细胞移植:儿童标危组 ALL 化疗效果较好,不必进行造血干细胞移植。其他急性白血病有 HLA 匹配的同胞供髓者应在第一次缓解期内进行异基因造血干细胞移植。如无条件进行异基因造血干细胞移植,可考虑自身造血干细胞移植。

2)无条件进行造血干细胞移植者,可采用化疗巩固、强化维持治疗。①AML:选用 HD Ara—C 为主化疗,至少 4 个疗程。对低、中危险度组,维持治疗已无必要。不能采用上述治疗者,也可用常规剂量的不同药物组成化疗方案,每 1～2 个月轮换巩固维持 2 年,但长期生存率仅 10%～15%。②APL 缓解后的巩固治疗建议根据危险分层进行治疗:ATRA 联合蒽环类药物达到 CR 者:a. 低/中危组:ATRA＋蒽环类(3d),共 2 个疗程。b. 高危组:ATRA＋亚砷酸＋蒽环类药物(3d)＋Ara—C 150mg/(m² · d)(7d),2～4 个疗程。ATRA 联合亚砷酸缓解者达到 CR 者:a. ATRA＋亚砷酸(28d),共巩固治疗 6～8 个疗程,或 ATRA＋亚砷酸(14d),共巩固 12～16 个疗程。b. 以蒽环类为主的化疗:蒽环类(3d)＋Ara—C 100mg/(m² · d)(5d),共 3 个疗程。c. 亚砷酸 0.15mg/(kg · d),每周 5d,共 4 周,间隔 4 周,共 4 个循环周期。ATRA 45mg/(m² · d),共 14d,间隔 14d,共 7 个循环周期,治疗结束。③ALL 巩固维持治疗一般需 3 年。巩固化疗尚无被广泛接受方案,推荐含 LASP 和 HD—MTX 的方案。巯嘌呤(6—MP)和 MTX 联合是有效维持治疗方案。复发时可选择原诱导化疗方案再诱导,或选用 HD Ara—C 联合米托蒽醌或氟达拉滨,效果更好。复发患者长期生存率小于 5%。

(3)中枢神经系统白血病(CNSL)防治:

1)预防:ALL 及成人 AML 高危组,尤其是 M4 型、M5 型,大多数主张预防性治疗,应在 CR 后早期进行。目前常用鞘内注射甲氨蝶呤或阿糖胞苷加地塞米松。常用剂量为甲氨蝶呤 10～15mg/次加地塞米松 2～5mg/次,1～2 次/周,连用 4～6 次,然后间隔 6～8 周重复一次,维持 1～3 年。

2)治疗:可鞘内注射甲氨蝶呤或阿糖胞苷治疗,然后维持治疗。挽救治疗是全颅脊髓照射。①一般以鞘内注射甲氨蝶呤(10～15mg/次)加地塞米松(2～5mg/次),2 次/周,直至脑脊液细胞学及生化指标达到正常。然后每 4～6 周重复一次维持治疗,全身化疗选含 HD—MTX 和 HD—Ara—C 方案,待全身化疗方案结束而停用。MTX 鞘内注射可引起急性化学性蛛网膜炎,患者可出现发热、头痛、脑膜刺激征,鞘内注射加用地塞米松可以减轻不良反应。MTX 不易透过血脑屏障,因此常规剂量 MTX 时其脑脊液中的浓度仅为血浓度的 1.1%,而采用 HD—MTX 静脉用药时,脑脊液中的 MTX 浓度可提高到血浓度的 60%。大剂量 Ara—C 静脉注射后,脑脊液的药物浓度可达血浓度的 40%。②全颅照射 24～30Gy,分 14～18 次,在 3 周内完成:脊髓照射 12～18Gy,分 6～12 次完成。

(4)睾丸白血病治疗:药物对睾丸白血病疗效不佳,必须进行放射治疗,每天剂量为 1.5～2.5Gy,疗程 10～16d,总剂量为 18～25Gy。若低于 6Gy 则疗效差,容易复发。即使一侧肿大,也需两侧放射。

（六）主要护理问题

1.预感性悲哀

与担心疾病恶性程度及预后有关。

2.体温异常:体温过高

与机体抵抗力下降、合并感染、本病进展有关。

3.营养失调:低于机体需要量

与放疗和化疗致恶心、呕吐、食欲缺乏,以及疾病导致高消耗状态等因素有关。

4.舒适的改变

与本病引起骨痛、淋巴结肿大压迫、放化疗毒性等因素有关。

5.活动无耐力

与大量长期化疗、贫血、组织缺氧有关。

6.潜在并发症

感染、出血、贫血与本病浸润、化疗药物的不良反应有关。

7.低效型呼吸形态

与肺部感染及肿大淋巴结压迫有关。

8.知识缺乏

缺乏与疾病相关的知识有关。

9.照顾者角色困难

与疾病致家庭意见冲突及经济条件受限等有关。

（七）护理目标

(1)患者能正确面对疾病,控制不良情绪,主动配合治疗和护理。

(2)减少或减轻药物毒性反应的发生,一旦发生,能及时发现和配合处理。让患者了解放、化疗的不良反应的临床表现,掌握自我照顾和自我护理的方法。

(3)减少感染(尤其院内感染)的发生,让患者掌握自我监测体温变化及物理降温的方法。

(4)患者了解血常规的正常值,能够准确判读血常规。

(5)患者掌握休息、活动、饮食等的注意事项。帮助其逐步恢复体力,逐步耐受日常活动。

(6)得到社会及家属的支持。

（八）护理措施

1.病情观察

(1)观察体温和血压变化,发热时注意观察热峰持续时间与间隔时间,有无伴随症状,如畏寒、寒战、咽部不适或咽痛、牙痛、咳嗽、咳痰、胸痛、膀胱刺激征、腹泻、肛周不适等。体温达38.5℃以上时,可给予物理降温:温水擦浴或冰块冷敷,禁用酒精擦浴。观察降温效果,如无效果及时通知医生,及时更换汗湿的衣服及床单,防受凉;血压降低时,要密切观察患者神志变化,保证静脉输液通畅,观察尿量变化,防治休克。

(2)观察患者营养状况、活动情况、排便情况等。

(3)定期检测血常规变化,以便了解病情的发展及药物治疗的效果,随时调整药物剂量。

(4)观察化疗的不良反应。

2.贫血的护理

(1)保证充足的休息及睡眠,根据患者贫血程度制订合理活动计划,逐步提高活动耐受水平,轻、中度贫血患者,活动量以患者不感到疲劳、不加重症状为宜,病情好转后逐渐增加活动量。严重贫血、血红蛋白<60g/L 时尽量卧床休息。

(2)严重贫血患者给予氧气吸入,改善组织缺氧症状。

(3)遵医嘱输注红细胞悬液。老年患者,耐受力较差的患者或贫血较重需要长期输血治疗的患者,有时患者的血红蛋白>60g/L 但已出现明显的心累、气急、头昏、耳鸣、面色苍白等贫血症状,也应积极采取输血治疗,以提高患者的生活质量。

(4)贫血严重的患者改变体位,如坐起或起立时,动作应缓慢,由他人扶持协助,防止突然体位改变发生昏厥而摔伤。

3.出血的护理

(1)密切观察患者有无出血倾向,如有无皮肤出血点、淤斑,鼻出血,牙龈及眼底出血等。了解化验结果,如血红蛋白、血小板计数、出凝血时间、凝血因子等。

(2)休息与饮食:血小板为 $20×10^9/L$ 时,患者应卧床休息。保证充足的睡眠,避免情绪激动。鼓励患者进食高蛋白、高维生素、易消化的软食或半流质食物,禁食粗糙、过硬食物。保持大便通畅,必要时给予开塞露协助排便,避免腹内压增高引起出血。

(3)皮肤出血的预防和护理:保持床单元平整,衣物轻软舒适,静脉穿刺时,尽量缩短止血带的使用时间,避免皮肤摩擦及肢体受压引起出血。勤剪指甲,以免抓伤皮肤。尽量避免有创操作,如肌内注射、各种穿刺、拔牙等。必须进行有创操作时,适当延长按压时间,并观察有无渗血情况。

(4)鼻腔出血的预防和护理:鼻腔干燥时,可用棉签蘸取少量液状石蜡或抗生素软膏轻轻涂擦,3~4 次/d。指导患者勿用力擤鼻涕,防止鼻部外伤,如用力抠鼻痂和外力撞击鼻部。少量的鼻出血可用干棉球或吸收性明胶海绵填塞,无效时可用蘸 1∶1000 肾上腺素的棉球填塞压迫止血并局部冷敷;出血严重时,尤其是后鼻腔出血可用凡士林油纱条做后鼻腔填塞术。术后定时用无菌液状石蜡滴入,以保持黏膜湿润,术后 3d 可轻轻去除油纱条。若仍出血,需更换油纱条再填塞。患者鼻腔填塞后,被迫张口呼吸,应做好口腔护理。

(5)口腔、牙龈出血的预防和护理:指导患者用软毛牙刷刷牙,忌用牙签剔牙,避免食用油炸食品、质硬的食物,防止牙龈、口腔黏膜损伤。牙龈出血者应用冷去甲肾上腺素盐水漱口,出血不止者可用吸收性明胶海绵贴敷。血液是最好的细菌培养基,故应加强口腔护理,及时清除血迹,预防口腔感染。

(6)眼底出血者注意不能揉擦眼球,禁止长时间用眼,如看书、看电视、看手机等,防止出血加重。

(7)颅内出血的护理:保持情绪稳定、大便通畅,警惕颅内出血先兆征象,如颜面部皮下出血、球结膜出血、口腔血疱、鼻腔出血、呕血、咯血、血尿、便血等。若患者出现头痛、恶心、呕吐、视物模糊、颈项强直、意识障碍、大小便失禁等,提示颅内出血可能,及时报告医生并做好抢救准备。

(8)癫痫大发作的护理:颅内出血有时会出现癫痫全身强直-阵挛性发作(大发作):突然

意识丧失,继之先强直后阵挛性痉挛。常伴尖叫、面色青紫、尿失禁、舌咬伤、口吐白沫或血沫、瞳孔散大。持续数十秒或数分钟后痉挛发作自然停止,进入昏睡状态。醒后有短时间的头昏、烦躁、疲乏,对发作过程不能回忆。若发作持续不断,一直处于昏迷状态者称大发作持续状态。癫痫大发作时的护理:①保护舌头:最好抢在出现先兆时将缠有纱布的压舌板(或手绢、纱布等卷成卷)放在患者一侧上、下臼齿之间,防止咬伤舌头和颊部。②正在行走时发作时,顺势让患者躺下,防止突然摔倒,伤到头部和身体。对于已经倒地并且面部着地者,应使之翻过身,以免呼吸道阻塞。③此时若患者牙关紧闭,不要强行撬开,否则会造成牙齿松动脱落。④癫痫发作时呼吸道分泌物比较多,易造成呼吸道阻塞,应把患者头偏向一侧,方便分泌物流出,解开患者衣领和腰带,以保持呼吸道通畅。⑤患者抽搐时,不可强行按压其肢体或用约束带捆扎,以免造成肌肉、关节的人为损伤或骨折,可用枕头或其他柔软物保护大关节不致碰撞床栏等硬物。也不要强行给其灌药,防止窒息。⑥发作后患者会有一段时间意识不清,此时要有人陪在患者身边,或用轻松的语气与其说话,促其清醒。

(9)消化道出血的护理:消化道小量出血者,进食温凉流质饮食;大量出血者禁食水,建立多通路静脉通道,配血、做好输血前准备,保证液体、止血药物、血液制品的输入。准确记录出入液体量。

(10)咯血的护理:保持呼吸道通畅,防止窒息。密切观察患者有无胸闷、烦躁不安、气急、面色苍白、口唇发绀、大汗淋漓等窒息前症状。出现窒息征象时,应立即取头低脚高俯卧位,脸侧向一侧,避免血液吸入引起窒息。轻拍背部以利于血块排出,并迅速挖出或吸出口、咽、喉、鼻部血块。无效时,行气管插管或气管切开术,解除呼吸道阻塞。其余的同消化道出血的护理。

(11)对服用糖皮质激素的患者,给予抗酸治疗。

(12)必要时输注新鲜冰冻血浆、血小板、凝血因子。

4.感染的护理

(1)保持病室整洁,定时通风,保持空气流通,温度保持在 18~22℃,湿度在 60%。定时空气和地面消毒,维持环境清洁。避免或减少探视,工作人员及探视者在接触患者之前要认真洗手。定时洗澡、更衣及更换床上用品,重患者行床上擦浴,保持皮肤清洁。必须外出检查时,戴口罩预防呼吸道感染。根据气温变化,患者随时增减衣物,防止受凉感冒。对于接受超大剂量化疗、免疫抑制剂治疗、干细胞移植治疗期间的患者,必要时采用保护性隔离护理,移居单间、空气层流洁净病床或空气层流洁净病房,实施全环境保护。

(2)保持口腔及皮肤清洁卫生,预防感染。进餐前后、睡前、晨起用生理盐水漱口,睡前、晨起应用软毛刷刷牙;粒细胞缺乏时给予西吡氯铵漱口液、制霉菌素液漱口。定期洗澡更衣,勤剪指甲;女性患者应注意会阴部清洁,经期应增加清洗次数;保持大便通畅,便秘者可给缓泻剂,如麻仁胶囊、番泻叶等,防止发生肛裂。便后用温水、氯己定或 1:5 000 高锰酸钾溶液坐浴,预防肛周感染。

(3)除观察体温外,还应注意咽、鼻腔、腋下、耳后、外阴、肛门等部位隐匿感染的发生。

(4)实施各种注射、穿刺、检查治疗技术,应严格遵守无菌技术操作原则,皮肤消毒要彻底,操作后局部以无菌敷料保护不少于 24h。

5.药物护理

(1)向患者讲解药物的作用、不良反应及有关的注意事项。

(2)化疗药物一般须现配现用,根据不同药物的药理特点在相应时间内用完,以免影响疗效。确保剂量准确,如蒽环类化疗药物、长春碱类一般宜较快输注,而阿糖胞苷、高三尖杉酯碱宜缓慢滴注。

(3)化疗药物输注时应选择血流丰富的静脉,避开关节、反复穿刺及有瘢痕的静脉。先用生理盐水建立输液通道,确保无误后再进行化疗药物的输注,注意保护血管。由于疗程长、化疗药物刺激性强,所以要由远心端至近心端有次序地选择和保留静脉,每次更换注射部位。静脉穿刺应一针见血,不拍打静脉,不挤压皮肤,以避免皮下出血。防止药物外渗,减轻局部刺激。化疗过程中加强巡视,并做好患者的相关教育。如发现化疗药物外渗,应立即停止滴注,并回抽2～3mL血液,以吸除部分药液,然后拔出针头重新选择另一静脉进行穿刺。外渗局部冷敷后再用75％酒精湿敷,亦可用2％利多卡因溶液＋地塞米松＋生理盐水局部做环形封闭,观察局部的变化。必要时选用中心静脉或深静脉留置导管。

(4)对症处理化疗不良反应。如使用甲氧氯普胺、恩丹西酮等药,最大限度地减少恶心、呕吐的发生。预防尿酸性肾病。根据心脏功能等因素,化疗过程适当补液,保证每日尿量在3000mL以上,对入量够而尿仍少者,给予利尿剂。

(5)鞘内注射药物后应去枕平卧位4～6h,以免头痛。

6.输血的护理

严格输血制度。一般先慢速滴注观察15min,若无不良反应,再按患者年龄、心肺功能、急慢性贫血及贫血程度调整滴速。输血过程中应密切观察输血引起的不良反应。

7.饮食护理

(1)给予高蛋白、高维生素、高热量、营养丰富、易消化的饮食。注意饮食卫生,忌生冷及刺激性食物,防止发生肠道感染。口腔溃疡疼痛明显时可予利多卡因漱口液含漱(0.9％生理盐水250mL＋2％利多卡因溶液10～20mL),以减轻疼痛。

(2)化疗期间鼓励患者多饮水,每日2 000～3 000mL,并遵医嘱给予别嘌呤醇及碳酸氢钠口服,以碱化、水化尿液,防止化疗期间细胞破坏引起的尿酸性肾病。

(3)化疗期间由于药物影响,患者进食少,应给予清淡合乎口味的饮食,注意食物的色、香、味,鼓励患者进食。

(4)血小板减少时,应指导患者进食少渣的软食。禁辛辣、生硬、刺激性食物,以防止口腔黏膜损伤引起出血。

8.安全护理

(1)预防跌倒、坠床:①病区地面应防滑。②走廊、厕所墙壁应安装扶手。③带轮子的病床应有固定装置,使用期间固定牢靠。④消除病房、床旁及通道障碍。病房内尽量不要使用接线板,不得不使用接线板时,应放在适宜的地方,避免对行走造成障碍。⑤穿舒适的鞋及衣裤:穿平底、柔软、大小适当防滑鞋,穿长短合适的裤子。⑥高危人群24h有家属陪伴,如厕时加强陪伴。⑦使用平车或轮椅时,要检查性能是否完好,轮胎是否有气等。用平车运送患者时,要将平车防护栏安好,上坡时头在前,下坡时脚在前;用轮椅推送患者下坡时应反向行走,路过沟坎时速度要慢。⑧夜间保持足够的灯光(开地灯),将物品放于患者易取处。⑨渐进下床:改变体位时做到"三部曲",平躺 30s 再坐起,坐起 30s 再站立,站立 30s 再行走,预防直立性低血压。⑩安全使用坐便器,保持大便通畅,预防便秘久坐、久蹲引起如厕时跌倒。

(2)预防烫伤:床边、桌上不要放置暖水瓶,防止被打翻而烫伤。

9.心理护理

急性白血病是一种恶性程度高的疾病,治疗周期长,治疗过程中并发症多、病死率高、治疗成本高。因此,患者容易产生恐惧、紧张和忧虑,甚至产生悲观、绝望的不良情绪。这样常常会影响疾病的治疗和恢复。部分患者甚至出现自杀、自伤行为。所以应做好患者的心理护理。

(1)了解患者的性格,对疾病的认知程度,注意患者的情绪变化,随时予以有针对性的心理疏导,克服其消极情绪。关心、理解患者,向患者及其家属介绍本病的相关知识、国内外治疗此病的最新进展及成功病例,鼓励患者正视疾病,安心配合治疗与护理。

(2)治疗前向患者解释放化疗中可能出现的不良反应及预防方法,消除顾虑,积极配合。

(3)了解患者的家庭、社会支持情况,嘱家属、亲友给予支持和鼓励,建立社会支持网。

10.环境和专业知识健康宣教

(1)消除环境中的危险因素,不要过多接触 X 线或其他有害的放射线,与放射线接触的工作人员应做好职业防护。

(2)专业知识宣教:向患者及其家属介绍疾病的有关知识,使其了解疾病的发展过程,学会自我护理的方法与技巧。帮助患者建立良好的生活方式,劳逸结合、加强营养。

11.预防感染的健康宣教

(1)预防肛周感染的健康宣教:①调节饮食预防便秘。进食清洁易消化的半流质软食,少量多餐,避免食用辛辣、刺激性、不洁食物,多食用新鲜蔬菜、水果,以及富含纤维素的糙米、豆类等食物,以增加肠蠕动。同时食用润肠通便的食物,如香蕉、核桃等。多饮水,保持每天 2 000～3 000mL,以保持大便通畅防止便秘的发生。②每天定时排便,养成良好的排便习惯,防止肛裂、痔的发生。若大便干燥排便困难,可适当给予麻仁胶囊、乳果糖、番泻叶等润肠药口服,或开塞露纳肛。③勤换内裤,保持肛周皮肤清洁干燥。便后用柔软的卫生纸,不要用粗糙不洁的纸张,以免擦破肛周皮肤引起感染。④保持肛周清洁,促进血液循环。便后用温开水清洗肛周,用 1:5 000 的高锰酸钾坐浴 15～20min,温度 40～45℃避免烫伤。或用 0.05% 碘附坐浴。每天 2 次,便后加 1 次。不能坐浴者,用碘附局部消毒。⑤坐浴时的坐盆大小以可放进臀部为宜,专盆专用,盛有溶液的坐盆放在 20cm 高的小架上,身体前倾趴在床边,这样可以使肛周括约肌松弛,肛门充分暴露浸泡在坐浴液中又减轻疲劳。身体虚弱者,坐浴时必须有人搀扶协助,防止跌伤。

(2)预防口腔感染健康宣教:①勤漱口,三餐后软毛牙刷刷牙(血小板低的患者禁止刷牙),保持口腔清洁。尽早治疗龋齿,禁止剔牙。②饮食宜软、清淡、富有营养,避免硬、刺、酸、辣刺激。可做有益的口腔运动(卷舌、扣齿、鼓颊等)。③多饮水,避免口唇和口腔黏膜干燥。口唇干时,涂液状石蜡进行保护,避免口唇裂开造成感染。④口腔疼痛明显时,患者常拒绝进食、拒绝讲话,鼓励其多张口讲话或适当张口呼吸,增加张口次数,让口腔黏膜多与空气接触,减少真菌的生长。鼓励多进食,饮食以温、凉为宜,保证营养的摄入,促进口腔黏膜的再生。⑤掌握漱口方法:含漱口液,频繁鼓腮,连续 10 次,使漱口液充分冲击两侧颊部和两侧牙齿缝隙。漱口液在口腔停留 3min,用舌头反复舔两侧颊部,有顺序地逐个舔牙齿和上颚、口腔底部前端。仰头含漱,通过液体振荡冲刷颊部,口腔底咽、扁桃体等隐蔽处。漱口次数:晨起、睡前、三餐前后每次 20mL 漱口液漱口,必要时多次重复。

(3)预防肺部真菌感染的健康宣教:①真菌多在土壤生长,孢子飞扬于空气中,可能被吸入肺部引起肺部真菌感染。不要居住潮湿发霉的房屋,不要经常接触带有真菌滋生、布满尘埃的物品,诸如草绳、木料、纸张、垃圾、腐烂的植物、土壤、种子及鸟类等宠物的粪便等。粒细胞缺乏期戴口罩,做好防护。②念珠菌为口腔、皮肤、肠道等部位的寄生菌,当机体免疫力下降时,此类真菌会引起继发性肺部真菌感染。③及早治疗感冒:大多数为病毒感染,如治疗不及时或不当,则感染向下蔓延至肺,引发肺部真菌感染。④皮肤软组织等部位真菌感染,可通过血液循环到达肺引起肺部真菌感染。所以要保持良好的卫生习惯,勤洗澡、勤更衣,尤其做好 PICC 的院外维护。

(4)预防腹泻的健康宣教:①病情较轻者经口进食,少量多餐,注意饮食卫生,从低脂少渣的流质米汤至正常饮食,缓慢过渡,选择易消化、低纤维素、低油脂的食物,避免奶制品和油炸食品,以及刺激性、过冷、产气性食物。腹泻严重者遵医嘱短期禁止入食。②化疗期间不喝生水,直饮水煮沸后再喝;水果要洗净并削皮;不吃腐败变质食物及不洁食物,尤其注意不要生食或半生食海产品、水产品;食物(包括肉、鱼、蔬菜等)要彻底煮熟、煮透后再吃;不在"三无"(无营业执照、无卫生许可证、无健康体检证明)的路边露天饮食小摊点就餐;不吃外购卤制的熟肉、凉拌菜等;不吃不易清洗的水果(如葡萄、草莓、枣、樱桃等);粒细胞缺乏期进食高压灭菌食物。③避免腹部按摩、压迫等机械性刺激,减少肠蠕动,以利于减轻腹痛症状。注意腹部保暖,可用热水袋热敷,但出血者禁用。④保证肛周清洁、干燥。每次排便后用温水清洗、坐浴,局部涂擦莫匹罗星(百多邦),使肛周皮肤清洁、干燥、舒适,预防和避免肛周皮肤糜烂或溃疡。⑤患者出现不同程度的体质虚弱、头晕、低血压等症状,可引起跌倒、坠床等意外发生。故应有家属陪伴,加强安全教育与防护。

(5)摄取营养和用餐方面的健康宣教:

1)高蛋白:进食质量好、消化与吸收率高的动物性蛋白和豆类蛋白质,如禽蛋、乳类、鱼虾、瘦肉、动物血、动物内脏、豆腐、豆腐干、腐竹、豆浆等。

2)多进食合维生素丰富的食物:含维生素 C 丰富的食物有油菜、雪里蕻、西红柿、小白菜、韭菜、荠菜、山楂、柑橘、鲜枣、猕猴桃、沙棘及柠檬等;含维生素 A 丰富的食物有胡萝卜、南瓜、蛋黄、动物肝脏、鱼肝油、苜蓿、柿子椒及菠菜等。

3)多摄入含铁质丰富的食物:如动物肝、血,以及豌豆、黑豆、绿色蔬菜、大枣、红糖、黑木耳、芝麻酱、蛋黄等。

4)少食多餐,以利消化:采取少食多餐的进食方法,或在三餐之外,增加一些体积小、热量高、营养丰富的食品,如糕点、巧克力、面包、鹌鹑蛋、酸牛奶、鲜蔬汁等。

5)根据病情对症调理饮食:患者如有食纳不佳、消化不良时,可供给半流质或软饭,如小米粥、肝末粥、蒸蛋羹、酸奶等,同时可佐以山楂等促消化的食物。

(6)使用门冬酰胺酶患者的饮食指导:暴饮暴食或过食油腻食品会使胰腺分泌增多,增加胰腺负担,引起急性胰腺炎,所以在输门冬酰胺酶期间要忌食油腻食品。患者的膳食中脂肪总量每日不超过 20g,蛋白质总量每日不超过 40g,以脱脂牛奶、鸡蛋(去蛋黄)、鱼、鸡脯肉为蛋白质主要来源。选用含亚油酸和亚麻酸高的豆油、葵花籽油,以保证必需的脂肪酸的供给。禁食油炸食品、动物内脏、肥肉、肉汤及纯糖食品。主要烹调方法:清蒸、水煮。

三、慢性白血病患者的护理

(一)概述

慢性白血病病程缓慢,骨髓及周围血中以异常成熟白细胞为主,伴有幼稚细胞,原始细胞一般不超过 10%～15%。其根据细胞类型分为:慢性粒细胞白血病、慢性淋巴细胞白血病、慢性粒－单核细胞白血病、幼淋巴细胞白血病及毛细胞白血病等。以前两种最为常见。

慢性粒细胞白血病(CML),简称慢粒,是一种发生在早期多功能造血干细胞上的恶性骨髓增生性疾病,在我国,慢性粒细胞白血病年发病率为 0.36/10 万,占白血病的第 3 位,全世界的年发病率为(1～2)/10 万,占所有新发白血病的 15%～20%。中位发病年龄为五六十岁,男性略多于女性。

慢性淋巴细胞白血病(CLL),简称慢淋,是成熟 B 淋巴细胞在外周血、骨髓、淋巴结和脾脏大量蓄积为特征的低度恶性肿瘤。本病进展缓慢,多见于 60 岁以上人群,在中国发病率低,欧美国家发病率较高,占全部白血病患者的 25%～30%。男女发病比例为 2∶1。由于慢淋患者淋巴细胞寿命极长,并经常伴有免疫反应缺陷,故又称"免疫无能淋巴细胞蓄积病"。

(二)病因

白血病的病因不明,但某些因素可能与白血病的发生有关:①病毒;②遗传因素;③放射因素;④化学因素。

(三)诊断要点

1.实验室检查

①血常规;②骨髓象;③骨髓、淋巴结病理活检;④血液生化检查;⑤细胞免疫表型(流式细胞学)检查;⑥细胞遗传学检查;⑦分子生物学检查;⑧染色体。

2.鉴别诊断

(1)慢性粒细胞白血病应注意与类白血病反应、骨髓纤维化、慢性粒－单核细胞白血病、Ph 染色体阳性的其他白血病及其他脾肿大疾病相鉴别。

(2)慢性淋巴细胞白血病应与病原体感染导致的反应性淋巴细胞增多症、幼淋巴细胞白血病、毛细胞白血病及其他来源于 B 淋巴细胞的淋巴增生性疾病相鉴别。

(四)临床表现

1.慢性粒细胞白血病

起病缓慢,早期可没有任何症状,晚期可见乏力、低热、多汗或盗汗、体重减轻等代谢亢进表现;脾大最为突出,达脐或脐以下,可引起左季肋部或左上腹部沉重不适、食后饱胀的感觉;较少见的症状有背痛或四肢痛,因脾脏阻塞而觉左上腹或左下胸剧痛;晚期当血小板减少时皮肤、齿龈易出血,女性可有月经过多。

2.慢性淋巴细胞白血病

最早出现的症状常常是乏力,疲倦,体力活动时气促,浅表淋巴结特别是颈部淋巴结肿大,常首先引起患者的注意,CT 扫描可见肺门、腹膜后、肠系膜淋巴结肿大,50%～70%患者伴有肝、脾肿大。稍晚出现消瘦、低热、盗汗等症状,并可出现黄疸。晚期因骨髓造血功能受损,出现贫血和血小板减少,并由于免疫功能减退,易并发感染。50%的患者可有瘙痒、荨麻疹等改变。

(五)临床分期

1.慢性粒细胞白血病

临床上按病程发展分为三个阶段。

(1)慢性期:白细胞增多,外周血嗜碱性粒细胞增多,外周血及骨髓原始细胞<5%,可见大量中晚幼粒细胞。

(2)加速期:外周血及骨髓原始细胞 10%～19%,外周血嗜碱性粒细胞≤20%,持续血小板减少,出现白血病细胞克隆进化的细胞遗传学。

(3)急变期:外周血及骨髓原始细胞≥20%,骨髓外原始细胞侵犯。

2.慢性淋巴细胞白血病

Binet 分期标准:

(1)A 期:血红蛋白≥100g/L,血小板≥100×10⁹/L,受累淋巴结<3 个淋巴引流区域。

(2)B 期:血红蛋白≥100g/L,血小板≥100×10⁹/L,受累淋巴结≥3 个淋巴引流区域。

(3)C 期:血红蛋白<100g/L 和(或)血小板<100×10⁹/L。

说明:评估的 5 个淋巴区域:颈、腋下、腹股沟(单或双侧均为 1 个区域)、肝和脾。

(六)治疗

1.慢性粒细胞白血病

(1)治疗目的:改善症状;延长慢性期;提高生活质量;争取治愈。

(2)治疗原则:慢粒的治疗经历了早期姑息治疗、特异性治疗及靶向治疗时代。早期姑息性治疗包括砷剂、脾照射及白消安等;特异性治疗包括羟基脲、造血干细胞移植、联合化疗及干扰素等;至 2000 年酪氨酸激酶抑制剂伊马替尼的问世,使慢粒的治疗进入分子靶向治疗时代,也使慢粒治疗获得突破性的进展。随着临床的不断应用及耐药突变的出现,促使二代 TKI:尼洛替尼、达沙替尼、博纳替尼等的研发。另外,近几年 TKI 联合高三尖杉酯碱、干扰素治疗也取得较好的疗效。

1)酪氨酸激酶抑制剂(TKI):目前慢粒的首选治疗药物,包括一代伊马替尼和二代尼洛替尼、达沙替尼、博纳替尼等,具体用药选择应根据患者疾病危险度、年龄、基础疾病、伴随疾病、ABL 激酶区突变和疾病分期等综合判断。在用药过程中应严密监测血常规、生化、心电图等,及时处理可能出现的不良反应,减少患者治疗中的不良情绪。

2)干扰素:具有抗病毒、抑制细胞增生、诱导分化、免疫调节、修复 ABL 激酶区突变恢复TKI 的敏感性等特点,与 TKI 联合应用,可提高部分患者的治疗反应,达到更深的治疗反应。另外,无条件应用 TKI 者,单独应用干扰素治疗,也可延长部分患者的生存期。

3)高三尖杉酯碱:通过阻断肽链合成,明显抑制 P210BCR－ABL 蛋白及相关蛋白的合成,且不受 P210 蛋白突变的影响。高三尖杉酯碱与 TKI 治疗有叠加或协同作用。对 TKI 耐药的突变患者,高三尖杉酯碱与 TKI 联合应用,可提高部分患者的治疗反应,延长患者生存期。

4)异基因造血干细胞移植(Allo－SCT)：是目前被普遍认可的根治性标准治疗。TKI治疗失败或出现疾病进展患者应尽早进行。常规移植患者年龄以45岁以下为宜，HLA相合同胞间移植后患者3～5年无病存活率为60%～80%。无血缘关系供者移植，长期无病存活率为35%～57%。此类移植风险大，主要原因为移植物抗宿主病(GVHD)和相关感染。自从伊马替尼问世后，国际骨髓移植登记组数据显示慢粒干细胞移植数量明显下降。

2.慢性淋巴细胞白血病

治疗原则：慢性淋巴细胞白血病是一种惰性的淋巴系统肿瘤，患者可以维持无症状长约数月至数年，不需要治疗。早期病例或病情稳定者不需要抗肿瘤治疗。口服烷化剂类的标准治疗对于早期、病情稳定或无症状病例并不能延长生存期，相反实际上可能会缩短。有鉴于此，对于早期病例或病情稳定者的标准治疗仍是观察。治疗方案主要是单药或联合化疗，取决于患者的症状严重程度及化疗耐受程度。

(1)化学治疗：如苯丁酸氮芥、环磷酰胺、氟达拉滨、激素治疗。改善症状和体征，不能治愈本病。

(2)免疫治疗：阿来组单抗(campath－1H)是人源化的鼠抗人CD25单克隆抗体，利妥昔单抗是人鼠嵌合型CD20单克隆抗体，均为常用免疫治疗药物。

(3)骨髓移植：在缓解期行自体干细胞移植治疗CLL效果优于传统化疗，患者体内的微小残留病灶可转阴，但随访至第4年时，50%复发。

(4)并发症治疗：因低γ－球蛋白血症、中性粒细胞缺乏及老龄，CLL患者极易感染，严重感染常为致死原因，所以应积极治疗。反复感染者可静脉输注免疫球蛋白，并发自身免疫性溶血性贫血(AIHA)或ITP者可用糖皮质激素治疗，无效且脾肿大明显者可考虑切脾。

(七)主要护理问题

1.预感性悲哀

与缺乏疾病知识，担心疾病恶性程度及预后有关。

2.低效型呼吸形态

与肺部感染及肿大淋巴结压迫有关。

3.体温过高

与免疫力低下、合并感染，疾病进展有关。

4.活动无耐力

与贫血有关。

5.营养低于机体需要量

与化疗药物不良反应及疾病所致高消耗状态等因素有关。

6.疼痛

与脾肿大、脾栓塞、淋巴结肿大压迫等疾病相关因素有关。

7.潜在并发症

出血、感染、贫血、疾病浸润。

8.焦虑

与经济条件等有关。

(八)护理目标

(1)帮助患者及其家属正确了解、认识疾病,勇敢面对疾病,引导患者减少不良情绪、消除不必要的顾虑,积极主动配合治疗和护理。

(2)积极普及宣传疾病知识,争取使患者得到更多的来自家庭和社会的支持。

(3)患者了解所用药物的性质、作用及不良反应,避免紧张情绪,调整好心态。

(4)患者能掌握自我监测体温变化及物理降温的方法。

(5)患者了解血常规的正常值,学会简单判读血常规,及时随诊。

(6)患者掌握治疗及治疗间歇期时休息、活动、饮食等需要注意的事项。

(九)护理要点

1.心理护理

慢性白血病是一种起病缓慢、进展程度不一的造血系统的恶性克隆性疾病,病程长短不一,大多进展较慢,但不易根治。患者在治疗过程中容易产生焦虑、恐惧、悲观、失望等情绪,尤其是刚确诊的患者。这些不良的情绪刺激会影响疾病的治疗和恢复,削弱患者的依从性,因此,心理护理在慢性白血病的护理中占有至关重要的地位。

理解、关心患者,向患者及其家属介绍本病的相关知识、制作疾病相关知识的宣教手册,帮助患者认识疾病;在征得患者同意的情况下,将治疗成功的患者的笑脸征集制成宣传册,同时介绍国内外治疗此病的最新进展及成功病例,帮助新确诊的患者消除顾虑,积极面对疾病;开展联谊会,让治疗成功的患者分享治疗的经验、家庭的支持及个人心理状态,给患者提供交流的平台;借助科技的力量,应用微信或 QQ 等建立网络平台能及时与患者互动,宣传最新的治疗策略、理念,同时也能密切随访患者的病情及情绪变化,及时予以处理或疏导;有条件情况下可以定期开展知识讲座并与患者互动,利用游戏、一起活动的机会帮助患者进一步放松精神,树立积极面对疾病的信心,从而使患者安心配合治疗和护理,达到最佳治疗效果。

2.病情观察

(1)严密观察患者生命体征的变化,如有异常及时报告。

(2)针对脾肿大患者每日测量脾脏大小及质地并记录。

(3)根据血常规结果,了解病情的发展及药物治疗的效果,做好疾病预防。

(4)观察化疗药物的不良反应,对患者予以心理安慰,及时对症处理。

3.疼痛的护理

(1)患者脾大引起腹胀腹痛时,严密观察疼痛部位、性质和程度,做好记录,并指导患者取左侧卧立,以使疼痛部位局限,减轻不适感。

(2)保持病室安静、舒适,鼓励患者少食多餐进食进水,以减轻腹胀。

(3)避免弯腰和腹部碰撞,以免脾破裂发生。

(4)患者突然出现剧烈腹痛、腹肌紧张,甚至出现面色苍白、高热、脉搏细速、血压低等休克症状时,应立即建立静脉输液通道,通知医生进行抗休克治疗及应用抗生素进行抗感染治疗。

4.贫血的护理

(1)保证充足的休息及睡眠,减少机体耗氧量。在病情允许的情况下可进行适当的活动,在站起时动作应缓慢,由人扶持协助,防止突然体位改变发生昏厥而摔伤。

(2)重度贫血、血红蛋白<60g/L,缺氧症状明显,出现心累、气紧、头昏、耳鸣、面色苍白等症状者,应指导患者采取半坐卧位吸氧,积极采取输血治疗,以提高患者的生活质量。

5.出血的护理

(1)鼻出血:多为鼻中隔出血,要让患者取平卧位,保持心情平静,给予1∶1 000的肾上腺素棉球填塞鼻孔;出血量大时,应给予凡士林油纱后鼻孔填塞止血,但时间一般不超过72h。

(2)口腔黏膜或牙龈出血:加强口腔护理,正确使用漱口水,预防口腔感染。

(3)皮肤黏膜出血:注意观察患者皮肤情况,指导患者穿宽松衣物,减少皮肤摩擦。各种护理操作动作轻柔,避免拍打,减少穿刺次数,穿刺部位应交替更换,按压穿刺出血点直到不再出血为止。

(4)胃肠道出血:观察患者有无呕血、便血、腹痛等症状,观察患者的面色、血压、四肢温度变化,出现呕吐时应将患者头偏向一侧,保持呼吸道通畅,防止窒息。

(5)眼底及颅内出血:让患者保持情绪稳定,勿剧烈咳嗽或用力排便,随时了解患者有无恶心、呕吐、视物模糊等情况,观察患者的意识变化。

6.输血的护理

严格执行输血查对制度,严格执行操作规程。输注时,一般先慢速滴注观察15min,注重患者的主诉,若无不良反应,应再按患者年龄、心肺功能、急慢性贫血及贫血程度调整滴速。输血过程中密切观察有无输血反应,若出现输血反应,应立即停止输血,通知医生并配合做出相应处理。

7.感染的护理

(1)病室保持清洁、干燥、整洁,床下无杂物,注意开窗通风,物品表面及地面用含有效氯浓度液体擦拭消毒。定期进行室内空气紫外线消毒。

(2)避免或减少探视及陪护人员,谢绝患有感冒的人员探视。必要外出检查时,戴口罩预防呼吸道感染。

(3)对于接受超大剂量化疗、免疫抑制剂治疗、干细胞移植后的患者,必要时采用保护性隔离护理,移居单间或空气层流洁净室内,实施全环境保护。

(4)保持口腔清洁卫生,预防感染。于进餐前后、睡前、晨起时用生理盐水漱口,睡前、晨起应用软毛刷刷牙;及时更衣及更换床单,保持皮肤清洁,勤剪指甲;女性患者应保持会阴部清洁,经期应增加清洗次数;保持大便通畅,便后坐浴,预防肛周感染。

(5)除体温观察外,注意咽、鼻腔、腋下、外阴、肛门等部位的隐匿感染。

(6)严格遵守无菌操作原则。

8.药物护理

(1)严格遵医嘱用药,密切观察药物疗效和不良反应,向患者讲解药物的作用、不良反应及有关的注意事项,如白消安、羟基脲可引起骨髓抑制,须定期复查血常规;干扰素有发热、恶心、食欲缺乏及肝功能异常等不良反应,应密切监测体温及定期检测肝功能变化;环磷酰胺、长春新碱、阿糖胞苷、高三尖杉酯碱等易引起恶心、呕吐,应遵医嘱给予止吐药;环磷酰胺可引起出血性膀胱炎和脱发,应密切观察排尿颜色的变化,监测尿常规,多饮水,同时密切观察患者的心理变化,防止因自我形象改变而影响情绪。口服伊马替尼可引起腹泻、水肿等不适,应嘱餐中服药,水肿明显时,通知医生予以处理,加用利尿等治疗。

(2)多种化疗药物同时应用时,严格执行输注顺序,特别是在有特殊药物拮抗时,确保时间、剂量准确,以免影响疗效。

(3)化疗药物输注时应选择大、粗、直、血流丰富的静脉,避开关节、反复穿刺及有瘢痕等静脉。由远心端至近心端有次序地选择和保留静脉,禁止下肢静脉输注,对血管条件不好及蒽环类化疗药,首选中心静脉或深静脉留置导管。

(4)根据心脏功能、年龄等因素,化疗过程中适当补液,保证心功能。化疗期间鼓励患者多饮水,每日 2 000~3 000mL,并遵医嘱给予别嘌呤醇及碳酸氢钠口服,以碱化、水化尿液,防止化疗期间细胞破坏过多、过速引起的尿酸性肾病。

9.饮食护理

(1)给予高蛋白、高维生素、高热量、营养丰富、易消化饮食或半流食,必要时遵医嘱静脉补充营养。

(2)注意饮食卫生,忌生冷及刺激性食物,防止发生肠道感染。

(3)化疗期间患者由于胃肠道反应,应给予清淡、合乎口味的饮食,避免油腻食物,注意饭菜的色、香、味,鼓励患者进食。

(4)血小板减少时,应指导患者进少渣的软食,禁辛辣、生硬、刺激性食物,以防止口腔黏膜损伤引起出血。

10.社会呼吁,家庭支持

(1)向社会宣教本病知识,使大众正确地认识此类疾病,使患者获得更好更多的社会支持。同时,也要注意对患者家属、亲友的疾病宣传及心理疏通,使他们也能给予患者更多支持和鼓励,建立社会支持网。

(2)由于最新的治疗方案费用较高,部分患者因经济压力过重产生许多不良情绪,所以需要在社会层面宣传疾病知识,争取国家、社会、团体能更好地关注这类患者,使其能获得更多的医疗救助。

(十)健康宣教

(1)对慢性白血病患者,向患者及其家属进行有关疾病知识的健康教育,使其了解定期复查和按时服药的意义,使患者树立长期养病的生活方式,主动做好自我护理,争取延长缓解期。

(2)指导患者建立良好的生活方式,保持充足营养,注意休息和睡眠。积极参加体育锻炼,保持心情舒畅,增强免疫力。

(3)戒烟、不酗酒,不接触 X 线或其他有害的放射线,避免到人多的公共场所。慎用氯霉素、保泰松、细胞毒类抗癌药及免疫抑制剂等。

(4)积极预防感染,尤其是上呼吸道感染,注意保持口腔及皮肤清洁,饭前饭后勤漱口。定期洗澡,勤换内衣、内裤,洗澡时选用刺激性小的沐浴液,穿宽松、棉质衣裤,以免皮肤瘙痒。注意肛周护理,勤坐浴,女患者注意每日冲洗会阴部,防止感染。

(5)就诊指导:按期到医院化疗。如出现发热、脾大、贫血及出血加重等不适时应及时就诊。

四、儿童白血病的护理

(一)概述

儿童白血病是一组发生在造血系统的恶性增生性疾病,是发病率最高的儿童恶性肿瘤之一,也是导致儿童死亡的头号杀手之一。目前,我国儿童白血病的发病率和病死率较高,且呈持续增长趋势。我国流行病学调查报道,我国白血病病死率约为4.17/10万。上海2002～2004年儿童恶性肿瘤发病率为12.03/10万,其中白血病占30.9%,高于世界其他地区。在降低儿童白血病的疾病相关病死率方面,医疗护理发挥着重要作用。

(二)发病机制及病因学

儿童白血病发病机制十分复杂,目前研究发现,仅有胎儿期染色体的易位不足以引起白血病,因为子宫内染色体易位导致的融合基因在正常新生儿中的发生频率远高于白血病的发病率。由此,提出了白血病发生的"二次打击"假说:第一次"打击"发生在子宫内,引起染色体易位,导致融合基因的形成;而其发生发展过程中的关键步骤则是出生后的第二次"打击",即后天发生的染色体或分子异常。这种后天发生的染色体异常可能是由于对常见感染等危险因素的异常反应或是延迟反应引起。通过国内流行病学调查研究结果,我们归纳出中国儿童白血病发病的九大危险因素:患儿感冒史、感染史、肿瘤家族史、X射线接触史,居住环境电磁场暴露,房屋装修史,有害化学物质接触史,住宅周围污染,以及母亲孕产期有害物化学物质接触史。

(二)临床表现

小儿急性白血病50%以上的病例表现为急性发病,初期主要表现为贫血、出血、发热、感染等症状,病程迁延后,器官受浸润的症状体征越来越明显。少数患儿起病缓慢,表现为乏力、面色苍白、食欲减退、身体疲劳,可伴随轻微出血现象,此时通过骨穿等检查多能确诊。

1.贫血

症状出现较早,且呈进行性加重,多为正细胞正色素性贫血,表现为进行性皮肤黏膜苍白、虚弱、易倦、活动后气促等症状,年长患儿可诉头昏、头痛、心悸、耳鸣等。贫血主要是因红细胞减少,此外骨髓内红细胞无效造血、溶血和不同程度的出血也是贫血发生的原因。

2.出血

大部分急性白血病患儿伴有不同程度的出血现象,以鼻出血、牙龈出血及皮肤紫癜最常见。轻者仅见下肢少量淤点、淤斑,或少量鼻出血;严重者可见全身广泛性出血,皮肤大片淤斑、鼻出血、牙龈出血、尿血等。需要注意的是,呼吸道、消化道出血和颅内出血,可导致死亡。通常急性髓系白血病较急性淋巴细胞白血病出血为重,尤其是AML-M3的治疗初期易并发弥散性血管内凝血而致命。血小板的质和量的改变也是出血的重要原因,肝脏受浸润后凝血因子Ⅰ、Ⅱ、Ⅴ生成不足,毛细血管受损后通透性增加均可加重出血现象。

3.发热

是急性白血病最常见症状,50%以上的白血病患者以发热起病。多为继发感染所致。

同AML相比,ALL发病时发热较多见,急性白血病本身多不发热或仅有低热,凡温度>38.5℃者应高度怀疑有感染。继发感染是导致白血病患儿死亡最常见的原因之一,主要表现为持续高热,甚至超高热,可伴畏寒、寒战和出汗等。感染的发生主要与下列因素有关:①粒细胞缺乏或功能缺陷;②化疗药物及糖皮质激素的应用,促使机体免疫功能进一步下降;③白血病细胞的浸润及化疗药物的应用,易造成消化道和呼吸道黏膜屏障受损;④各种穿刺或插管留置时间过长。感染可发生在机体的任何部位,但以口腔黏膜、牙龈和咽部最为常见,其次是呼吸道及肛周皮肤等。其局部可以表现为炎症、溃疡、坏死或脓肿形成,严重者可导致败血症或脓毒血症。

最常见的致病菌是革兰氏阴性菌,如肺炎克雷伯菌、绿脓杆菌、大肠埃希菌和产气杆菌等;但近年来革兰氏阳性球菌感染的发生率有所上升,包括金黄色葡萄球菌、表皮葡萄球菌和粪链球菌等;此外,长期化疗、糖皮质激素和大量广谱抗生素的应用,继发二次感染,使真菌感染甚至败血症的发生呈上升趋势。部分患者还易发生病毒(如带状疱疹)及原虫(如肺孢子)等感染。

护士应及时发现患儿的发热症状,并采用正确的方法留取患儿血液、体液等标本并及时送检,以提高病原菌的检出率。院内感染多为革兰氏阴性菌,包括大肠埃希菌、铜绿假单胞菌、肺炎克雷伯菌等。若出现皮肤软组织感染,则需要考虑革兰氏阳性菌感染,其中金黄色葡萄球菌感染最为常见。在护理中应警惕多重耐药菌感染的发生,一旦发生感染,及时上报,隔离患儿,防止感染扩散。

4.器官和组织浸润的表现

白血病细胞在骨髓中增生,通过血液循环几乎可以浸润全身所有的组织器官。主要表现为骨痛、关节痛,肝、脾、淋巴结肿大,皮肤黏膜、睾丸、神经系统浸润,以及其他系统、器官的白细胞低患者的饮食健康宣教浸润等。

淋巴结及肝、脾肿大是患儿常见的就诊原因之一,肿大淋巴结直径为 $1\sim4cm$ 不等,形态饱满,多为圆形,质韧无触痛,常见于颈部、腋下及腹股沟。深部淋巴结肿大可引起邻近组织器官的受压症状,如纵隔淋巴结肿大可压迫上腔静脉引起上腔静脉综合征。不同类型的白血病患儿肝、脾受浸润的程度不同,通常 ALL 较 AML 显著。在 ALL 中又以 T 细胞急淋(T-ALL)及成熟 B 细胞急淋(B-ALL)更为明显。肝、脾、淋巴结肿大的程度可反映机体的肿瘤负荷量,过去临床用其判定复发危险度的指标,但是随着近年早期大剂量化疗的应用,其判定预后价值已明显降低,只是在化疗的敏感度观察上仍作为一种较为方便的指标。

中枢神经系统白血病(CNSL)和睾丸白血病(TL)可见于发病的初期或复发时。CNSL 以浸润软脑膜为主,临床出现颅内压增高、脑神经受损和脑脊液改变,严重者可有意识改变或抽搐、瘫痪等。睾丸受损主要表现为无痛性、硬结节状肿大。髓外白血病的防治也应高度重视,骨和关节疼痛是白血病细胞浸润骨膜、关节及骨皮质所致。患儿以四肢长骨及其关节受累为主,通常易误诊为风湿、类风湿性关节炎等。此外心、肺、胸膜、肾、皮肤黏膜等均可受到侵犯,但是不同类型的白血病表现有所不同,如急性单核细胞白血病常有牙龈增生、出血和溃疡;急性粒细胞白血病常见眼眶周围的绿色瘤,先天性白血病常见无色、青灰色或紫红色的白血病浸润结节。

(三)诊断要点与实验室检查

1.临床症状、体征

皮肤黏膜苍白、乏力、出血、发热、骨关节痛,有肝、脾、淋巴结肿大等髓外浸润表现。

2.血常规改变

查血常规有贫血表现,血小板减少,白细胞计数增高、正常或减少,外周血涂片可发现数量不等的原始、幼稚细胞,或未见原始、幼稚细胞。

3.骨髓形态学改变

是确诊本病的主要依据。骨髓涂片中有核细胞大多呈增生活跃或极度活跃,仅少数呈增生低下,原始细胞＋幼稚细胞必须≥30％才可确诊为急性白血病。

4.其他

在初诊中,骨髓的细胞形态学、细胞生化、免疫分型、分子和细胞遗传学都是必要的。如果骨髓干抽或者怀疑为骨髓异常综合征(MDS)时,必须做骨髓活检。所有患儿应行脑脊液检测以排除中枢系统白血病。免疫分型可以提高诊断准确性,并可做为微小残留病变的检测手段。细胞遗传学和荧光标记的原位杂交技术(FISH)对于评估预后及治疗方案的制订都具有一定的指导意义。

(四)常见并发症

1.贫血和出血

贫血、面色苍白是小儿白血病发病时常见症状,同时患儿可出现乏力、食欲减退、活动无耐力等症状。出血多表现为躯干、四肢有散在出血点,抽血后穿刺点出血不止,严重者可出现黑便、血便等消化道出血症状。颅内出血时,表现为头痛、呕吐等症状,可直接危及生命。

2.感染

因正常白细胞数目异常或功能缺陷,易发生感染,严重者可致败血症。常见的感染部位有呼吸系统、皮肤、肠道、肛周等,可发生鹅口疮、真菌性肠炎、肛周真菌症和深部真菌感染等。

3.白血病细胞的浸润

白血病细胞可浸润全身组织器官,引发各种症状。如肝、脾、淋巴结等肿大,纵隔淋巴结肿大引发上腔静脉综合征;骨骼浸润可致关节肿痛,活动受限;中枢神经系统浸润时可并发中枢神经系统白血病,可表现为颅内压增高:头痛、呕吐、视神经盘水肿所致视力模糊,也可引起面瘫等脑神经损害,甚至引起癫痫发作,意识障碍等;腮腺浸润时,两侧腮腺无痛性增大,可浸润睾丸、肾等;皮肤、肺、胸膜、胃肠道和心脏浸润时,引起相应脏器功能障碍的症状。

(五)治疗

根据细胞形态学分型、免疫学分型、细胞遗传学分型,以及患儿年龄、发病时白细胞数目等因素对患儿进行危险度分级,可分为低危、中危和高危。根据危险度分级可给予不同程度的治疗。

急性淋巴细胞白血病治疗阶段包括:诱导缓解治疗、巩固治疗、早期强化治疗、维持治疗和维持治疗期间的强化治疗及髓外白血病的预防治疗,总疗程2.5～3年。通过正规系统化的治疗,治愈率可达70％～80％。

急性髓系白血病(不包括急性早幼粒细胞白血病)通常需要1～2个周期DA方案(柔红霉素＋阿糖胞苷)诱导治疗和2～5个周期巩固治疗(以大剂量阿糖胞苷为主)。目前急性早幼粒细胞白血病(AML－M3)在诱导缓解后,通过亚砷酸、维A酸的维持治疗均可获得较高的治愈率。

(六)主要护理问题

1.贫血症状

贫血导致组织缺氧出现活动无耐力、头晕、头疼等症状。

2.感染的危险

与中性粒细胞减少、免疫功能下降有关。

3.出血

与血小板数目、质量下降有关。

4.营养失调

与化疗期间进食量减少,摄入量低于机体需要量有关。

5.抗肿瘤治疗的不良反应

与化疗药物的不良反应有关。

6.治疗依从性差

与治疗方案复杂、治疗时间长、患儿难以接受,以及家长缺乏白血病的疾病知识有关。

(七)护理措施

1.休息

白血病患儿须卧床休息,以缓解疲劳等症状。长期卧床者,应常更换体位,预防压疮的发生。

2.预防感染

感染是导致白血病患儿死亡的重要原因之一。白血病患儿免疫功能降低,化疗后的粒缺期,感染的发生率增高,粒缺期持续时间越久,感染的危险越大。预防感染可采取以下措施。

(1)保护性隔离:白血病患儿应与其他病种患儿分室居住,以免交叉感染。粒细胞及免疫功能明显低下者,应单独病室隔离,有条件者可住净化房间或无菌层流床。病房须定期进行空气消毒或紫外线照射。限制每日探视的人数及次数,工作人员及探视者在接触患儿之前要做好手卫生。

(2)注意个人卫生:保持口腔清洁,进食前后用温开水或西吡氯铵漱口液漱口。宜用软毛牙刷,以免损伤口腔黏膜引起出血和继发感染。如有黏膜真菌感染可用氟康唑或伊曲康唑软膏涂擦患处。勤换衣裤,每日沐浴有利于汗液排泄,减少毛囊炎和皮肤感染的发生。保持大便通畅,便后用 1∶2 000 醋酸氯己定(洗必泰)溶液清洗肛周,以防止肛周脓肿形成。

(3)观察感染的早期表现:每天检查患儿口腔及咽喉部,查看有无牙龈肿胀、咽部红肿、吞咽疼痛等,皮肤有无红肿、破损,外阴、肛周有无异常改变等,发现感染先兆,及时给予处理。对合并感染者应完善病原学检查,通过痰培养、血培养等,明确病因,选择合理抗生素进行治疗。对于粒缺期患儿,应采用高效广谱抗生素抗感染治疗,度过粒缺期后可降阶梯治疗。

(4)严格执行无菌操作技术:进行任何穿刺前,必须规范手部卫生,严格消毒穿刺部位。各种管道或伤口敷料应定期更换,避免细菌生长。

3.出血护理

出血是白血病患儿死亡的原因之一,出血护理参阅本章急性白血病的出血护理。

4.使用化疗药物的注意事项

(1)掌握化疗方案、给药途径及方法,密切观察化疗药物的不良反应。鞘内注射时,药物浓度不宜过大,药液量不宜过多,应缓慢推注,术后须平卧6h以上以减少不良反应。此外,光照可引起某些药物分解,静脉滴注时须用避光袋包裹避光,以免药物分解减效。

(2)熟练穿刺技术:化疗药物多为静脉途径给药,且有较强的刺激性,药物渗漏会引起局部疼痛、红肿及组织坏死,目前护理规范上要求采用中心静脉置管或外周静脉留置针(留置时间小于24h)来解决这一问题。

5.输血的护理

输血是骨髓抑制期必须采用的支持治疗手段。输注时应严格遵守输血制度,一般先缓慢滴注观察15min,若无不良反应,再按患儿年龄、心肺功能、急慢性贫血及贫血程度调整滴速,输血过程中应密切观察输血反应。

6.增加营养,注意饮食卫生

患儿治疗期间应给予高蛋白、高维生素、高热量饮食。鼓励患儿多进食,食品餐具应消毒,水果应洗净、去皮。门冬酰胺酶治疗期间,应给予低油脂、优质蛋白饮食,保证化疗正常进行,但也要保障患儿的营养摄入。

7.心理护理及人文关怀

(1)患儿的心理呵护:护理人员应热情帮助、关心患儿。通过相关知识宣讲让年长患儿认识珍惜生命的重要意义,了解目前白血病治疗的效果,建立起战胜疾病的信心。

(2)向家长介绍白血病有关知识,尤其是目前儿童白血病的治疗进展,如急性淋巴细胞白血病完全缓解率达95%以上,5年以上存活者达70%～80%,部分患儿已获治愈;急性非淋巴细胞白血病的初治完全缓解率已达75%等,让其对本病有新的认知。

(3)通过宣讲化疗的重要性及相关不良反应,增强患儿及其家属对治疗的依从性,使患儿能够配合医护人员完成治疗。

(4)定期召开家长座谈会,促进患儿家长与医护、家长与家长之间的交流,能提高家长的护理常识,并促进医、护、患之间的沟通交流。

(5)定期召开联欢会,为患儿提供一个交流、活动的平台,使其感受到快乐、温暖和关爱,同时让新老患儿家长交流治疗的体会,让初治者看到已治愈者的健康状况,从而增加战胜疾病的信心。

8.缓解后的护理

白血病完全缓解后,患儿体内仍有残存的白血病细胞,这是复发的根源,还须坚持化疗,化疗间歇期可出院,按医嘱进行维持治疗和休养,已持续完全缓解1～2年的患儿,根据情况可考虑上学,但应监测治疗方案执行情况,并教给家长相关护理的知识。

9.健康教育

采取丰富多彩的健康教育方式,如语言讲解、文字图片、视听播放、示范训练等进行健康教育。对患儿可采用其喜爱的动漫的形式进行健康教育,以提高患儿依从性。鼓励患儿锻炼身体,增强抗病能力,使患儿的身心得以健康成长。患儿出院时应做好出院指导,嘱其定期复查,以便及时发现复发征象,尽早给予干预治疗。

第三节　淋巴瘤

一、概述

淋巴瘤起源于淋巴结或淋巴组织,是免疫系统恶性肿瘤。淋巴瘤可发生在身体的任何部位,淋巴结、扁桃体、脾及骨髓最易受累。无痛性、进行性淋巴结肿大和局部肿块是其特征性的临床表现,可伴某些器官的受压迫症状。病变侵犯结外组织,如扁桃体、鼻咽部、胃肠道、骨骼或皮肤等,则表现为相应组织器官受损症状。当淋巴瘤浸润骨髓时可形成淋巴瘤细胞性白血病。患者常伴有发热、消瘦、盗汗等全身症状,最后出现恶病质。

二、流行病学

淋巴瘤;是最早发现的血液系统恶性肿瘤之一,占全部恶性肿瘤的 3% 左右。我国淋巴瘤的总发病率男性为 1.39/10 万,女性为 0.84/10 万,男性发病明显多于女性,霍奇金淋巴瘤所占比例低于欧美国家,非霍奇金淋巴瘤中滤泡型所占比例较低,弥散型占绝大多数。其发病年龄以 20~40 岁多见,约占 50%。

三、病因

淋巴瘤的病因和发病机制尚不完全清楚,可能与下列因素有关:

(一)感染

1.病毒感染

是淋巴瘤发生的一个常见病因,常见的病毒如下:

(1)EB 病毒(EBV):几乎在 100% 的地方性 Burkitt 淋巴瘤中检测到,而在散发性和人类免疫缺陷病毒(HIV)相关的 Burkitt 淋巴瘤中的阳性率为 15%~35%。

(2)人类 T 细胞淋巴瘤/白血病Ⅰ型病毒(HTLV-Ⅰ):是成人 T 细胞淋巴瘤/白血病的致病因子。

(3)丙型肝炎病毒:可能与脾边缘带淋巴瘤、结内边缘带淋巴瘤和部分弥散大 B 细胞淋巴瘤(DLBCL)的发病有关。我国研究发现,乙型肝炎表面抗原阳性患者的 NHL 发病率明显高于正常人群。

2.细菌或其他致病微生物感染

或感染所诱发的免疫反应,与黏膜相关淋巴瘤的发病有关。例如,幽门螺杆菌的感染:与胃黏膜相关淋巴瘤、伯氏疏螺旋体感染与皮肤黏膜相关淋巴瘤等有关。

(二)免疫因素

1.免疫功能缺陷

宿主的免疫功能决定对淋巴瘤的易感性,临床观察发现,具有免疫缺陷和自身免疫性疾病的患者霍奇金淋巴瘤的发病危险增加。同时,很多原发性免疫缺陷及获得性免疫障碍的患者也容易患淋巴瘤及其他肿瘤。

2.免疫抑制

临床研究发现,器官移植后长期使用免疫抑制剂而发生恶性肿瘤的患者,其中 1/3 为淋巴瘤。在一些器官移植患者中,因大剂量使用免疫抑制剂,发生 NHL 的相概率比一般人高数倍。

3. 免疫功能紊乱

临床研究发现 NHL 的发病率在自身免疫性疾病(如类风,湿性关节炎、桥本甲状腺炎、干燥综合征和系统性红斑狼疮)患者中上升了数倍。

(三)遗传因素

NHL 家族聚集现象已有报道,近亲(尤其是兄弟姐妹或父母)中有某种血液/淋巴系统恶性疾病史者,NHL 发病风险可增加 2~4 倍。同卵双生同胞之一发生 HL,另一人发生该病的风险是异卵双生者的 100 倍。HL 患者第一代亲属发生该病的风险增加 5 倍,这也许与遗传因素对 EB 病毒感染的遗传易感性增加有关。

(四)化学因素

苯、农药、化肥、溶剂、除草剂、杀虫剂、某些化疗药物等均有致病作用。

(五)物理因素

电离辐射可以引起淋巴瘤,如日本广岛和长崎等地区因原子弹的影响,淋巴瘤的发病率明显高于对照人群。

四、病理和分型

淋巴瘤典型的淋巴结病理学特征为正常滤泡性结构、被膜周围组织、被膜及被膜下窦被大量异常淋巴细胞或组织细胞所破坏。

(一)按组织病理学的不同分类

分为霍奇金淋巴瘤(HL)和非霍奇金淋巴瘤(NHL),85％的淋巴瘤为 NHL。

1. 霍奇金淋巴瘤

其组织病理学特点与 NHL 有很多不同。受累组织中存在特征性的恶性细胞 Reed—Sternberg 多核巨细胞(简称 R—S 细胞),R—S 细胞通常存在于高度反应性细胞的环境中,本身处于激活状态,提示 HL 可能是一种慢性免疫性刺激性疾病。HL 通常从原发部位向邻近淋巴结依次转移。

HL 的分型曾普遍采用 1965 年 Rye 会议的分型方法。之后 WHO 在欧美淋巴瘤分型修订方案(REAL 分型)基础上制订了造血和淋巴组织肿瘤病理学和遗传学分型方案。该方案既考虑了形态学特点,也反映了应用免疫组化、细胞遗传学和分子生物学等新技术对血液和淋巴系统肿瘤的新认识和确定的新病种。WHO 将 HL 分为结节性淋巴细胞为主型霍奇金淋巴瘤(NLPHL)和经典型霍奇金淋巴瘤(CHL)两大类,这种分类反映了两类肿瘤在病理形态学、免疫表型及分子生物学、临床表现和生物学行为方面的差异。其中 CHL 又分 4 个亚型:结节硬化型(NSHL)、混合细胞型(MCHL)、富于淋巴细胞型(LRCHL)及淋巴细胞消减型(LDHL)。WHO 分型和 Rye 分型的主要区别在于将淋巴细胞为主型分为结节性淋巴细胞为主型和富于淋巴细胞经典型。结节性淋巴细胞为主型表现为淋巴结结构完全或部分被结节样或结节和弥散混合的病变取代,细胞成分主要为淋巴细胞、组织细胞,可见特征性的"爆米花样"RS 细胞,免疫表型为 CD20＋、CD15－、CD30－。患者多伴Ⅰ～Ⅱ期病变,男性多见。富于淋巴细胞经典型形态上以淋巴细胞、组织细胞为主,RS 细胞呈经典 HL 的形态学和免疫表型(CD30＋、CD15＋、CD20－)。

2.非霍奇金淋巴瘤

呈跳跃式播散,越过邻近淋巴结向远处淋巴结转移,有的临床上确诊时已播散全身。侵袭性 NHL 常原发累及结外淋巴组织,发展迅速。

NHL 的淋巴结其切面外观呈鱼肉样,镜下正常淋巴结构破坏,淋巴滤泡和淋巴窦可消失,增生或浸润的淋巴瘤细胞成分单一、排列紧密。NHL 细胞源于不同分化阶段的免疫细胞,不同来源的 NHL 细胞的免疫表型、染色体核型、受累基因及临床表现也不相同,从而形成各种的 NHL 亚型。正常免疫细胞转化成恶性淋巴瘤细胞可能存在特定的遗传学和分子遗传学异常,部分 NHL 亚型的原癌基因的激活与特定的遗传学异常有关。

WHO 分类对认识不同类型淋巴瘤的疾病特征和制订合理的个体化的治疗方案具有重要意义。按肿瘤的细胞来源确定类型,淋巴组织肿瘤包括淋巴瘤和其他淋巴组织来源的肿瘤,该分类已为病理与临床所采用。

(二)淋巴组织肿瘤 WHO 分型

此方案中常见的 NHL 亚型包括以下几种:

1.边缘带淋巴瘤(MZL)

为发生部位在边缘带,即淋巴滤泡及滤泡外套之间结构的淋巴瘤。边缘带淋巴瘤系 B 细胞来源,CD5＋,表达 BCL－2,在 WF 往往被列入小淋巴细胞型或小裂细胞型,临床经过较缓,属于"惰性淋巴瘤"的范畴。

(1)淋巴结边缘区 B 细胞淋巴瘤(MZL):系发生在淋巴结边缘带的淋巴瘤,由于其细胞形态类似单核细胞,亦称为单核细胞样 B 细胞淋巴瘤。

(2)脾边缘区细胞淋巴瘤(SMZL):可伴随绒毛状淋巴细胞。

(3)结外黏膜相关性边缘区 B 细胞淋巴瘤(MALT):系发生在结外淋巴组织边缘带的淋巴瘤,可有 t(11;18),包括甲状腺的桥本甲状腺炎、涎腺的干燥综合征及幽门螺杆菌相关的胃淋巴瘤。

2.滤泡性淋巴瘤(FL)

指发生在生发中心的淋巴瘤,为 B 细胞来源,CD5＋,BCL－2＋,伴 t(14;18)。为惰性淋巴瘤,化疗反应好,但不能治愈,病程长,反复复发或转成侵袭性。

3.套细胞淋巴瘤(MCL)

曾称为外套带淋巴瘤或中介淋巴细胞淋巴瘤。在 IWF 常被列入弥散性小裂细胞型。来源于滤泡外套的 B 细胞,CD5＋,BCL－2＋,常有 t(11;14)。临床上老年男性多见,占 NHL 的 8％。本型发展迅速,中位存活期为 2～3 年,属侵袭性淋巴瘤,化疗完全缓解率较低。

4.伯基特淋巴瘤(BL)

由形态一致的小无裂细胞组成。细胞大小介于大淋巴细胞和小淋巴细胞之间,包浆有空泡,核仁圆,侵犯血液及骨髓时即为急性淋巴细胞白血病 L3 型。CD20＋,CD22＋,CD5－,伴 t(8;14),与 MYC 基因表达有关,增生极快,是严重的侵袭性 NHL,流行区儿童多见,颌骨累及是特点;非流行区病变主要累及回肠末端和腹部脏器。

5.弥散性大 B 细胞淋巴瘤(DLBCL)

是最常见的侵袭性 NHL,常有 t(3;14),与 BCL－2 表达有关,其 BCL－2 表达者治疗较困难,5 年生存率在 25% 左右,而低危者可达 70% 左右。

6.血管免疫母细胞性 T 细胞淋巴瘤(AITCL)

过去认为是一种非恶性免疫性疾患,称作血管免疫母细胞性淋巴结病(AILD),近年来研究确定为侵袭性 T 细胞淋巴瘤的一种,表现为淋巴结肿大、脏器肿大、发热、皮疹、瘙痒、嗜酸性粒细胞增多和免疫学谱异常。病理特征为淋巴结多形性浸润,伴高内皮小静脉和滤泡的树突状细胞显著增生。其 CD4 表达比 CD8 更常见。

7.周围 T 细胞淋巴瘤(PTCL)

所谓周围性是指 T 细胞已向辅助 T 细胞或抑制 T 细胞分化,可表现为 CD4+ 或 CD8+,而未分化的胸腺 T 细胞 CD4、CD8 均呈阳性。本型为侵袭性淋巴瘤的一种,化疗效果可能比大 B 细胞淋巴瘤差。本型通常表现为大、小混合的不典型淋巴瘤,在 I 作分型中可能被列为弥散性混合细胞型和大细胞型。本型在日本多见,在欧美约占淋巴瘤中的 15%,我国也较多见。

8.间变性大细胞淋巴瘤(ALCL)

细胞形态特殊,类似 Reed-Sternberg 细胞,有时可与霍奇金淋巴瘤和恶性组织细胞病混淆。细胞呈 CD30+,常有 t(2;5)染色体异常。位于 5q35 的核仁磷蛋白(NPM)基因融合到位于 2p23 的编码酪氨酸激酶受体的 ALK 基因,形成 NPM-ALK 融合蛋白。临床上常有皮肤侵犯,伴或不伴淋巴结及其他结外部位病变。免疫表型可为 T 细胞型或 NK 细胞型。临床发展迅速,ALK 阳性者预后较好。

9.成人 T 细胞白血病/淋巴瘤

是周围 T 细胞淋巴瘤的一个特殊类型,与 HTLV-1 病毒感染有关,主要见于日本和加勒比海地区。肿瘤或白血病细胞具有特殊形态。常表达 CD3、CD4、CD25 和 CD52。临床常有皮肤、肺及中枢神经系统受累,伴血钙升高,通常伴有免疫缺陷。预后恶劣,化疗后往往死于感染。中位存活期不足一年,本型我国很少见。

10.蕈样肉芽肿(MF)/塞扎里综合征

侵及末梢血液为塞扎里综合征。临床上属惰性淋巴瘤类型。增生的细胞为成熟的辅助性 T 细胞,呈 CD3+、CD4+、CD8-。MF 系皮肤淋巴瘤,发展缓慢,临床分三期:红斑期:皮损无特异性;斑块期;最后进入肿瘤期。皮肤病变的病理特点为表皮性浸润,具有 Pautrier 微脓肿。塞扎里综合征罕见,见于成人,是 MF 的白血病期,可有全身红皮病、瘙痒、外周血有大量脑回状核的塞扎里细胞(白血病细胞)。后期可侵犯淋巴结和内脏,为侵袭性皮肤 T 细胞淋巴瘤。

五、临床表现

由于恶性淋巴瘤是具有相当异质性的一大类肿瘤。虽然好发于淋巴结,但是由于淋巴系统的分布特点,使得淋巴瘤基本属于全身性疾病,几乎可以侵及全身任何组织和器官。因此,恶性淋巴瘤的临床表现既具有一定的共同特点,同时按照不同的病理类型、受侵部位和范围又存在着很大的差异。

(一)局部表现

1.淋巴结肿大

是淋巴瘤最常见、最典型的临床表现。淋巴瘤淋巴结肿大的特点为:无痛性、表面光滑、活动,扪之质韧、饱满、均匀,早期活动,孤立或散在于颈部、腋下、腹股沟等处,晚期则相互融合,与皮肤粘连,不活动或形成溃疡。HL 大多首先侵犯表浅淋巴结,以颈部、锁骨上窝、腋下淋巴结多见,而髂血管周围、腹股沟、股三角区、滑车淋巴结均少见,也可侵及纵隔、腹膜后、肠系膜等部位的深部淋巴结。HL 的淋巴结受累多为连续性,依次侵及邻近区域的淋巴结。例如,先为颈部淋巴结肿大,其后依次为腋下、纵隔淋巴结受侵。NHL 首先表现为浅表淋巴结受侵者也超过一半,受侵淋巴结部位多为跳跃性的,无一定规律,NHL 结外淋巴结组织或器官受侵者也较为多见。患淋巴瘤时淋巴结的肿大多为渐进性,如 HL 和惰性淋巴瘤,部分患者在确诊之前的数月甚至数年即出现浅表淋巴结反复肿大,少数患者经抗生素或消炎治疗后肿大的淋巴结可以消退,但不久再次肿大。也有一些高度侵袭性的类型,可表现为淋巴结迅速增大,造成相应的局部压迫症状,偶尔也有因肿块内部坏死、出血导致肿瘤迅速增大,可伴有疼痛、发热。

2. 鼻腔病变

原发鼻腔的淋巴瘤绝大多数为 NHL,主要病理类型包括鼻腔 NK/T 细胞淋巴瘤和弥散大 B 细胞淋巴瘤。早期病变多局限于一侧鼻腔,常原发于下鼻甲,病情进展可侵及鼻中隔、对侧鼻腔、鼻窦、鼻咽腔、眼眶和硬腭等邻近组织和器官。临床表现不典型,主要表现为鼻塞、鼻出血、耳鸣、听力下降、吞咽不适、咽痛、声嘶、面颊部红肿、黏膜溃疡等。局部肿瘤浸润破坏骨质可造成鼻中隔、硬腭等部位穿孔及结外受累器官的相应症状。

3. 咽淋巴环肿大

口咽、鼻咽、舌根部及双侧腭扁桃体组成咽淋巴环,又称韦氏环。其黏膜和黏膜下具有丰富的淋巴组织,是恶性淋巴瘤的好发部位。肿块增大时,可影响进食和呼吸,或出现鼻塞,触之肿块有一定硬度,并常伴有颈部淋巴结肿大。抗感染治疗无效时,应尽早做肿块活检,以确定病变性质。扁桃体淋巴瘤可同时或先后合并胃肠道侵犯,应予注意。

4. 胸部病变

纵隔亦是淋巴瘤的好发部位之一,多数患者初期多无明显症状,随着肿瘤的逐渐增大,可压迫气管、肺、食管、静脉等,出现干咳、气短、吞咽困难。如果病变进展迅速则可发生上腔静脉压迫综合征,表现为头颈部肿胀、呼吸困难、不能平卧、颈胸部浅表静脉怒张等,尤以 NHL 为常见。10%～20%的 HL 在诊断时可有肺或胸膜的受累,往往是由于肺门、纵隔淋巴结病变直接侵犯所致。肺原发恶性淋巴瘤很少见,为 0.5%～2%。淋巴瘤的肺部受侵,早期可无症状。胸部 X 线上有圆形、类圆形或分叶状阴影,病情进展可压迫支气管致肺不张,有时肿瘤中央坏死形成空洞。有的肺部病变表现为弥散性间质性改变,此时临床症状明显,常伴有咳嗽、咳痰、气短、呼吸困难,继发感染可伴有发热。胸膜病变可表现为结节状、肿块或胸腔积液。恶性淋巴瘤可侵犯心肌和心包,绝大多数是由于纵隔病变直接侵犯所致,可表现为心包积液,积液少时可无明显自觉症状,积液量增多时可有胸闷、气短,严重时发生心脏压塞症状。淋巴瘤侵犯心肌表现为心肌病变,可有心律不齐、心电图异常等表现。

5. 腹部表现

脾是 HL 最常见的膈下受侵部位,胃肠道则是 NHL 最常见的结外病变部位,肠系膜、腹膜后及髂窝淋巴结等亦是淋巴瘤最常见的侵犯部位。

(1)胃肠道:胃原发淋巴瘤较多见,绝大多数为 NHL,以黏膜相关淋巴瘤、弥散大 B 细胞淋巴瘤及非特异性外周 T 细胞淋巴瘤为最常见病理类型。胃淋巴瘤早期多无症状,此后可出现饱胀不适、消化不良、上腹部包块。肠道以小肠,尤以十二指肠、回肠和盲肠部较多。小肠淋巴瘤可表现为腹痛,腹部包块,易出现肠梗阻、肠穿孔、出血等急症。

(2)肝、脾大:肝、脾原发恶性淋巴瘤少见,在病情进展中,肝、脾受侵多见。有脾侵犯者可能会有肝侵犯,但单独肝侵犯则很少见。另外,脾大不一定是肿瘤侵犯,HL 患者脾肿大者经脾切除病理检查证实为脾受侵者仅 60%,而临床上检查脾大小正常者,脾切除后 1/3 有脾侵犯。肝侵犯的发生率为 3%~24%,多继发于脾侵犯,晚期病例常见肝大、黄疸及其他部位受累,除临床具有相对应症状外,通常伴有贫血、发热、食欲减退、体重减轻等表现。

(3)腹膜后、肠系膜及髂窝淋巴结:恶性淋巴瘤常累及腹膜后、肠系膜及髂窝淋巴结。肿大淋巴结可相互融合成块,腹部可扪及肿块或伴疼痛。腹膜后淋巴结肿大可压迫输尿管,引起肾盂积水等,以 NHL 较多见。小肠淋巴瘤半数以上肠系膜淋巴结肿大。髂窝淋巴结肿大者多同时有腹股沟或股部淋巴结肿大。

6.骨髓

恶性淋巴瘤可出现骨髓侵犯,多属疾病晚期表现之一,绝大多数为 NHL。常见骨髓受侵的 NHL 主要有:前体淋巴母细胞淋巴瘤、滤泡细胞淋巴瘤、套细胞淋巴瘤及弥散性小淋巴细胞淋巴瘤等。淋巴瘤的骨髓受侵常呈弥散性分布,不同部位的骨髓活检加涂片细胞学检查有助于骨髓受侵诊断。

7.皮肤表现

恶性淋巴瘤可原发或继发皮肤侵犯,多见于 NHL。原发皮肤的蕈样霉菌病早期可表现为斑片样的皮损,为单个或多个橘红色至暗红色不等的表面覆有鳞片的扁平萎缩性斑片。以后斑片可发展为不规则、界线清楚的略高起斑块,至晚期则可在原有斑块或正常皮肤上出现大小不等、形状不一的倾向破溃并形成溃疡结节样肿物。皮肤的淋巴瘤样丘疹病则表现为一种复发性、自限性皮肤病,皮疹多形,似急性或慢性薛苔样糠疹,多为紫红色丘疹,坏死性、结节性或更大的斑块样损害,常成批出现,对称分布,单个损害经 3~4 周消退,治愈后留下色素沉着。

8.其他表现

恶性淋巴瘤可以原发或继发于脑、硬脊膜外、甲状腺、乳腺、卵巢、阴道、子宫颈、睾丸、肾上腺、眼眶球后组织、喉、骨骼及肌肉软组织等。

(二)全身表现

1.全身症状

淋巴瘤在发现淋巴结肿大前或同时可出现发热、皮肤瘙痒、盗汗及消瘦等全身症状。

(1)发热:30%~40%的 HL 患者以原因不明的持续性发热为首要症状。热型多不规则,可呈持续高热,也可间歇低热,少数有周期性发热,后者约见于 1/6 的 HL 患者。但 NHL 一般在病变较广泛时才发热,且多为高热。热退时大汗淋漓,为本病特征之一。

(2)皮肤瘙痒:是 HL 较特异的表现,可为 HL 唯一的全身症状。局灶性瘙痒发生于病变部位淋巴引流的区域,全身瘙痒大多见于纵隔或腹部有病变的患者。其多见于年轻患者,特别是女性。

(3)其他:包括乏力、盗汗与消瘦(半年内体重减轻>10%)等症状,其中盗汗及短期内明显消瘦为常见,NHL 患者若同时出现发热则多为晚期表现。

2.免疫、血液系统表现

恶性淋巴瘤诊断时 10%～20%患者可有贫血,部分患者可有白细胞、血小板增多,血沉加快,个别患者可有类白血病反应,中性粒细胞明显增多。乳酸脱氢酶的增高与肿瘤负荷有关。部分患者尤其是晚期患者表现为免疫功能异常,细胞免疫功能受损包括淋巴细胞的转化率、巨噬细胞吞噬率降低等。

3.神经系统表现

恶性淋巴瘤患者可有一系列非特异性神经系统表现,如进行性多灶性脑白质病、亚急性坏死性脊髓病、感觉或运动性周围神经病变等。

六、实验室及其他辅助检查

(一)一般实验室检查

HL 患者血常规变化较早,常有轻或中度贫血,少数有白细胞计数轻度或明显增加,中性粒细胞增多,约 20%的患者嗜酸粒细胞升高。骨髓浸润广泛或有脾功能亢进时,全血细胞下降。疾病活动期有血沉增快、血清乳酸脱氢酶活性增加,其中乳酸脱氢酶增加提示预后不良;骨骼受累时血清碱性磷酸酶活性或血钙增加。NHL 可发生溶血性贫血,抗人球蛋白试验阳性。中枢神经系统受累时脑脊液中蛋白含量增加。

(二)骨髓检查

骨髓早期多正常,晚期出现白血病骨髓象,骨髓穿刺活检若能找到淋巴瘤细胞则可确诊为淋巴瘤。

(三)病理检查

是确诊疾病的"金标准",是淋巴瘤确诊和分型的主要依据,指导治疗和判断预后。依照WHO 分类,淋巴瘤的诊断与鉴别诊断单纯依靠病理形态学难以做出正确的诊断和分型,免疫组化学染色(简称免疫组化)在淋巴瘤诊断和鉴别诊断中的应用主要有:①淋巴瘤与其他肿瘤的鉴别诊断;②协助鉴别淋巴组织的肿瘤与非肿瘤性增生;③淋巴瘤的具体分类。

(四)影像学检查

胸部 X 线、腹部超声、胸(腹)部 CT 或 PET－CT 等有助于确定病变的部位及其范围。

(五)剖腹探查

患者一般不易接受,但必须为诊断及临床分期提供可靠依据时,须考虑剖腹探查。如发热待查患者,临床高度怀疑淋巴瘤,B 超发现有腹腔淋巴结肿大,但无表浅淋巴结或病灶可供活检的情况下,为明确分期诊断,有时需要剖腹探查。

七、诊断要点

对慢性、进行性、无疼痛性淋巴结肿大,经淋巴结活检证实可确诊。一般情况下,组织病理学检查应尽量采用免疫组化、细胞遗传学和分子生物学技术,按 WHO 的淋巴组织肿瘤分型标准进行分型。在此基础上,根据病变范围不同,采用 1971 年在 Ann Arbor 会议制订的霍奇金淋巴瘤的临床分期方案(NHL 也可参照使用),可将淋巴瘤分为四期。

Ⅰ期:侵及一个淋巴结区(Ⅰ)或侵及一个单一的结外器官或部位(I_E)。

Ⅱ期:在横膈的一侧,侵及两个或更多的淋巴结区(Ⅱ)或外加局限侵犯一个结外器官或部位($Ⅱ_E$)。

Ⅲ期:受侵犯的淋巴结区在横膈的两侧(Ⅲ)或外加局限侵犯一个结外器官或部位($Ⅲ_E$),或脾的侵犯($Ⅲ_S$),或两者都受侵犯($Ⅲ_{ES}$)。

Ⅳ期:弥散性或播散性侵犯一个或更多的结外器官,同时伴有或不伴有淋巴结侵犯。

每一个临床分期按有无全身症状又分为 A、B 两组。无症状者为 A、有症状者为 B。全身症状包括三个方面:①发热 38℃ 以上,连续 3d 以上,且无感染原因;②6 个月内体重减轻 10% 以上;③盗汗:即入睡后出汗。

八、鉴别诊断

淋巴瘤须与其他淋巴结肿大疾病相鉴别。局部淋巴结肿大要排除淋巴结炎和恶性肿瘤转移的可能性。结核性淋巴结炎多局限于颈的两侧,可彼此融合,与周围组织粘连,晚期由于软化、溃破而形成窦道。以发热为主要表现的淋巴瘤,须与结核病、败血症、结缔组织病、坏死性淋巴结炎和恶性组织细胞病等鉴别。结外淋巴瘤须与相应器官的其他恶性肿瘤相鉴别。R－S 细胞对 HL 的病理组织学诊断有重要价值,但近年研究发现,R－S 细胞也可见于传染性单核细胞增多症、结缔组织病及其他恶性肿瘤。因此在缺乏 HL 的其他组织学特征时,仅见到 R－S 细胞不能确定诊断。

九、治疗

以化疗为主,化、放疗结合,联合应用相关生物制剂的综合治疗,是目前淋巴瘤治疗的基本策略。

(一)霍奇金淋巴瘤的治疗

早期病例(Ⅰ、Ⅱ期)对放射治疗敏感,治愈率达 80% 以上,但因单一放疗的近期和远期不良反应较大,为了减少治疗不良反应,近 20 多年来对早期患者采用低毒性 ABVD 方案联合化疗,也取得了类似放疗的好效果。进展期(Ⅲ、Ⅳ期)病例,主张以 ABVD 方案为治疗金标准,治愈率也在 60% 以上。而预后最差的复发和难治性病例,由于大剂量化疗和自体造血干细胞移植的发展,其疗效和生存期也得到改善。

Ⅰ、Ⅱ期的 HL,目前认为最佳的治疗方案是 4～6 周期的 ABVD 方案联合 20～30Gy 的受累野的照射治疗。ABVD 方案对生育功能影响小,较少引起继发性肿瘤,Ⅲ、Ⅳ期 HL 患者以化疗为主,ABVD 方案仍是标准方案。ABVD 方案 6～8 个周期,其中 4～6 个周期后复查,若达到完全缓解(CR)/未确定的 CR(CRu),则继续化疗 2 个周期,伴有巨大肿块的患者需行巩固性放疗。

对于难治性的和联合化疗后复发的 HL,则包括 3 种情况:

(1)原发耐药,初始化疗未能获得 CR。

(2)联合化疗虽然获得缓解,但是缓解时间小于 1 年。

(3)化疗后缓解时间大于 1 年。缓解时间大于 1 年后复发病例,可仍然使用以前的有效方案。近年来,国际上多个霍奇金淋巴瘤研究组推出多个解救方案,获得了一定的疗效,其中包括 ICE 方案、DHAP 方案、ESHAP 方案、BEACOPP 方案,对原发耐药或缓解不大于 1 年的病例,可应用大剂量化疗结合自身造血干细胞移植治疗。异体造血干细胞移植指征为:①患者缺乏足够的干细胞进行移植;②患者原有病变病情稳定但骨髓持续浸润;③自体移植后复发的患者。

(二)非霍奇金淋巴瘤的治疗

1.化疗

NHL 因多中心发生的倾向使得临床分期价值和扩野照射的治疗不如 HL,决定其治疗策略应以联合化疗为主。

2.放疗

对病变局限的低度恶性淋巴瘤、局限的巨块型淋巴瘤及某些特殊亚型的淋巴瘤仍具有积极的治疗意义。

3.生物治疗

常用抗 CD20＋的 B 淋巴细胞单克隆抗体。凡细胞免疫表型为 CD20＋的 B 细胞淋巴瘤患者(主要是 NHL 患者),均可用 CD20 单抗(利妥昔单抗)治疗。该药是一种针对 CD20 抗原的人鼠嵌合型单抗,其作用机制是通过介导抗体依赖的细胞毒性(ADCC)和补体依赖细胞毒性(CDC)作用杀死淋巴瘤细胞,并可诱导淋巴瘤细胞凋亡,增加淋巴细胞对化疗药物的敏感性。

4.骨髓或造血干细胞移植

自体造血干细胞移植作为强化治疗,能进一步提高患者的长期存活率。对高危患者或复发及难治的患者则作为一种拯救性治疗方法。

5.手术治疗

包括剖腹探查及脾切除。

十、主要护理问题

(一)体温过高

与疾病本身或感染有关。

(二)低效性呼吸型态

与纵隔淋巴结肿大、压迫及肺部感染有关。

(三)吞咽困难

与咽部淋巴环病变有关。

(四)营养失调:低于机体需要量

与肿瘤对机体的消耗或放、化疗有关。

(五)活动无耐力

与贫血、组织缺氧有关。

(六)疼痛

与骨骼损害有关。

(七)感染的危险

与放、化疗后白细胞减少有关。

(八)有出血的危险

与化疗后血小板减少有关。

(九)有皮肤完整性受损的危险

与皮肤瘙痒及放疗有关。

(十)自我形象紊乱

与化疗药物引起的脱发有关。

(十一)知识缺乏

缺乏与疾病相关的知识。

(十二)预感性悲哀

与治疗效果差或淋巴瘤复发有关。

(十三)照顾者角色困难

与疾病致家庭意见冲突及经济条件有关。

十一、护理目标

(1)患者能主动配合治疗及护理,正确面对疾病。

(2)患者掌握休息、活动、饮食等注意事项。

(3)患者了解放疗、化疗的不良反应,掌握自我护理的方法。

(4)患者能够自我检测体温变化,掌握物理降温的方法。

(5)患者学会疼痛转移法,减轻疼痛。

(6)患者营养均衡,体重无下降。

(7)患者得到社会及家属的支持。

十二、护理措施

(一)病情观察

(1)密切观察患者生命体征尤其是体温变化。

(2)观察淋巴结肿大的部位、程度及相应器官的压迫症状,如胸闷、气促、腹痛、腹泻等,出现异常及时报告医生。

(3)密切观察放疗、化疗所引起的不良反应,监测血常规,以及肿块的大小、症状及数量。

(4)观察患者营养状况、活动情况、睡眠状况及排便情况。

(5)观察患者情绪变化,有无焦虑、情绪低落等,了解患者社会支持系统情况。

(二)症状护理

1.高热护理

患者出现高热时,可先给予物理降温,如温水擦浴、冰袋冰敷大血管处等,有出血倾向者禁用酒精拭浴,以防局部血管扩张而加重出血。必要时遵医嘱给予药物降温、补充电解质等治疗。降温过程中,要密切观察患者体温及脉搏的变化。及时更换汗湿的衣物,保持干燥、清洁,避免受凉及物理性皮肤摩擦。嘱患者卧床休息,减少机体的消耗,多饮水,每日应超过3000mL,进食高热量、高维生素、营养丰富的易消化食物。

2.低效性呼吸型态的护理

病房保持适宜的温度及湿度,空气应洁净、清新。若患者不能平卧时,应采取坐位或半卧位,从而使呼吸顺畅,减少体力消耗。严重呼吸困难的患者遵医嘱给予氧疗,给予高流量吸氧时,注意氧疗的疗效及不良反应。患者呼吸困难时常有明显的焦虑或恐惧情绪,护理人员应聆听其诉说,了解其需求,及时提供支持及帮助。

3. 吞咽困难的护理

患者咽淋巴环病变可引起吞咽困难,造成进食困难,护士要耐心细致地为患者提供生活护理,并向其讲解进食困难的原因,消除患者的恐惧心理。吞咽困难时,选择软食、半流质饮食,严重者可给予流食、鼻饲或静脉高营养,以补充机体需要量。

4. 营养失调的护理

给予患者高热量、高蛋白、高维生素、易消化的饮食,以补充营养需要。经常更换饮食品种,增加新鲜感,以促进食欲,创造良好的进餐环境。向患者解释恶心、呕吐是化疗的常见不良反应,使患者明确其原因,并说明停止化疗后,症状会逐渐好转,以增强患者治病的决心及信心。

5. 活动无耐力的护理

疾病早期患者出于体力尚好,可适当进行社交活动及身体锻炼,以保持体质,还可缓解疾病带来的压力,但应避免劳累。晚期应以卧床休息为主,可进行室内或床旁活动,活动时需要有人陪伴。卧床时可进行床上锻炼,如肌肉按摩,做下肢伸、屈动作等,以防肌肉组织失用性萎缩和下肢静脉血栓。所有活动都要循序渐进,以不疲劳为度。

6. 疼痛的护理

患者因骨骼受累可出现疼痛、病理性骨折。应尽量减少患者活动,活动时避免碰撞,尽可能有人陪伴,防止跌倒,防止发生骨折。为患者创造安静舒适的环境,减少切不良刺激,减少、避免诱发疼痛的因素,遵医嘱使用镇痛剂。医护人员进行各项医疗操作时,动作要轻柔,不可用力按压患者骨性部位。

7. 感染的预防

(1)保持病室安静、整洁,空气清新,定时通风、空气消毒。做好患者个人防护,必要时戴口罩,加强患者口腔、肛周的护理,减少探视及陪护人员,避免交叉感染。WBC$\leq 0.5 \times 10^9/L$ 的患者,给予保护性隔离,必要时入住层流床。

(2)监测患者体温变化,一旦出现发热,提示有感染存在时,应寻找常见的感染灶或体征,如咽痛、咳嗽、咳痰、尿路刺激征、肛周疼痛等。若患者出现感染征象,应遵医嘱做血培养、咽拭子等检查,按时应用抗生素。

(3)医务人员应严格执行无菌操作,避免医源性感染。

8. 出血的预防

(1)观察皮肤有无淤点、淤斑,有无牙龈、眼底出血,以及有无血尿、便血等。保持室内一定湿度,鼻黏膜、口唇可涂液状石蜡防止干裂,并嘱患者不可用手挖鼻孔,可用湿润的棉签轻轻擦拭。避免不当使用剃须刀,宜用电动剃须刀,防止皮肤损伤。

(2)鼓励患者进食高蛋白、高维生素、易消化的软食或半流质食物,禁食过硬、粗糙的食物。

(3)保持;大便通畅,排便时不可用力,以防腹压骤增而引起的内脏出血,尤其是颅内出血。

(4)尽量避免注射,注射完毕,压迫针眼至少 5min。

(5)血小板$< 50 \times 10^9/L$ 时减少活动,血小板$< 20 \times 10^9/L$,嘱患者绝对卧床休息,保证充足睡眠,避免情绪激动,防止身体受外伤,如跌倒、碰撞。若出现视力模糊、头痛、呕吐、意识不

清,应警惕颅内出血。

(6)教会患者自我监测出血症状及体征,出现异常及时通知医护人员。

9.皮肤完整性受损的护理

HL患者可出现严重而顽固的全身性皮肤瘙痒,嘱患者不宜过度搔抓,以免皮肤破损而感染,注意皮肤清洁,勤洗澡或温水每日擦洗1～2次。接受放疗的患者局部皮肤可出现发红,继而发黑,因此要注意保持局部皮肤的清洁干燥,勿用力摩擦或热敷,避免风吹日晒,穿棉质衣服。

10.自我形象紊乱的护理

(1)化疗前患者的心理护理:向患者说明化疗的必要性及化疗可能导致脱发现象,但绝大多数患者在化疗结束后头发会再生,使患者有充分的心理准备,坦然面对。

(2)出现脱发后的心理护理:评估患者对化疗所致落发、秃发的感受和认识,并鼓励其表达内心的感受如失落、挫折、愤怒。指导患者使用假发或戴帽子,以降低患者本身的意象障碍。鼓励家属共同支持患者;介绍有类似经验的患者共同分享经验;鼓励患者参加正常的社交活动。

11.知识缺乏的护理

护士应评估知识缺乏的原因和相关因素,向患者讲解相关疾病治疗的知识,鼓励患者积极主动地配合治疗。

12.预感性悲哀的护理

由于患者常常担心预后情况,对能否回归社会没有信心,而且治疗费用高,害怕拖累家庭,加之对放疗、化疗耐受性差,每次治疗都要经受大量的痛苦,因此通常有悲哀、痛苦的心理反应。护士应耐心细致做好心理疏导工作,关心、爱护患者,给予心理支持。向患者介绍疾病的相关知识、预后情况,介绍治疗效果好的病例,帮助患者树立战胜疾病的信心。

13.照顾者角色困难的护理

沉重的医疗负担,长期的陪伴治疗及自身工作生活秩序的影响,加之疾病相关知识的缺乏,导致家属产生不同程度的心理负担。工作中护士应该多与患者家属沟通,向他们详细讲解相关疾病的知识,帮助家属正确面对疾病,增强信心,减轻心理压力。

(三)心理护理

(1)治疗前向患者解释放、化疗中可能出现的不良反应,消除顾虑,取得配合。注意患者的情绪变化,随时给予疏导。

(2)理解、关心患者,向患者及其家属介绍本病的相关知识及成功病例,使患者安心配合治疗和护理。

(3)建立社会支持网,嘱家人、亲友给患者物质和精神的支持和鼓励,增强战胜疾病的信心。

(四)放疗护理

照射区的皮肤在辐射作用下一般有轻度损伤,对刺激的耐受性非常低,易发生二次皮肤损伤。故应避免局部皮肤受到强热和冷的刺激,尽量不用热水袋、冰袋,沐浴水温以37～40℃为宜;外出时避免阳光直接照射;不要用有刺激性的化学物品,如肥皂、酒精、油膏、胶布等。放疗期间应穿宽大、质软的纯棉或丝绸内衣,洗浴毛巾要柔软,擦洗放射区皮肤时,动作要轻柔,减少摩擦,并保持皮肤的清洁干燥,防止皮肤破损。

(五)化疗期间的护理

(1)病室保持清洁,空气流通,每日进行空气消毒,减少探视及陪护人员,做好个人防护,必要时戴口罩。

(2)指导患者多休息,以减少机体消耗,保存体力。

(3)注意饮食卫生,食物以清淡、易消化、无刺激为宜。多饮水,每日 2 000～3 000mL。必要时给予静脉营养支持治疗。

(4)加强口腔及肛周的护理,三餐前后用西吡氯铵漱口液或生理盐水漱口。便后用 1：5 000 的高锰酸钾溶液坐浴,每次 15～20min。

(5)监测患者体温,及早发现感染征兆。

(6)遵医嘱监测血常规及肝肾功能变化。

(7)注意观察血小板低下患者的皮肤、黏膜、内脏等有无出血表现。指导患者卧床休息,避免外伤,进易消化软食,保持大便通畅。

(8)化疗前,患者签署化疗同意书。选择静脉化疗时,护士责任心要强,选择好合适的静脉及方式,如中心静脉导管(CVC)或 PICC 置管等,化疗过程中加强巡视,并做好患者的相关教育。

(9)密切观察化疗引起的不良反应,及时报告医生给予对症处理。

(六)健康教育

1.休息与活动指导

放、化疗期间,指导患者多休息,以减少消耗;放、化疗康复期,指导患者保持积极的心态,可适当参加身体锻炼,但应避免劳累;自我感觉不适时,以卧床休息为主,坚持室内运动及床上锻炼,防止发生肌肉萎缩及下肢静脉血栓。

2.饮食指导

由于发热及放、化疗等因素,导致患者消耗大,食欲差,指导患者注意饮食的合理搭配和营养均衡。其营养原则为高热量、高蛋白、高维生素,避免刺激性食物,多饮水。做好特殊饮食的宣教,如应用门冬酰胺酶期间应遵医嘱低脂、低蛋白饮食,注意饮食卫生,忌食生冷、辛辣刺激食物。

3.就诊指导

遵医嘱按时服药,定期复查;如出现发热、肿块或身体不适时及时就诊。

十三、预后

(一)霍奇金淋巴瘤的预后

HL 是化疗可治愈的肿瘤之一,其预后与组织类型及临床分期紧密相关。淋巴细胞为主型(包括 WHO 分类的 NLPHL 和 LRCHL)预后最好,5 年生存率可达 94.3%,但是 NLPHL 和 LRCHL 的预后差异有待进一步研究。淋巴细胞消减型最差,5 年生存率仅为 27.4%。HL 临床分期为 Ⅰ 期与 Ⅱ 期的 5 年生存率在 90% 以上,Ⅳ 期为 31.9%;有全身症状较无全身症状为差,儿童及老年人预后一般比中青年为差,女性预后较男性好。

国际上将七个因素综合起来,以评估患者的预后,包括性别、年龄、AnnArbor 分期、白细胞计数、淋巴细胞计数、血红蛋白浓度、血清清蛋白水平。男性、年龄≥45 岁、Ann Arbor 分期为Ⅳ期、白细胞计数≥$15×10^9$/L、淋巴细胞绝对值<$15×10^9$/L、血红蛋白<105g/L、人血清蛋白<40g/L 中,具有上述 5～7 个因素的患者,5 年的无进展生存率只有 42%。

(二)非霍奇金淋巴瘤的预后

临床上最常用而且已被证明有预后价值的风险评估系统是国际预后指数(IPI)评分。该系统基于年龄(≤60 岁/>60 岁)、Ann Arbor 分期(Ⅰ～Ⅱ期/Ⅲ～Ⅳ期)、血清乳酸脱氢酶水平(小于正常/大于等于正常)、体力状态(PS 评分<2 分/≥2 分)和结外累及部位的数量(≤1 个/>1 个)五个因素,根据具有的预后因子的数量将患者分为低危、低中危、高中危、高危四类。

第四节　浆细胞病

一、概述

浆细胞来源于 B 淋巴细胞,B 淋巴细胞由骨髓多能干细胞分化而来。正常情况下,浆细胞是合成和分泌多克隆免疫球蛋白。在病理情况下,单克隆浆细胞增生,并伴有合成和分泌过量结构完全一致的单克隆免疫球蛋白或其多肽链亚单位(轻链/重链)的一种疾病。由于单克隆浆细胞的异常增生导致正常的多克隆浆细胞受到抑制,正常多克隆免疫球蛋白的合成和分泌减少,导致各种浆细胞病的发生。浆细胞病临床分两大类:一类为良性浆细胞病,另一类为恶性浆细胞病。

(一)良性浆细胞病

主要有以下类型:

(1)意义未明的单克隆球蛋白增多症。

(2)反应性浆细胞病。

(二)恶性浆细胞病

主要有以下类型:

(1)浆细胞瘤:①孤立性浆细胞瘤;②髓外浆细胞瘤。

(2)多发性骨髓瘤。

(3)巨球蛋白血症。

(4)重链病。

(5)淀粉样变性。

(6)单克隆轻链和重链沉积病。

本节将重点绍多发性骨髓瘤及其护理的内容。

二、多发性骨髓瘤患者的护理

(一)概述

多发性骨髓瘤(MM)是恶性浆细胞病最常见的一种类型,又称骨髓瘤,是骨髓内浆细胞克隆性增生的恶性肿瘤。其特征是单克隆浆细胞过度增生并分泌大量单克隆免疫球蛋白,从而引起溶骨性骨骼破坏、骨痛或骨折、反复感染、免疫功能异常、高黏血症、高黏滞综合征、贫血等,正常多克隆免疫球蛋白合成受抑制,尿中出现本周蛋白,引起肾功能不全的一系列临床表现。多发性骨髓瘤占血液系统恶性疾病的10%。在发达国家已经成为仅次于非霍奇金淋巴瘤的第二大常见血液系统恶性肿瘤。MM多发于中老年人,30岁以后发病率和病死率均随年龄的增加而上升,发病高峰在欧美国家是70~80岁,在中国是50~60岁,男、女之比约为3:2。

(二)病因

MM迄今为止还没有发现明确的病因,临床研究、流行性病学发现,可能与免疫系统功能降低、电离辐射、特殊的职业、暴露于某些化学物质、遗传因素、病毒感染、基因突变等有关。多发性骨髓瘤的发生可能是多种因素、多基因、多步骤改变共同作用的结果,两位以上的成员在一个家族中发生多发性骨髓瘤的现象并不常见。

(三)临床表现

1. 骨髓瘤细胞对骨髓及其他组织器官破坏浸润的表现

(1)骨骼病变:溶骨性病变是MM的重要特征之一,90%以上的MM患者有骨骼破坏。溶骨性病变并非由瘤细胞直接侵蚀骨质引起,而是由瘤细胞和骨髓基质细胞分泌一些因子激活破骨细胞所致。

(2)骨痛:是本病的主要症状之一。早期为轻度短暂的,疼痛剧烈加重常提示病理性骨折。骨痛最常见部位为腰骶部,其次为胸肋骨、四肢长骨。

(3)髓外浸润约20%患者可有肝、脾大,少数患者可出现浆细胞白血病。

(4)高钙血症和高尿酸血症:骨髓瘤细胞裂解导致高尿酸血症,溶骨性病变致血钙和尿钙升高。血钙水平超过正常高限2.74mmol/L即为高钙血症,血尿酸升高>6.8mg/dL。

2. 骨髓细胞分泌大量M蛋白所引起的临床表现

(1)感染:急性细菌感染是MM首发表现,也是MM患者最主要的死因之一。由于M蛋白大量产生而使正常免疫球蛋白合成受抑制造成免疫缺陷,易发生呼吸道感染、尿路感染及败血症,且顽固不易治疗。

(2)高黏滞血症:表现为头昏、视力障碍、耳鸣、手足麻木、肾功能不全,严重者发生意识障碍、充血性心力衰竭、呼吸困难等。

(3)贫血及出血:由于骨髓瘤细胞的大量增生造成血小板的减少。

(4)肾脏损害:可做为首发表现,50%患者早期临床表现为蛋白尿、血尿、管型尿,甚至肾衰竭。也是MM的第二大死因。

(5)淀粉样变性:发病率为10%~25%,表现为乏力、水肿、体重下降、皮肤黏膜出血,以及舌、腮腺、肝、脾肿大。

（四）实验室检查

1.血常规

一般为正细胞正色素性贫血，但也有大细胞性贫血或小细胞低色素性贫血。HB 多在 $70\sim100g/L$，血沉明显增快，常达 $80\sim100mm/h$ 以上，晚期有全血细胞减少的现象。

2.骨髓象检查

骨髓瘤细胞的出现是 MM 的主要特征，骨髓瘤细胞呈灶性分布，单个部位不一定检出骨髓瘤细胞，应做多部位穿刺确定瘤细胞。

3.血清异常单克隆免疫球蛋白的测量

单克隆免疫球蛋白增多引起的高球蛋白血症是本病的重要特征。血清蛋白电泳中的 80% 可有单克隆 Ig 所形成的尖峰带（M 蛋白）；免疫电泳结果可以确定单克隆免疫球蛋白类型，即 IgG 型、IgA 型、IgM 型、IgD 型、IgE、轻链型、双克隆、不分泌型等。

4.影像学检查

X 线检查在本病诊断上具有重要意义。可发现弥散性骨质疏松、溶骨性病变、骨质硬化及病理性骨折。

5.尿常规检查

常发现有蛋白尿、镜下血尿，具有诊断意义的是尿中有本周蛋白，又称凝溶蛋白。

6.其他检查

高尿酸血症、高钙血症、高胆固醇血症、肌酐及血清尿素氮可增多，染色体异常，IL－6 和 IL－6 受体水平明显增高。

（五）诊断标准

（1）骨髓中存在克隆性浆细胞或浆细胞瘤。

（2）血浆与尿中有 M 蛋白。

（3）有相关器官或组织损害（贫血、高钙血症、肾功能损害、骨质病变）。

（4）冒烟型骨髓瘤（血清 M 蛋白达到骨髓瘤水平，有 10% 的克隆性浆细胞）。

（六）治疗

1.MP 方案

由美法仑和泼尼松组成的 MP 方案适用于高龄患者（>70 岁）或有移植禁忌者，此方案缓和、耐受性好，可使 $50\%\sim55\%$ 的患者获得部分缓解（PR），但能达到 CR 患者只占 3%。随着沙利度胺（反应停）应用于临床，对于老年患者，MP＋反应停 CR 率可提高至 13%，而不良反应没有增加，此方案已成为老年 MM 患者的标准治疗方案。

2.联合化疗

VAD 方案由长春新碱＋多柔比星＋地塞米松组成，适合 <40 岁、病情进展快、拟行干细胞移植者。它强调长春新碱、多柔比星持续静脉滴注 96h，该方案对 MM 初治患者有效率达 80%。

3.难治复发性多发性骨髓瘤

硼替佐米、沙利度胺联合 VAD 方案用于治疗难治复发性多发性骨髓瘤（MM）。

4. 自体造血干细胞移植(ASCT)的治疗

化疗诱导缓解后可进行自体造血干细胞的治疗,ASCT 是具有正常肾功能的年轻患者(<65 岁)的标准治疗,可使 50% 的患者达到完全缓解。目前认为,ASCT 治疗骨髓瘤的最佳时机,初治者优先用 VAD 或其他新药联合方案治疗 3~4 个周期,然后用环磷酰胺+G-CSF 动员,采集外周干细胞保存,再进行 ASCT。早期移植的优点是患者无须多次化疗,生活质量提高。

5. 放射治疗

(1)局部放疗:为了减轻疼痛,解除压迫症状,可采用单次或分次放疗。

(2)全身放疗:主要用于造血干细胞移植的预处理。

6. 骨髓瘤骨病的治疗

二磷酸盐类药物是治疗骨髓瘤骨病的主要药物。二磷酸盐可以减轻骨痛,减慢溶骨性破坏的进展,预防出现病理性骨折。目前推荐骨髓瘤患者有骨骼受累证据时开始二2磷酸盐治疗。帕米膦酸二钠 90mg,每月 1 次;或唑来膦酸 4mg,每月 1 次,是目前二磷酸盐的标准治疗,推荐的疗程为 2 年。有肾功能受损患者(肌酐>3mg/dL)推荐使用氯磷酸二钠或伊班磷酸钠口服,对肾功能影响较小。

7. 其他治疗

如干扰素(IFN)治疗、免疫治疗、控制感染;高钙血症及高尿酸血症应给予大量水化治疗,保持尿量达 100mL/h;有症状的氮质血症者应做血液透析;严重贫血者可输注血液制品。手术治疗主要应用于胸椎、腰椎发生严重骨质破坏,有可能发生病理性骨折而导致截瘫者。

(七)主要护理问题

1. 贫血

与骨髓受浸润、破坏有关。

2. 疼痛

与骨髓恶性细胞浸润骨骼和骨膜有关。

3. 组织完整性受损

与血小板减少引起出血、低蛋白血症有关。

4. 活动无耐力

与贫血、红细胞减少有关。

5. 排尿异常

与肾功能不全有关。

6. 有骨折的危险

与骨质破坏、骨质疏松引起病理性骨折有关。

7. 有感染的危险

与机体免疫功能下降有关。

8. 皮肤完整性受损的危险

与患者长期卧床局部皮肤受压过久引起压疮有关。

(八)护理目标

(1)患者贫血改善,体力增强,生活基本能够自理。

(2)患者疼痛缓解或无痛。

(3)患者未发生出血,出血能及时发现并处理。

(4)患者能叙述发生感染的危险因素,能有效地预防并及时发现感染,体温在正常范围。

(5)患者能掌握合适的活动限度,活动量增加时,缺氧症状减轻。

(6)患者肾功能恢复正常,每日尿量达 1 500～3 000mL。

(7)患者未发生病理性骨折、受伤及意外。

(8)患者未发生压疮。

(九)护理措施

1.病情观察

(1)严密观察骨痛的部位、程度、性质。如某部位疼痛加重,可能发生病理性骨折,应及时处理。

(2)若患者出现厌食、食欲减退、恶心、呕吐、多尿,提示有发生高钙血症的可能。

(3)观察有无贫血及出血的临床表现,如面色苍白,活动后气促、心悸,牙龈出血,球结膜出血等。

(4)观察有无反复感染的症状,监测血常规。

(5)定期检测肾功能,注意检测尿常规,密切观察有无尿频、尿痛及尿急。

2.休息与活动

(1)患者应睡硬板床加厚褥子,忌用弹性床。硬板床能使患者的骨骼、脊柱保持平直不弯曲,骨组织不会受到损伤,但对于疼痛的患者会加重其不适感,在硬板床上加厚褥子可降低骨隆突部皮肤所受的压力与摩擦力,使患者感觉舒适、柔软,可延长翻身的间隔时间,预防压疮。

(2)告知患者不要做剧烈活动和转体、扭腰等动作。翻动患者时,动作要轻柔、用力均衡,并注意轴线翻身;避免推、拖、拉、拽患者,防止骨骼扭曲现象,引起翻身所致病理性骨折;避免摩擦、磨破患者的皮肤,以免形成压疮;使患者身体位处于功能位置。

(3)骨质疏松患者避免长时间久站、久坐或固定一个姿势,防止负重发生变形。可适当活动,给予气压治疗以促进下肢血液循环,防止下肢发生血栓。外出活动时,应由家人陪伴防跌倒。

(4)卧床休息时应加床挡,防止意外摔伤,注意加强床旁护理,保持舒适卧位。

3.骨痛的护理

(1)耐心倾听患者主诉,用倾听、抚摸、安慰等方式使患者情绪稳定。

(2)准确评估疼痛等级:从患者的诉说、生理、行为方面综合评估。运用同情心,认同和理解患者对疼痛的反应。

(3)观察患者疼痛部位、形式、强度、性质、持续时间等,并做好记录。

(4)减少疼痛刺激,应避免因姿势不当造成肌肉、韧带及关节牵扯而引起疼痛,取舒适卧位。

(5)运用减轻疼痛的方法:①心理疗法:教会患者自我控制,由暗示性情境来分散对疼痛的注意力,减少紧张、焦虑、恐惧等心理因素对身体造成的影响,包括注意力分散法、呼吸控制法、音乐疗法、松弛技巧、引导想象法、自我暗示法等。②皮肤刺激法:如按摩、冷热敷、中医针灸、电刺激等。③药物止痛治疗:了解止痛剂的有效剂量及使用时间,选择合适的给药途径,正确预防其不良反应。使用有效地治疗多发性骨髓瘤,减少骨髓中异常细胞,减轻骨质破坏,从而缓解疼痛的药物,如唑来膦酸、帕米膦酸二钠等。

4.预防出血的护理

(1)告知患者引起出血的危险因素。

(2)告知患者不要用手挖鼻孔、耳道,不要用硬毛牙刷刷牙,指甲应短,不抓挠皮肤,不用力咳嗽、擤鼻涕和排便。

(3)男性不用刀片刮胡子,可使用电动剃须刀。

(4)进行各项操作时动作应轻柔,进行各种穿刺后延长按压时间,以不出血为宜。

5.预防感染

(1)指导患者养成个人卫生习惯,注意手部卫生,注意用物、用具清洁。

(2)保持病房环境整洁、干净,空气流通,定时开窗通风,每日对病房进行紫外线消毒。

(3)指导患者注意保暖,预防感冒,不去公共场合,细胞减少时佩戴口罩,避免交叉感染。

(4)合理使用抗生素,做护理操作时严格遵守无菌原则,骨髓受抑严重时,应采取保护性隔离。

(5)减少内源性细菌:指导患者每日用碳酸氢钠或生理盐水交替漱口,每晚用高锰酸钾坐浴 20min,防止口腔及肛周感染。

(6)严密检测患者体温的变化,每日测体温 4～6 次,以及早发现感染征象。

6.活动障碍的护理

(1)帮助患者在允许的范围内进行活动,鼓励患者下床活动,防止骨骼进一步脱钙,定时按摩四肢,进行气压治疗,促进血液循环,防止肌肉萎缩。

(2)患者活动时注意安全防护,防止跌倒、摔伤。

(3)长期卧床及下肢不能活动的患者,应每 1～2h 协助其变换体位,每日 3～4 次按摩下肢,做伸屈、外展、内收等被动性活动。

(4)受压部位皮肤给予泡沫敷料粘贴,减轻局部压力,预防压疮的发生。

7.饮食指导

给予患者高维生素、高钙、高蛋白质、低钠饮食,同时增加摄水量,保证每日尿量在 1 000～2 500mL。戒除烟酒,多摄取粗纤维食物,保持排便通畅,预防便秘。化疗期间不喝生水,直饮水煮沸后再喝。水果要洗净并削皮,不吃腐败变质食物、不洁食物,尤其注意不要生食或半生食海产品、水产品。食物(包括肉、鱼、蔬菜等)要彻底煮熟、煮透后再吃。不在"三无"(无营业执照、无卫生许可证、无健康体检证明)的路边露天饮食小摊点就餐。不吃卤制的熟肉、凉拌菜等,不吃不易清洗的水果(葡萄、草莓、枣、樱桃等)。粒细胞缺乏期进食高压灭菌食物。

8.心理护理

首先与患者建立信任的关系,了解患者的想法,鼓励患者讲出自己的恐惧、烦躁、焦虑、悲观的心理问题,鼓励患者学会自我保护,以积极态度对待疾病,保持情绪稳定,增强康复的信心,积极配合治疗。

9.健康教育指导

(1)向患者及其家属介绍多发性骨髓瘤的预防和基本知识,鼓励患者正确面对疾病,坚持治疗。

(2)协助患者制订活动计划,如慢步走、练气功等,避免剧烈活动。

(3)指导患者通过放松心情、情绪宣泄、分散注意力、局部皮肤按摩等方法来增加舒适感,以缓解情绪紧张和疼痛感。

(4)指导患者进食高营养、高热量、低蛋白易消化的食物,让患者及其家属了解多饮水的好处,鼓励患者多饮水,保持排尿通畅。

(5)指导患者睡硬板床加厚褥子,长期卧床者定时翻身预防压疮。

(6)注意个人卫生,养成良好的卫生习惯,防止交叉感染。

(7)定期复查,遵医嘱按时服药,如有头晕、恶心、发热、骨痛等不适,及时就诊。

第五节　骨髓增生异常综合征

一、概述

骨髓增生异常综合征(MDS)是一种造血干细胞获得性克隆性疾病,常同时或先后出现红细胞、粒细胞和巨核细胞的发育异常,导致进行性、难治性外周血红细胞、粒细胞及血小板减少。临床上主要表现为贫血、感染或出血,部分患者最后转化为白血病。1982年法英美(FAB)协作组命名为骨髓增生异常综合征。

二、病因和发病机制

(一)病因

MDS分为原发性与继发性。原发性原因不明,常发于50岁以上老年人;继发性多发生于30～40岁,常与接触放射线、烷化剂、拓扑异构酶Ⅱ抑制剂类化疗药物有关,多伴发于浆细胞瘤、淋巴瘤等多种血液病恶性肿瘤。

(二)发病机制

MDS发病机制尚未完全明确,通过大量研究证实MDS是源于骨髓造血干、祖细胞的克隆性疾病。在MDS发生发展过程中,导致病态造血,血细胞无效生成,而出现一系或多系血细胞减少及血细胞形态异常。患者骨髓微环境改变,如血管周围纤维化、基质纤维化、网硬蛋白增多、水肿、炎症反应及未成熟前体细胞骨髓位置异常等。

三、分型

(一)FAB分型

FAB协作组于1982年根据血液学特点将MDS分为五型。细胞形态学的变化是本病诊断和FAB分型的主要依据。

(二)WHO分型

WHO于2008年根据造血和淋巴组织肿瘤将MDS分为七型。

(1)难治性血细胞减少伴单系发育异常贫血(RCUD)。

(2)难治性贫血伴环状铁粒(RARS)。

(3)难治性血细胞减少伴多系发育异常(RCMD)。

(4)难治性贫血伴原始细胞增多症－1(RAEB－1)。

(5)难治性贫血伴原始细胞增多症－2(RAEB－2)。

(6)MDS,未能分类。

(7)MDS伴单纯del(5q)(5q综合征)。

四、实验室检查

(一)血常规及骨髓涂片

血常规及骨髓象中血细胞形态和数量的异常变化是诊断的主要依据。血常规中有全血细胞减少的病例占半数以上,部分病例仅为一系或两系血细胞减少。

(二)骨髓活检

与骨髓穿刺涂片相比,对估计骨髓内细胞的数量、增生程度更准确,也可以观察到骨髓内的组织结构、造血细胞的形态及其分布。

(三)骨髓细胞培养

细胞培养生长对预后判断有意义,生长方式可分为两类:一类为非白血病性,患者的中数生存期长,转化为急性白血病的比率低;另一类为白血病性,患者的中数生存期短,转变为急性白血病的比例高。

(四)骨髓染色体检查

染色体检查异常常见于30％~50％病例,在继发性的MDS中,比例更高,可达80％左右。常见的变化包括染色体全部或部分缺失,但异位较少。

(五)免疫学检查

许多患者可有多克隆性高球蛋白血症,血液中的淋巴细胞减少,T细胞的功能异常,单核细胞与巨噬细胞的功能也有异常。

五、临床表现

原发性MDS多发于50岁以上的老年人;国外报道青少年及儿童少见,且多为继发性MDS,可表现原发病的临床表现。绝大多数患者起病缓慢,早期以贫血表现为主,可有头晕、乏力、全身不适、活动后心悸或气促等症状。后期可有出血和反复感染。面色苍白最为多见,部分患者有皮肤淤斑、黏膜出血,肝脾大、淋巴结肿大不常见,少数患者有四肢关节疼痛或类似结缔组织病的症状。

六、诊断要点

(1)临床上出现贫血、发热等症状,血常规常见一系或两系以上血细胞减少,如血小板减少或中性粒细胞、单核细胞减少,全血细胞减少,可见病态造血的形态学异常。

(2)骨髓为增生性骨髓象,红系比例明显增加,有一系或两系甚至三系血细胞减少。骨髓活检可见ALIP及骨髓网硬蛋白增多改变。

(3)细胞遗传学,染色体检查可以发现异常的染色体,常见的有 5q－、20q－、Y－、7 号染色体异常等。

七、治疗

目前对 MDS 的治疗除造血干细胞移植外尚无有效的根治措施。治疗以降低疾病的相关并发症,改善生存质量和延长生存期为目标。治疗方法和措施主要有对症支持治疗、激素治疗、细胞因子治疗、诱导分化治疗、化疗、免疫治疗、造血干细胞移植等。

(一)对症支持疗法

是 MDS 的主要治疗手段之一,可静脉输注压积或洗涤红细胞改善贫血。对严重血小板减少并有明显出血倾向者可静脉输注血小板。有感染者应积极给予抗生素控制感染。

(二)激素治疗

1.糖皮质激素

泼尼松。剂量 1mg/(kg·d)疗程 3 个月以上,有效率低于 10%。也可甲泼尼龙冲击疗法剂量 1g/d,连用 3d。

2.雄激素

适用于伴有血细胞减少的 RA、RARS 及原始细胞比例低的 RAEB 型。

(1)司坦唑醇:剂量 6～12mg/d,疗程 3～12 个月,有效率 20%。不良反应有肝功能受损、血清转氨酶升高。停药后大多能恢复正常。女性患者可有男性化、停经表现。

(2)达那唑:为人工合成雄激素,有调节免疫的作用,剂量为 600～800mg/d,疗程 3～6 个月。

(三)诱导分化治疗

目前疗效不肯定。

(1)沙利度胺治疗 MDS,剂量为 50～100mg,每晚 1 次。

(2)活性维生素 D_3:如骨化三醇 2μg/d 口服,疗程至少 12 周。

(3)γ－干扰素:抑制骨髓增生异常综合征患者白血病克隆增生,促进其分化,并通过免疫机制刺激造血因子分泌及增强造血祖细胞对生长因子的反应,剂量 100 万～300 万 U/d,疗程为 3 个月以上。

(4)免疫抑制剂:抗胸腺淋巴球蛋白(ATG)与环孢素通过抑制 T 淋巴细胞来调节骨髓增生异常综合征的免疫反应,促进骨髓增生异常综合征造血细胞生长。

(四)细胞因子

(1)粒细胞－巨噬细胞集落刺激因子(GM－GSF):120μg/(m²·d)静脉使用,持续 2 周,间隔 2 周,共 3 个疗程。不推荐长期单独使用。

(2)粒细胞集落刺激因子(G－CSF):2～10g/d 静脉使用,7～14d 为一个疗程。

(3)白细胞介素(IL－3):250～500μg/(m²·d)皮下注射,15d 为一个疗程。

(4)促红细胞生成素(EPO):开始时剂量较小,以后逐渐增大。初使用 250～500U/kg 皮下注射,每周 3 次,疗程 4 个月或更久。

(5)促血小板生成素(TPO):1μg/(kg·d)皮下注射。主要用于血小板明显减少者。

（五）化疗

常用的 HAG 方案小剂量阿糖胞苷 $10 \sim 20 mg/(m^2 \cdot d)$ 静脉注射或肌内注射，7d 为一个疗程。

八、主要护理问题

（一）有感染的危险

与成熟粒细胞减少有关。

（二）体温过高

与感染有关。

（三）活动无耐力

与贫血、全血细胞减少有关。

（四）焦虑

与本病预后差或久治不愈有关。

（五）组织完整性受损

与血小板减少致皮肤、黏膜、内脏出血有关。

（六）知识缺乏

缺乏与疾病相关的知识。

（七）自我形象紊乱

与化疗引起的不良反应、雄激素治疗有关。

九、护理目标

（1）患者在贫血时能掌握活动时间及活动量的注意事项，如有不适适当减轻。

（2）患者掌握发热时的注意事项和避免交叉感染的措施。

（3）患者能掌握血小板低时的注意事项及日常生活中预防出血的方法。

（4）患者及其家属了解疾病的相关知识和各种治疗药物的作用及不良反应，能基本掌握自我护理的方法。

（5）患者具备良好的心理及与疾病做斗争的思想。

（6）患者能正确认识自我形象的改变。

十、护理措施

（一）一般护理

（1）密切观察患者的阳性体征，倾听患者的主诉，如头晕、耳鸣、眼花、面色苍白，常与贫血的严重程度有关。患者出现头痛是颅内出血的先兆，需要密切观察生命体征，如伴有恶心、呕吐及神志的改变，要及时报告医生给予相应处理。观察患者排便、排尿颜色、性状，女患者观察其月经来潮情况，观察皮肤、口腔、肛门、会阴等处是否有潜在感染灶。

（2）饮食护理：①饮食应高蛋白、高热量、高维生素、清淡易消化，避免刺激性强、油炸、较硬的食物。②血小板低下伴有便秘者，给予芹菜、豆芽、韭菜等含粗纤维的蔬菜，必要时遵医嘱给予润肠药物，如开塞露、乳果糖等，以免诱发颅内出血。③有消化道出血者暂禁食、水。④化疗期间给予清淡易消化饮食，并少量多餐，每天饮水 3 000mL 以上。

（3）生活护理：①预防感染的护理：保持病室清洁，定时通风，空气消毒 1 次/d，每次 1h，限制探视,加强陪护制度,注意防止交叉感染。白细胞低于 $2.5\times10^9/L$ 时嘱患者戴口罩。保持皮肤清洁,注意口腔卫生,每日三餐后使用复方氯己定含漱液和碳酸氢钠溶液交替漱口。女性月经期间应注意会阴部清洁卫生,勤更换内衣。每 4h 检测一次体温,发热时及时报告医生处理,遵医嘱使用抗生素药物。②出血的护理:嘱患者行动要小心,避免碰伤、挤压皮肤和黏膜,忌抓挠皮肤。肌内注射或静脉穿刺后用消毒棉球压迫止血,时间应大于 10min 或以不出血为宜。鼻出血时可用 1% 麻黄碱棉球塞鼻,勿用手挖鼻痂。嘱其用软毛牙刷刷牙,忌用牙签剔牙。牙龈出血时,可用 8% 去甲肾上腺素液或冰盐水含漱。颅内出血、眼底出血时应减少活动,卧床休息,不要揉眼睛,以免加重出血。避免情绪激动,加强生活护理。出血伴高热时,进行物理降温,头戴冰帽,忌用酒精进行擦浴。③保证患者充足的睡眠时间,提高睡眠质量,必要时遵医嘱给予药物。给予生活照顾,指导患者短时间床边活动,严防下地时突然跌倒或晕倒。

(二)治疗护理

(1)造血生长因子治疗的护理:用药后患者出现明显的发热、肌肉及关节疼痛,遵医嘱停药或给予必要的止痛药。嘱患者家属不要擅自用解热镇痛药,以免出现不良反应。

(2)雄激素治疗的护理:雄激素肌内注射时应采用深部注射的方法,以免产生硬结。雄激素类药物治疗虽有较好的疗效,但起效缓慢,一般需要 3~6 个月才能见效,不良反应有痤疮、毛须增多、声音变粗、女患者停经伴男性化等。向患者解释停药后以上反应会消失,鼓励患者坚持治疗,不能自行停药,积极配合治疗。

(3)输血时严格执行"三查八对"制度,严格执行无菌原则和消毒隔离,输血时按照血液成分严格控制滴速,防止输液速度过快加重心脏负担,诱发心力衰竭。

(4)高热时,应遵医嘱用降温药物,避免使用影响造血功能的药物。给予物理降温,如冰块冷敷、温水擦浴等,忌用酒精。

(5)化疗的护理:化疗时应有计划地选用静脉,可从四肢远端向近心端依次选择合适的静脉并左右交替使用。给药时先用生理盐水建立通道,确保针头在静脉内再输注化疗药,化疗药输注完毕后,予生理盐水冲洗后再拔针。最好选用 PICC,以保护外周静脉,减少静脉炎的发生。化疗药物一旦外渗应及时处理,如冷敷 12~24h,用 20% 利多卡因溶液加地塞米松局部封闭,也可用磺酸黏多糖药膏加厚涂局部,以 0.2cm 厚为宜,使血管收缩,减少药物向周围组织扩散,减轻疼痛。多数化疗药物有胃肠道反应,如食欲缺乏、恶心、呕吐、腹痛、腹泻等,化疗期间应给予患者清淡饮食,遵医嘱使用止吐及保护胃黏膜药物以减轻反应。

(三)心理护理

骨髓增生异常综合征病程长、治疗效果差,患者出现焦虑、恐惧、烦躁等情绪。护士应主动关心患者,多与患者沟通交流,尽量满足患者要求,时常对患者进行鼓励和安慰。护士应做好病情解释工作,尽量帮助患者解决实际问题,减少身心刺激,让患者处于安静、舒适的环境。获取患者的信任感及安全感,护士要认真倾听患者主诉,表示理解和同情。争取家属意见和支持,向患者讲解成功病例,使患者及其家属主动配合治疗,树立战胜疾病的信心。病情允许时让患者学会自我护理,培养良好的习惯。

(四)健康宣教

1.疾病早期

表现为贫血,应给予清淡易消化、高热量、高维生素的饮食。自觉头晕,无心慌、耳鸣等症状,可适当下床活动,活动量要小,避免猛起、猛坐,以免晕倒或一过性意识丧失。自觉症状加重时,绝对卧床休息,适当在床上活动。

2.疾病中、晚期

注意预防出血和感染。嘱患者勿剔牙、勿挖鼻,避免碰撞身体,保持排便通畅,忌食辛辣、油炸和刺激性、较硬食物。同时,保持个人卫生,保持病室清洁,注意开窗通风,每日 2 次,每次 30min,减少探视陪伴人员,避免交叉感染。指导患者如何预防出血和感染。

3.化疗期间

应多饮水,以利于排毒;保持口腔、皮肤及会阴部的清洁,便后坐浴;密切监测体温变化,及早发现感染征兆。

4.服药与就诊

按时服药,勿自行停药或减量,定期血液科门诊随访。根据自己的身体状况,可适当做一些户外运动,如散步、骑自行车、下棋等。当身体出现发热或出血等异常情况时,应及时就诊。

第四章　肾内科疾病的护理

第一节　肾内科常见症状护理

一、尿路刺激征

尿频、尿急、尿痛合称为尿路刺激征。三者常合并存在,亦可单独存在。正常人白天排尿3～5次,夜间0～1次,每次尿量200～400mL。若排尿次数增多,而每次尿量不多,且每日尿量正常,称为尿频。若一有尿意即要排尿,并常伴有尿失禁则称为尿急。若排尿时膀胱区和尿道有疼痛或灼热感称为尿痛。

(一)评估

1.病因评估

如下所述。

(1)泌尿及生殖系统病变:如尿路感染、结石、肿瘤、前列腺增生等疾病。

(2)神经功能障碍:如神经性膀胱。

(3)精神心理因素:心理因素或情绪障碍时,可引起大脑皮质对排尿条件反射的调节发生紊乱,从而影响排尿功能,出现排尿异常。

2.症状评估

如下所述。

(1)排尿次数增多是在白天还是在夜间;发病时间;尿频时是否伴有血尿或排尿困难。

(2)肾区有无压痛、叩击痛,输尿管行程有无压痛点,尿道口有无红肿。

(3)患者精神、心理状态、家庭及社会支持等。因尿路刺激征反复发作带来的不适,加之部分患者可能出现肾损害,因此,部分患者可出现紧张、焦虑等心理反应。

(二)护理措施

1.鼓励患者多饮水,勤排尿

无水肿等禁忌证时,每天饮水2000～3000mL,勿憋尿,以达到冲洗尿路,减少细菌在尿路停留时间。

2.皮肤黏膜的清洁

教会患者正确清洁外阴部的方法,每天用流动水从前向后冲洗外阴,保持外阴清洁,穿全棉内裤。

3.正确采集尿标本

尿液培养标本应在药物治疗前采集,留取中段尿,采集清晨第1次尿液以保证尿液在膀胱内停留6～8h。

4.疼痛护理

指导患者进行膀胱区热敷或按摩,以缓解疼痛。

5.用药护理

遵医嘱使用抗生素,注意观察药物的治疗反应、有无不良反应,嘱患者按时、按量、按疗程用药,不可随意停药以达彻底治愈目的。

6.心理护理

嘱患者于急性发作期间注意休息,心情尽量放松,因过分紧张会加重尿频。指导患者从事一些感兴趣的活动如听轻音乐、欣赏小说、看电视、上网和室友聊天等,以分散其注意力,减轻患者焦虑,缓解尿路刺激症状。另外,各项护理、治疗及时实施,尽可能集中进行,减少对患者的干扰。

7.健康教育

如下所述。

(1)多饮水、勤排尿是最实用和有效的方法。

(2)注意会阴部清洁。

(3)尽量避免使用尿路器械,确有必要,必须严格无菌操作。

(4)与性生活有关的反复发作的尿路感染,于性交后即排尿,并按常用量服用 1 次抗生素预防感染。

(5)膀胱输尿管反流患者,要养成"2 次排尿"的习惯,即每次排尿后几分钟,再排尿 1 次。

(6)按时服药,彻底治疗,不应随意停药。个别症状严重者,可予阿托品、普鲁苯辛等抗胆碱能药物对症治疗。

二、血尿

指新鲜清洁尿离心后尿沉渣镜检每高倍视野的红细胞超过 3 个。或尿红细胞计数超过 1 万个/mL,或 1h 尿红细胞计数超过 10 万个,或 12h 尿红细胞计数超过 50 万,称为镜下血尿。外观呈洗肉水样、血样、酱油色或有凝块时,称为肉眼血尿。1 000mL 尿中含 1mL 血液,即呈现肉眼血尿。

(一)评估

1.病因评估

如下所述。

(1)泌尿系统本身疾病:如各型肾炎、肾基底膜病、肾盂肾炎、肾结石、畸形、结核、肿瘤及血管病变等。

(2)全身性疾病:包括血液病(如白血病)、感染性疾病(如败血症、流行性出血热)、心血管疾病(如充血性心力衰竭)、结缔组织病(如系统性红斑狼疮)。

(3)泌尿系统邻近器官疾患:如盆腔炎、阑尾炎波及泌尿系统血管发生充血及炎症而出现镜下血尿。

(4)物理或化学因素:如食物过敏、放射线照射、药物(如磺胺类、吲哚美辛、汞剂、环磷酰胺等)、毒物、运动后等。

2.症状评估

如下所述。

(1)多形性血尿、均一性血尿：无痛性的多形性血尿为肾小球源性，均一性血尿为非肾小球源性如结石、肿瘤、感染、外伤等，无痛性均一性血尿多见于肿瘤。肾小球源性血尿红细胞分布曲线呈非对称曲线，而非肾小球源性血尿呈对称曲线，混合性血尿同时具备以上两种曲线特征，呈双峰。

(2)伴随症状：伴尿路刺激征为尿路感染所致，伴肾绞痛多为泌尿系结石所致，伴较大量蛋白尿和(或)管型尿(特别是红细胞管型)，多提示肾小球来源。

(3)血尿色泽：因含血量、尿 pH 及出血部位而不同。来自膀胱的血尿或尿呈碱性时，色较鲜艳。来自肾、输尿管的血尿或尿呈酸性时，色泽较暗。来自膀胱的血尿如出血较多时，可伴有大小不等的不规则状血块，肾、输尿管排出的血块呈长条状。

(二)护理措施

1.休息

血尿严重时应卧床休息，尽量减少剧烈的活动。

2.心理护理

血尿时患者可极度恐惧，应向患者解释、安慰。说明 1 000mL 尿中有 1～3mL 血就为肉眼血尿，失血是不严重的。必要时可服用苯巴比妥、西地泮等镇静安眠药。

3.密切观察

病情每日测量脉搏、血压等生命体征。观察尿色变化，观察出血性质并记录尿量。肉眼血尿严重时，应按每次排尿的先后依次留取标本，以便比色，并判断出血的发展。

4.健康教育

如下所述。

(1)帮助患者及家属掌握有关疾病的知识，如病因、诱因、预防、治疗等，以取得合作、协助治疗，避免诱因，减少再度出血的危险。

(2)发病期严禁性生活，以防止发生和加重感染。

(3)合理安排生活起居：养成规律的生活习惯，避免长期精神紧张、过度劳累，应劳逸结合，保持乐观情绪，保证身心休息。在平时工作、生活中，养成多饮水、勿憋尿的习惯。

(4)饮食指导：以清淡蔬菜为主，如青菜、卷心菜、萝卜、冬瓜、番茄等。戒烟酒，少食刺激性食物，忌服辛辣、水产品(虾、蟹)、生葱、香菜、狗肉、马肉等。长期血尿者可致贫血，应多吃含铁丰富的食物，如牛肉、肝、蛋黄、海带等。多饮水，每天饮水量应不少于 2000mL，大量饮水可减少尿中盐类结晶，加快药物和结石排泄。肾炎明显水肿者应少饮水。

(5)积极治疗相关疾病如痔疮、糖尿病及感冒等疾病，以免诱发本病。积极治疗泌尿系统炎症、结石等疾病。病情严重者，应尽早去医院检查确诊，进行彻底治疗。

(6)慎用可致血尿的药物，尤其是已患有肾脏病者。

三、蛋白尿

每日尿蛋白量持续超过 150mg 或尿蛋白定性试验持续阳性称为蛋白尿。若每天持续超过 $3.5g/1.75m^2$(体表面积)或每千克体重 50mg，称为大量蛋白尿。

(一)评估

1.病因评估

如下所述。

(1)肾小球性蛋白尿:肾小球滤过屏障破坏导致肾小球滤出蛋白过多而肾小管又不能完全重吸收所致。特点为蛋白多,分子量大,见于肾小球疾病。

(2)肾小管性蛋白尿:肾小球滤过正常,肾小管重吸收功能下降所致。特点为蛋白较多,分子量小。

(3)溢出性蛋白尿:小管、小球功能正常,血液中出现异常蛋白经肾小球滤过、肾小管不能完全重吸收。见于异常免疫球蛋白血症、血红蛋白尿、肌红蛋白尿、溶菌酶血症等。

(4)混合性蛋白尿:常见于大、中、小分子量的蛋白质。较重的肾小球疾病或肾小管疾病。

(5)组织性蛋白尿:组织、细胞分解代谢和破坏所致。

(6)生理性蛋白尿:发热、剧烈运动等所致蛋白尿。

2.症状评估

如下所述。

(1)尿液评估:排尿频率,每次量,尿中泡沫是否增多,以及尿液性状、气味、比重等。

(2)伴随症状:若高热,则提示病毒感染性疾病存在,如腮腺炎、水痘、腺病毒感染等;伴有尿频、尿急、尿痛、排尿困难为尿路感染;伴明显水肿、低蛋白血症、血尿则为肾脏疾病。

(3)心理状态:引起蛋白尿的疾病,多为慢性病,病程长,不易根治,预后较差,患者及家属对治疗信心不足,易产生焦虑、悲观及绝望等不良心理。

3.辅助检查

结果评估尿常规、尿本周蛋白测定、24h尿蛋白定量、血常规、血生化、肾功能、电解质、血免疫球蛋白、血清清蛋白、血清清蛋白与球蛋白比值。

(二)护理措施

1.保持病室空气新鲜

每天通风换气2~3次,每次30min,保持安静,减少探视人员。

2.口腔护理

除早晚口腔清洁外,应每次进食后漱口,以清除口腔内食物残渣,保持清洁,预防继发感染。

3.注意观察

尿液量、性状、颜色、排尿频率。尿中泡沫增多且不易消散,提示蛋白尿加重。

4.皮肤护理

保持皮肤清洁。合并水肿的患者宜穿着宽大柔软的衣服,防止擦碰;床单位应干燥无皱褶;定时翻身,必要时对受压部位皮肤进行按摩、热敷,促进血液循环,预防压疮发生。

5.饮食护理

根据患者肾功能及血清清蛋白结果,给予低盐低蛋白膳食,注意适量补充维生素和优质蛋白(如动物蛋白和豆类),维持营养平衡。

6.心理护理

认真倾听患者诉说,给予心理支持,缓解焦虑状态。及时了解患者心理变化,鼓励患者说出自己的感受,使其不良情绪排泄,并给予情感支持,必要时教授一些缓解焦虑的方法;讲解疾病治疗最新进展,恢复患者对治疗疾病的信心和对医护人员的信任感,积极配合治疗。

7.健康教育

如下所述。

(1)教会患者预防感染的方法,如居住环境清洁与消毒,如何保持空气新鲜等。

(2)养成良好的个人卫生习惯,如口腔、外阴清洁。

(3)饮食指导:指导患者及家属制订合理及个体化的饮食计划,保持营养供给。

(4)注意休息与活动,适度锻炼,可提高机体抗病能力,但活动量过大,能量消耗多,不利于疾病恢复。

四、肾性水肿

水肿是指人体组织间隙内有过量液体积聚使组织肿胀。由肾脏疾病造成的水肿称为肾性水肿。

(一)评估

1.病因评估

水肿的诱因、原因,水肿的治疗经过尤其是患者用药情况。

(1)肾炎性水肿:由肾小球滤过率下降,而肾小管重吸收功能正常,从而导致"管—球失衡",引起水、钠潴留,毛细血管静水压增高而出现水肿。常见于各型肾小球肾炎、急及慢性肾衰竭。

(2)肾病性水肿:由于大量蛋白尿造成血浆蛋白过低,血浆胶体渗透压降低,导致液体从血管内进入组织间隙而产生水肿。此外,部分患者因有效血容量减少,激活了肾素—血管紧张素—醛固酮系统,抗利尿激素分泌增多,从而进一步加重水肿。

(3)肾疾病时贫血、高血压、酸碱平衡和电解质平衡失调可导致心功能不全,加重水肿发展和持续存在。

2.症状评估

水肿特点、程度、时间、部位、伴随症状等。

(1)水肿特点:肾炎性水肿常为全身性,以眼睑、头皮等组织疏松处为著;肾病性水肿一般较严重,多从下肢开始,由于增加的细胞外液量主要潴留在组织间隙,血容量常减少,故可无高血压及循环瘀血的表现。

(2)水肿程度:

1)轻度水肿:水肿局限于足踝、小腿。

2)中度水肿:水肿涉及全下肢。

3)重度水肿:水肿涉及下肢、腹壁及外阴。

4)极重度水肿:全身水肿,即有胸、腹腔积液或心包积液。

(3)伴随症状:患者精神状况、心理状态、生命体征、尿量、体重、腹围的变化。有无头晕、乏力、呼吸困难、心跳加快、腹胀,心肺检查有无啰音、胸腔积液征、心包摩擦音,腹部有无膨隆、叩诊有无移动性浊音。

(4)实验室及其他检查:尿常规检查,尿蛋白定性和定量;血电解质有无异常,肾功能指标如 Ccr、血 BUN、血肌酐、浓缩与稀释试验结果有无异常。此外,患者有无做过静脉肾盂造影、B 超、尿路平片等检查,其结果如何。

(二)护理措施

(1)休息:严重水肿需卧床休息,平卧可增加肾血流量,减少水钠潴留。轻度水肿应根据病情适当活动。

(2)饮食护理:与患者共同制订饮食计划,一般应进含钠盐少、优质蛋白饮食。具体入量根据病情、病程、临床水肿程度、化验报告血 Na^+、K^+ 结果制订和调整。每日摄入水量=前一天尿量+500mL,保持出入量平衡。

(3)病情观察:准确记录 24h 出入量,定时测量体重,必要时测量腹围,观察并记录患者生命体征,尤其是血压的变化。注意有无剧烈头痛、恶心、呕吐、视物模糊,甚至神志不清、抽搐等高血压脑病的表现。发现异常及时报告医生处理。

(4)遵医嘱给予利尿药,注意尿量及血钾变化。

(5)皮肤护理:水肿较严重患者应避免穿紧身衣服,卧床休息时宜抬高下肢,增加静脉回流,以减轻水肿。嘱患者经常变换体位,对年老体弱者可协助翻身,用软垫支撑受压部位,并适当予以按摩。

对阴囊水肿者,可用吊带托起。协助患者进行全身皮肤清洁,嘱患者注意保护好皮肤,如清洗时勿过分用力,避免损伤皮肤、碰撞、跌伤等。严重水肿者应避免肌内注射,可采用静脉途径保证药物正确及时输入。注意无菌操作,防止感染。

(6)疾病知识指导:向患者介绍肾脏病引起水肿的原因、疾病相关知识、饮食及日常生活起居的注意事项。

五、肾区疼痛

是指脊肋角处(肾区)单侧或双侧持续性或间歇性隐痛、钝痛、剧痛或绞痛。

(一)评估

1.病因评估

肾区痛多见于肾脏或附近组织炎症或肿瘤、积液等引起肾体积增大,牵拉包膜而致;肾绞痛是一种特殊的肾区痛,主要是由输尿管内结石、血块等移行所致。

2.症状评估

钝痛或隐痛为肾包膜牵拉所致,见于间质性肾炎、肾盂肾炎、肾积水等;肾区剧痛见于肾动脉栓塞、深静脉血栓形成、肾周脓肿或肾周围炎等。肾结石等可发生绞痛,并向下腹部、会阴部发射。肾区胀痛多见于肾盂积水。肾区坠痛多见于肾下垂。

(二)护理措施

(1)准确评估疼痛的部位、程度、性质及伴随症状,并做好记录。

(2)肾绞痛时注意观察血压、脉搏、面色及皮肤湿冷情况,必要时用止痛剂。

(3)疾病急性期应卧床休息。

(4)肾盂肾炎者应多饮水冲洗尿道,按时给予抗生素控制炎症后疼痛会自然消失。

六、肾性高血压

高血压是指体循环动脉压的升高,即收缩压≥140mmHg 和(或)舒张压≥90mmHg。可分为原发性高血压和继发性高血压。由肾脏病所致高血压称为肾性高血压。肾性高血压是继发性高血压的常见原因之一。

(一)评估

1.病因评估

如下所述。

(1)按解剖因素评估:

1)肾血管性高血压:主要由肾动脉狭窄或堵塞引起,高血压程度较重,易进展为急进性高血压。

2)肾实质性高血压:主要由急性或慢性肾小球肾炎、慢性肾盂肾炎、慢性肾衰竭等肾实质性疾病引起。

(2)按发生机制评估:

1)容量依赖型:因水钠潴留引起,用排钠利尿剂或限制水盐摄入可明显降低血压。

2)肾素依赖型:由肾素－血管紧张素－醛固酮系统被激活引起,过度利尿常使血压更加升高,而应用血管紧张素转换酶抑制剂、钙通道阻滞剂可使血压下降。

2.症状评估

如下所述。

(1)伴随症状:血压升高常有头晕、头痛、疲劳、心悸、失眠、记忆力下降、贫血、水肿等症状,是否呈持续性,在紧张或劳累后是否加重,可否自行缓解。是否出现视力模糊,鼻出血等较重症状。

(2)体格检查的结果:血压、脉搏、呼吸、神志情况,体重及其指数。

3.相关因素

评估如下所述。

(1)患者的生活及饮食习惯:如摄入钠盐过多、大量饮酒、喝咖啡、摄入过多的脂肪酸、肥胖、剧烈运动、便秘、吸烟等。

(2)透析情况:透析不充分或透析间期体重增长过多致体内容量负荷过多。

(3)职业:是否从事高压力职业,经常有精神紧张等感觉。

(4)心理状况:情绪经常不稳定,个性脆弱,工作生活受到影响时情绪焦虑。

(二)护理措施

1.减少压力,保持心理平衡

针对患者性格特征及有关社会心理因素进行心理疏导。对易激动的患者,要调节紧张的情绪,避免过度兴奋,教会其训练自我控制能力,消除紧张压抑的心理。

2.促进身心休息,提高机体活动能力

如下所述。

(1)注意休息:生活需规律,保证足够的睡眠,防止便秘。

(2)注意劳逸结合:但必须避免重体力活动,可安排适量的运动,1级高血压则不限制一般的体力活动,血压较高,症状过多或有并发症时需要卧床休息,嘱患者起床不宜太快,动作不可过猛。

(3)饮食要控制总热量:避免胆固醇含量高的食物,适当控制钠的摄入,戒烟,尽量少饮酒。

(4)沐浴时水温不宜过高。

3.充分透析,控制透析间期体重

透析患者正确评估干体重,经充分透析达到干体重后,血压易于控制;2次透析间期体重增长<原体重的3%。

4.病情观察

如下所述。

(1)观察血压:每日测量血压1~2次,测量前静息半小时,每次测量须在固定条件下进行。

(2)观察症状:如发现血压急剧增高,并伴有头痛、头晕、恶心、呕吐、气促、面色潮红、视力模糊和肺水肿、急性脑血管病等表现,应立即通知医生并同时备好降压药物及采取相应的护理措施。

(3)观察肾功能:定时检测血肌酐、尿素氮、内生肌酐清除率。肾功能障碍可影响降压药代谢,需及时调整患者用药,以防药物蓄积中毒导致血压骤降,危及生命。

5.潜在并发症及高血压急症的护理

如下所述。

(1)潜在并发症的护理:指导患者摄取治疗饮食,避免情绪紧张,按医嘱服药;户外活动要有人陪伴;协助沐浴,水温不宜过热或过冷,时间不宜过长;注意对并发症征象的观察,有无夜间呼吸困难,咳嗽,咳泡沫痰,心悸,突然胸骨后疼痛等心脏受损的表现;头痛的性质,精神状况,眼花,失明,暂时性失语,肢体麻木,偏瘫等急性血管症的表现;尿量变化,昼夜尿量比例,有无水肿以及肾功能检查异常。

(2)高血压急症的护理:①绝对卧床休息,半卧床,少搬动患者,改变体位时要缓慢;②避免一切不良刺激和不必要的活动,并安定情绪;③吸氧,根据病情调节吸氧流量,保持呼吸道通畅,分泌物较多且患者自净能力降低时,应用吸引器吸出;④立即建立静脉通路,应用硝普钠静脉滴注时要避光,注意滴速,严密观察血压变化,如有血管过度扩张现象,应立即停止滴注;使用甘露醇时应快速静脉滴注;静脉使用降压药过程中每5~10min测血压1次;⑤提供保护性护理,如患者意识不清时应加床栏等;⑥避免屏气,用力呼气或用力排便;⑦观察血压、脉搏、神志、瞳孔、尿量等变化,发现异常及时报告医师处理。

6.用药护理

如下所述。

(1)掌握常用降压药物种类、剂量、给药途径、不良反应及适应证。

(2)指导患者按医嘱服用,不可自行增减或突然撤换药物。

(3)观察药物疗效,降压不宜过快过低,尤其对老年人。

7.活动指导

嘱患者改变体位时动作宜缓慢,如出现头昏、眩晕、眼花、恶心时,应立即平卧,抬高下肢以增加回心血量。

8.健康指导

如下所述。

(1)指导坚持非药物治疗:合理安排饮食,超重者应调节饮食、控制体重、参加适度体育运动。

(2)坚持服药:学会观察药物不良反应及护理。

(3)避免各种诱因,懂得自我控制情绪和妥善安排工作和生活。

(4)教会患者家属测量血压的方法,出现病情变化时立即就医。

(5)透析患者控制水盐摄入,避免透析间期体重增加大于原体重的 4%～5%。

第二节　急性肾小球肾炎

急性肾小球肾炎简称急性肾炎,是以急性肾炎综合征为主要临床表现的一组疾病,起病急,以血尿、蛋白尿、水肿和高血压为主要表现,可伴有一过性氮质血症。本病常有前驱感染,多见于链球菌感染后,其他细菌、病毒和寄生虫感染后也可引起。好发于儿童,男性多见。前驱感染后常有 1～3 周(平均 10d 左右)的潜伏期,相当于致病抗原初次免疫后诱导机体产生免疫复合物所需时间。呼吸道感染的潜伏期较皮肤感染者短。本病大多预后良好,常在数月内临床自愈。

一、护理评估

(一)健康史

起病前有无上呼吸道感染如急性扁桃体炎、咽炎或皮肤感染如脓疱疮等。

(二)身体状况

如下所述。

1.血尿

常为患者起病的首发症状和就诊原因,几乎所有患者均有血尿,40%～70%患者有肉眼血尿,尿液呈混浊红棕色,或洗肉水样,一般数天内消失,也可持续数周转为镜下血尿。

2.水肿

多表现为晨起眼睑水肿,面部肿胀感,呈现所谓"肾炎面容",一般不重。少数患者水肿较重进展较快,数日内遍及全身,呈可凹陷性。严重水、钠潴留会引起急性左心衰竭。

3.高血压

多为轻、中度高血压,收缩压、舒张压均增高,经利尿后血压可逐渐恢复正常。少数出现严重高血压,甚至高血压脑病。患者表现为头痛、头晕、失眠,甚至昏迷、抽搐等。血压增高往往与水肿、血尿同时发生,也有在其后发生,一般持续 3～4 周,多在水肿消退 2 周降为正常。

4.肾功能及尿量改变

起病初期可有尿量减少,尿量一般在 500～800mL,少尿时可有一过性氮质血症,大多数在起病 1～2 周后,尿量渐增,肾功能恢复,只有极少数可表现为急性肾衰竭,出现少尿。

5.其他表现

原发感染灶的表现及全身症状,可有头痛、食欲减退、恶心、呕吐、疲乏无力、精神不振、心悸气促,甚至发生抽搐。部分患者有发热,体温一般在 38℃ 左右。

(三)实验室及其他检查

镜下血尿、蛋白尿、发病初期血清补体 C3 及总补体下降。肾小球滤过率下降,血尿素氮和肌酐升高,B 超示双肾形状饱满,体积增大,肾活检组织病理类型为毛细血管增生性肾炎。

二、治疗原则

以休息及对症处理为主,少数急性肾衰竭患者应予透析治疗。一般于发病 2 周内可用抗生素控制原发感染灶。

三、护理措施

(一)饮食护理

如下所述。

1.限制钠盐摄入

有水肿、高血压或心力衰竭时严格限制钠盐摄入(<3g/d),特别严重者禁盐,以减轻水肿和心脏负担。当病情好转,血压下降,水肿消退,尿蛋白减轻后,由低盐饮食逐渐过渡到普通饮食,防止长期低钠饮食及应用利尿剂引起水、电解质紊乱或其他并发症。

2.控制水和钾的摄入

严格记录 24h 出入量。量出为入,每天摄入水量=前一天出量+500mL,摄入水量包括米饭、水果等食物含水量、饮水、输液等所含水的总量。注意见尿补钾。

3.蛋白质

肾功能正常时,给予正常量的蛋白质[1g/(kg·d)],出现氮质血症时,限制蛋白质摄入,优质动物蛋白占 50% 以上,如牛奶、鸡蛋、鱼等,以防止增加血中含氮代谢产物的潴留。此外,注意饮食热量充足、易于消化和吸收。

(二)休息和活动

一般起病 1~2 周不论病情轻重均应卧床休息,能够改善肾血流量和减少并发症发生。水肿消退,肉眼血尿消失,血压接近正常后,即可下床在室内活动或到户外散步。血沉正常时可恢复轻体力活动或上学,但应避免剧烈体力活动。一年后方可正常活动。鼓励患者及家属参与休息计划的制订。

(三)病情观察

如下所述。

(1)定期测量患者体重,观察体重变化和水肿部位、分布、程度和消长情况,注意有无胸腔、腹腔、心包积液的表现;观察皮肤有无红肿、破损、化脓等情况发生。

(2)监测生命体征,尤其血压变化,注意有无剧烈头痛、恶心、呕吐、视力模糊,甚至神志不清、抽搐等高血压脑病的表现,发现问题及时报告医师处理。

(3)皮肤护理:①水肿较严重的患者应穿着宽松、柔软的棉质衣裤、鞋袜。协助患者做好全身皮肤黏膜清洁,指导患者注意保护好水肿皮肤,如清洗时注意水温适当、勿过分用力;平时避免擦伤、撞伤、跌伤、烫伤。②注射时严格无菌操作,采用 5~6 号针头,保证药物准确及时的输入,注射拔完针后,用无菌干棉球按压穿刺部位直至无液体从针口渗漏。严重水肿者尽量避免肌内和皮下注射。

(4)用药护理:遵医嘱给予利尿剂、降压药、抗生素。观察药物的疗效及可能出现的不良反应。如低钾、低氯等电解质紊乱。呋塞米等强效利尿剂有耳鸣、眩晕、听力丧失等暂时性耳毒性,也可发生永久性耳聋。密切观察血压、尿量变化,静脉给药者给药速度宜慢。

(5)心理护理:血尿可让患者感到恐惧,限制患者活动可使其产生焦虑、烦躁、抑郁等心理,鼓励其说出自己的感受和心理压力,使其充分理解急性期卧床休息及恢复期限制运动的重要性。患者卧床期间,护士尽量多关心、巡视,及时询问患者的需要并给予解决。

四、健康教育

(1)预防疾病教育:教育患者及家属了解各种感染可能导致急性肾炎,因此,锻炼身体,增强体质,避免或减少上呼吸道及皮肤感染是预防的主要措施,并可降低演变为慢性肾炎的发生率。嘱咐患者及家属一旦发生细菌感染及时使用抗生素,尽量治愈某些慢性病,如慢性扁桃体炎,必要时可手术治疗。

(2)急性肾炎的恢复期可能需1～2年,当临床症状消失后,蛋白尿、血尿等可能依然存在,因此应加强定期随访。

第三节　急进性肾小球肾炎

急进性肾小球肾炎简称急进性肾炎,是指在肾炎综合征(血尿、蛋白尿、水肿、高血压)基础上短期内出现少尿、无尿,肾功能急骤减退,短期内到达尿毒症的一组临床症候群,又称急进性肾炎综合征。本病病理特征表现为新月体肾小球肾炎。分为原发性和继发性两大类。一般将有肾外表现者或明确原发病者称为继发性急进性肾炎,如继发于过敏性紫癜、系统性红斑狼疮等,偶有继发于某些原发性肾小球疾病(如系膜毛细血管性肾炎及膜性肾病)者。病因不明者则称为原发性急进性肾炎,这里着重讨论原发性急进性肾炎。

我国急进性肾炎以Ⅱ型为多见,男性居多。

一、护理评估

(一)健康史

本病起病急,常有前驱呼吸道感染。

(二)身体状况

如下所述。

(1)迅速出现水肿,可以有肉眼血尿、蛋白尿、高血压等。

(2)短期内即有肾功能的进行性下降,以少尿或无尿较迅速地(数周至半年)发展为尿毒症。

(3)常伴有中度贫血,可伴有肾病综合征,如果得不到及时治疗,晚期出现慢性肾衰竭。部分患者也会出现急性左心衰竭、继发感染等并发症。

(三)实验室及其他检查

如下所述。

1.尿常规

蛋白尿,血尿,也可有管型、白细胞。

2.血液检查

白细胞轻度增高、血红蛋白、血清清蛋白下降、血脂升高。

3.肾功能检查

血肌酐、血 BUN 进行性升高。

4.免疫学检查

Ⅲ型可有血循环免疫复合物阳性,血清补体 C3 降低,Ⅰ型有血清抗肾小球基底膜抗体阳性。

5.B超检查

双肾体积增大、饱满。

6.肾活检组织病理检查

光学显微镜检查可见肾小囊内新月体形成是 RPGN 的特征性病理改变。

二、治疗原则

本病纤维化发展很快,故及时肾活检,早期诊断,及时以强化免疫抑制治疗,可改善患者预后。根据病情予血浆置换、肾脏替代治疗。

三、护理措施

(一)休息

一般要待病情得到初步缓解时,才开始下床活动,即使无任何临床表现,也不宜进行较重的体力活动。

(二)饮食护理

低盐优质蛋白饮食,避免进食盐腌制食品如咸菜、咸肉等,进食鸡蛋、牛奶、瘦肉、鱼等优质蛋白饮食。准确记录 24h 出入量,量出为入。每日入液量=前一日出液量+500mL,保持出入量平衡。

(三)病情观察

监测患者生命体征、尿量。尿量迅速减少,往往提示急性肾衰竭的发生。监测肾功能及血清电解质的变化,尤其是观察有无出现高钾血症,发现病情变化,及时报告医师处理。

(四)观察药物及血浆置换的不良反应

大剂量糖皮质激素治疗可致上消化道出血、精神症状、骨质疏松、股骨头无菌性坏死、水钠潴留、血压升高、继发感染、血糖升高等表现。环磷酰胺可致上腹部不适、恶心、呕吐、出血性膀胱炎、骨髓抑制等。血浆置换主要有出血、并发感染,特别是经血制品传播的疾病。

(五)用药护理

大剂量激素冲击治疗、使用免疫抑制剂、血浆置换等时,患者免疫力及机体防疫能力受到很大抑制,应对患者实行保护性隔离,加强口腔、皮肤护理,防止继发感染。服用糖皮质激素和细胞毒药物时应注意:口服激素应饭后服用,以减少对胃黏膜的刺激;长期用药者应补充钙剂和维生素 D,以防骨质疏松;使用 CTX 时注意多饮水,以促进药物从尿中排泄。

(六)心理护理

由于该疾病不易治愈,多数患者可能会转变为慢性肾衰竭。因此,患者会产生焦虑、恐惧及悲观等心理,做好心理疏导、提高患者战胜疾病的信心。

四、健康教育

(1)预防措施:本病有前驱感染的病史,预防感染是预防发病及防止病情加重的重要措施,避免受凉、感冒。

(2)对患者及家属强调遵医嘱用药的重要性,告知激素和细胞毒药物的作用、可能出现的不良反应和用药注意事项,鼓励患者配合治疗。服用激素及免疫抑制剂时,应特别注意交代患者及家属不可擅自增量、减量甚至停药。

(3)病情经治疗缓解后应注意长期追踪,防止疾病复发及恶化。

(4)预后早期诊断、及时合理治疗,可明显改善患者预后。

第四节　慢性肾小球肾炎

慢性肾小球肾炎简称慢性肾炎,是指以水肿、高血压、蛋白尿、血尿及肾功能损害为基本临床表现,起病方式不同、病情迁延、病情进展缓慢,最终将发展为慢性肾衰竭的一组肾小球疾病。多见于成年人,男性多于女性。仅少数患者是由急性肾炎发展而来,绝大多数患者的病因不明,起病即属慢性肾炎,与急性肾炎无关。

一、护理评估

(一)健康史

如下所述。

1.既往史

既往有无肾炎病史,其发病时间及治疗后的情况;病前有无上呼吸道感染、皮肤感染等病史;对病情急骤的患者还应询问有无引起肾功能恶化的诱发因素;父母、兄弟、姐妹及子女的健康状况。

2.生活习惯

询问患者生活是否规律,饮食是否合理,有无营养不良,水、钠盐摄入过多等情况,有无过度疲劳及烟酒等不良嗜好。

(二)身体状况

如下所述。

1.水肿

由水钠潴留或低蛋白血症所致,早晨眼睑、颜面水肿明显,下午及晚上下肢明显,卧床休息后水肿减轻。重者可有胸腔或腹腔积液。

2.蛋白尿

是慢性肾炎主要表现,患者排尿时泡沫明显增多,并且不易消失,尿蛋白越多,泡沫越多,个别患者尿中有异味。

3.血尿

多为镜下血尿,也有肉眼血尿。

4.高血压

由于水钠潴留使血容量增加,血中肾素、血管紧张素增加,导致阻力血管收缩而致血压升高。有时高血压症状表现较为突出。

5.其他

患者可有贫血、电解质紊乱,病程中有应激情况(如感染)可导致慢性肾炎急性发作,类似急性肾炎表现。有些病例可自行缓解。

6.并发症

慢性肾衰竭为慢性肾炎的终末期并发症,其他如继发感染、心脑血管疾病等。

(三)实验室及其他检查

如下所述。

1.尿液检查

24h尿蛋白多在 $1\sim3g$,不超过 $3.5g$。尿蛋白电泳以大中分子蛋白为主,尿红细胞形态检查为多形性。

2.血液检查

早期血常规检查多正常或轻度贫血,晚期可有红细胞及血红蛋白明显下降,尿素氮、肌酐增高。病情较重者血脂增高,血清清蛋白下降。

3.B超检查

双肾可有结构紊乱,皮质回声增强及缩小等改变。

4.肾活检组织病理学检查

以弥散系膜增生性肾炎、局灶/节段增生性肾炎、局灶/节段性肾小球硬化、系膜毛细血管性肾炎、膜性肾病、IgA肾病等为常见,晚期导致肾小球纤维化、硬化等,称为硬化性肾炎。

(四)心理—社会状况

评估患者有无焦虑、恐惧、绝望等心理状况;评估社会及家庭对患者的经济及精神支持情况及其对患者病情的了解和关心程度。

二、治疗原则

有效控制血压以防止肾功能减退或使已经受损的肾功能有所改善,防止高血压的心血管并发症,从而改善长期预后。

三、护理措施

(一)一般护理

如下所述。

1.休息

高度水肿、严重高血压伴心、肾功能不全时,应绝对卧床休息。

2.饮食

给予低磷优质低蛋白饮食,当肾功能不全者血肌酐＞350μmol/L时,应限制蛋白质摄入,一般为0.5~0.6g/(kg·d),其中60％以上为优质蛋白(如鸡蛋、牛奶、瘦肉等),极低蛋白饮食者可辅以α酮酸或肾衰竭氨基酸治疗。以减轻肾小球高灌注、高压力、高滤过状态。由于每克蛋白质饮食中约含磷15mg,因此,限制蛋白质入量后即达到低磷饮食(少于600~800mg/d)。同时注意补充多种维生素及微量元素。有明显水肿和高血压时低盐饮食。饮食应根据患者的口味烹调,以增进食欲。

3.口腔护理

肾功能受损,口腔内有氨臭味,进行口腔护理,可增进食欲,清洁口腔,抑制细菌繁殖。一般可于每日晨起饭后睡前用复方硼酸溶液漱口,以预防口腔炎和呼吸道感染。

4.皮肤护理

晚期由于尿素刺激,皮肤瘙痒,应注意保持患者皮肤清洁,每天用温水擦洗,不用肥皂水和酒精,严防患者抓破皮肤和发生压疮。

5.记录出入量

晚期发生肾功能不全时,可有尿少和尿闭,应密切注意尿量变化,准确记录出入水量,控制液体入量,入液量为前一日尿量另加500mL。

(二)药物治疗的护理

如下所述。

1.降压药

治疗目标是力争把血压控制在理想水平:尿蛋白≥1g/d者,血压控制在125/75mmHg以下;尿蛋白＜1g/d者,血压控制可放宽到130/80mmHg以下。

2.抗血小板药

注意观察全身皮肤黏膜的出血情况。

3.并发症的预防及护理

慢性肾炎患者易并发各种感染,对上呼吸道和尿路感染的预防更为重要。应加强环境和个人卫生预防措施,保持室内空气新鲜,每日开窗通风,紫外线消毒,或消毒剂喷雾一次,保持口腔和皮肤清洁,注意保暖,预防感冒,若有咽痛、鼻塞等症状,应卧床休息,并及时治疗。

四、健康教育

(一)休息与饮食

嘱咐患者加强休息,以延缓肾功能减退。生活要有规律,保持精神愉快,避免劳累,坚持合理饮食并解释优质低蛋白、低磷、低盐、高热量饮食的重要性,指导其根据自己的病情选择合适的食物和量。

(二)避免加重肾损害的因素

向患者及其家属讲解影响病情进展及避免加重肾损害的因素,注意适度锻炼身体,尽可能避免上呼吸道及其他部位感染;避免使用肾毒性药物如庆大霉素、磺胺药及非甾体消炎药;如有高脂血症、高血糖、高钙血症和高尿酸血症者应遵医嘱及时予以适当治疗;育龄妇女注意避孕,以免因妊娠导致肾炎复发和病情恶化。病情稳定,特别希望生育者,可在医生指导下怀孕,并定期随访。

(三)用药指导

介绍各类降压药的疗效、不良反应及使用时的注意事项。如告诉患者 ACEI 抑制剂可致血钾升高,以及高血钾的表现等。

(四)自我病情监测与随访指导

慢性肾炎病程长,需定期随访疾病的进展,包括肾功能、血压、水肿等的变化。发现尿异常(少尿、尿液混浊、血尿)改变,及时就医治疗,定期复查尿常规和肾功能。

第五节　肾病综合征

肾病综合征是指各种肾脏疾病引起的具有以下共同临床表现的一组综合征:包括大量蛋白尿(24h 尿蛋白定量超过 3.5g);低清蛋白血症(血清清蛋白＜30g/L);水肿;高脂血症。其中大量蛋白尿及低清蛋白血症两项为诊断所必需。

一、护理评估

(一)健康史

患者有无发病诱因,病程长短,有无肾炎病史、感染、药物中毒或过敏史,有无系统性疾病、代谢性疾病、遗传性疾病、妊娠高血压综合征史,上呼吸道或其他部位的感染史及家族史等。

(二)身体状况

如下所述。

1.大量蛋白尿

长期持续大量蛋白尿可导致营养不良,患者毛发稀疏、干脆及枯黄,皮肤苍白,消瘦或指甲上有白色横行的宽带条纹。

2.低蛋白血症

长期低蛋白血症易引起感染、高凝、微量元素缺乏、内分泌紊乱和免疫功能低下等并发症。

3.水肿

是最常见的症状,水肿部位随着重力作用而移动,久卧或清晨以眼睑、头枕部或骶部水肿为著,起床活动后则下肢明显,呈可凹陷性,水肿程度轻重不一,严重者常伴浆膜腔积液和(或)器官水肿,表现为胸腔、腹腔、心包或阴囊积液和(或)肺水肿、脑水肿以及胃肠黏膜水肿。高度水肿时局部皮肤发亮、变薄。皮肤破损时可有组织液渗漏不止。胸膜腔积液可致胸闷、气短或呼吸困难等;胃肠黏膜水肿和腹腔积液可致食欲减退和上腹部饱胀、恶心、呕吐或腹泻等。

4.高血压或低血压

血压一般为中度增高,常在 140～160/95～110mmHg。水肿明显者多见,部分患者随水肿消退可降至正常,部分患者存在血容量不足(由于低蛋白血症、利尿等)而产生低血压。

5.高脂血症

血中胆固醇、三酰甘油含量升高,低及极低密度脂蛋白浓度也增高。

6.并发症

(1)继发感染:常见感染部位顺序为呼吸道、泌尿道、皮肤。感染是导致 NS 复发和疗效不佳的主要原因之一,甚至导致患者死亡,应予以高度重视。

(2)血栓和栓塞:以深静脉血栓最常见;此外,肺血管血栓、栓塞,下肢静脉、冠状血管血栓和脑血管血栓也不少见。血栓、栓塞并发症是直接影响 NS 治疗效果和预后的重要因素。

(3)急性肾衰竭:低蛋白血症使血浆胶体渗透压下降,水分从血管内进入组织间隙,引起有、效循环血容量减少,肾血流量不足,易致肾前性氮质血症,经扩容、利尿可恢复;少数 50 岁以上的患者(尤以微小病变型肾病者居多)出现肾实质性肾衰竭。

(4)蛋白质及脂质代谢紊乱:长期低蛋白血症可导致营养不良、小儿生长发育迟缓免疫球蛋白减少造成机体免疫力低下,易致感染;诱发内分泌紊乱(如低 T_3 综合征等);高脂血症促进栓、栓塞并发症发生,还将增加心血官系统并发症,并可促进肾小球硬化和肾小管,间质病变的发生,促进肾病变的慢性进展。

(三)实验室及其他检查

如下所述。

1.尿液检查

24h 尿蛋白定量超过 3.5g。尿中可查到免疫球蛋白、补体 C3 红细胞管型等。

2.血液检查

血清清蛋白<30g/L,血脂增高,以胆固醇增高为主,血 IgG 可降低。

3.肾功能检查

可正常,也可异常。

4.B 超检查

双肾大小正常或缩小。

5.肾活检组织病理检查

不但可以明确肾小球病变类型,而且对指导治疗具有重要意义。

(四)心理状况

本病病程长,易反复发作,因而患者可能出现各种不良情绪如焦虑、悲观、失望等,应了解患者及家属的心理反应,评估患者及家属的应对能力及患者的社会支持情况。

二、治疗原则

根据病情使用免疫抑制剂、利尿剂及中医药治疗,利尿、降尿蛋白、升血清清蛋白,预防并发症。

三、护理措施

(一)休息与活动

全身严重水肿,合并胸腔积液、腹腔积液、严重呼吸困难者应绝对卧床休息,取半坐卧位,必要时予吸氧。因卧床可增加肾血流量,使尿量增加。为防止肢体血栓形成,应保持肢体适度活动。水肿消退、一般情况好转后,可起床活动,逐步增加活动量,以利于减少并发症的发生。对高血压患者,应限制活动量。老年患者改变体位时不可过快,防止直立性低血压。

(二)饮食护理

合理饮食构成能改善患者的营养状况和减轻肾脏负担,应特别注意蛋白质的合理摄入。长期、高蛋白饮食会加重肾小球高灌注、高滤过、高压力,从而加重蛋白尿、加速肾脏病变进展,应予正常量 1.0g/(kg·d)的优质蛋白(富含必需氨基酸的动物蛋白)饮食。热量要保证充足,摄入能量应不少于 126~147kJ(30~35kcal)/(kg·d)。水肿时应低盐(3g/d)饮食。为减轻高脂血症,应少进富含饱和脂肪酸(动物油脂)的饮食,多吃富含不饱和脂肪酸(如植物油、鱼油)及富含可溶性纤维(如燕麦、米糠、豆类)的饮食。注意补充各种维生素和微量元素。

(三)用药护理

如下所述。

1.激素、免疫抑制剂和细胞毒药物

使用免疫抑制剂必须按医生所嘱时间及剂量用药,不可任意增减或停服。激素采取全日量顿服。

(1)糖皮质激素:可有水、钠潴留、血压升高、动脉粥样硬化、血糖升高、神经兴奋性增高、消化道出血、骨质疏松、继发感染、伤口不愈合,以及类肾上腺皮质功能亢进症的表现如满月脸、水牛背、多毛、向心性肥胖等,应密切观察患者的情况。大剂量冲击治疗时,患者免疫力及机体防御能力受到很大抑制,应对患者实行保护性隔离,防止继发感染。

(2)环孢素:注意服药期间检测血药浓度,观察有无不良反应如肝肾毒性、高血压、高尿酸血症、高钾血症、多毛及牙龈增生等。

(3)环磷酰胺:容易引起出血性膀胱炎、骨髓抑制、消化道症状、肝损害、脱发等,注意是否出现血尿,这类药物对血管和局部组织刺激性较大,使用时要充分溶解,静脉注射要确定针头在静脉内才可推注,防止药液漏出血管外,引起局部组织坏死。

2.利尿剂

观察治疗效果及有无低血钾、低钠、低氯性碱中毒等不良反应。使用大剂量呋塞米时注意有无恶心、直立性眩晕、口干、心悸等。

3.中药

如雷公藤制剂,注意其对血液系统、胃肠道、生殖系统等的不良反应

4.抗凝剂

观察有无皮肤黏膜、口腔、胃肠道等出血倾向,发现问题及时减药并给予对症处理,必要时停药。抗凝治疗中有明显的出血症状,应停止抗凝、溶栓治疗,并注射特效对抗剂,如肝素用同剂量的鱼精蛋白对抗,用药期间应定期监测凝血时间。低分子肝素皮下注射部位宜在腹壁,肝素静脉滴注时,速度宜慢。

(四)病情观察

观察并记录患者生命体征尤其是血压的变化。准确记录 24h 出入量,监测患者体重变化及水肿消长情况。监测尿量变化,如经治疗尿量没有恢复正常,反而减少甚至无尿,提示严重的肾实质损害。定期测量血浆清蛋白、血红蛋白、D-二聚体、尿常规、肾小球滤过率、BUN、血电解质等指标的变化。

（五）积极预防和治疗感染

如下所述。

1.指导患者预防感染

告知患者及家属预防感染的重要性,指导其加强营养注意休息,保持个人卫生,指导或协助患者保持皮肤、口腔黏膜清洁,避免搔抓等导致损伤。尽量减少病区探访人次,限制上呼吸道感染者来访。寒冷季节外出注意保暖,少去公共场所等人多聚集的地方,防止外界环境中病原微生物入侵。定期做好病室的空气消毒,室内保持合适的温湿度,定时开窗通风换气。

2.观察感染征象

注意有无体温升高、皮肤感染、咳嗽、咳痰、尿路刺激征等。出现感染征象后,遵医嘱采集血、尿、痰等标本及时送检。根据药敏实验结果使用有效抗生素并观察疗效。

（六）皮肤护理

因患者体内蛋白质长期丢失、水肿及血循环障碍,致皮肤抵抗力降低弹性差容易受损,若病重者卧床休息更应加强皮肤护理。使用便器应抬高臀部,不可拖拉,以防损伤皮肤。高度水肿患者可用气垫床,床单要保持平整、干燥,督促或帮助患者经常更换体位,每日用温水擦洗皮肤,教育患者及其家属擦洗时不要用力太大,衣着宽大柔软,勤换内衣裤,每天会阴冲洗一次。注意皮肤干燥、清洁。有阴囊水肿时可用提睾带将阴囊提起,以免摩擦破溃。注射拔针后应压迫一段时间,以避免注射部位长期向外溢液,搬动患者时注意防止皮肤擦损。

四、健康教育

（一）休息活动指导

应注意休息,避免受凉、感冒,避免劳累和剧烈体育运动。适度活动,避免肢体血栓形成等并发症发生。

（二）心理指导

乐观开朗,对疾病治疗和康复充满信心。

（三）检查指导

密切监测肾功能变化,教会患者自测尿蛋白,了解其动态,此为疾病活动可靠指标。

（四）饮食指导

告诉患者优质蛋白、高热量、低脂、高膳食纤维和低盐饮食的重要性,并合理安排每天饮食。水肿时注意限制水盐,避免进食腌制食品。

（五）用药指导

避免使用肾毒性药物,遵医嘱用药,介绍各类药物的使用方法、使用时注意事项及可能的不良反应。服用激素不可擅自增减剂量或停药。在医生指导下调整用药剂量

（六）自我病情监测与随访

指导监测水肿、尿蛋白、肾功能等的变化,注意随访,不适时门诊随诊。

第六节 IgA 肾病

一、概述

IgA 肾病(IgAN)指肾小球系膜区以 IgA 为主的免疫复合物沉积,是最常见的原发性肾小球疾病。临床以单纯性血尿最常见,也可表现为血尿,伴不同程度的蛋白尿、水肿、高血压和肾功能损害,发生于任何年龄,但以青少年多见。

二、治疗原则

控制感染、控制高血压、抗凝、抗血小板聚集、保护肾,必要时应用糖皮质素和免疫抑制药、中医药等治疗。

三、护理要点

(一)心理护理

病程长,患者心理负担重,可影响到疾病的转归和生存质量,应根据不同的心理表现进行个体化心理疏导,树立战胜疾病的信心,对于疾病的恢复和延缓进展起着重要作用。

(二)高血压的护理

伴有高血压者,注意戒烟戒酒,少盐饮食,养成良好的生活习惯。按医嘱服用降压药物,并监测血压变化,把血压尽量控制在目标值 130/80mmHg 以下,以延缓肾功能受损。

(三)水肿的护理

部分患者有不同程度的水肿,应注意观察水肿的部位、分布特点等,给予相应的护理,特别应控制水和盐的摄入,多卧床休息。准确记录 24h 尿量。如有胸腹腔积液时,应抬高床头,以免加重呼吸困难。水肿不明显,无明显高血压及肾功能损害时,尿蛋白<1g/24h 可适当运动,以增强体质。

(四)并发症观察及护理

如下所述。

1.急性肾衰竭

由于肉眼血尿期间大量红细胞管型阻塞肾小管,致肾功能急剧下降,并发急性肾衰竭。表现为血压升高,少尿或无尿,应密切观察血压及尿量变化,准确记录出入水量,做到早发现、早处置。

2.血栓及栓塞

部分患者呈肾病综合征表现,表现为低蛋白血症、高脂血症,血液浓缩呈高凝状态,易发生血栓及栓塞。注意观察有无腰痛,肢体肿胀、疼痛、皮温高,咯血,呼吸困难等栓塞表现,及早报告医生处置。水肿卧床时,应轻按双下肢或床上肢体运动,以促进血液循环,待水肿减退,应尽早下床活动,并循序渐进,如散步、打太极拳等,防止血栓形成。

四、健康指导

(1)告知患者避免情绪波动,保持乐观心态,提高生活质量,有助于病情的改善。

(2)本病为进展性疾病,受凉、感冒、劳累、剧烈运动、肾毒性药物、不良饮食习惯、吸烟饮酒和血压不稳定都有可能诱发和加重疾病,应养成良好的生活习惯,避免诱发因素。

(3)遵医嘱服药,做好血压的自我监测,定期复查血尿常规,肝肾功能等。

(4)告知患者出院后就诊指标:水肿或水肿加重、发热、血压持续不降、尿量减少,应及时就诊。

第七节　隐匿性肾小球肾炎

一、概述

隐匿性肾小球肾炎也称为无症状性血尿和(或)蛋白尿,者无水肿、高血压及肾功能异常,仅表现为肾小球源性血尿和(或)蛋白尿的一组肾小球疾病。

二、治疗原则

抗感染、抗凝、保护肾功能及中医药等治疗。

三、护理要点

(1)本病症状较轻,一般无须特殊护理。

(2)大量蛋白尿或血尿时应注意休息。

(3)根据病情变化给予对症治疗和护理。

四、健康指导

(1)告知患者保持乐观心态,减轻思想压力。

(2)保护肾功能,避免肾损害因素:如感染、劳累、肾毒性药物等。对反复发作的慢性扁桃体炎,急性期过后及时摘除。

(3)定期检测尿常规,至少3~6个月检测1次。

第八节　紫癜性肾炎

一、概述

过敏性紫癜(HSP)是以 IgA 为主的循环免疫复合物在组织沉积,引起以皮肤紫癜、出血性胃肠炎、关节炎、肾损害和其他器官受累为特征的临床综合征或多系统疾病,病变以全身弥散性坏死性小血管炎及毛细血管损害为基本病变。其中伴肾损害,称为过敏性紫癜性肾炎(HSPN),本病好发于儿童,男女比例为 2∶1。

二、治疗原则

抗过敏、保护肾功能、抗凝、抗血小板聚集、糖皮质激素、免疫抑制药及中医药等治疗。

三、护理要点

(一)病因护理

大多数患者因过敏而诱发,如病毒、细菌感染,某些食物、药物、寒冷,植物花粉,虫咬等。与患者沟通交流寻找过敏原,以避免诱发因素。

(二)皮肤护理

皮肤紫癜瘙痒时,以温水清洗皮肤,避免刺激性强的肥皂或粗糙毛巾,应剪短指甲,防止抓破皮肤致感染。静脉穿刺时尽量避开紫癜处,缩短止血带的缠压时间。

(三)病情观察及护理

如有腹泻、黑便、腹痛等表现应采取屈膝卧位,减轻疼痛,禁止腹部热敷,以防止肠出血,视情节禁食或进易消化的软食,避免食用生冷、辛辣刺激性食物。关节疼痛肿胀时,应卧床休息减少走动,注意保暖,保持肢体功能位。

(四)并发症观察及护理

如下所述。

1.急性胰腺炎

极少见,主要表现为剧烈腹痛、腹胀、恶心、呕吐、发热。应做好病情观察,一旦确诊应绝对卧床休息并禁食,给予镇痛、胃肠减压等治疗,注意口腔及皮肤护理,防止口腔炎及压疮的发生。

2.肺出血

为儿童少见的并发症,病死率高,表现为乏力、胸痛、咳嗽、咯血、呼吸困难,注意监测生命体征变化,做好病情观察,加强营养,预防感染等。

四、健康指导

(1)本病大多预后良好,特别是儿童。

(2)告知患者如过敏原因已明确,应避免再次接触;过敏原因不明确时,尽量避免食用海产品、辛辣刺激性强的食物,减少可能的诱发因素。

(3)避免可能的诱发因素:感染、受凉、潮湿、蛋白质食物、寒冷、粉尘、花粉等。

(4)出院后注意观察皮肤等过敏情况,以判断是否再复发,做到早发现、早诊治,减少并发症。

(5)每月复查血、尿常规及肝肾功能、血脂等,随病情好转而递减。

第九节　糖尿病肾病

一、概述

糖尿病肾病(DN)是由于糖尿病所导致的肾损害,是糖尿病常见和严重的并发症之一。临床表现除糖尿病涉及多个系统的全身性病变外,还有高血压、高血脂、水肿、蛋白尿、肾功能减退,以至肾衰竭,其预后多数不良。

二、治疗原则

控制血糖、降压降脂、抗凝降蛋白及有效的饮食治疗,中医药治疗与终末期肾衰竭的替代治疗等。

三、护理要点

(一)心理护理

长期治疗会给患者带来精神压力和经济负担,使患者产生焦虑、失望的情绪,护士应以热情诚恳的态度关心体贴患者,讲解在长期的治疗中,患者自身起着重要的作用,只有积极主动配合治疗,才能改善预后和生活质量,增强其接受治疗的信心。

(二)皮肤的护理

由于体内蛋白质的丢失,加之小血管病变引起组织营养不良,出现水肿和伤口延迟愈合,应注意卧床休息,抬高下肢,按摩受压部位皮肤,促进血液循环。如有伤口破溃,应高度重视,及时治疗,以免引起严重感染。大多数患者可有皮肤感觉异常,洗浴时水温要<40℃,使用热水袋水温<50℃,以防烫伤。

(三)控制血糖

因高血糖是引起肾病变的始因,严格控制血糖可延缓肾病的进展,主要措施是合理饮食、适当运动和使用胰岛素。理想血糖控制目标为空腹 3.6～6.1mmol/L;餐后 2h<7.8mmol/L。

(四)低血糖的护理

患者可表现为出汗、无力、颤抖、心悸、饥饿感,甚至嗜睡、昏迷等低血糖症状。立即快速测量血糖,意识清楚者,进食糖水或甜食;意识不清者,给予 50%葡萄糖 40～60mL 静脉推注,密切观察病情变化。

(五)高血压的护理

高血压可加速糖尿病肾病的恶化,严格控制高血压能明显减少蛋白尿水平,延缓肾衰竭的进展,应坚持服用药物,不可间断,避免血压波动过大,养成良好的生活习惯。血压应控制在130/80mmHg 以下,对尿蛋白>1.0g/d 者,血压严格控制在 125/75mmHg 以下。

(六)运动和锻炼

适度运动可减轻体重,提高胰岛素的敏感性,改善血糖和脂肪代谢,增强体质,应根据年龄和病情合理运动,减少并发症的发生。对伴有高血压者可做一般有规律的轻微运动,如慢跑、行走等。但糖尿病患者存在外周神经和自主神经功能障碍,容易发生直立性低血压,改变体位时动作要慢;不在胰岛素作用高峰时间运动,以免发生低血压。

(七)病情观察

当过多的食入甜食或胰岛素中断治疗时,可发生酮症酸中毒,表现为恶心、呕吐、腹泻、意识模糊、昏迷、呼吸深大、呼气有烂苹果味。应立即建立静脉通路,遵医嘱给予降糖药物输入,及时检测血糖和血生化。

四、健康指导

(1)掌握注射胰岛素的方法,做到按时、准量注射。尽可能将血糖控制在正常范围[空腹血糖<6.1mmol/L,餐后 2h 血糖<7.8mmol/L,糖化血红蛋白(HbA1c)组分其范围为(7+0.

9)%]。

(2)告知患者低血糖反应的表现及处置。

(3)教会患者血糖仪和血压计的使用方法,根据病情变化准确测量。

(4)告知患者预防感染的重要性及其他诱发因素。

(5)根据病情检查空腹及餐后 2h 血糖、糖化血红蛋白、血脂、血生化、尿常规等。

第十节　尿酸性肾病

一、概述

尿酸性肾病是指尿酸盐－尿酸结晶沉积于肾髓质、间质或远端集合管所致的肾损害。本病以男性多见,主要表现为痛风性关节炎和肾损害。关节受累最多的始于跖关节,依次为踝、趾、指、腕、膝和肘关节,关节病变可见痛风石和痛风结节。肾受累可有腰痛、蛋白尿、血尿、肾功能不全等表现。

二、治疗原则

碱化尿液,抑制尿酸合成,促进尿酸排泄,饮食、对症及中医药等治疗。

三、护理要点

(一)一般护理

尿酸是嘌呤代谢的终末产物,由于嘌呤代谢紊乱使血尿酸生成过多或肾排泄减少。鼓励患者多饮水,每日 2 500～3 000mL,以稀释尿液,防止结石的形成,准确记录饮水量和尿量。忌烟忌酒,特别是啤酒,含有嘌呤,过多饮用一方面可在体内产生大量乳酸,阻止尿酸排出;另一方面酒精是高热能物质,大量饮用导致尿酸生成增加,应严格限制。

(二)休息与活动

有血尿、蛋白尿、关节疼痛者应卧床休息,置受累关节以舒适位置,护理操作时动作应轻柔,尽量保护受累部位。待症状减轻可循序渐进的运动,以有氧运动为宜,如跳舞、做操、散步等。避免剧烈活动使有氧运动转为无氧运动而产生大量的次黄嘌呤,使尿酸增高,加重病情。

(三)病情观察

尿酸结石阻塞尿路时,可引起尿路感染,表现为尿急、尿频、尿痛、发热、腰痛等,应做好病情观察。

四、健康指导

1.告知患者避免诱发因素:精神紧张、疲劳、宴请、酗酒、感染、外伤等。

2.指导患者掌握本病的相关知识加强饮食管理,多饮水,控制肥胖等十分重要。

3.定期复查出院 6 个月内每月复诊 1 次,以后视病情递减,复检项目:血尿常规、血生化、血尿酸、肝肾功能等。

第五章 普通外科疾病护理

第一节 乳房疾病

一、急性乳腺炎的护理

急性乳腺炎是乳腺的急性化脓性感染。患者多是产后哺乳的妇女,多见于初产妇,常发生在产后 3～4 周。致病菌大多为金黄色葡萄球菌,少数为链球菌。

(一)病因

1.乳汁淤积

乳汁淤积是急性乳腺炎的主要原因。常见乳汁淤积的原因有:

(1)乳头发育不良:如乳头内陷、乳头过小。

(2)乳管不通畅。

(3)乳汁过多或婴儿吸乳过少,乳汁未充分排出,导致乳汁淤积。

2.细菌入侵

细菌从乳头破损或皲裂处沿淋巴管入侵是急性乳腺炎主要的感染途径。也可直接通过乳头侵入乳管,上行至腺小叶而致感染。多因初产妇缺乏哺乳经验。或婴儿口含乳头睡觉所致。

(二)病理生理

乳腺炎初期,局部出现一个或多个炎性病灶,一般在数天后形成脓肿。浅部脓肿未及时治疗可向外破溃或破入乳管自乳头流出;深部脓肿可穿至乳房与胸肌间的疏松结缔组织中,形成乳房后脓肿。严重感染者,可发生脓毒血症。

(三)临床表现

局部红、肿、热、痛。随炎症发展,可出现高热、寒战、脉率加快,常伴有患侧腋窝淋巴结肿大。感染严重者,可并发脓毒症。

脓肿形成时,病变局部变软。脓肿可以是单个,也可为多个。浅部脓肿触诊有明显的波动感;深部脓肿早期局部表现常不明显,以局部疼痛和全身症状为主。

(四)辅助检查

1.实验室检查

血常规可见白细胞计数及中性粒细胞比例升高。

2.诊断性穿刺

穿刺抽出脓液可确诊脓肿形成。

3.B超

可见液性暗区,提示脓肿形成,可了解脓肿的数目、部位和大小。

(五)处理原则

处理的关键在于排空乳汁,促进局部炎症的消散。

1.控制感染

应用抗菌药物控制局部炎症,预防全身感染及减轻全身中毒症状。临床常选用青霉素、头孢菌素和红霉素等。应避免使用四环素、氨基糖苷类、唑诺酮类、磺胺药和甲硝唑等药物。

2.减少乳汁淤积

早期患乳停止哺乳,局部热敷,同时配合手法按摩,用吸乳器吸尽积乳,以避免乳汁淤积。对于感染严重或脓肿形成后并发乳瘘者。应停止哺乳,可口服澳隐亭、乙烯雌酚等,或肌内注射苯甲酸雌二醇,至乳汁停止分泌为止。也可用中药炒麦芽煎服。

3.脓肿形成时的处理

脓肿形成后及时切开引流:为避免损伤乳管而形成乳瘘,乳房脓肿应做放射状切开,乳晕下脓肿应沿乳晕边缘做弧形切口,深部脓肿或乳房后脓肿可沿乳房下缘做弧形切口,经乳房后间隙引流。脓肿较大时,可在脓腔的最低部位另加切口做对口引流。

(六)护理评估

1.目前身体状况

观察乳房局部情况,是否出现胀痛、红肿、发热等情况,局部有无压痛、波动感。体温情况、出汗,疼痛等情况。了解白细胞计数及中性粒细胞比例、B超结果等。

2.与疾病相关的健康史

了解患者产次、有无乳腺炎病史、乳房发育情况、有无乳头皲裂以及哺乳习惯等。

3.心理—社会状况

观察患者情绪变化,有无担心婴儿的营养与发育、乳房外形改变及功能等。注意家庭其他成员的情绪对患者生活和情绪的影响。

(七)主要护理诊断/合作性问题

1.疼痛

与乳汁淤积、炎症肿胀有关。

2.体温过高

与细菌或其毒素进入血液有关。

(八)护理措施

1.缓解疼痛

(1)局部热敷、药物外敷或理疗,可促进血液循环,以利于炎症消散。

(2)用宽松胸罩或三角巾托起患乳,以减轻疼痛和肿胀。

(3)局部按摩或用梳子背沿乳管方向加压按摩使乳管通畅;定时用吸乳器吸尽乳汁,防止乳汁淤积。

(4)给予高热量高蛋白质、高维生素、低脂肪的易消化饮食,少食荤腥汤水,以免乳汁分泌增加,加重疼痛。

2.控制体温及感染

(1)遵医嘱使用抗菌药控制感染。

(2)采用物理降温或药物降温方法。

(3)密切观察体温变化,注意患乳红肿部位有无波动感,有无全身感染中毒症状,及时了解白细胞计数及分类变化;必要时做血培养及药敏试验,选用敏感抗生素。

(4)脓肿切开引流的护理,观察切口愈合情况,定期换药,保持引流通畅,注意观察引流液的量、颜色及气味的变化。

3.健康教育

(1)保持乳头清洁:哺乳前后用温开水清洗两侧乳头,防止细菌侵入。

(2)纠正乳头内陷:乳头内陷者,应在妊娠期和哺乳期每日挤捏,提拉乳头或用吸乳器吸引,矫正乳头内陷。

(3)防止乳头破损:哺乳期可涂抹乳头霜,也可用自身乳汁涂抹。出现皲裂者,患乳应暂停哺乳,每日用吸乳器吸出乳汁哺育婴儿。

(4)养成良好的哺乳习惯:定时哺乳,每次哺乳时尽量让婴儿吸空乳汁,若有淤积可用吸乳器或采取按摩方法帮助排空乳汁;不让婴儿含乳头睡觉,注意婴儿口腔卫生;指导产妇采取正确的哺乳姿势。

二、乳腺癌的护理

乳腺癌是女性最常见的恶性肿瘤之一,占全身恶性肿瘤的 7%～10%,发病率呈逐年上升趋势,在我国的部分大城市,乳腺癌已居女性恶性肿瘤之首。乳腺癌在 45～50 岁发病率较高,且有年轻化的趋势。

(一)病因

乳腺癌的病因尚不清楚。乳腺是多种内分泌激素的靶器官,如雌激素、孕激素及泌乳激素等,其中雌酮和雌二醇与乳腺癌的发生直接相关。月经初潮年龄早、绝经年龄晚、不孕及初次足月产晚与乳腺癌发病有关。有乳腺癌家族史,尤其是一级亲属(母亲、姐妹)中有乳腺癌病史者,发病危险性高出正常人群 2～3 倍。癌基因 BrCa－1 和 BrCa－2 在乳腺痛家族遗传中起重要作用。营养过剩、肥胖、高脂饮食,可加强或延长雌激素对乳腺上皮细胞的刺激,使发病概率增加。环境和生活方式与乳腺癌发病也有一定关联。乳腺良性疾病与乳腺癌的关系尚有争议。

(二)病理

1.病理类型

(1)非浸润性癌:又称原位癌,此型属于早期乳腺癌,预后较好。包括导管内癌、小叶原位癌及乳头湿疹样癌。

(2)浸润性特殊癌:包括乳头状癌、髓样癌、小管癌、腺样囊性癌黏液癌、顶泌汗腺样癌、鳞状细胞癌等。分化程度一般较高,预后尚好。

(3)浸润性非特殊癌:包括浸润性小叶癌、浸润性导管癌、硬癌、髓样癌、单纯癌、腺癌等,是最常见的类型,占 80%,一般分化程度低,预后较上述类型差。

(4)其他罕见癌。

2.转移途径

(1)局部扩散:癌细胞沿导管或筋膜间隙蔓延,继而侵入皮肤及 Cooper 韧带。

(2)淋巴转移:为主要转移途径,以腋窝途径和内乳途径为主要途径,常转移至患侧腋窝淋巴结,约占60%。

(3)血行转移:早期乳腺癌已有血行转移。乳腺癌细胞可直接侵入血管或可经淋巴途径进入静脉而引起远处转移。最常见的远处转移依次为骨、肺、肝。

(三)临床表现

1.乳房肿块

常为乳腺癌患者的首发症状,通常是无痛,单发肿块,大多数由患者无意中发现。多见于乳房外上象限,其次是乳头、乳晕和内上象限。肿块质硬、表面不光滑、与周围组织分界不清、活动度差。

2.乳房皮肤、外形改变

乳腺组织被浅筋膜所包绕,其深浅层之间由Cooper韧带相连。由于浅层筋膜与皮肤紧密相连。当乳腺癌侵及Cooper韧带使之缩短时,牵拉皮肤,使局部皮肤凹陷,称之为"酒窝征"。肿块侵犯乳管使之收缩则引起乳头凹陷。肿块增大与皮肤广泛粘连,皮内和皮下淋巴管被癌细胞堵塞,引起局部淋巴回流障碍出现皮肤水肿,由于皮肤毛囊与皮下组织粘连较紧密,在毛囊处可见很多点状凹陷,称"橘皮征"。肿块较大时,癌块可凸显于乳房表面,较大的硬癌可使整个乳房收缩,癌块明显凸出。晚期癌肿可侵入胸筋膜、胸肌,使癌块固定于胸壁而不易推动。癌细胞浸润肿块表面大片皮肤。可出现多数坚硬的小结或条索,甚至彼此融合弥散成片。癌肿向外生长皮肤破溃,形成溃疡,常有恶臭,易出血,或向外生长形成菜花样肿瘤。

3.转移表现

腋窝、锁骨上窝淋巴结肿大、变硬,可被推动,以后数目增多,可融合成团,甚至与皮肤或深部组织粘连。若腋窝主要淋巴管被大量癌细胞堵塞。可引起患侧上肢水肿。转移至肺可致胸痛、气急、咳嗽;肝转移可致肝大、黄疸等症状;脊柱、骨盆、股骨转移可致疼痛或行走障碍。

(四)辅助检查

1.乳腺钼靶X线检查

可区别乳房内各种密度的组织,是乳腺癌高发人群的普查方法。

2.B超检查

对乳腺内囊性和实质性肿块的鉴别准确率高,能显示乳房肿块和结构。恶性肿瘤形态不规则,回声不均匀;而良性肿瘤常呈均匀实质改变。

3.乳腺红外线检查

一般用于乳腺癌普查的初筛,各种密度的组织显示不同的灰度影,从而显示乳腺肿块。

4.磁共振成像

软组织分排率高,敏感性高于X线检查,目前已广泛应用于乳腺癌的早期诊断。

5.活体组织病理检查

是确定肿块性质最可靠的方法,目前常用细针穿刺肿块吸取活组织细胞的检查方法。对疑为乳腺癌者,应做肿块切除术,同时做快速病理检查。若有乳头溢液,应做溢液涂片细胞学检查寻找癌细胞,但阴性者不排除乳腺癌的可能。

(五)处理原则

以手术为主,辅以化学治疗、内分泌治疗、放射治疗、生物治疗等综合治疗。

1.手术治疗

主要手术方式有乳腺癌根治术、乳腺癌改良根治术、乳腺癌扩大根治术、乳房单纯切除术、保留乳房手术等。可结合患者本人意愿,根据病理分型、疾病分期及辅助治疗的条件选择手术方式。30 余年来,Fisher 对乳腺癌生物学行为进行了大量研究,提出乳腺痛自发病开始即是一个全身性疾病,力主缩小手术范围。加强术后综合治疗。

2.化学治疗

浸润性乳腺癌伴淋巴结转移者是应用辅助化疗的指征,对腋窝淋巴结阴性者是否应用辅助化疗尚有不同意见。常用的化疗方案有 CAF 方案(环磷酰胺、多柔比星、氟尿嘧啶),还有 CMF 方案(环磷酰胺、甲氨蝶呤、氟尿嘧啶)等,可在术前或术后进行。

3.放射治疗

是乳腺癌局部治疗的方法之一,术前、术后均可采用。术前照射主要用于病灶较大、有皮肤水肿者,可使局部肿瘤缩小。水肿消退从而提高手术切除率;术后照射作为保留乳房的乳腺癌手术后的常规治疗方法,可以减少局部复发。

4.内分泌治疗

乳腺癌患者中肿瘤细胞雌激素受体(ER)含量高者,对内分泌治疗有效。常用他莫昔芬,可以降低乳腺癌术后复发和转移。同时减少对侧乳腺癌的发生率,通常服用 3～5 年,副作用有潮热、恶心、呕吐、静脉血栓形成、眼部不良反应、阴道干燥或分泌物多。ER 阳性的绝经后妇女使用芳香化酶抑制剂,可达到治疗乳腺癌的目的。

5.生物治疗

目前临床已推广使用曲安珠单抗注射液(赫塞汀),主要针对人类表皮生长因子 2(HER2)过度表达的乳腺癌患者。

(六)护理评估

1.目前身体状况

(1)症状、体征:乳房肿块的位置、大小、活动度等,乳房外形有无改变,乳头是否有溢液、内陷或偏移,有无典型的"酒窝征"或"橘皮样"改变,肿块是否有破溃、糜烂。腋窝等处淋巴结有无肿大,注意其位置、大小、硬度等情况。

(2)辅助检查:根据乳房钼靶 X 线检查、细胞学检查结果,可初步判断病变情况,最可靠的方法是活组织病理检查。

2.与疾病相关的健康史

了解患者年龄、是否绝经、停经年龄、月经初潮年龄及初次怀孕和生产年龄、有无多次人流史等。直系亲属中有无乳腺癌患者,既往有无乳腺疾病史。有无胸部多次、大剂量接受 X 线照射史等。是否肥胖、患者的生活方式及饮食习惯等。

3.心理—社会状况

乳腺癌患者最大的心理问题是对癌症的恐惧、对手术的害怕、对手术的预后及术后胸部外形改变的担心。当患侧肢体功能恢复不理想时,也可能会影响患者生活的信心及质量。其次,患者及家属对疾病的认知程度、社会支持状况,也可直接影响患者的心理。

(七)主要护理诊断/合作性问题

1.身体意象紊乱

与乳腺癌根治术切除乳房致外形改变、术后瘢痕形成有关。

2.(进食、卫生、如厕)自理缺陷

与术后患侧上肢活动受限有关。

3.潜在并发症

出血、患侧上肢水肿、皮下积液、皮瓣坏死等。

(八)护理措施

1.术前护理

(1)心理护理:患者对癌症的恐惧、消极抵触心理强烈,因失去女性特征而焦躁。护理人员应态度和蔼,以通俗的语言向其讲解相关医学知识,如手术方案、术后恢复情况、术后功能锻炼及重塑女性形象的方法,同时说明手术的必要性和严重性,保持积极乐观的心态。对患者家属尤其是其配偶进行相关指导,鼓励其多与患者交流,提供精神支持,避免在患者面前流露出悲伤情绪。让患者与已经痊愈的患者建立联系,通过成功病例来帮助其渡过心理调适期。

(2)妊娠期及哺乳期发生乳腺癌的患者,应立即终止妊娠或哺乳,以减轻激素的作用。

(3)皮肤准备:乳腺癌手术方式多是根据术中冰冻病理结果决定,因此应尽可能大范围做皮肤准备,以满足手术的要求。需要植皮的患者,同时做好供皮区的准备。对有癌性皮肤溃疡者,从术前 3 天开始每日换药 2 次,用 75％乙醇消毒溃疡周围的皮肤。

(4)其他准备:告知患者术前、术后的注意事项,教会患者术后腹式呼吸、功能锻炼、咳嗽、排痰的方法等,并进行动做示范。

2.术后护理

(1)体位:术后患者麻醉清醒前取去枕平卧位,麻醉清醒、血压平稳后取半卧位。上身避免过度后仰,以减轻胸壁皮肤的紧张感,同时使膈肌下降,以利于呼吸和引流。

(2)病情观察:严密监测生命体征,防止休克的发生。对行胸骨旁淋巴结清扫的患者,注意有无气胸的发生,必要时行 X 线检查。

(3)伤口的护理:术后敷料集中加压包扎在腋下、锁骨下及肋弓下,如敷料渗血、渗液过多,应及时更换,防止浸泡皮瓣。乳腺癌根治术后,伤口常采用胸带加压包扎,目的是使皮瓣紧贴创面,防止积血、积液,利于血循环及生长。应注意绷带包扎的松紧度。包扎过紧可引起皮船、术侧上肢血运障碍,甚至坏死;包扎过松,易出现皮下积液、积气,不利于维持皮瓣正常血运。观察患侧上肢情况,若出现手指皮温较健侧低、肿胀明显、桡动脉减弱或不能扪及,患者主诉发麻,提示胸带包扎过紧。

(4)引流管护理:手术后常规放置皮瓣下引流管持续低负压引流,以利皮瓣愈合。应妥善固定,注意引流液的颜色、性质、量。术后 1～2 天,一般每天有 50～100mL 血性渗液,之后逐渐减少,术后 4～5 天引流液转为淡黄色,量少于 10～15mL,创面皮肤紧贴胸壁,血运良好。可拔除引流管。

(5)并发症的观察与护理：

1)皮瓣坏死：皮瓣缝合张力过大是坏死的主要原因。一般术后3日打开胸带,观察皮瓣成活情况。正常情况下,皮瓣温度与健侧皮温相差不超过2~3℃,色泽正常。如皮肤苍白、青紫、有水泡时,可用75％酒精湿敷,5~7天后部分皮瓣可恢复生机；皮瓣呈黑色、出现黑硬痂,与周围界限清楚时,提示皮瓣坏死,可剪除坏死皮瓣,正常换药5~天后,创面肉芽新鲜,行重新植皮,并应用抗生素防止感染。

2)皮下积液：早期常表现为引流量骤减,管口渗液。术后要维持适当负压引流,定时挤捏引流管,保持引流管通畅,防止感染和无效腔的形成；避免过早外展患侧上肢；掌握拔管指征,避免过早拔管。出现皮下少量积液时,可用注射器抽吸后加压包扎；积液量较大时,应低位切开,置管引流,或者持续负压吸引,以利愈合。

3)患侧上肢水肿：术后患者平卧时患肢取内收位,下方垫枕抬高10°~15°,肘关节轻度弯曲,半卧位时屈肘90°放于胸部,保持功能位与舒适。下床活动时用三角巾将患肢悬吊于胸前,防止患肢早期外展活动,以免牵拉切口。三角巾固定7~10天后,可去掉。避免患肢下垂过久,加重患肢肿胀,以向心性手法按摩患侧上肢,促进淋巴回流,肿胀严重者可戴弹力袖。护理治疗过程中,避免在患侧上肢进行穿刺抽血、静脉输液、测量血压等操作。

(6)功能锻炼：乳腺癌术后规律而充分的锻炼,可以防止因长时间的关节制动而造成的关节内粘连,促进瘢痕组织下疏松结缔组织的形成及上肢功能的恢复。①术后当天,每隔2小时手指屈伸练习。②术后24小时练习伸指、握拳,以活动腕关节。③术后2~3天练习前臂伸屈动作,屈肘、屈腕。④术后4~5天用患肢手摸同侧耳和对侧肩,进行小范围肩关节训练。⑤术后5~7天(一般在拔管后)可锻炼抬高患侧上肢,将患侧的肘关节屈曲抬高,开始可用健侧手掌托扶患侧肘部,直至与肩平。⑥皮瓣基本愈合后,术后10~12天后,教患者逐渐做上臂的全范围关节活动,直至患侧手指能高举过头,能自行梳理头发。常见的全范围关节活动有以下几种,包括：①手臂摇摆运动：双脚分开站立与肩同宽,手臂自然下垂,双手交叉左右摆动,高度逐渐增加,可至肩部水平。②爬墙运动：双脚分开直立于墙前,肘弯曲,手掌与肩同高贴在墙上,手指弯曲沿墙壁渐渐向上爬行,直至手臂完全伸直为止,然后手臂再向下移动至原位。③画圈运动：取一根绳子,一端系于门柄上,另一端握于患侧手中,面门而立,以画圆圈的方式转动绳子做圆周运动,由小到大,由慢至快。④滑轮运动：在高于头部的横杆上搭一根绳子,双手各执一端,先用健侧手将绳子往下拉,使手术侧手臂抬高,直至稍感不适的位置,然后抬高健侧手臂,使患侧手臂自然下降,如此反复。

3.健康教育

(1)保护患侧上肢：不在患侧上肢测血压、行静脉穿刺,避免皮肤晒伤和其他损伤。术后近期避免使用患侧上肢搬动、提拉过重的物品,功能锻炼循序渐进,坚持半年以上。

(2)避孕：术后5年内避免妊娠,防止乳腺癌的复发。

(3)定期复查：乳腺癌患者经治疗出院后,每半年复查一次,5年后每年复查一次,直至终生。遵医嘱用药,坚持放疗、化疗。

(4)坚持乳房自我检查(BSE)：定期的乳房自我检查有助于早期发现乳房的病变。术后患者每月自查1次,早期发现复发征象。30岁以上的妇女,特别是高危人群应每月进行1次乳房自我检查。检查时间最好选在月经周期的第 7~10 天,或月经结束后 2~3 天,已经绝经的女性应选择每个月固定的 1 天进行检查。乳房自我检查方法如下:

(1)站在镜前观察乳房:①两手放松下垂放在身体两侧。对比观察两侧乳房的大小、形状是否对称及轮廓有无改变,外形有无变化(皮肤及乳头),乳头有无分泌物。②改换体位,双手撑腰上举、上身略微前倾,从不同角度观察上述内容。

(2)平卧或侧卧触摸乳房:乳房较小者平卧,乳房较大者侧卧,肩下垫软薄枕或将手臂置于头下进行触诊,用另一侧手的示指、中指和环指的指腹在乳房上进行环形触摸。要有一定的压力。要仔细检查整个乳房包括乳房的尾部,避免遗漏。

(3)检查乳头及腋下:挤压乳头,注意有无分泌物流出。触摸腋下感觉有无硬结或肿块。

第二节 急性化脓性腹膜炎

急性腹膜炎是由细菌感染、化学刺激、腹部损伤等引起的腹膜的急性炎症,临床所称的急性腹膜炎多指继发性急性化脓性腹膜炎,是常见的外科急腹症。

一、病因及分类

按病因分为细菌性和非细菌性两类;按累及的范围可分为弥散性腹膜炎和局限性腹膜炎两类;按发病机制可分为原发性腹膜炎和继发性腹膜炎两类。

(一)原发性腹膜炎

又称自发性腹膜炎,是指腹腔内无原发感染病灶,病原菌经由血液循环、淋巴途径或女性生殖道进入腹腔而引起的腹膜炎,临床上较少见。多见于患有严重慢性病的儿童。病原菌多为溶血性链球菌及肺炎链球菌或大肠埃希菌。脓液的性质根据菌种不同而不同,常见的溶血性链球菌的脓液稀薄而无臭味。

(二)继发性腹膜炎

是指腹膜受到来自腹腔内感染病灶、炎性渗出以及胃肠道内容物的直接刺激和损害面发生的急性炎症,也可以是腹部外伤和手术并发症所引起。外科临床上所遇到的一般均为继发性腹膜炎。引起继发性腹膜炎的细菌主要是胃肠道内的常驻菌群,其中以大肠埃希菌最为多见;其次为厌氧拟杆菌、链球菌、变形杆菌等。一般都有混合感染,毒性较强。

二、病理生理

细菌获得肠内容物进入腹腔后,腹膜充血、水肿,失去原有光泽,产生大量浆液性渗出液,以稀释腹腔内的毒素;渗出液中的巨噬细胞、中性粒细胞以及细菌、坏死组织和凝固的纤维蛋白,使渗出液变混浊而成为脓液。液体的大量渗出,引起脱水和电解质紊乱。加之肠管麻痹后的大量积液使血容量明显减少,细菌和毒素吸收入血,导致感染性休克。肠管扩张,使膈肌抬高而影响血液循环和气体交换,可加重休克而导致死亡。腹膜炎的结局取决于两方面,一方面是患者全身的和腹膜局部的防御能力;另一方面是污染细菌的性质、数量和时间。

三、临床表现

(一)症状

1.腹痛

是最主要的症状。一般为持续性剧烈腹痛,深呼吸、咳嗽、改变体位时加重。疼痛先以原发病灶处最明显,随炎症扩散而波及全腹。

2.恶心、呕吐

最初是腹膜受刺激引起的反射性恶心、呕吐,较轻微,呕吐物为胃内容物;并发麻痹性肠梗阻时可发生频繁呕吐,呕吐物含有胆汁,甚至呈粪汁样。

3.体温、脉搏

原有炎症病变者,初始体温已上升,继发腹膜炎后更趋增高,但年老体弱者体温可不升。如果脉搏增快而体温反下降,提示病情恶化。

4.感染中毒症状

随病情发展,可相继出现高热、寒战、脉速、呼吸急促、面色苍白、口唇发绀、四肢发凉、血压下降、神志不清等感染中毒表现。

(二)体征

1.腹部体征

(1)视诊:腹式呼吸减弱或消失;随病情发展出现腹胀,腹胀加重常是判断病情发展的一个重要标志。

(2)触诊:急性腹膜炎的典型体征是腹膜刺激征,即腹部压痛、反跳痛和腹肌紧张同时存在。压痛以原发病灶部最显著。腹肌紧张的程度与腹膜炎的严重程度相一致,与病因和机体状态也有关系:胃、肠和胆囊穿孔时因胃酸和胆汁化学性的刺激,可引起强烈的腹肌紧张,甚至呈"木板样"强直,临床上称"板状腹"。而极度虚弱患者、小儿和老年人腹肌紧张可以很轻微,易被忽视,但压痛和反跳痛始终存在。当全腹压痛剧烈难以用触诊的方法辨别原发病灶部位时,轻轻叩诊全腹部常可发现原发病灶部位有较显著的叩击痛,对定位诊断很有帮助。

(3)叩诊:多为鼓音,当腹膜炎的腹腔渗液超过 500mL 时,可有移动性浊音;当胃肠道穿孔、破裂,腹腔内有大量游离气体时,肝浊音界缩小或消失。

(4)听诊:由于肠麻痹,肠鸣音减弱或消失。

2.直肠指检

直肠前窝饱满及触痛,表示盆腔已有感染或形成盆腔脓肿。

四、辅助检查

(一)血常规

白细胞计数及中性粒细胞比例增高。病情危重或机体反应能力低下者,白细胞计数可不升,但中性粒细胞比例增高,有中毒颗粒出现。

(二)诊断性腹腔穿刺抽液或腹腔灌洗

根据抽出液的性质有助于判断病因。如结核性腹膜炎为草绿色透明腹腔积液;急性重症胰腺炎时抽出液为血性,胰淀粉酶含量高;胃十二指肠穿孔时抽出液为黄色、无臭味、含胆汁;腹腔内出血时抽出液为不凝血。

(三)腹部立位平片

肠麻痹时可见小肠普遍胀气并有多个液平面,胃肠穿孔时可见膈下游离气体。

(四)B 超

可显示腹腔内有不等量的液体及实质性脏器的病理情况。

五、处理原则

(一)非手术治疗

适对病情较轻,或病程较长超过 24 小时,且腹部体征已减轻或有减轻趋势者,或伴有严重心肺等脏器疾患不能耐受手术者,可行非手术治疗。非手术治疗也可作为手术前的准备。

1.禁食、胃肠减压

是非常重要的治疗措施,是腹膜炎患者不可缺少的治疗内容。胃肠道穿孔患者必须绝对禁食,并留置胃管行持续胃肠减压,抽出胃肠道内容物和气体,以减少胃肠道内容物继续流入腹腔,有利于控制感染和防止腹胀,促进胃肠道功能恢复。

2.体位

对血压平稳、无合并休克者宜取半卧位,利于腹腔渗出液积聚在盆腔,因盆腔脓肿中毒症状较轻,也便于引流处理。

3.维持水、电解质和酸碱平衡

患者由于呕吐、禁食、胃肠减压及腹腔内大量渗液,都存在不同程度的水、电解质和酸碱平衡紊乱,严重者可出现休克。对腹腔内感染较轻者,一般输晶体液补充丧失的体液,其中以平衡盐溶液为首选。对病情严重者,除补充晶体液外,尚需输适量的血浆、血浆代用品、清蛋白、全血等胶体液。由于急性弥散性腹膜炎体液丧失多为隐性,临床上很难准确估计其丧失量,因此补液量应根据每个患者的具体情况来决定,很难有一个固定的标准。注意监测脉搏、血压、尿量、中心静脉压、心电图、血细胞比容、肌酐以及血气分析等,以调整输液的成分和速度,维持尿量每小时 30~50mL。急性腹膜炎中毒症状重并有休克时,如输液、输血仍不能改善患者状况,可以用一定剂量的激素,对减轻中毒症状、缓解病情有一定的效果,也可根据患者的脉搏、血压、中心静脉压等情况给予血管收缩剂或扩张剂,其中以多巴胺较为安全有效。

4.应用抗菌药物

抗感染是继发性腹膜炎的一项重要的治疗措施。在感染早期,及时有效地使用抗菌药物可使感染得到控制,炎症减轻甚至消散。

5.营养支持

急性腹膜炎患者处于高代谢状态,当热量补充不足时,体内大量蛋白质被消耗,使患者抵抗力及愈合能力下降。因此,应该从一开始即给予营养支持。长期不能进食者,应及早行肠外营养。

6.镇静、止痛、吸氧

已经确诊、治疗方案已定的及手术后的患者,可用哌替啶类止痛;而诊断不清或需进行观察的患者,暂不用止痛剂,以免掩盖病情。

(二)手术治疗

目的是消除病因,减少毒素吸收,改善全身情况。

1.适应证

(1)腹腔内原发病灶严重,患者情况差。

(2)弥散性腹膜炎无局限趋势或原因不明者。

(3)经非手术疗法 6～8 小时无好转或加重者。

(4)炎症重、有大量积液,如合并休克的应在抗休克的基础上积极手术治疗。

2.手术处理原则

手术包括处理原发病灶、彻底清洗腹腔、充分引流等。

六、护理

(一)护理评估

1.目前身体状况

(1)症状、体征:了解腹痛发生时间,诱因、性质、程度部位、范围及伴随症状;了解患者全身状况,如神志、表情、生命体征,注意有无感染中毒反应,有无水、电解质、酸碱平衡失调的表现,有无休克现象等;注意腹部体征,如外形、有无腹膜刺激征、有无肠鸣音减弱或消失、有无移动性浊音等。

(2)辅助检查:了解血常规、B 超及 X 线检查结果。

2.与疾病相关的健康史

了解患者有无腹腔内脏炎症、穿孔病史,近期有无腹腔手术史或腹部损伤史;了解患者有无呼吸道感染、营养不良或抵抗力下降等情况。

3.心理—社会状况

疾病突然发作,且疼痛剧烈,患者及家属常产生紧张和焦虑情绪,尤其是诊断不明时,患者及家属因缺乏疾病相关知识,而强烈要求医护人员注射止痛剂,以减轻患者痛苦。

(二)主要护理诊断/合作性问题

1.急性疼痛

与腹膜受炎症刺激有关。

2.体液不足

与炎症渗出、体液丢失过多有关。

3.体温过高

与感染及毒素吸收有关。

4.潜在并发症

腹腔脓肿、脓毒症、腹腔粘连等。

(三)护理措施

1.非手术治疗护理及术前护理

(1)体位:休克患者取休克体位;无休克者取半卧位,使腹腔内渗出液流向盆腔。减少毒素吸收和减轻中毒症状,有利于炎症局限和引流;同时膈肌下降,腹肌放松,减轻因腹胀挤压膈肌而影响呼吸和循环。

(2)禁食、胃肠减压:胃肠道穿孔的患者禁食,行胃肠减压,可减少胃肠道内容物继续流入腹腔,有利于控制感染的扩散;减轻胃肠道内积气,降低张力,改善胃肠壁血液供给,促进胃肠道蠕动恢复。

(3)纠正水、电解质、酸碱失衡:建立静脉通道,遵医嘱补液,根据患者临床表现及时调整输液的量、速度、种类,保持每小时尿量达 30mL 以上。

(4)应用抗菌药物:继发性腹膜炎多为混合性感染,应根据细菌培养及药敏结果选用抗菌药物控制感染。用药时注意药物配伍禁忌和不良反应。

(5)观察病情:定时观察生命体征变化情况和腹部症状、体征的变化,以判断病情发展趋势和治疗效果。

(6)对症护理:镇静、止痛,但在观察期间不宜用吗啡类镇痛剂,以免掩盖病情;高热的患者给予物理降温。

2.术后护理

(1)体位:全麻未清醒者给予去枕平卧,头偏向一侧,以保持呼吸道通畅。全麻清醒或硬膜外麻醉患者平卧 6 小时,血压平稳后改为半卧位,并鼓励患者多翻身、活动,预防肠粘连。

(2)禁食、胃肠减压:术后继续胃肠减压、禁食,待肠蠕动恢复,拔除胃管后逐步经口进食。根据病情补充水、电解质,必要时输血,维持水电解质、酸碱平衡。

(3)控制感染:术后遵医嘱继续应用抗菌药物,进一步控制腹腔内感染。

(4)切口及腹腔引流管的护理:观察伤口敷料有无渗血、渗液,切口愈合情况,有无切口感染征象;妥善固定引流管,做好标记;保持引流管的通畅,维持一定的负压,检查引流管有无折叠、受压、扭曲或滑脱;及时清除双套管内的堵塞物;观察并记录引流液的性状、色泽和量,一般待引流量少于每日 10mL,非脓性、无发热和腹胀时,表示腹膜炎已控制,可以拔除腹腔引流管。

(5)病情观察:术后继续监测生命体征、尿量及腹部体征的变化,并观察有无脱水、休克和代谢紊乱情况,了解有无膈下或盆腔脓肿的表现,发现异常情况,及时通知医师,并协助处理。

1)膈下脓肿:可有持续高热、呃逆,患侧上腹部疼痛,并向肩背部放射,局部有深压痛和季肋区叩击痛;X 线检查可见患侧膈肌抬高,活动受限,肋膈角模糊、积液;B 超及 CT 检查可以明确脓肿部位及范围,并可协助定位行诊断性穿刺,以明确诊断。膈下脓肿较小时,非手术治疗或穿刺抽脓可使脓肿缩小或吸收。较大脓肿则必须及时切开引流,以避免脓肿穿破膈肌造成脓胸或穿入腹腔引起弥散性腹膜炎。同时应用大剂量抗菌药及输液、输血等全身支持疗法,改善患者状况。膈下脓肿手术途径可经腹前壁肋缘下部或后腰部切开引流。

2)盆腔脓肿:盆腔处于腹腔最低位,腹内炎性渗出物或腹膜炎的脓液易积聚于此而形成脓肿。盆腔脓肿常位于直肠子宫陷凹、直肠膀胱陷凹,常见于急性阑尾炎穿孔后或女性盆腔腹膜炎后。盆腔腹膜面积小,吸收毒素能力较低,全身中毒症状亦较轻。除体温升高、脉速等全身症状外,常有典型的直肠或膀胱刺激症状,如里急后重、大便频而量少、有黏液便、尿急、尿频、排尿困难等。腹部检查无阳性发现。直肠指检直肠前窝饱满并有触痛的包块,有时有波动感。脓肿形成初期,特别是小脓肿可进行物理治疗、热水坐浴、温盐水保留灌肠等,并给予抗菌药抗感染治疗。脓肿较大时,须手术治疗,经直肠前壁或阴道后穹隆切开引流。

3)健康教育:向患者说明禁食、胃肠减压和半卧位的必要性,取得患者治疗上的配合;解释术后早期活动可以促进肠功能恢复,防止术后肠粘连的重要性,鼓励患者早期下床走动。

第三节 腹部损伤

一、概述

腹部损伤是常见的外科急腹症,指由各种病因所致的腹壁和(或)腹腔内器官损伤。在平时和战时都较多见,其发病率在平时占各种损伤的 0.4%~1.8%,战争年代高达 50%。腹部损伤常伴有内脏损伤,若损伤脏器为实质性脏器或血管时,可引起出血,严重者大出血致死;若损伤脏器为空腔脏器时,可引起腹膜炎而危及生命安全。腹部损伤的发病特点是起病急、病情重、变化快、病死率高。早期、正确的诊断和及时、有效的处理是降低腹部损伤患者病死率的关键。

(一)病因及分类

根据腹壁是否有开放性伤口,将腹部损伤分为两类。

1.开放性损伤常由刀刺、枪弹、弹片等引起。开放性损伤有腹膜破损者为穿透伤,多伴有内脏损伤;无腹膜破损者为非穿透伤,偶伴内脏损伤;其中投射物有入口、出口者为贯通伤,有入口、无出口者为非贯通伤。开放性损伤中常见受损内脏依次是肝、小肠、胃、结肠、大血管等。

2.闭合性损伤常由高空坠落、碰撞、挤压、冲击、拳打脚踢等钝性暴力引起。在闭合性损伤中常见损伤脏器依次是脾、肾、小肠、肝、肠系膜等,胰、十二指肠、膈、直肠等位置较深,损伤发生率低。

此外,各种穿刺、内镜、灌肠、刮宫、腹部手术等临床诊疗措施可导致一些损伤,称为医源性损伤。

腹部损伤的严重程度、是否涉及内脏、涉及什么内脏等情况,在很大程度上取决于暴力的强度、速度、着力部位和作用方向等因素。此外,还受到解剖特点、内脏原有病理情况和功能状态等内在因素的影响。例如,肝、脾组织结构脆弱,血供丰富,位置较为固定,在受到暴力打击后,比其他脏器更容易破裂,尤其原有器官已有病理情况存在者;上腹部受挤压时,胃窦、十二指肠或胰腺可被压在脊柱上造成断裂;肠道的固定部分(上段空肠、末段回肠、粘连的肠管等)比活动部分更容易受损;充盈的空腔脏器(饱餐后的胃、膀胱等)比排空者更易破裂。

腹部损伤合并内脏损伤时,大部分患者需要早期手术治疗,开放性腹部损伤患者由于体表有明显的伤口,往往能在第一时间得到及时、有效的治疗;闭合性腹部损伤的患者由于体表没有伤口,要早期确定内脏损伤的情况有一定难度,如果不能在早期确定内脏是否受损,很可能贻误手术时机而导致严重后果,故闭合性腹部损伤具有更为重要的临床意义。

(二)临床表现

由于致伤原因及伤情的不同,腹部损伤后的临床表现可有很大的差异,从无明显症状、体征到出现重度休克甚至濒死状态。实质性脏器损伤时,以腹腔内(或腹膜后)出血为主要表现;空腔脏器损伤时,以腹膜炎为主要表现。

1.单纯腹壁损伤

损伤深度局限于腹壁,症状和体征都较轻,仅表现为局限性疼痛和压痛,一般不出现休克的表现,患者可能出现损伤部位肿胀或皮下淤斑,但随着时间延长,患者的临床表现逐渐减轻。

2.实质性脏器损伤

如肝、脾、肾或大血管损伤,主要临床表现为腹腔内(或腹膜后)出血,患者出现面色苍白、脉率加快,严重时脉搏微弱、血压下降、脉压变小、尿量减少、四肢湿冷等失血性休克表现。腹痛呈持续性,一般不剧烈,腹膜刺激征也不严重;但肝破裂或胰腺损伤时,因胆汁或胰液漏出而出现明显的腹膜炎表现。肝、脾包膜下破裂或系膜、网膜内出血可表现为腹部肿块。肾损伤时可能出现血尿。

3.空腔脏器损伤

如胃肠道、胆道、膀胱等破裂的主要临床表现是弥散性腹膜炎。除胃肠道症状(恶心、呕吐、便血、呕血等)和全身性感染的表现外,最突出的是腹膜刺激征,其程度因空腔器官内容物不同而异。通常胃液、胆汁、胰液对腹膜刺激最强,肠液次之,血液最轻。伤者有时可有气腹征、腹胀或感染性休克。空腔器官破裂也可以引起出血,但出血量一般不大,除非邻近的大血管有合并损伤。

(三)辅助检查

1.实验室检查

血常规检查如血红蛋白降低、红细胞计数下降、红细胞比容测定下降提示有大出血;白细胞计数明显增高提示可能有空腔脏器破裂;血、尿淀粉酶升高提示可能有胰腺损伤;血尿提示可能有泌尿系统损伤。

2.B超检查

主要用于判断肝、脾、肾、胰腺的损伤情况,能根据脏器的形状和大小提示损伤是否存在、损伤部位及损伤程度,以及周围积血、积液的情况。

3.X线检查

胸片及腹部平片检查可辨别膈下有无游离气体、气胸、腹腔积液,对合并肋骨骨折等复合伤的诊断也有帮助。伤者在病情允许的条件下,可行X线静脉肾盂造影、膀胱造影等检查,有助于肾、膀胱损伤的诊断。

4.CT检查

对实质性脏器损伤及其范围、程度的判断有重要的价值,假阳性率低。对肠管损伤,CT检查价值不大,但结合造影剂的使用,CT对十二指肠破裂的诊断很有帮助。血管造影剂增强的CT能鉴别有无活动性出血并显示出血部位。

5.诊断性腹腔穿刺和腹腔灌洗

阳性率可达90%以上,对于判断腹腔内脏有无损伤和损伤类别有很大帮助。

(1)诊断性腹腔穿刺术:让患者向穿刺侧侧卧5分钟,在局部麻醉下。选择脐和髂前上棘连线中、外1/3交界处或经脐水平线与腋前线相交处作为穿刺点,缓慢进针,刺穿腹膜后有落空感,拔出针芯,将有多个侧孔的细塑料管经针管送入腹腔深处,即可进行抽吸。穿刺抽取液体后,首先观察其性状(血液、胃肠内容物、胆汁、尿液等)。判断可能损伤的脏器类别,肉眼观察不能确定时,应送实验室检查。胰腺或十二指肠损伤时,穿刺液中淀粉酶升高。若抽出不凝固血液,提示可能为实质性脏器或血管破裂所致的内出血。原因是腹膜的脱纤维作用使血液不凝固;若抽出的血液迅速凝固,多系穿刺针误刺入血管或血肿所致。穿刺阴性时并不能完全排除内脏损伤的可能,可能是穿刺针被大网膜堵塞或腹腔内液体并未流到穿刺部位导致抽不出液体。应继续严密观察,必要时重复穿刺或改行腹腔灌洗。

（2）诊断性腹腔灌洗术:在腹中线上取穿刺点,穿刺方法与诊断性腹腔穿刺术相同。将有多个侧孔的细塑料管经针管送入腹腔深处后,在管的尾端连接一个装有 $500\sim1000\text{mL}$ 无菌生理盐水的输液瓶,倒挂输液瓶,使生理盐水缓慢流入腹腔。当液体完全流入或患者感觉腹胀时,将输液瓶放正并置于床面以下,利用虹吸作用使腹腔内灌注液体回流输液瓶内。取瓶中收集液体进行肉眼或显微镜下检查,必要时涂片、培养或测定淀粉酶含量。此方法对腹腔内少量出血者比诊断性穿刺术更为可靠,有利下早期诊断并提高诊断率。检查结果符合以下任何一项,即属于阳性:①灌洗液含有肉眼可见的血液、胆汁、胃肠内容物或证明是尿液。②显微镜下红细胞计数超过 $100\times10^9/\text{L}$ 或白细胞计数超过 $0.5\times10^9/\text{L}$。③淀粉酶超过 100 索氏单位。④灌洗液涂片发现细菌。

6.腹腔镜检查

其他检查方法均无法确诊有无内脏损伤时,可考虑行腹腔镜检查以明确诊断。在腹腔镜下可清楚地观察到有无内脏器官的损伤及损伤程度,同时在腹腔镜直视下治疗。

(四)处理原则

1.现场急救

以挽救生命为首要目标。先处理危及生命的因素,如心搏骤停、窒息、张力性气胸及大出血等。若腹部有开放性伤口,应采取措施及时止血,可就地取材(干净的纱布、布巾等)对伤口进行初步包扎并固定后迅速转运。对内脏脱出的处理切忌强行将其回纳腹腔,以免加重腹腔污染,应用洁净器皿覆盖脱出物或用干净纱布经温水浸湿后覆盖保护,适当处理后送医院抢救。

2.非手术治疗

（1）适应证:①不能确定有无内脏器官损伤者:非手术治疗期间,应严密观察血压、心率、呼吸、尿量、血流动力学及病情的变化,用来分析病情,尽早明确诊断,确定合适的治疗方式。②诊断明确:已确定为轻度实质性脏器损伤,未发现其他脏器的合并伤,且生命体征稳定。

（2）处理方式:①输血、输液、扩充血容量,维持有效循环,防止休克。②联合应用广谱抗菌药物,预防或治疗可能存在的腹腔内感染。③未明确诊断病情前应禁食,对怀疑有空腔脏器破裂或明显腹胀者应行胃肠减压,实施静脉营养。④对于腹痛剧烈的患者,病情明确者可酌情使用镇痛剂减轻症状,病情不明确者应禁用镇痛剂,避免掩盖病情造成严重后果。非手术治疗期间,积极完善手术前的准备工作。

3.手术治疗

已确诊为腹内脏器破裂者应及时手术治疗;此外,对非手术治疗者在观察期间出现以下情况中的任何一种,应立即终止观察,行剖腹探查术:

（1）全身情况有恶化趋势,出现口渴、烦躁、脉率增快或体温及白细胞计数增加或红细胞计数进行性下降者。

（2）腹痛和腹膜刺激征有进行性加重或范围扩大者。

（3）肠鸣音逐渐减弱、消失或腹部逐渐膨隆。

（4）膈下有游离气体,肝浊音界缩小或消失,或出现移动性浊音。

（5）积极抗休克治疗情况不见好转或继续恶化者。

（6）消化道出血者。

（7）腹腔穿刺抽出气体、不凝血、胆汁、胃肠内容物等。

（8）直肠指检有明显触痛。

剖腹探查术是治疗腹腔内脏器损伤的关键,手术原则包括全面探查腹腔脏器、修补或切除病灶、充分引流积液等。

（五）护理评估

1.目前身体状况

（1）症状、体征:评估患者受伤后有无大出血、腹膜炎等表现,有无其他部位合并伤。

（2）辅助检查:实验室检查、B超、X线、CT、MRI、腹腔镜等。

2.与疾病相关的健康史

评估受伤的时间、地点、致伤源、致伤条件、伤情变化、救治措施等。若伤者神志不清,可询问现场目击者及护送人员。了解伤者既往健康状况。

3.心理—社会状况

伤者多表现为紧张和恐惧,对病情、治疗费用及预后效果的担忧。

（六）主要护理诊断/合作性问题

1.疼痛

与腹部损伤有关。

2.（有）体液不足（的危险）

与损伤导致腹腔内出血、腹膜炎有关。

3.体温过高

与损伤导致腹腔内继发感染有关。

4.潜在并发症

失血性休克、腹腔脓肿、切口感染等。

（七）护理措施

1.急救护理

处理危及生命的情况,应妥善处理伤口及脏器脱出。

2.病情观察

观察内容包括:①每15～30分钟测量伤者脉搏、呼吸、血压一次。②腹部体征每隔30分钟检查一次,注意腹膜刺激征、肝浊音界及移动性浊音的变化情况。③对疑有腹腔内出血者,每30～60分钟测一次红细胞、血红蛋白和血细胞比容。动态观察判断腹腔内有无活动性出血。同时通过动态观测白细胞计数和分类,了解判断腹腔内感染情况。④必要时可反复做B超、诊断性腹腔穿刺术或腹腔灌洗术以及血管造影等检查。密切关注有无腹内脏器损伤迹象,一旦发现,应立即通知医师,并做好紧急手术的术前准备。

3.休息与体位

不要随意搬动患者,以免加重病情,即使是大小便,也不能离床;待病情稳定以后,可改为半卧位。

4.禁食和禁灌肠

以避免肠内容物进一步溢出,导致腹腔感染或加重病情。禁食期间应补充足量的液体,防治水、电解质及酸碱平衡失调。胃肠功能恢复后,可开始进流质饮食。

5.防治感染

腹部损伤后应使用广谱抗生素预防和治疗腹腔感染。

6.镇静、止痛

禁用镇痛剂(诊断明确者除外),以免掩盖病情,延误诊断和治疗。

7.心理护理

腹部损伤患者一般都存在不同程度的焦虑与恐惧心理,因此,应加强心理护理。要关心患者,做好相关知识的解释和宣传教育工作,使患者解除焦虑与恐惧心理,增强战胜伤病的信心,积极地配合治疗和护理工作。

8.术前护理

一旦决定手术,应尽快完成术前准备。除常规准备外,应做好交叉配血,并保证充足的配血量。对休克患者应及时补充足够的血容量,术前应留置胃肠减压和导尿管。

9.术后护理

原则上按急性腹膜炎术后护理施行。

二、常见的内脏器官损伤

(一)脾破裂

脾是腹部最容易受损的器官,脾破裂在闭合性损伤中占20%～40%,开放性损伤中约占10%。有慢性病理改变(如血吸虫感染、疟疾、黑热病、传染性单核细胞增多症、淋巴瘤等)的脾更易破裂。

按病理解剖可分为中央型破裂、被膜下破裂和真性破裂三种类型。临床所见脾破裂,约85%是真性破裂。破裂部位较多见于脾上极及膈面,有时在裂口对应部位有下位肋骨骨折存在。破裂如发生在脏面,尤其是邻近脾门者,有撕裂脾蒂的可能。

主要表现为腹腔内出血和出血性休克。前两种因被膜完整,出血量受到限制,故临床上并无明显内出血征象而不易被发现。如未被发现,可形成血肿而最终被吸收。但有些血肿(特别是被膜下血肿)在某些微弱外力的影响下,可以突然转变为真性破裂,导致诊治中措手不及的局面。此种情况常发生在伤后1～2周,应予警惕。少数中央型血肿可因并发感染而形成脓肿。B超或CT可显示脾被膜不连续以及左上腹的血肿和积血,诊断即可确立。

治疗原则是"抢救生命第一、保脾第二"。除轻微的脾撕裂伤或小范围的脾包膜下血肿可采取非手术疗法,其他类型的脾损伤需要紧急手术,在不影响生命安全的前提下尽量保留脾。

(二)肝破裂

肝破裂在各种腹部损伤中占15%～20%,右肝破裂较左肝破裂多。除左、右位置的差别外,肝破裂无论在致伤因素、病理类型和临床表现方面都和脾破裂极为相似,但因肝破裂后可能有胆汁溢入腹腔,故腹痛和腹膜刺激征常较脾破裂者更为明显。单纯性肝破裂病死率约为9％,合并多个脏器损伤和复杂性肝破裂的病死率高达50％。肝破裂后,血液有时可通过胆管进入十二指肠而出现黑便或呕血,诊断中应予注意。肝被膜下破裂有可能转变为真性破裂,中央型肝破裂则更易发展为原发性肝脓肿。B超和CT可发现肝的裂伤和周围血块及腹腔积液的量,腹腔穿刺可抽到不凝固血液。

治疗以手术治疗为主。原则是彻底清创、确切止血、消除胆汁溢漏和建立通畅引流。对粉碎性肝破裂或严重肝挫裂伤者,可将损伤肝组织做整块切除或肝叶切除术,应尽量保留健康的肝组织。

(三)小肠破裂

小肠损伤占腹部闭合性损伤的5％～15％。小肠破裂后可在早期即产生明显的腹膜炎,故诊断一般并不困难。小肠破裂后,只有少数患者有气腹;如无气腹表现,并不能排除小肠破裂的诊断。一部分患者的小肠裂口不大,或穿破后被食物渣、纤维蛋白甚至突出的黏膜所堵塞,可能无弥散性腹膜炎的表现,诊断时应予注意。诊断一旦确定,应立即手术治疗,手术方式以简单修补为主。

(四)结肠破裂

结肠损伤发病率较小肠损伤为低。结肠内容物液体成分少而细菌含量多,故腹膜炎出现较晚,后果严重。一部分结肠位于腹膜后,受伤后容易漏诊,常常导致严重的腹膜后感染。

由于结肠壁薄、血液供应差、含菌量大,故结肠破裂的治疗不同于小肠破裂。除少数裂口小、腹腔污染轻、全身情况良好的患者可以考虑一期修补或一期切除吻合(限于右半结肠)外,大部分患者先采用肠造口术或肠外置术处理,待3～4个月后患者情况好转时,再行关闭瘘口。

(五)直肠损伤

直肠上段在盆底腹膜反折之上,下段在反折之下。上述不同部位直肠破裂的临床表现和处理是不同的。如损伤在腹膜反折之上,其临床表现与结肠破裂基本相同。治疗方面应剖腹进行修补,若全身和局部情况好,可以不做近端造口;如属于毁损性严重损伤,可切除后端端吻合;腹腔、盆腔污染严重者,都应加做乙状结肠转流性造口。如损伤发生在腹膜反折之下,则将引起严重的直肠周围感染,并不表现为腹膜炎,容易延误诊断。治疗方面应充分引流直肠周围间隙以防感染扩散,对于此类患者,也应施行乙状结肠造口术,使粪便改道直至伤口愈合。

第四节　腹外疝

一、概述

人体内组织或器官由其正常解剖部位,通过先天或后天形成的薄弱点、缺损或孔隙进入另一部位,称为疝。多发于腹部,又以腹外疝为多见。腹外疝是指腹内脏器或组织经腹壁缺损或薄弱处,向体表突出形成。腹内疝是指内脏组织或器官进入腹腔内的间隙而形成,如网膜孔疝。腹外疝是外科最常见的疾病之一。其中以腹股沟疝发生率最高,占90％以上,股疝次之,占5%左右。较常见的腹外疝还有切口疝、脐疝和白线疝等。

(一)病因

1.腹壁强度降低

是腹外疝的基本发病因素。

(1)先天性因素:由腹壁解剖因素或缺陷所致。某些组织穿过腹壁的部位,如精索或子宫圆韧带穿过腹股沟管、股动静脉穿过股管、脐血管穿过脐环、腹白线发育不全、腹膜鞘状突未闭等。

(2)后天性因素:如腹部外伤、感染、手术切口愈合不良、腹壁神经损伤或年老体弱等因素所致的腹壁薄弱。

2.腹内压增高

是腹外疝的主要诱因,慢性咳嗽、便秘、排尿困难(如包茎、前列腺增生)、腹腔积液、妊娠、举重、婴儿啼哭等均可使腹内压增高。

(二)病理解剖

典型的腹外疝由疝环、疝囊、疝内容物及疝外被盖四部分组成。

1.疝环

又称疝门,是疝突向体表的门户,即腹壁缺损或薄弱处。疝的命名也以疝环所处的位置为依据,如腹股沟疝、股疝、脐疝、切口疝等。

2.疝囊

为壁腹膜向外突出部,可分颈部、体部、底部三部分,其中疝囊颈是比较狭窄的部分,位置与疝门相当。

3.疝内容物

主要是小肠,其次是大网膜,较少见的有盲肠、阑尾、乙状结肠、横结肠、膀胱、Meckel憩室(Littre疝)、卵巢、输卵管等。

4.疝外被盖

指疝囊外的各层组织,通常由筋膜、皮下组织和皮肤组成,可因疝的部位不同而有所增减。

(三)临床类型

1.易复性疝

指疝内容物很容易回纳入腹腔者。

2.难复性疝

指疝内容物不能回纳或不能完全回纳入腹,局部包块不能完全消失但并不引起严重症状者。不能回纳的原因有:

(1)病程长,疝内容物反复突出,使疝囊颈受摩擦而损伤,发生粘连,这种疝的内容物多是大网膜;

(2)腹壁缺损大,疝内容物过多,腹壁已完全丧失抵挡内容物的作用,常常难以回纳;

(3)有些病程较长的疝,因脏器不断下降进入疝囊时产生的下坠力量将疝囊颈上方的腹膜逐渐推向疝囊,进而使与这些腹膜相连的脏器,如盲肠(包括阑尾)、乙状结肠、膀胱等器官下移成为疝囊壁的一部分,这种疝称为滑动疝,也属于难复性疝。

3.嵌顿性疝

疝环较小而腹内压突然增高,疝内容物强行挤过狭小的疝环进入疝囊,随后因囊颈的弹性收缩,又将内容物卡住不能回纳腹腔。如嵌顿的疝内容物为肠管时,肠壁及其系膜可在疝门处受压,先使静脉回流受阻,导致肠壁淤血和水肿,疝囊内的肠壁及其系膜逐渐增厚,颜色由正常的淡红逐渐转为深红,囊内可有淡黄色的渗液集聚,肠管受压加重,更难回纳,此时肠系膜内动脉的搏动尚能摸到,肠管的血液供应存在,嵌顿如能及时解除,病变肠管可恢复正常。

4.绞窄性疝

指嵌顿性疝又伴发血循环障碍者。如嵌顿不能及时解除,肠管及其系膜受压情况不断加重,使动脉血供不断减少最终停止,成为绞窄性疝。此时肠系膜动脉搏动消失,肠壁逐渐失去其光泽、弹性和蠕动能力,变黑坏死,疝囊内渗液也变成暗血性渗液,如继发感染则为脓性。感染严重时,疝外被盖组织则发生蜂窝织炎,甚至引起疝囊破溃或误被切开引流而发生粪瘘(肠瘘)等严重的并发症。嵌顿和绞窄是同一病理过程中的两个不同阶段,临床上很难截然分开,绞窄是在嵌顿的基础上进一步的发展,因此必须动态观察,及时做出判断和治疗。

二、腹股沟疝

腹股沟疝是指发生在腹股沟区的腹外疝,根据疝囊颈与腹壁下动脉的解剖关系,可分为腹股沟斜疝和腹股沟直疝两种。腹股沟斜疝是指疝囊经过腹壁下动脉外侧的腹股沟管内环突出,向内、向下,向前斜行经过腹股沟管,再穿出腹股沟管皮下环,并可进入阴囊。腹股沟直疝是指疝囊经腹壁下动脉内侧的直疝三角区由后向前突出,不经过内环,也不进入阴囊。腹股沟疝中以腹股沟斜疝最常见,占85%~95%,以男性多见,男女之比约为15∶1。斜疝多见于婴儿和中年男子,直疝常见于年老体弱者。

(一)发病机制

1.腹股沟斜疝

(1)先天性因素:胚胎早期,睾丸位于腹膜后第2~3腰椎旁,以后逐渐下降,在腹股沟管深环处带动腹膜、腹横筋膜等随之下移,腹膜形成一鞘状突。鞘状突在婴儿出生后不久自行萎缩闭锁而遗留一纤维索带。如鞘状突不闭或闭锁不全,则与腹腔相通,就可形成先天性斜疝,而未闭的鞘状突就成为先天性斜疝的疝囊。闭锁不全的鞘状突有时只是一条非常细小的管道,在临床上并不表现为疝。仅形成交通性睾丸鞘膜积液。因右侧睾丸下降较迟,鞘突闭锁较晚,因此。右侧腹股沟斜疝较左侧多见。

(2)后天性因素:因腹股沟管内环处存在解剖上的缺陷,如精索的通过以及腹内斜肌和腹横肌薄弱,而造成局部腹壁强度减弱所致,再加上腹内压增高因素可使内环处腹膜向外突出形成疝囊,腹内脏器随之突出形成后天性斜疝。

2.腹股沟直疝

老年人因腹壁肌肉薄弱萎缩,长期咳嗽、排尿困难或经常性便秘等原因,使腹内压经常增高,致使腹内脏器由直疝三角向外突出,形成直疝。

(二)临床表现

1.腹股沟斜疝

(1)易复性斜疝:腹股沟区可出现肿块,在患者站立、行走、咳嗽或婴儿啼哭时因腹内压增高而出现,一般均可回纳,开始肿块较小,以后逐渐增大,并经腹股沟管进入阴囊或大阴唇。肿块呈梨形,平卧时肿块可自行消失或用手将包块向外上方轻轻推挤而回纳消失,疝内容物为小肠时常听到"咕噜"声。疝块回纳后,用示指尖伸入外环,可感外环口松弛扩大,嘱患者咳嗽,指尖有冲击感。用拇指紧压内环口位置,让患者站立并咳嗽,肿块不再出现;将手指松开,则肿块又可出现。除局部有胀痛感外一般无症状。

(2)难复性斜疝:疝块不能完全回纳。滑动性斜疝除了不能完全回纳外,还有消化道症状,如便秘、消化不良等。

(3)嵌顿性斜疝:常发生在强力劳动或排便等腹内压骤增时。表现为疝块突然增大并伴有明显疼痛,平卧或用手推送肿块不能回纳,肿块紧张发硬,有明显触痛,局部皮肤有时有红肿表现。如嵌顿的是大网膜,局部疼痛较轻;如嵌顿的是肠袢,则疼痛明显,伴有阵发性腹部绞痛、恶心、呕吐、肛门停止排便排气、腹胀等机械性肠梗阻的表现。如不及时处理,将发展成为绞窄性疝。

(4)绞窄性斜疝:临床症状多较严重。绞窄时间较长者,因疝内容物发生坏死感染,侵及周围组织,引起疝外被盖组织的急性炎症,可有脓毒症表现。

2.腹股沟直疝

多见于年老体弱者。当患者站立或腹内压增高时,腹股沟内侧、耻骨结节上外方出现一半球形肿块。不伴疼痛和其他症状。疝块容易还纳,极少发生嵌顿,还纳后指压内环,不能阻止疝块出现。疝内容物不降入阴囊。

(三)处理原则

1.非手术治疗

(1)婴儿腹肌可随躯体生长逐渐强壮,疝有自愈的可能。故1岁以下婴儿暂不手术。可用棉线束带或绷带压住腹股沟管内环。

(2)对于年老体弱或伴其他严重疾病而禁忌手术者,可使用医用疝带。白天回纳疝内容物后,将医用疝带一端的软垫对着疝环顶住,阻止疝块突出。但长期使用疝带可使疝囊颈经常受到摩擦变得肥厚坚韧而增高疝嵌顿的发病率,并有促使疝囊与疝内容物粘连的可能。

2.手术治疗

(1)疝囊高位结扎术:显露疝囊颈,予以高位结扎或贯穿缝合疝囊颈,然后切去疝囊。

(2)疝修补术:成人在疝囊高位结扎后,还需加强或修补薄弱的腹壁缺损区。常用手术方法有传统疝修补术、无张力疝修补术和经腹腔镜疝修补术等。

1)传统疝修补术:修补腹股沟管前壁以 Ferguson 法最常用;修补腹股沟管后壁常用的方法有 Bassini 法、Halsted 法、McVay 法、Shouldice 法等。

2)无张力疝修补术:利用人工高分子材料网片进行修补。此方法术后疼痛轻、恢复快、复发率低,但有潜在排异和感染的危险,对局部条件差的患者要慎用。

3)经腹腔镜疝修补术:属微创手术范畴,具有创伤小、痛苦少、恢复快、美观等优点,但对技术设备要求高、费用高。

3.嵌顿性疝和绞窄性疝的处理

原则上应立即手术。但对早期嵌顿性疝,嵌顿时间在3～4小时内,局部压痛不明显,无腹膜刺激征表现者,可试行手法复位;年老体弱或伴有其他严重疾病的患者,如果估计肠袢尚未发生绞窄时,亦可试行手法复位。方法是让患者取头低足高位,注射吗啡或哌替啶,使腹肌松弛,用手持续缓慢地挤压疝块,将疝内容物还纳回腹腔。注意手法轻柔,切忌粗暴,防止肠管损伤。复位后应严密观察腹部情况。如有腹膜炎或肠梗阻表现,应立即手术探查。绞窄性疝原则上应紧急手术治疗,解除肠梗阻,以防疝内容物坏死。

(四)护理评估

1.目前身体状况

注意疝块的大小、质地、有无压痛、能否回纳;有无肠梗阻和肠绞窄表现;注意辨别疝的类型。

2.与疾病相关的健康史

了解患者是否存在腹壁肌肉或先天性缺损,有无腹部手术史(包括手术方式及术后恢复状况);是否存在慢性咳嗽、慢性便秘、排尿困难、腹腔积液、妊娠、肥胖等使腹压增高的因素;注意患者既往健康状况,有无合并重要脏器疾病;注意既往治疗过程。

3.心理—社会状况

由于肿块突出,尤其是对婴幼儿腹股沟疝,患者及家属会产生担心、焦虑、惊慌情绪。还应评估患者对腹内压增高相关知识的了解程度。

(五)主要护理诊断/合作性问题

1.疼痛

与疝块突出、嵌顿或绞窄有关。

2.(有)体液不足(的危险)

与腹外疝嵌顿引起肠梗阻有关。

3.潜在并发症

肠绞窄坏死、阴囊血肿、切口感染、复发等。

(六)护理措施

1.非手术治疗护理及术前护理

(1)消除腹内压增高的因素:对咳嗽、便秘、排尿困难的患者必须积极治疗,症状控制后再行手术。注意多饮水,进食富含膳食纤维的食物,保持大便通畅。

(2)避免疝块脱出:疝块较大者,应卧床休息,减少活动,离床活动时使用疝带,避免疝内容物脱出造成嵌顿,注意疝带压迫部位及效果。

(3)病情观察:若出现腹痛明显,呈持续性,且伴有疝块突然增大、发硬、触痛明显、不能回纳腹腔时,应高度警惕嵌顿性疝发生的可能,需紧急处理。

(4)术前准备:

1)备皮:术前嘱患者沐浴。按规定范围备皮,对会阴部、阴囊部备皮,既要剃尽阴毛,又要防止皮肤破损。术日晨检查皮肤准备情况,如有皮肤破损或感染,应暂停手术。

2)灌肠:术前晚灌肠,清洁肠道,防止术后腹胀和便秘。

3)排空膀胱:进手术室前,嘱患者排尿,以防术中误伤膀胱,必要时留置导尿管。

4)急症手术前准备:腹外疝发生嵌顿或绞窄时需紧急手术,除术前常规准备外,应给予禁食、胃肠减压、纠正水及电解质紊乱及酸碱平衡失调、抗感染等,必要时备血。

2.术后护理

(1)体位与活动:宜取平卧位,膝下垫一软枕,髋关节、膝关节略屈曲,以松弛腹股沟切口的张力,减轻患者切口疼痛感。卧床时间长短,依据疝的部位、大小、腹壁缺损程度及手术方式而定。一般疝修补术后 3～5 日下床活动。采用无张力疝修补术的患者可早期下床活动,但对年老体弱、复发性疝绞窄性疝、巨大疝患者,卧床时间应适当延长。

(2)饮食:术后 6～12 小时麻醉反应消失,若无恶心、呕吐等不适,可进流食,次日进软食或普食。行肠切除、肠吻合术的患者,待肠蠕动恢复后,逐步恢复饮食。

(3)防止腹内压增高:嘱患者尽量避免咳嗽及用力排便,既不利于切口愈合,也易导致术后疝复发。术后患者注意保暖,防止受凉而引起咳嗽;保持大小便通畅,便秘者给予药物通便。

(4)预防阴囊血肿:注意观察切口、阴囊部有无出血和血肿,可在腹股沟手术区放置 0.5kg沙袋压迫 12～24 小时,以减少渗血,并用丁字带将阴囊托起。

(5)预防切口感染:切口感染是导致痛复发的重要原因。注意保持切口敷料干燥、清洁,避免大小便污染,尤其是婴幼儿更应加强护理,必要时在切口上覆盖伤口贴膜。注意观察患者切口有无红肿、疼痛,一旦发现切口感染应尽早处理。

3.健康教育

(1)注意休息,术后 3～4 个月内不宜参加重体力劳动或剧烈运动。

(2)继续避免增加腹腔压力的各种因素,如慢性咳嗽、便秘等,防止疝复发。保持大便通畅,多饮水,多食高纤维食物,养成定时排便的习惯。

(3)积极预防和治疗相关疾病,如肺部疾患、前列腺增生等。

(4)若出现痛复发,应及早治疗。

第五节　急性阑尾炎

急性阑尾炎是临床最常见的急腹症。有 5%～10% 的人在一生中罹患此病,以 20～30 岁的青壮年发病率最高,且男性发病率高于女性。

一、病因

(一)阑尾管腔阻塞

是急性阑尾炎最常见的病因。由于阑尾管腔细、开口狭小、系膜短易使阑尾卷曲。这些都是造成阑尾管腔易于阻塞的因素。阑尾管腔阻塞的最常见原因是淋巴滤泡的明显增生,约占 60%,多见于年轻人。粪石也是阻塞的原因之一,约占 35%。异物、炎性狭窄、食物残渣、蛔虫、肿瘤等则是较少见的病因。阑尾管腔阻塞后阑尾黏膜仍继续分泌黏液,腔内压力上升,导致血运障碍,使阑尾炎症加剧。

(二)细菌侵入

致病菌通常为肠道内的各种革兰阴性杆菌或厌氧菌。当阑尾发生梗阻及炎症后,黏膜溃疡,上皮损害,腔内细菌繁殖生长,侵入阑尾肌层引起急性炎症。此外,细菌还可经血液循环或周围组织侵入阑尾。

二、病理

(一)病理类型

根据急性阑尾炎的临床过程和病理解剖学变化,可分为四种病理类型。

1.急性单纯性阑尾炎

属轻型阑尾炎或病变早期。病变多只限于黏膜和黏膜下层。阑尾外观轻度肿胀,浆膜充血并失去正常光泽,表面有少量纤维素性渗出物。镜下,阑尾各层均有水肿和中性粒细胞浸润,黏膜表面有小溃疡和出血点。临床症状和体征均较轻。

2.急性化脓性阑尾炎

亦称蜂窝织炎性阑尾炎,常由单纯性阑尾炎发展而来。阑尾肿胀明显,浆膜高度充血,有脓性渗出物附着。阑尾与周围组织已有粘连,有时整个阑尾可完全被包裹在大网膜内。镜下,阑尾黏膜的溃疡面加大并深达肌层和浆膜层,管壁各层有小脓肿形成,腔内亦有积脓。阑尾周围的腹腔内有稀薄脓液,形成局限性腹膜炎。临床症状和体征较重。

3.坏疽性及穿孔性阑尾炎

是一种重型阑尾炎。阑尾管壁坏死或部分坏死,呈暗紫色或黑色。阑尾腔内积脓,压力升高,阑尾壁血液循环障碍,严重者可发生穿孔。穿孔部位多在阑尾根部和尖端。穿孔后脓液进入腹腔,如未能被大网膜包裹,感染继续扩散则可引起急性弥散性腹膜炎。

4.阑尾周围脓肿

急性阑尾炎化脓或穿孔,大网膜可移至右下腹部,将发炎的阑尾包裹并形成粘连,出现炎性肿块或形成阑尾周围脓肿。

(二)转归

1.炎症消退

一部分单纯性阑尾炎经及时药物治疗后炎症消退,大部分将转为慢性阑尾炎,易复发。

2.炎症局限化

急性化脓性、坏疽性或穿孔性阑尾炎发生后,阑尾被大网膜及周围组织粘连包裹,形成炎性包块或局限性脓肿。

3.炎症扩散

阑尾炎症重、发展快,未予及时手术切除,又未能被大网膜包裹局限,炎症扩散,发展为弥散性腹膜炎、化脓性门静脉炎、感染性休克等。

三、临床表现

(一)症状

1.腹痛

典型的腹痛发作始于上腹,逐渐移向脐部,数小时(6～8 小时)后转移并局限在右下腹。阑尾的神经由交感神经纤维经腹腔丛和内脏小神经传入,因其传入的脊髓节段在第 10、11 胸节,所以急性阑尾炎发病开始时,常表现为该脊神经所分布的脐周牵涉痛。早期的上腹及脐周疼痛是内脏痛,定位不准确。右下腹疼痛是由阑尾周围组织炎症引起的,属壁腹膜受累,受体神经支配,定位准确。70%～80%的患者有转移性右下腹痛,是急性阑尾炎的典型特征,此过程的时间长短取决于病变发展的程度和阑尾位置。部分病例发病开始即出现右下腹痛。不同类型的阑尾炎其腹痛也有差异,如单纯性阑尾炎表现为轻度隐痛;化脓性阑尾炎呈阵发性胀痛和剧痛;坏疽性阑尾炎呈持续性剧烈腹痛;穿孔性阑尾炎因阑尾腔压力骤减,腹痛可暂时减轻,但出现腹膜炎后,腹痛又会持续加剧。

由于阑尾基底部与盲肠关系恒定,故阑尾的位置随盲肠位置的变异而改变。阑尾位置一般在右下腹,但可高到肝下方,低至盆腔内,甚至越过前正中线至左侧。阑尾尖端游离,也有不同的指向。不同位置及不同指向的阑尾炎,其腹痛部位也有区别,如盲肠后位阑尾炎疼痛在右侧腰部,盆位阑尾炎腹痛在耻骨上区,肝下区阑尾炎可引起右上腹痛,极少数左下腹部阑尾炎呈左下腹痛。

2.胃肠道症状

发病早期可出现畏食、恶心、呕吐,有的病例可能发生腹泻。盆腔位阑尾炎,炎症刺激直肠和膀胱,引起排便、里急后重、黏液便等直肠刺激症状。弥散性腹膜炎时可致麻痹性肠梗阻,腹胀、排气排便减少。

3.全身症状

早期有乏力、头痛等,炎症重时出现中毒症状,心率增快,发热,达38℃左右。阑尾穿孔时体温会更高,达39～40℃。如发生门静脉炎,可出现寒战、高热和轻度黄疸。

(二)体征

1.右下腹压痛

是急性阑尾炎常见的重要体征。压痛点通常位于麦氏点,即右髂前上棘至脐连线的中外1/3交界处。压痛点可随阑尾位置的变异而改变,但始终会在一个固定的位置上。病变早期,腹痛尚未转移至右下腹时,压痛已固定于右下腹。阑尾位置大多较深,阑尾炎早期,深触诊时才出现疼痛,患者可用手指尖准确地指出疼痛的部位,咳嗽时可引起疼痛。当炎症侵及阑尾浆膜面而与前腹壁接触时,轻触时即出现疼痛。阑尾坏死穿孔后,右下腹压痛更明显,范围也扩大。

2.腹膜刺激征

有腹肌紧张、反跳痛、肠鸣音减弱或消失,是壁腹膜受炎症刺激出现的防御性反应,提示阑尾炎已到化脓、坏疽或穿孔阶段。但应当注意的是,老人、小儿、孕妇、肥胖、虚弱患者及盲肠后位阑尾炎患者,此征象可不明显。

3.右下腹包块

如体检发现右下腹饱满,扪及一压痛性包块,边界不清、固定,应考虑阑尾周围脓肿。

4.结肠充气试验(Rovsing征)

患者仰卧位,检查者先用一手压住左下腹部降结肠区,再用另一手反复压迫近侧结肠部,结肠内积气可传至盲肠和阑尾部位,引起右下腹疼痛者为阳性,提示炎症在阑尾基底部。

5.腰大肌试验(Psoas征)

患者左侧卧位,右腿伸直或过度后伸,若发炎的阑尾位于盲肠后位,则腰大肌受刺激,患者将会感到疼痛,提示发炎的阑尾位于腰大肌前方、盲肠后位或腹膜后位。

6.闭孔内肌试验(Obturator 征)

患者仰卧位,右髋及右膝屈曲90°,将右股骨内旋,引起右下腹疼痛为阳性。提示发炎的阑尾靠近闭孔内肌。

7.直肠指检

盆位阑尾炎症时,可在直肠右前壁有触痛。当阑尾穿孔时,直肠前壁压痛广泛。当形成阑尾周围脓肿时,有时可触及痛性肿块。提示发炎的阑尾位于盆腔或阑尾炎症已波及盆腔。

四、辅助检查

(一)实验室检查

多数急性阑尾炎患者的白细胞计数增多,一般在$(10\sim20)\times10^9/L$,中性粒细胞比例上升,达75%以上。尿常规检查一般无阳性表现,如尿中出现少量的白细胞和红细胞,说明炎性阑尾靠近输尿管或膀胱。

(二)影像学检查

腹平片可见盲肠扩张和液气平面,偶尔可见钙化的粪石和异物影。B超检查有时可发现肿大的阑尾或脓肿。CT扫描可获得与B超相似的效果,尤其有助于阑尾周围脓肿的诊断。这些特殊检查在急性阑尾炎的诊断中不是必需的,当诊断不肯定时可选择应用。在有条件的单位,腹腔镜也可用于诊断急性阑尾炎并同时做阑尾切除术。

五、处理原则

急性阑尾炎一经诊断,若无特殊的禁忌证,应及早手术切除阑尾。对于早期单纯性阑尾炎或有严重器质性疾病、感染已局限而形成炎性包块且病情有进一步好转、诊断不明确需进一步观察且病情较轻者,应采取非手术治疗。

(一)非手术治疗

主要是用抗生素控制感染并密切观察病情变化。根据病情适当控制饮食、休息及输液等全身支持疗法。一般在24~48小时内,炎症可逐渐消退,如治疗效果不明显或病情加重,应及时改行手术治疗。

(二)手术治疗

1.急性单纯性阑尾炎

行开腹阑尾切除术或腹腔镜下阑尾切除术。

2.急性化脓性或坏疽性阑尾炎

行阑尾切除术。如腹腔内已有脓液,可清除脓液后关闭腹膜,留置引流管。

3.阑尾周围脓肿

如无局限趋势,行切开引流术。不要强求做阑尾切除术,可给予抗菌药物,并加强全身支持治疗,以促进脓液吸收、脓肿消退,待伤口愈合3个月后,再行阑尾切除术。

六、护理评估

(一)目前身体状况

1.症状、体征

观察腹痛的部位、性质、程度,有无转移性右下腹痛的典型特征;有无畏食、恶心、呕吐等胃肠道症状;有无乏力、头痛、心率增快、发热等全身症状。通过专科查体明确患者压痛部位、有无腹膜刺激征、右下腹包块及炎症阑尾的位置。

2. 辅助检查

注意患者白细胞计数是否增多,必要时进行腹平片、B 超、CT 等影像学检查以明确诊断。

(二)与疾病相关的健康史

急性阑尾炎的发生与胃肠道功能紊乱有一定关系。暴饮暴食、生活不规律、过度疲劳、饱餐后剧烈运动等均可诱发阑尾炎的发生。

(三)心理－社会状况

急性阑尾炎好发于青壮年,患者既往多体健,疾病突发,疼痛又逐渐加剧,患者及家属常可产生紧张、焦虑心理,迫切希望尽早明确诊断并解除疼痛。部分患者因对疾病相关知识不了解,而将阑尾炎引起的上腹痛或脐周痛当做"胃痛",或将胃肠道症状当做"肠胃炎"治疗,从而延误病情。

七、主要护理诊断/合作性问题

(一)疼痛

与阑尾炎症或手术创伤有关。

(二)体温过高

与阑尾炎症有关。

(三)潜在并发症

出血、切口感染、粘连性肠梗阻、腹膜感染或脓肿、粪瘘、阑尾残株炎等。

八、护理措施

(一)非手术治疗护理及术前护理

1. 心理护理

讲解手术的必要性、术前准备、术后注意事项的相关知识,减轻患者紧张、焦虑,使患者和家属积极配合治疗及护理。

2. 体位

卧床休息,取半卧位。

3. 饮食

病情轻者可进流食,重者应禁食补液,维持能量及水电解质需要,以减少肠蠕动,利于炎症局限。

4. 抗感染

应用抗菌药控制感染。忌灌肠,以免引起阑尾穿孔。

5. 解痉止痛

适当应用解痉剂以缓解症状,但禁用吗啡或哌替啶,以免掩盖病情。

6. 密切观察病情

注意患者体温、脉搏、神志、腹部体征的变化以及白细胞计数、电解质等实验室检查结果,及时发现异常,配合医生处理,必要时做好急诊腹部手术前准备。

(二)术后护理

1.体位

按不同麻醉和手术方式,给予适当体位。血压平稳后,可采取半卧位。

2.饮食

术后禁食水,6小时后半流食,避免进食过多甜食及牛奶,以免腹胀;阑尾穿孔或坏疽者,应禁食水,静脉补液,待胃肠道功能恢复后给予半流食,逐渐恢复正常饮食。

3.早期活动

鼓励患者早期下床活动,以促进肠蠕动恢复,防止肠粘连发生。轻症患者术后6小时即可下床活动,重症患者应在床上活动,待病情稳定后及早下地活动。

4.密切观察

密切观察病情,及时发现术后并发症并报告医生处理。

(1)出血:常发生在术后24～48小时内。阑尾系膜的结扎线松脱,引起系膜血管出血表现为腹痛、腹胀、失血性休克;阑尾残端结扎线松脱,同时荷包缝合较紧时,出血可进入肠管内,引起下消化道出血。一旦发现出血征象,应立即输血、补液,纠正休克,必要时再次手术止血。

(2)切口感染:是阑尾炎术后最常见的并发症,多因手术污染、存留异物、血肿、引流不畅等所致,感染多发生在皮下或腹肌下腹膜外间隙。表现为术后2～3日体温升高,切口局部红肿、胀痛或跳痛。处理原则:先行穿刺抽出脓液,或于波动处拆除缝线,排出脓液,清除异物并充分引流,定期换药至伤口愈合。

(3)粘连性肠梗阻:与局部炎症重、手术损伤、切口异物、术后卧床等多种原因有关。早期手术,术后早期离床活动可适当预防此并发症。病情重者须手术治疗。

(4)腹腔感染或脓肿:常发生于化脓性或坏疽性阑尾炎术后,特别是阑尾穿孔并发腹膜炎的患者。多由于阑尾残端结扎不牢、缝线脱落所致。炎性渗出物积聚于膈下、盆腔、肠间隙并形成脓肿。常发生于术后5～7天,表现为体温升高或下降后又升高,并有腹痛、腹胀、腹肌紧张、腹部压痛、腹部包块及直肠膀胱刺激症状等,同时伴有全身中毒症状,需按腹膜炎和腹腔脓肿相应治疗原则处理。

(5)粪瘘:多因阑尾残端结扎线脱落或术中损伤所致。一般经非手术治疗可自行闭合痊愈。经久不愈者,应查明病变性质及范围,行相应手术治疗。

(6)阑尾残株炎:阑尾残端保留过长超过1cm时,或者粪石残留,术后残株可炎症复发,表现为阑尾炎的症状。应行钡剂灌肠透视检查以明确诊断。症状严重时,须行手术切除阑尾残株。

(三)健康教育

(1)经非手术治疗痊愈的患者,应合理饮食,增加饮食中纤维素含量,避免饮食不节制和餐后剧烈运动,注意劳逸结合,适当锻炼身体,增强体质,提高机体抵抗力,遵医嘱继续服药。以免疾病复发。

(2)经手术治疗的患者,出院后注意适当休息,逐渐增加活动量,3个月内不宜参加重体力劳动,或过量活动。

(3)如果出现腹痛、腹胀、高热、伤口红肿热痛等不适,应及时就诊。

第六节　肠疾病

一、肠梗阻

(一)定义

肠内容物由于各种原因不能正常运行、顺利通过肠道,称肠梗阻,是常见的外科急腹症之一。肠梗阻不但可引起肠管本身形态和功能的改变,还可导致全身性生理紊乱,临床表现复杂多变。

(二)病因与发病机制

1.机械性肠梗阻

最常见,是各种原因导致的肠腔缩窄、肠内容物通过障碍。主要原因包括:①肠腔内堵塞,如结石、粪块、寄生虫、异物等;②肠管外受压,如肠扭转、腹腔内肿瘤压迫、粘连引起肠管扭曲、嵌顿疝等;③肠壁病变,如肿瘤、肠套叠、先天性肠道闭锁等。

2.动力性肠梗阻

是神经反射或毒素刺激引起肠壁肌肉功能紊乱,使肠蠕动消失或肠管痉挛,以致肠内容物无法正常通行,而本身无器质性肠腔狭窄,可分为麻痹性肠梗阻及痉挛性肠梗阻两类。前者常见于急性弥散性腹膜炎、低钾血症、细菌感染及某些腹部手术后等;后者较少见,可继发于尿毒症、慢性铅中毒和肠功能紊乱等。

3.血运性肠梗阻

是由于肠管血运障碍,引起肠失去蠕动能力,肠内容物停止运行,如肠系膜血栓形成、栓塞或血管受压等。随着人口老龄化,动脉硬化等疾病增多,现已不少见。

(三)临床表现

不同类型肠梗阻的临床表现有其自身的特点,但存在腹痛、呕吐、腹胀及停止排便排气等共同表现。

1.症状

(1)腹痛:单纯性机械性肠梗阻由于梗阻部位以上肠管剧烈蠕动,患者表现为阵发性腹部绞痛。疼痛发作时,患者自觉腹内有"气块"窜动,并受阻于某一部位,即梗阻部位;随着病情进步发展,可演变为绞窄性肠梗阻,表现为腹痛间歇期缩短,呈持续性剧烈腹痛。麻痹性肠梗阻患者腹痛的特点为全腹持续性胀痛或不适;肠扭转所致闭襻性肠梗阻多表现为突发腹部持续性绞痛并阵发性加剧;而肠蛔虫堵塞多为不完全性,以阵发性脐周腹痛为主。

(2)呕吐:与肠梗阻发生的部位、类型有关。在肠梗阻早期,呕吐多为反射性,呕吐物以胃液及食物为主。高位肠梗阻早期便发生呕吐且频繁,主要为胃及十二指肠内容物等;低位肠梗阻呕吐出现较迟而少,呕吐物可呈粪样,若吐出蛔虫,多为蛔虫团引起的肠梗阻;麻痹性肠梗阻时呕吐呈溢出性;绞窄性肠梗阻呕吐物为血性或棕褐色液体。

(3)腹胀:程度与梗阻部位有关,症状发生时间较腹痛、呕吐晚。高位肠梗阻由于呕吐频繁,腹胀较轻;低位肠梗阻腹胀明显。闭襻性肠梗阻患者腹胀多不对称;麻痹性肠梗阻则表现为均匀性全腹胀。肠扭转时腹胀多不对称。

(4)停止排便排气:完全性肠梗阻,多不再排便排气;但在高位肠梗阻早期,由于梗阻以下肠腔内仍残存粪便及气体,可在灌肠后或自行排出,故不应因此而排除肠梗阻。不完全性肠梗阻可有多次少量排便排气;绞窄性肠梗阻可排血性黏液样便。

2.体征

(1)局部:①腹部视诊:机械性肠梗阻可见肠型和蠕动波。②触诊:单纯性肠梗阻因肠管膨胀,可有轻度压痛,但无腹膜刺激征。绞窄性肠梗阻时,可有固定压痛和腹膜刺激征。蛔虫性肠梗阻,常在腹中部触及条索状团块。肠套叠时可扪及腊肠样肿块。③叩诊:绞窄性肠梗阻时,腹腔有渗液,移动性浊音可呈阳性。④听诊:机械性肠梗阻时有肠鸣音亢进,气过水音。麻痹性肠梗阻时肠鸣音减弱或消失。

(2)全身:肠梗阻初期,患者全身情况可无明显变化。梗阻晚期或绞窄性肠梗阻患者可出现唇干舌燥、眼窝凹陷、皮肤弹性消失、尿少或无尿等明显脱水体征,还可出现脉搏细速、血压下降、面色苍白、四肢发冷等中毒和休克征象。

(四)辅助检查

1.实验室检查

若肠梗阻患者出现脱水、血液浓缩时可引起血红蛋白、血细胞比容、尿比重升高。而绞窄性肠梗阻多有白细胞计数和中性粒细胞比例显著升高。血气分析、血清电解质、血尿素氮及血肌酐检查出现异常结果,则表示存在电解质、酸碱失衡或肾功能障碍。呕吐物和粪便检查有大量红细胞或潜血试验阳性,提示肠管有血运障碍。

2.X线检查

对诊断肠梗阻有很大价值。正常情况下,小肠内容物运行很快,气体和液体充分混合,故在腹部X线片上只显示胃和结肠内气体,小肠内气体不显示。肠梗阻时,小肠内容物停滞,气液分离,一般在梗阻4~6h后,腹部立位或侧卧位透视或摄片可见多个气液平面及胀气肠襻;空肠梗阻时,空肠黏膜环状皱襞可显示"鱼肋骨刺"状改变。回肠扩张的肠襻多,可见阶梯状的液平面。蛔虫堵塞者可见肠腔内成团的蛔虫成虫体阴影。肠扭转时可见孤立、突出的胀大肠襻。麻痹性肠梗阻时,胃泡影增大,小肠、结肠全部胀气。当怀疑肠套叠、乙状结肠扭转或结肠肿瘤时,可行钡剂灌肠或CT检查,以明确梗阻的部位和性质。

(五)治疗

处理原则是纠正肠梗阻引起的全身性生理紊乱和解除梗阻。具体治疗方法应根据肠梗阻的病因、性质、类型、部位、程度、有无并发症以及患者的全身情况而决定。

1.基础治疗

既可作为非手术治疗的措施,又可为手术治疗的术前处理。主要措施包括禁食、胃肠减压、纠正水及电解质和酸碱失衡、防治感染和中毒、酌情应用止疼药或镇静药等。

2.解除梗阻

(1)非手术治疗适用于单纯性粘连性肠梗阻、麻痹性或痉挛性肠梗阻、蛔虫或粪块堵塞引起的肠梗阻、肠结核等炎症引起的不完全性肠梗阻等。具体措施除上述基础治疗外还包括中医中药治疗、口服或胃肠道灌注植物油、针刺疗法、腹部按摩等。

(2)手术治疗适用于各种类型的绞窄性肠梗阻以及由肿瘤、先天性肠道畸形引起的肠梗阻,非手术治疗无效的患者。手术大体可归纳为以下 4 种。

1)解除病因:如粘连松解术、小肠折叠排列、肠切开取异物、肠套叠复位、肠扭转复位术等。

2)肠切除肠吻合术:如肠肿瘤、炎症性狭窄或局部肠襻已坏死,则应做肠切除肠吻合术。

3)短路手术:当肠梗阻原因既不能简单解除,又不能切除,如晚期肿瘤浸润固定,或肠粘连成团与周围组织粘连广泛者,则可将梗阻近端与远端肠襻行短路吻合术。

4)肠造口或肠外置术:一般情况极差或局部病变不能切除的低位梗阻患者,可行肠造口术,暂时解除梗阻。对单纯性结肠梗阻,一般采用梗阻近侧(横结肠)造口,以解除梗阻。如已有肠坏死,则宜切除坏死肠段并将断端外置做造口术,以后行二期手术治疗结肠病变。

(六)观察要点

1.术前

(1)观察腹痛部位、程度、性质及伴随症状。

(2)呕吐发生的时间、次数及呕吐物的量、色、气味、性状。

(3)有无排气、排便以及大便的性状。

2.术后

观察病情变化;观察生命体征变化;观察有无腹痛、腹胀、呕吐及排气气等。如有腹腔引流时,应观察记录引流液颜色、性质及量。

(七)护理要点

1.缓解疼痛与腹胀

(1)胃肠减压:有效的胃肠减压对单纯性肠梗阻和麻痹性肠梗阻可达到解除梗阻的目的。现多采用鼻胃管减压,先将胃内容物抽空,再行持续低负压吸引。置胃肠减压期间应保持减压管通畅和减压装置有效的负压,注意引流液的色、质、量,并正确记录。如发现血性液体,应考虑肠绞窄的可能。胃肠减压可减少胃肠道积存的气体、液体,减轻肠腔膨胀,有利于肠壁血液循环的恢复,减轻肠壁水肿;胃肠减压还可以降低腹内压,改善因膈肌抬高而导致的呼吸与循环障碍。向减压管内注入生植物油或中药等,可以润滑肠管或是刺激肠蠕动恢复。注入药物后,需夹管 1~2h。中药应浓煎,每次 100mL 左右,防止量过多引起患者呕吐、误吸。

(2)安置体位:取低半卧位,减轻腹肌紧张,有利于患者的呼吸。

(3)应用解痉药:在确定无肠绞窄后,可应用阿托品、山莨菪碱等抗胆碱类药物,以解除胃肠道平滑肌的痉挛,抑制胃肠道腺体的分泌,使患者腹痛得以缓解。

(4)按摩或针刺疗法:若为不完全性、痉挛性或单纯蛔虫所致的肠梗阻,可适当顺时针轻柔按摩腹部并遵医嘱配合应用针刺疗法,缓解疼痛。

2.维持体液与营养平衡

(1)补液:补充液体的量与种类取决于病情,包括呕吐次数、量及呕吐物的性状等以及皮肤弹性、尿量、尿比重、血液浓缩程度、血清电解质、血气分析结果等。故应严密监测上述病情及实验室检查结果的变化。

(2)饮食与营养支持:肠梗阻时需禁食,应给予胃肠外营养。若梗阻解除,患者开始排气、排便,腹痛、腹胀消失 12h 后,可进流质饮食,忌食易产气的甜食和牛奶等;如无不适,24h 后进半流质饮食;3日后进软食。

3.呕吐护理

呕吐时坐起或头偏向一侧,及时清除口腔内呕吐物,以免误吸引起吸入性肺炎或窒息、呕吐后给予漱口,保持口腔清洁。观察和记录呕吐物颜色、性状和量。

4.观察

严密观察病情变化,及早发现绞窄性肠梗阻定时测量体温、脉搏、呼吸和血压以及腹痛、腹胀和呕吐等变化,及时了解患者各项实验室指标。若出现以下情况应警惕绞窄性肠梗阻发生的可能。①腹痛发作急骤,发病开始即可表现为持续性剧痛,或持续性疼痛伴阵发性加重;有时出现腰背痛。②呕吐出现早、剧烈而频繁。③腹胀不对称,腹部有局限性隆起或触痛性肿块。④呕吐物、胃肠减压液或肛门门出物为血性,或腹腔穿刺抽出血性液体。⑤出现腹膜刺激征,肠鸣音可不亢进或由亢进转为减弱甚至消失。⑥体温升高、脉率增快、白细胞计数升高。

二、肠结核

(一)定义

肠结核是指结核杆菌在肠道所引起的慢性特异性感染,多见于青壮年,女性患者略多于男性。肠结核所致的肠管狭窄、炎性肿块以及肠穿孔需外科治疗。

(二)病因及发病机制

肠结核多数继发于肺结核,继发性肠结核最常见的感染方式为肺结核患者吞咽自己的痰液,未被消化而进入肠道,65%~95%的肺结核患者同时伴有肠结核。原发性肠结核少见,原发性肠结核的主要感染原因是饮用被结核杆菌污染的牛奶。比较少见的感染途径还有结核菌经血液循环进入肝脏后随胆汁进入肠道、急性粟粒型肺结核经血行播散、由邻近结核病灶直接蔓延、淋巴途径等。

(三)临床表现

1.腹痛

在溃疡型肠结核患者中,腹痛可呈隐痛、钝痛及痉挛性绞痛,多以右下腹及脐周为主,但严重时也可累及上腹部甚至全腹部。而在增生型肠结核患者中,由于肿块持续增大,肠腔狭窄明显,可出现较明显的肠梗阻样腹痛,呈阵发而逐渐加剧的绞痛。腹痛可伴有食欲缺乏、恶心、呕吐等非特异性胃肠道症状,也可伴腹胀、停止排气排便等肠梗阻症状。

2.腹泻

在活动性肺结核患者中出现腹泻症状时应疑有伴发肠结核的可能。腹泻可能是单纯溃疡、部分肠梗阻或肠壁的交感神经丛被累及所导致。腹泻的次数一般每日3~6次,多为稀便,若伴有结肠受累时可有黏液及脓血便。

3.腹部肿块

在增生型肠结核患者中多见,右下腹可见梗阻而导致的肠型或直接可触及肿块,肿块多不能推动,质硬,多无压痛。

4.全身症状

主要表现为结核菌所致的中毒症状,如身体虚弱、食欲缺乏、体重减轻、低热、盗汗。

(四)辅助检查

1.实验室检查

化验检查可有血红蛋白下降、红细胞沉降率增快。合并肺结核的患者痰找结核杆菌可以呈阳性。粪便浓缩找结核杆菌及结核杆菌培养,尽管阳性率不高,但对痰找结核杆菌阴性的患者具有诊断意义。

2.消化道钡剂造影

有助于肠结核的诊断,溃疡型肠结核的典型表现为肠管运动加快、痉挛收缩,甚至持续性痉挛产生激惹现象,造成肠管无法被钡剂充盈,而病变的上下肠段均充盈良好,出现所谓的跳跃征。增生型肠结核的典型表现为盲肠和升结肠近段肠腔狭窄、僵硬、黏膜紊乱、结肠袋正常形态消失,可见息肉样充盈缺损,升结肠缩短致回盲部上移,伴有末端回肠扩张时提示回盲瓣受累。

3.胸部 X 线片检查

有助于发现肺内可能存在的活动性或陈旧性结核病灶。

4.结肠镜检查

可明确回盲部或结肠结核的诊断。

(五)治疗

1.非手术治疗

抗结核药物治疗,采取早期治疗、联合用药、服药规律、全程督导的原则。常用药物:①异烟肼,日剂量 0.3～0.4g;利福平,日剂量 0.45～0.6g。②乙胺丁醇,日剂量 0.75～1.0g。③对氨基水杨酸(PAS),日剂量 8～12g。④链霉素,日剂量 0.75～1.0g。采用二联或三联用药,除 PAS 宜分次口服外,其余服药均可一次顿服。疗程 6 个月至 1 年,同时应注意支持疗法及护肝治疗。

2.手术治疗

(1)适应证:适用于回盲部增生型结核包块、肠梗阻、急性穿孔、保守治疗无效的大出血及肠外瘘时。

(2)手术原则:应视病变部位及局部病理改变做相应的肠段切除、右半结肠切除或引流术等,并应继续抗结核治疗。

(3)手术方式:肠切除吻合术或肠造口术。回盲部结核做右半结肠切除,回肠结肠对端吻合术;回肠结核做局部切除,健康肠管对端吻合,多发性病变应分段切除吻合,避免做广泛性肠切除术;结核并发梗阻、穿孔。出血、肠外瘘均应切除病变肠段后行肠吻合术,但肠外瘘与周围肠管粘连紧密,甚至包裹成团者,可做病变远近端短路手术或近端造口术,术后加强抗感染及抗结核治疗,待全身情况好转或局部炎症吸收后再行二期手术。

(六)护理要点

1.非手术治疗护理/术前护理

(1)心理护理:结核病为慢性疾病,病程长,抗结核药应用时间长,用药过程中易出现不良反应,加上患者体质弱、自理能力下降,使患者很容易产生悲观厌世的情绪。护理人员应深入病房,耐心解释病情及预后,解除患者顾虑,取得患者及家属的支持与配合。调动患者积极性,使其主动配合治疗,并对治疗树立信心。

(2)饮食护理:告知患者和家属,充足的营养是促进结核病早日治愈的重要措施之一,鼓励患者进食高蛋白、高热量、富含维生素的食物,如牛奶、鸡蛋、豆类、鱼和水果等。保证总热量在 $8368\sim12552kJ/d$,其中蛋白质 $15\sim20g/(kg \cdot d)$。

(3)皮肤护理:肠结核患者由于营养低下,活动无耐力,长期卧床,极易出现皮肤破损。应经常为患者擦浴,按摩受压部位及骨隆突处。保持床单的清洁干燥,鼓励患者多活动。

(4)用药护理:①大多数抗结核药物对肝脏都有一定的毒性作用,应定时进行肝功能检测。②若出现指(趾)末端麻木、疼痛,系异烟肼引起的周围神经炎,可遵医嘱予以维生素 B_6 治疗。③若出现耳聋、耳鸣、眩晕等症状,系链霉素、卡那霉素对听觉神经的损害,应及时停药。④若出现视力改变,系乙胺丁醇对视神经的损害,应及时停药。

(5)病情观察:①腹痛及排便情况:观察患者是否腹痛减轻或加重;观察排便情况,腹泻次数是否减少,是否有排便不畅的情况,或肛停止排便排气的情况。②体温和脉搏:应每日3次准确测量,以观察其变化,从而判断抗结核药物的疗效。

2.术后护理

(1)饮食护理:禁食,胃肠减压期间由静脉补充水、电解质,待 $2\sim3$ 日肛门排气后可拔除胃管,进流质饮食,如各种营养汤类;无不良反应,可改为半流质饮食,如牛奶、粥类、面条、米粉、蒸蛋;术后1周可进少渣饮食,应给予高蛋白、高热量、丰富维生素、低渣的食物。

(2)体位与活动:病情平稳者,术后可改为半卧位,以利于腹腔引流并经常在床上翻身变换体位可用松软的枕头将腰背部垫起。病情许可时,尽量协助患者早期下床活动,促进肠蠕动恢复,防止肠粘连。其方法为第1日可扶患者坐在床沿,待适应后,第2日可协助在床旁活动,并逐步扩大活动范围,第3日可室外小范围活动。

(3)管道的护理:了解管道的作用,严格无菌操作,妥善固定,防止移位、脱出。保持引流管的通畅,避免受压、扭曲、堵塞;观察记录引流液的色、量、性状,待引流管量减少、色清后方可拔除。

(4)用药护理:手术后仍必须继续服用抗结核药物,并观察用药的反应。

(5)严密观察病情:观察患者的生命体征、腹部症状和体征的变化。观察腹痛腹胀的改善程度及肛门排气排便的情况。

三、肠伤寒穿孔

(一)定义

肠穿孔是伤寒病的严重并发症,肠伤寒病变最显著部位为末段回肠,肠壁的淋巴结发生坏死,黏膜脱落形成与肠纵轴相平行的溃疡。穿孔与溃疡形成的期间一致,多在伤寒病程的 $2\sim3$ 周。80%的穿孔发生在距回盲瓣50cm以内;多为单发,多发穿孔占 $10\%\sim20\%$。

(二)临床表现

1.伤寒病临床表现

①持续性高热。②表情淡漠。③相对缓脉。④脾大。⑤皮肤玫瑰疹。

2.肠穿孔症状及体征

①病程 $2\sim3$ 周后,突发右下腹痛,迅速弥散全腹。②右下腹及全腹明显压痛。③肠鸣音

消失。④有病例穿孔前有腹泻或便血史。

(三)辅助检查

1.实验室检查

白细胞计数迅速升高,血清肥达反应阳性,大便病原菌培养阳性。

2.X 线检查

腹部平片或透视约 2/3 病例可发现气腹。

(四)治疗

伤寒肠穿孔确诊后应及时剖腹手术。手术原则为穿孔修补缝合术,并应对术中发现的其他肠壁菲薄接近穿孔病变处做浆肌层缝合,以防术后新的穿孔。对病变严重或多发穿孔,可考虑缝合穿孔后加做病变近侧回肠插管造口术。肠切除应严格限制于穿孔过多、并发肠道大出血、患者全身情况允许等少数病例。术后均应放置引流并继续对伤寒病的治疗。

(五)护理要点

1.非手术治疗护理/术前护理

(1)心理护理:患者起病急,腹痛较剧烈,且病情发展快,患者缺乏思想准备,担心不能得到及时治疗和预后不良,往往急躁和焦虑。护士应主动关心患者,向患者解释腹痛的原因,以稳定患者情绪,取得患者的积极配合。

(2)体位护理:采取半坐卧位,可使腹腔内炎症局限,减轻全身中毒症状,并有利于积液或脓液引流;其次可使腹肌放松,膈肌下降,有助于改善呼吸功能。

(3)禁食和胃肠减压:可减少胃肠积聚,减少消化液自穿孔处漏出,减轻腹痛和腹胀。

(4)维持水、电解质、酸碱平衡:迅速建立静脉通路,根据医嘱合理安排输液。

(5)加强病情观察:生命体征、腹部体征,如患者腹痛加剧,表示病情加重。

2.术后护理

(1)严密观察病情:术后每 2h 测量血压、脉搏、呼吸,连续测量 6 次正常后可延长间隔时间。

(2)治疗护理:术后继续抗伤寒治疗。

(3)饮食护理:禁食,胃肠减压期间由静脉补充水、电解质,待 2～3 日肛门排气后可拔除胃管,进流质饮食,如各种营养汤类;无不良反应,可改为半流质饮食,如牛奶、粥类、面条、米粉、蒸蛋;术后 1 周可进少渣饮食,应给予高蛋白、高热量、丰富维生素、低渣的食物。

(4)体位与活动:病情平稳者,术后可改为半卧位,以利于腹腔引流并经常在床上翻身变换体位,可用松软的枕头将腰背部垫起。病情许可时,尽量协助患者早期下床活动,促进肠蠕动恢复,防止肠粘连。其方法为第 1 日可扶患者坐在床沿,待适应后,第 2 日可协助在床旁活动,并逐步扩大活动范围第 3 日可室外小范围活动。

(5)管道的护理:了解管道的作用,严格无菌操作,妥善固定,防止移位、脱出;保持引流管的通畅,避免受压、扭曲、堵塞;观察记录引流液的色、量、性状,待引流管量减少、色清后方可拔除。

四、非特异性炎性肠疾病

(一)溃疡性结肠炎

1.定义

溃疡性结肠炎是发生在结肠、直肠黏膜层的一种弥散性的炎症性病变。它可发生在结肠、直肠的任何部位,以直肠和乙状结肠常见,向上可累及全部结肠甚至于回肠末端 15cm 以内,又称为"倒流性回肠炎"。

2.病因及发病机制

溃疡性结肠炎的病因至今仍不明。基因因素可能具有一定地位。心理因素在疾病恶化中具有重要地位,原来存在的病态精神如抑郁或社会距离在结肠切除术后明显改善。有人认为溃疡性结肠炎是一种自身免疫性疾病。

目前认为炎性肠病的发病是外源物质引起宿主反应、基因和免疫影响三者相互作用的结果。根据这一见解,溃疡性结肠炎与克罗恩病是一个疾病过程的不同表现。

3.临床表现

(1)症状 多数起病缓慢,少数急骤,发作诱因常为精神刺激、疲劳、饮食失调、继发感染。

①腹泻:为主要症状,腹泻轻重不一,轻者每日 2～3 次,重者每 1～2h 一次,多为糊状便,混有黏液、脓血,常有里急后重。

②腹痛:腹痛般不太剧烈,部位多局限在左下腹或下腹部;常为阵发性痉挛性疼痛,有腹痛一便意一便后缓解规律。

③全身症状:病程较长者常有乏力、食欲缺乏、消瘦、贫血等;急性发作期常有低热或中等发热,重症可有高热、心率加速等全身毒血症状及水、电解质平衡紊乱等。

④肠外表现:主要为关节疼痛、皮肤病变(结节性红斑、坏疽性脓皮症)、肝损害和眼病(急性眼葡萄膜炎、虹膜炎、巩膜炎)等,其发生率较克罗恩病为低。

(2)体征 部分病例可触及肠壁增厚或痉挛,如硬管状的降结肠或 Z 状结肠;结肠扩张者有腹胀、腹肌紧张、腹部压痛或反跳痛。

4.辅助检查

(1)粪便检查:黏液脓血便,镜检见大量红细胞、白细胞和脓细胞。

(2)免疫学检查:活动期 IgG、IgM 常升高,部分患者抗大肠黏液抗体阳性;淋巴细胞毒试验阳性。

(3)血液检查:贫血常见,急性发作期有中性粒细胞增多、红细胞沉降率加速。病程长者血浆总蛋白及清蛋白降低。

(4)结肠镜检查:发作期可见黏膜呈细颗粒状,弥散性充血、水肿,脆性增加、易出血;常见肠壁有糜烂和溃疡,附有黏液和脓性渗出物;晚期有肠壁增厚、肠腔狭窄、假性息肉形成。

(5)X 线检查:钡剂灌肠可见结肠黏膜粗糙不平、皱襞紊乱、边缘不规则呈锯齿状,晚期可见结肠袋消失、肠壁变硬僵直、肠管缩短失去张力如"铅管"状;炎性息肉者可见充盈缺损。

5.治疗

(1)一般治疗:减少体力活动,急性期应卧床休息,不吃乳制品。给予高热量、高维生素(特别是 B 族维生素、维生素 C)和少渣饮食,注意蛋白质的补充和纠正贫血。

(2)抗感染治疗:①首选柳氮磺吡啶(水杨酸偶氮磺胺吡啶)0.5～1g 口服,每日 4 次。磺胺类药物对控制急性发作有效。②甲硝唑(灭滴灵)0.2～0.4g 口服,每日 4 次(次选)。③氢化可的松 100mg 加生理盐水 60～100mL 保留灌肠,每晚 1 次。④重度发作者,可每日静脉给予氢化可的松 100～300mg,或泼尼松龙 20～80mg,待症状控制后逐渐减量,并改为口服给药或可的松灌肠。⑤对于中度或重度发作者,在上述治疗无效时,可试用阿达木单抗,该抗体为抗人肿瘤坏死因子(TNF)的人源化单克隆抗体。

(3)手术治疗:

1)手术指征:①出现急性梗阻、大量出血、穿孔、中毒性巨结肠等并发症者需急诊手术。②暴发型重症病例,经内科治疗1周无效。③慢性病变,反复发作,严重影响工作及生活者。④结肠已经成为纤维狭窄管状物,失去其正常功能者。⑤已有癌变或黏膜已有间变者。⑥肠外并发症,特别是关节炎,且不断加重。

2)手术方式:①肠造术:包括横结肠造口术及回肠造口术,适合于病情严重、不能耐受一期肠切除吻合术者。②肠切除术:包括结肠大部切除术及全大肠切除、回肠造口/回肠储袋肛管吻合术。

6.护理要点

(1)非手术治疗护理/术前护理:

1)心理护理:由于本病病程持续,影响日常生活,患者易产生焦虑或抑郁情绪,护士应经常深入病房,耐心解释病情及预后,解除顾虑,取得患者及家属的支持与配合。调动患者积极性,使其主动配合治疗,对治疗树立信心。

2)饮食护理:饮食要规律,宜进食营养丰富且清淡的食物,避免刺激、辛辣、生冷的食物,如辣椒、咖啡、浓茶等,忌饮酒。急性发作期进食无渣的流质或禁食,予以胃肠外营养。

3)体位与活动:急性发作时应卧床休息,病情稳定时可适当下床活动。

4)病情观察:测量生命体征,观察大便的量、色及性状。

5)肛周的护理:做好肛周的清洁卫生,保持患者肛周的皮肤清洁干燥,防止皮肤破损和感染。因为大便次数多,患者肛周的皮肤易出现潮红甚至糜烂,所以每次大便后用温水或高锰酸钾溶液清洗肛门及肛周皮肤,待干燥后再涂以氧化锌软膏保护。

(2)术后护理:

1)心理护理:由于行全结肠切除术,术后大便次数多,致使患者心理变化,护士要尊重和理解,给予患者心理安慰和支持,耐心解释病情及预后,解除患者顾虑,帮助患者树立战胜疾病的信心。

2)饮食护理:禁食,予以全胃肠外营养,待肠道功能恢复后给予流质饮食,如各种营养汤类;1~2日后可改为半流质饮食,如牛奶、粥类、面条、米粉、蒸蛋;再逐步过渡到高蛋白、高热量、低渣、低脂的软食。

3)体位与活动:病情平稳者,术后可改为半卧位,以利于腹腔引流。并经常在床上翻身变换体位,可用松软的枕头将腰背部垫起。病情许可时,尽量协助患者早期下床活动,促进肠蠕动恢复,防止肠粘连。其方法为第1日可扶患者坐在床沿,待适应后,第2日可协助患者在床旁活动,并逐步扩大活动范围,第3日可在室外小范围活动。

4)管道的护理:了解管道的作用,严格无菌操作,妥善固定,防止移位、脱出。保持引流管的通畅,避免受压、扭曲、堵塞;观察记录引流液的色、量、性状,待引流管量少、色清后方可拔除。

5)帮助患者重建控制排便的能力:根据排便的时间和规律定时给予便器,促使患者按时排便;指导患者进行肛门括约肌和盆底肌收缩锻炼。

(二)克罗恩病

1.定义

克罗恩病是一种慢性非特异性肉芽肿性炎症疾病,可发生于消化道任何部位,好发于末端回肠和右半结肠。其特征是病变呈跳跃式分布,肠壁全层受累。

2.病因及发病机制

本病病因不明,可能与感染、遗传、体液免疫和细胞免疫有一定关系。

3.临床表现

(1)症状:

1)发病特点:男、女发病率大致相当,以中青年人常见,60%的患者<40岁,病变可位于胃肠道的任何部位。

2)病史:大多患者发病较缓,呈间歇性腹痛,常可持续数月;少数起病急的多位于右下腹或脐周,呈痉挛性疼痛;患者常伴发腹泻,每日2~5次,多为稀便,约30%患者可有便血,也可仅为便潜血阳性,少数为脓血便。如发生不全性肠梗阻者,则有便秘、低热、食欲减退以及消瘦、贫血。

3)肠外表现:可有口疮性口炎、眼虹膜炎、结膜炎、葡萄膜炎;皮肤结节性红斑、坏死性脓皮炎、游走性关节炎、强直性脊柱炎;肾病综合征、肾淀粉样变性;贫血、血小板增多症等。

(2)体征:

患者多有贫血、消瘦,部分患者腹部可触及肿块,多位于右下腹部,腹部柔软,右下腹部常有深压痛,20%~25%以肠梗阻就诊。

4.辅助检查

(1)实验室检查:①贫血及红细胞沉降率增快,白细胞计数升高。②粪便潜血试验阳性,有时可见红细胞、白细胞。

(2)X线检查:胃肠钡餐检查主要表现是节段性肠道病变,呈"跳跃"现象,多见于回肠末端与右半结肠,病变黏膜皱襞粗乱、有裂隙状溃疡,呈铺路卵石征,肠腔轮廓不规律,单发或多发性狭窄,瘘管形成或息肉与肠梗阻的X线征象。

(3)结肠镜检查:可见整个结肠至回肠末端,黏膜呈慢性炎症、铺路卵石样改变和裂隙状溃疡以及肠腔狭窄、炎性息肉等,病变呈节段性分布,组织活检有非干酪性肉芽肿形成。

5.治疗

(1)内科治疗:给予肾上腺皮质激素、柳氮磺吡啶(水杨酸柳氮磺吡啶,SASP),对有活动性症状者有效,前者用于早期较急性者,后者用于慢性病例。甲硝唑则多对有继发感染者有效。

(2)手术治疗:

1)适应证:继发慢性肠梗阻、急性肠穿孔、肠道大出血、慢性肠穿孔形成瘘、脓肿、诊断困难、不能排除恶性病变或肠结核者。

2)手术方式:短路手术、短路及旷置术、肠管部分切除吻合术,切除病变部位包括远近端正常肠管15~20cm,术后约1/2复发。

6.护理要点

(1)非手术治疗护理/术前护理。①饮食护理:饮食要规律,宜进食营养丰富而又清淡的食物,避免刺激、辛辣、生冷的食物,如辣椒、咖啡、浓茶等,忌饮酒。急性发作期进食无渣的流质或禁食,予以胃肠外营养。②体位与活动:急性发作时应卧床休息,病情稳定时可适当下床活动。③病情观察:测量生命体征,观察大便的量、色及性状。④肛周的护理:做好肛周的清洁卫生,保持患者肛周的皮肤清洁干燥,防止皮肤破损和感染。因为大便次数多,患者肛周的皮肤易出现潮红,甚至糜烂,所以每次大便后用温水或高锰酸钾溶液清洗肛门及肛周皮肤,待干燥后再涂以氧化锌软膏保护。

(2)术后护理:

1)饮食护理:禁食,予以全胃肠外营养,待肠道功能恢复后给予流质饮食,如各种营养汤类;1~2日后可改为半流质饮食,如牛奶、粥类、面条、米粉、蒸蛋;再逐步过渡到高蛋白、高热量、低渣、低脂的软食。

2)体位与活动:病情平稳者,术后可改为半卧位,以利于腹腔引流。并经常在床上翻身变换体位,可用松软的枕头将腰背部垫起。病情许可时,尽量协助患者早期下床活动,促进肠蠕动恢复,防止肠粘连。其方法为第 1 日可扶患者坐在床沿,待适应后,第 2 日可协助患者在床旁活动,并逐步扩大活动范围,第 3 日可在室外小范围活动。

3)管道的护理:了解管道的作用,严格无菌操作,妥善固定,防止移位、脱出。保持引流管的通畅,避免受压、扭曲、堵塞;观察记录引流液的色、量、性状,待引流管量少、色清后方可拔除。

五、急性出血性肠炎

(一)定义

急性出血性肠炎是一种原因尚不明确的急性肠管炎症性病变,临床主要症状之一是血便。可发生于任何年龄,以儿童和青少年居多。

(二)临床表现

病变主要在空肠或回肠,甚至整个小肠,偶见累及结肠。肠道病变范围可局限,亦可呈多发性,主要为坏死性炎性病变。常发生于夏秋季,可有不洁饮食史。本病起病急,严重时可出现休克。

1.症状

①骤起发病。②急性腹痛,多呈持续性隐痛伴阵发性加剧,以上中腹和脐周为甚。③腹泻和便血,腹泻每日数次至十余次,黄色水样便或血水便,甚至有鲜血便或暗红色血块;便中可混有糜烂组织,有腥臭味。④恶心、呕吐,呕吐物可为胆汁或呈咖啡样、血水样。⑤全身中毒症状:起病时可有寒战、发热,一般 38~39℃,少数可更高。全身虚弱无力、面色苍白,重者神志不清、抽搐、昏迷,并有酸中毒和中毒性休克等。

2.腹部体征

腹胀显著,压痛明显,可有反跳痛。肠鸣音一般减弱,有腹腔积液时可叩出移动性浊音。

3.辅助检查

(1)血常规检查:白细胞升高可达(12~20)×10⁹/L,中性粒细胞增多伴核左移,甚至出现中毒颗粒。

(2)粪便检查:镜下可见大量红细胞,有血便或潜血强阳性,可有少量或中量脓细胞。

(3)X线检查:腹部平片可见肠腔明显充气、扩张及气液平。动态观察可发现肠壁积气、门静脉积气及向肝内呈树枝状影像,以及腹腔积液或积气征象等。

4.治疗

(1)非手术治疗:禁食,胃肠减压,加强全身支持疗法,纠正水、电解质紊乱,应用广谱抗生素控制肠道细菌,抗休克治疗。

(2)手术治疗:对于已有肠穿孔、坏死伴大量出血时,做病变肠段切除吻合术。适应证:①有明显的腹膜炎表现,或腹腔穿刺有脓性、血性渗液。②不能控制的肠道大出血。③有肠梗阻表现,经非手术治疗不能缓解。④经积极非手术治疗,全身中毒症状无好转,局部体征加重者。

5.护理要点

(1)非手术治疗护理/术前护理:

1)心理护理:由于起病急,全身中毒症状较明显,且患者多为儿童,家属较紧张,患儿易哭闹,不配合治疗。应亲切和蔼地对待患者,做评估时动作应轻柔,做各项护理操作时要耐心解释,技术熟练,取得患者及家属的配合。

2)禁食和胃肠减压:可减少胃肠内积聚,减轻腹痛和腹胀。

3)维持水、电解质、酸碱平衡:建立静脉通道,遵医嘱安排输液。

4)皮肤护理:由于患者腹泻,大便为腥臭血便,患者肛周的皮肤易出现潮红甚至糜烂,所以每次大便后用温水或高锰酸钾溶液清洗肛门及肛周皮肤,待干燥后再涂以氧化锌软膏保护。

5)病情观察:①是否有休克表现:严密观察患者生命体征,是否有烦躁不安、表情淡漠,是否有尿量减少、皮肤苍白湿冷等表现。给予吸氧、休克体位、快速建立静脉通路等对症处理。②腹部体征:患者腹痛加剧,表示病情有所加重,应立即采取相应的处理措施,如给予舒适的体位、同情安慰患者、让患者做深呼吸。③遵医嘱使用抗生素,预防或控制感染。④严密观察病情变化,积极完善术前准备,有异常情况及时通知医师处理,但在明确诊断前禁用强镇痛药物。

(2)术后护理:

1)饮食护理:禁食、胃肠减压期间由静脉补充水、电解质,待2～3日肛门排气后可拔除胃管,进流质饮食,如各种营养汤类;无不良反应,可改为半流质饮食,如牛奶、粥类、面条、米粉、蒸蛋;术后1周可进少渣饮食,应给予高蛋白、高热量、丰富维生素、低渣的食物。

2)体位与活动:病情平稳者,术后可改为半卧位,以利于腹腔引流并经常在床上翻身变换体位可用松软的枕头将腰背部垫起。病情许可时,尽量协助患者早期下床活动,促进肠蠕动恢复,防止肠粘连。其方法为第1日可扶患者坐往床沿,待适应后;第2日可协助患者在床旁活动,并逐步扩大活动范围;第3日可在室外小范围活动。

3)管道的护理:了解管道的作用,严格无菌操作,妥善固定,防止移位、脱出。保持引流管的通畅,避免受压、扭曲、堵塞;观察记录引流液的色、量、性状,待引流管量少、色清后方可拔除。

4)严密观察病情:术后每2h测量血压、脉搏、呼吸,连续测量6次后可延长间隔时间;观察患者腹部症状和体征的变化以及局部伤情况、肛门排气排便的情况。

六、肠系膜血管缺血性疾病

(一)定义

肠系膜血管缺血性疾病是由各种原因引起肠道急性或慢性血流灌注不足或血流受阻所致的肠壁缺血坏死和肠管运动功能障碍的一种综合征。

(二)病因及发病机制

凡全身血液循环动力异常、肠系膜血管病变以及其他全身或局部疾病引起的肠壁缺血,均可引发本病。

(三)临床表现

1.初始症状为剧烈的腹部绞痛,难以用一般药物所缓解,可以是全腹痛,也可见于脐旁、上腹、右下腹或耻骨上区,初期由于肠痉挛所致,出现肠坏死后疼痛转为持续性。

2.多数患者伴有频繁呕吐、腹泻等胃肠道排空症状。

3.初期无明显阳性体征,肠鸣音活跃,疾病进展迅速,数小时后患者就可能出现麻痹性肠梗阻,此时有明显的腹部膨胀、压痛和腹肌紧张、肠鸣音减弱或消失等腹膜炎的表现和低血容量性休克或感染性休克表现。

(四)辅助检查

1.实验室检查

可见白细胞计数在 $20\times10^9/L$ 以上,并有血液浓缩和代谢性酸中毒表现。

2.腹部 X 线平片检查

在早期仅显示肠腔中等或轻度胀气,当有肠坏死时,腹腔内有大量积液,平片显示密度增高。

3.腹腔穿刺

可抽出血性液体。

4.腹部选择性动脉造影

对本病有较高的诊断价值,不仅能帮助诊断,还可鉴别是动脉栓塞、血栓形成或血管痉挛。

(五)治疗

1.非手术治疗

(1)积极治疗控制原发病。

(2)动脉造影后,动脉持续输注罂粟碱 30～60mg/h,并试用尿激酶或克栓酶动脉溶栓治疗。

2.手术治疗

(1)栓塞位于某一分支,累及局部肠管坏死,行肠段切除吻合术。

(2)栓塞位于肠系膜上动脉主干,全部小肠和右半结肠已坏死,则行全部小肠、右半结肠切除术,术后肠外营养支持。

(3)栓塞位于肠系膜上动脉主干,肠管末坏死,行动脉切开取栓术。

(4)如取栓后肠系膜上动脉上段无血或流出血较少,则应行自体大隐静脉或人工血管在腹主动脉或髂总动脉与肠系膜上动脉间搭桥吻合术。

(5)如累及范围广泛,取栓后不能确定肠管切除范围,可先切除确定坏死的肠管,将血运可疑的肠管外置,待24～48h后再次探查,切除坏死肠管并行肠吻合术。

(6)术后积极抗凝和充分支持治疗。

(六)护理要点

1.非手术治疗护理/术前护理

(1)心理护理:患者起病急,腹痛较剧烈,且病情发展快,患者缺乏思想准备,担心不能得到及时治疗和预后不良,往往急躁和焦虑。护士应主动关心患者,向患者解释腹痛的原因,以稳定患者情绪,取得患者的积极配合。

(2)禁食和胃肠减压:可减少胃肠积聚,减轻腹痛和腹胀。

(3)体位护理:采取半坐卧位,可使腹腔内炎症局限,减轻全身中毒症状,其次可使腹肌放松,膈肌下降,有助于改善呼吸功能。

(4)维持水、电解质、酸碱平衡:迅速建立静脉通路,根据医嘱合理安排输液。

(5)加强病情观察:

1)生命体征:①腹部体征,患者往往疼痛定位不明确,故应密切观察,听取患者的主诉。若患者腹痛由阵发性转为持续性且剧烈难忍,应用镇痛药不能缓解,应尽快手术治疗。②应密切注意患者呕吐和大便的次数、量、性质。

2)口腔护理:禁食或体液不足的患者常常口干,易发生口腔感染。应定期给予口腔护理,并经常用温开水湿润口腔。

3)呕吐的护理:呕吐时扶患者坐起或头偏向一侧,以免发生误吸引起吸入性肺炎或窒息;及时清除口腔内呕吐物,予以漱口,保持口腔清洁,记录呕吐物的色、量、性状。

2.术后护理

(1)饮食护理:术后禁食,待胃肠减压排气后给予少量饮水1～2日,后给予流质饮食,根据病情好转情况逐步增量。忌油腻、生冷、坚硬食物,给予易消化、富含维生素的食物,如鲜果汁等。

(2)体位与活动:血压平稳后予以半卧位,并经常在床上改变体位,可用松软的枕头将腰背部垫起。在病情许可时,尽量帮助患者进行肢体锻炼,早期下床活动,其方法为第1日可扶患者坐在床沿,待适应后;第2日可协助患者在床旁活动,并逐步扩大活动范围;第3日可在室外小范围活动。

(3)管道的护理:了解管道的作用,严格无菌操作,妥善固定,防止移位、脱出。保持引流管的通畅,避免受压、扭曲、堵塞;观察记录引流液的色、量、性状,待引流管量少、色清后方可拔除。

(4)术后继续根据医嘱进行抗凝治疗:要求术中静脉抗凝,术后3～5日持续静脉肝素维持[1mg/(kg·d)]或低分子肝素皮下注射(5000U/d),至改用服抗凝药。护理中要防止患者身体部位和硬物碰撞,注射点压迫时间应较正常时间延长,并注意观察有无出血现象,如伤口出血或血肿、消化道出血、尿道出血等。

七、肠息肉

(一)定义

肠息肉是指肠黏膜表面突出的异常生长的组织,在没有确定病理性质前统称为息肉。肠息肉可发生在肠道的任何部位。息肉为单个或多个,大小可自直径数毫米到数厘米,有蒂或无蒂。

(二)病因及发病机制

1.炎性息肉

与肠道慢性炎症有关,腺瘤性息肉的发生可能与病毒感染有关。

2.年龄

结直肠息肉的发病率随年龄增大而增高。

3.胚胎异常

幼年性息肉病多为错构瘤,可能与胚胎发育异常有关。

4.生活习惯

低食物纤维饮食与结直肠息肉有关;吸烟与腺瘤性息肉有密切关系。

5.遗传

某些息肉病的发生与遗传有关,如家族性非息肉病大肠癌(HNPCC);家族性腺瘤性息肉病(FAP)等。

(三)临床表现

根据息肉生长的部位、大小、数量多少,临床表现不同。

(1)间断性便血或大便表面带血。多为鲜红色;继发感染可伴多量黏液或黏液血便;可有里急后重;便秘或便次增多。长蒂息肉较大时可引致肠套叠;息肉巨大或多发者可发生肠梗阻;长蒂且位置近肛门者息肉可脱出肛门。

(2)少数患者可有腹部闷胀不适,隐痛或腹痛症状。

(3)伴发出血者可出现贫血,出血量较大时可出现休克状态。

(四)辅助检查

1.直肠指诊

可触及低位息肉。

2.肛镜、直肠镜或纤维结肠镜

可直视见到息肉。

3.钡灌肠

可显示充盈缺损。

4.病理检查

可明确息肉性质,排除癌变。

(五)治疗

1.微创治疗(内镜)

符合内镜下治疗指征的息肉可行内镜下切除,并将切除标本送病理检查。

2.手术治疗

息肉有恶变倾向或不符合内镜下治疗指征;或内镜切除后病理发现有残留病变或癌变。

3.药物治疗

(1)对症治疗:如有出血,给予止血,并根据出血量多少进行相应处置。

(2)病因治疗:溃疡性结肠炎导致的炎性息肉参见溃疡性结肠炎的治疗。

(3)预防治疗:家族性腺瘤性息肉病(FAP)患者可服用塞来昔布以减少腺瘤性结直肠息肉数目,每日 2 次,与食物同服。

(六)护理要点

1.非手术治疗护理/术前护理

(1)心理护理:主动关心患者,增加对疾病治疗的信心,积极配合各项护理治疗。告知患者术中、术后可能发生的并发症,解除患者思想顾虑及恐惧心理,取得患者合作。

(2)饮食护理:术前 3 日进食高蛋白、低渣、低脂的半流质饮食,术前 1 日禁食。术前 3 日口服肠道不吸收的抗生素,如庆大霉素、甲硝唑等。术前 1 日可口服泻药清洁肠道。内镜摘除术后,嘱患者当日禁食,静脉输液。术后 3 日内进食无渣流质饮食,不要进食牛奶及豆制品以免引起腹胀,可进食米汤、菜汤、肉汤等。以后改半流质饮食,且要控制饮食入量,防止大便量多及便秘。

(3)病情观察:观察腹痛的情况,必要时遵医嘱使用镇痛药。

2.术后护理

(1)饮食护理:禁食,予以全胃肠外营养,待肠道功能恢复后给予流质饮食,如各种营养汤类;1～2 日后可改为半流质饮食,如牛奶、粥类、面条、米粉、蒸蛋;再逐步过渡到高蛋白、高热量、低渣、低脂的软食。

(2)体位护理:病情平稳者,术后可改为半卧位,并嘱患者卧床休息 1～2 日,1 周内勿进行剧烈运动及重体力劳动。

(3)管道的护理:了解管道的作用,严格无菌操作,妥善固定,防止移位、脱出。保持引流管的通畅,避免受压、扭曲、堵塞;观察记录引流液的色、量、性状,待引流管量少、色清后方可拔除。

(4)严密观察病情:注意有无腹痛、腹胀、便血等情况。

八、小肠肿瘤

(一)定义

小肠肿瘤是指从十二指肠到回盲瓣的小肠肠管所发生的肿瘤。

小肠肿瘤可分为良性和恶性两类。良性肿瘤中平滑肌瘤较多见,其他有腺瘤、血管瘤、脂肪瘤、纤维瘤、淋巴瘤和神经纤维瘤等。恶性肿瘤中腺癌、平滑肌肉瘤、间质瘤多见,其他少见的有网织红细胞肉瘤、淋巴肉瘤、霍奇金病、腺瘤性息肉癌变、胶样癌和纤维肉瘤等。

小肠肿瘤发生的部位,以回肠肿瘤较空肠肿瘤发病率高,而空肠肿瘤以间质瘤为多见。

(二)病因及发病机制

小肠肿瘤的确切病因目前尚不清楚。

（三）临床表现

1.腹痛

隐痛、腹胀和绞痛,隐痛为持续性,绞痛为阵发性,绞痛多见于不全性、完全性梗阻或在肠套叠后发生。

2.腹块

良性肿瘤者多光滑、活动度大;恶性肿瘤者活动度较小。腹块的触及多见于消瘦明显或恶性肿瘤者。良性肿瘤或恶性肿瘤的早期较少能触及肿瘤。

3.梗阻

当肿瘤向腔内生长、巨大肿瘤或肿瘤并发肠套叠时可导致不全性或完全性肠梗阻。据统计,约30%小肠肿瘤因肠梗阻而就诊。

4.出血

小肠肿瘤尤其是恶性肿瘤患者常见的起病原因是反复胃镜、结肠镜检查后仍有不明原因的消化道出血,约35%的患者表现为反复黑便、大量柏油样便或血便或仅有便潜血阳性。

5.体重减轻

无论良性还是恶性肿瘤,因长期腹痛、食欲缺乏、肿瘤消耗等因素,约1/3的患者可有体重减轻。

6.全身症状

大部分患者可有食欲减退、低热、腹泻、腹胀等非特异性的症状。

（四）辅助检查

1.X线气钡造影

确诊率60%~80%,应特别注意对小肠的检查,临床高度怀疑小肠肿瘤时应吞钡后每15min透视一次,逐段检查小肠。

2.超声检查

对于较大的肿块可发现肿瘤部位,但不能确定肿瘤发生的脏器。

3.内镜检查

小肠镜可做经口、经肛的进镜方式,能发现绝大多数的小肠肿瘤。而近年来发展起来的胶囊内镜则使小肠肿瘤诊断的准确率有了较大的提高。

4.CT检查

可发现小肠壁弥散性增厚,管壁外压迫和管腔内肿块,而近年来随着小肠CT三维重建技术的普及,腹部CT对小肠肿瘤的定性、定位诊断的准确率有了较大的提高。

（五）治疗

小肠肿瘤确诊后应采取手术治疗。根据病变的性质及其大小,采取不同的手术。

1.良性肿瘤

做肿瘤肠段切除＋肠吻合术。

2.恶性肿瘤

做肠切除连同肠系膜及区域淋巴结根治性切除术。但因病情特异性表现较少,发病率较低,常会因诊断延误而致预后较差。

(六)护理要点

1. 非手术治疗护理/术前护理

(1)心理护理：该类患者因本身患有肿瘤并对手术及治疗效果等存在焦虑、恐惧等护理问题，故入院宣教和心理护理在整个治疗护理中显得尤为重要。患者入院后安排具有一定护理经验的护士对其进行心理疏导，耐心解答患者提出的问题，主动向其介绍疾病相关知识、检查治疗的配合要求，说明手术的必要性、可行性，鼓励患者面对现实，给予同情、心理支持，使患者积极配合治疗和护理，并对今后的生活充满信心。

(2)饮食护理：术前3～4日给予高蛋白、丰富维生素、易消化的半流质饮食；术前3日口服肠道抗菌药物，如甲硝唑、庆大霉素等；术前1日禁食，静脉输液，口服泻药清洁肠道。

(3)疼痛的护理：观察疼痛性质，遵医嘱予以镇痛药。中度持续性疼痛或加重，使用弱麻醉药，如布桂嗪、可待因等；强烈持续性疼痛，使用强麻醉药，直到疼痛消失，如吗啡、哌替啶等。

2. 术后护理

(1)心理护理：对于已确诊为小肠恶性肿瘤的患者，护理人员首先应具有理解同情的心理，多关心他们、爱护他们，力所能及帮助其解决各种疑难问题、生活问题，鼓励其积极主动配合治疗，争取早日康复。

(2)饮食护理：禁食，胃肠减压期间由静脉补充水、电解质，待2～3日肛门排气后可拔除胃管，进流质饮食，如各种营养汤类；无不良反应，可改为半流质饮食，如牛奶、粥类、面条、米粉、蒸蛋；术后1周可进少渣饮食，应给予高蛋白、高热量、丰富维生素、低渣的食物。

(3)体位与活动：病情平稳者，术后可改为半卧位，以利于腹腔引流。并经常在床上翻身变换体位，可用松软的枕头将腰背部垫起、病情许可时，尽量协助患者尽早下床活动，促进肠蠕动恢复，防止肠粘连。其方法为第1日可扶患者坐在床沿，待适应后；第2日可协助患者在床旁活动，并逐步扩大活动范围；第3日可在室外小范围活动。

(4)管道的护理：了解管道的作用，严格无菌操作，妥善固定，防止移位、脱出。保持引流管的通畅，避免受压、扭曲、堵塞；观察记录引流液的色、量、性状，待引流管量少、色清后方可拔除。

(5)并发症的护理：术后若出现腹痛、发热、切口红肿时，提示有切口感染的可能，及时报告医师。

(6)化疗及放疗的护理：化疗前向患者解释化疗的目的，化疗前后的反应、措施，取得患者及家属的配合。观察化疗并发症，做出相应的处理，如化疗药物的使用会使患者产生恶心、呕吐等，放疗会产生脱发、身体虚弱等。

九、肠瘘

(一)定义

肠瘘是指肠管与其他脏器、体腔或体表之间存在病理性通道，肠内容物经此进入其他脏器、体腔或至体外，引起严重感染、体液失衡、营养不良等改变。肠瘘是腹部外科中常见重症疾病之一，可引起一系列病理生理紊乱及严重并发症，甚至危及患者生命。

(二)病因与发病机制

1.先天性

与胚胎发育异常有关,如卵黄管未闭所致脐肠瘘。

2.后天性

占肠瘘发生率的95％以上。常见病因如下。①腹部手术损伤:绝大多数肠瘘都是由手术创伤引起的,常见原因为手术误伤肠壁或吻合口愈合不良。②腹部创伤:无论是腹部开放性或闭合性损伤,受损的肠管若未经及时处理可发展为肠瘘。③腹腔或肠道感染:如憩室炎、腹腔脓肿、克罗恩病、溃疡性结肠炎、肠结核、肠系膜缺血性疾病。④腹腔内脏器或肠道的恶性病变:如肠道恶性肿瘤。

3.治疗性

是指根据治疗需要而施行的人工肠造口,如空肠造口、结肠造口等。

(三)临床表现

肠瘘的临床表现可因瘘管的部位及其所处的病理阶段不同而异。

1.腹膜炎期

多在创伤或手术后3～5日。

(1)局部:由于肠内容物外漏,对周围组织器官产生强烈刺激,患者有腹痛、腹胀、恶心呕吐或由于麻痹性肠梗阻而停止排便、排气。肠外瘘者,可于体表找到瘘口,并见消化液、肠内容物及气体排出,周围皮肤被腐蚀,出现红肿、糜烂、剧痛甚至继发感染,破溃出血。瘘口排出物的性状与瘘管位置有关。如高流量的高位小肠瘘漏出的肠液中往往含有大量胆汁、胰液等,多呈蛋花样,刺激性强,腹膜刺激征明显;而结肠瘘等低位肠瘘,若瘘口小,其漏出液排出量小,也可形成局限性腹膜炎。因漏出液内含有粪渣,故有臭气。

(2)全身:继发感染的患者体温升高,达38℃以上;患者可出现严重水、电解质及酸碱平衡失调,严重脱水者可出现低血容量性休克。若未得到及时、有效处理,则有可能并发脓毒症、多器官功能障碍综合征,甚至死亡。

2.腹腔内脓肿期

多发生于瘘形成后7～10日。排至腹腔的肠内容物引起腹腔内纤维素性渗出等炎性反应,若漏出物和渗出液得以局限,则形成腹腔内脓肿。患者可因脓肿所在部位的不同而表现为恶心呕吐、腹泻、里急后重等;瘘口排出大量的脓性液体甚至脓血性液体。全身可继续表现为发热,若引流通畅,全身症状可逐渐减轻

3.瘘管形成期

在引流通畅的情况下,腹腔脓肿逐渐缩小,沿肠内容物排出的途径形成瘘管。这时患者的感染基本已控制,仅留有瘘口局部刺激症状及肠粘连表现,全身症状较轻甚至消失,营养状况逐渐恢复。

4.瘘管闭合期

瘘管炎症反应消失,瘢痕愈合,患者临床症状消失。

(四)辅助检查

1. 实验室检查

血常规检查可出现血红蛋白值、红细胞计数下降;严重感染时白细胞计数及中性粒细胞比例升高。血生化检查可有血清 Na^+、K^+ 浓度降低等电解质紊乱的表现;反映营养及免疫状态的血清清蛋白、转铁蛋白、前清蛋白水平和总淋巴细胞计数下降;肝酶谱(GPT、GOT、AKP、r-GT 等)及胆红素值升高。

2. 特殊检查

(1)口服染料或药用炭:是最简便实用的检查手段。适用于肠外瘘形成初期。通过口服或胃管内注入亚甲蓝、骨炭末等染料后,观察、记录其从瘘口排出的情况,包括部位、排出量及时间等,以初步判断瘘的部位和瘘口大小。

(2)瘘管组织活检及病理学检查:可明确是否存在结核、肿瘤等病变。

3. 影像学检查

(1)B 超及 CT 检查:有助于发现腹腔深部脓肿、积液、占位性病变及其与胃肠道的关系等。

(2)瘘管造影:适用于瘘管已形成者。有助于明确瘘的部位、长度、走向、大小、脓腔范围及引流通畅程度,同时还可了解其周围肠管或与其相通的肠管情况。

(五)治疗

1. 非手术治疗

(1)输液及营养支持:给予补液,纠正水、电解质及酸碱平衡失调;根据病情给予肠外或肠内营养支持。

(2)控制感染:根据肠瘘的部位及其常见菌群或药物敏感性试验结果选择抗生素。

(3)药物治疗:生长抑素制剂如奥曲肽等,能显著降低胃肠分泌量,从而降低瘘口肠液的排出量,以减少液体丢失。当肠液明显减少时,改用生长激素,可促进蛋白质合成,加速组织修复。

(4)经皮穿刺置管引流:对肠瘘后腹腔感染比较局限、少数脓肿形成而患者全身情况差、不能耐受手术引流者,可在 B 超或 CT 引导下,经皮穿刺置管引流。

(5)封堵处理:对于瘘管比较直的单个瘘,可用胶片、胶管、医用胶等材料进行封堵瘘口,也能取得一定疗效。

2. 手术治疗

(1)早期腹腔引流术:肠瘘发生后,腹膜炎症状明显,甚至有明显中毒症状者及有局限性腹腔内脓肿或瘘管形成早期经皮穿刺置管引流有困难者,应早期行腹腔引流术。术中可在瘘口附近放置引流管或双套管,以有效引流外溢肠液、促进局部炎症消散、组织修复及瘘管愈合。

(2)瘘口造口术:对于瘘口大、腹腔污染严重、不能耐受一次性彻底手术者,可行瘘口造口术。待腹腔炎症完全控制、粘连组织大部分吸收、患者全身情况改善后再行二次手术,切除瘘口,肠管行端端吻合。

(3)肠段部分切除吻合术:对经以上处理不能自愈的肠瘘均需进一步手术治疗。可切除瘘管附近肠襻后行肠段端端吻合,该方法最常用且效果最好。

（4）肠瘘局部楔形切除缝合术：较简单，适合于瘘口较小且瘘管较细的肠瘘。

（六）观察要点

1. 术前

观察排出液性质；全身营养状况，有无消瘦、乏力、贫血或水肿表现；观察瘘口周围皮肤与组织情况。

2. 术后

注意敷料有无渗血以及血压、脉搏变化；观察并记录引流液的颜色、性状和量。

（七）护理要点

1. 非手术治疗护理/术前护理

（1）维持体液平衡：补充液体和电解质，纠正水、电解质及酸碱平衡失调，并根据患者生命体征、皮肤弹性、黏膜湿润情况、出入液量、血电解质及血气分析检测结果，及时调整液体与电解质的种类与量。

（2）控制感染：

1）体位：取低半坐卧位，以利漏出液积聚于盆腔，减少毒素的吸收，同时有利于呼吸及引流。

2）合理应用抗生素：遵医嘱合理应用抗生素。

3）负压引流的护理：经手术切口或瘘管内放置双套管行腹腔灌洗并持续负压吸引，以充分稀释肠液，保持引流通畅，减少肠液的溢出，减轻瘘口周围组织的侵蚀程度，促进局部炎症消散、肉芽组织生长，从而为瘘管的愈合创造有利条件。

（3）营养支持：在肠瘘发病初期原则上应停止经口进食，可通过中心静脉置管行全胃肠外营养，达到既迅速补充所需热量又减少肠液分泌的目的。应注意输液的速度和中心静脉导管的护理，避免导管性感染。随着病情的好转，漏出液的减少和肠功能的恢复，逐渐恢复肠内营养，以促进肠蠕动及胃肠激素释放，增加门静脉系统血流，增强肠黏膜屏障功能。可通过胃管或空肠喂养管给予要素饮食，但应注意逐渐增加灌注的量及速度，避免引起渗透性腹泻。

（4）瘘口周围皮肤的护理：由于从瘘管渗出的肠液具有较强的腐蚀性，造成周围皮肤糜烂甚至溃疡、出血。因此需保持充分有效的腹腔引流，减少肠液漏出；及时清除漏出的肠液，保持皮肤清洁干燥，可选用中性皂液或 0.5% 氯己定清洗皮肤；局部清洁后涂抹复方氧化锌软膏、皮肤保护粉或皮肤保护膜加以保护。若局部皮肤发生糜烂，可采取红外线或超短波等进行理疗。

（5）瘘口堵塞护理：对应用堵片治疗的患者，需注意观察堵片有无发生移位或松脱。若发现异常，及时通知医师，予以调整或更换合适的堵片。

（6）心理护理：由于肠瘘多发生于术后，且疾病初期患者的局部及全身症状严重，病情易反复，因此患者容易产生悲观、失望情绪。通过集体讲座、个别辅导等方法向患者及其家属解释肠瘘的发生、发展过程和治疗方法，并向患者介绍愈合良好的康复患者，通过患者间的经验交流，消除心理顾虑，增强对疾病治疗的信心，以积极配合各项治疗和护理。

（7）术前准备：除胃肠道手术前的常规护理外，还应加强以下护理措施。①肠道准备：术前3日进少渣半流质饮食，并口服肠道不吸收抗生素；术前2日进无渣流质，术前1日禁食。术前3日起每日以生理盐水灌洗瘘口1次,术日晨从肛门及瘘管行清洁灌肠。②皮肤准备:术前认真清除瘘口周围皮肤的污垢及油膏,保持局部清洁。③保持口腔卫生:由于患者长期未经口进食,易发生口腔溃疡等,应予生理盐水或漱口液漱口2次/日,并观察口腔黏膜改变,及时处理口腔病变。

2.术后护理

除肠道手术后常规护理,还应注意以下几点。

(1)饮食:为避免再次发生肠瘘,可适当延长禁食时间至4~6日,禁食期间继续全胃肠外营养支持,并做好相应护理。

(2)引流管护理:肠瘘术后留置的引流管较多,包括腹腔负压引流管、胃肠减压管、导尿管等。应妥善固定并标志各种管道,避免扭曲、滑脱;更换引流袋时严格无菌技术操作,注意连接紧密;保持各管道引流通畅,负压引流管需根据引流情况及时调整负压;观察并记录各引流液的颜色、性状和量。

(3)并发症的观察与护理:

1)术后出血:常见原因包括术中止血不彻底,引起创面渗血;创面感染侵蚀到血管,引起出血;负压吸引力过大,损伤肠黏膜。应严密监测生命体征,观察切口渗血、渗液情况,以及各引流液的性状、颜色和量。若发现出血,及时通知医师,并协助处理。

2)腹腔感染:由于肠瘘患者营养物质大量流失,全身状况较差,术后容易发生切口及腹腔感染,甚至再次发生肠瘘,应加强监测。除保持引流通畅、预防性应用抗生素外,尚需注意观察有无切口局部或腹部疼痛、腹胀、恶心呕吐等不适,切口有无红肿、发热;腹部有无压痛、反跳痛、肌紧张等腹膜刺激征表现以及生命体征的变化,及早发现感染征象。

3)粘连性肠梗阻:若术后患者体质虚弱、活动少,或并发术后腹腔感染,均可导致肠粘连。术后患者麻醉反应消失、生命体征平稳,可予半坐卧位。指导患者在术后早期进行床上活动,如多翻身、肢体伸屈运动;在病情许可的前提下,鼓励其尽早下床活动,以促进肠蠕动,避免术后发生肠粘连。观察患者有无腹痛、腹胀、恶心呕吐、停止排便排气等肠梗阻症状,若发生,应及时汇报医师,并按医嘱给予相应的处理。

十、结肠癌

(一)定义

结肠癌是我国常见的恶性肿瘤之一,其好发部位依次为乙状结肠、盲肠、结肠肝曲、脾曲、降结肠、升结肠、横结肠,以41~51岁发病最高。

(二)病因及发病机制

结肠癌的病因虽未明确。但其相关因素逐渐被认识。如过多的动物脂肪及动物蛋白饮食;缺乏新鲜蔬菜及纤维素食品;缺乏适度的体力活动。家族性肠息肉病已被公认为是癌前期疾病,结肠腺瘤、溃疡性结肠炎以及结肠血吸虫病肉芽肿与结肠癌发生有密切的关系。

(三)临床表现

(1)排便习惯与粪便性质的改变为最早出现的症状,多表现为排便次数的增加,腹泻、便秘、粪便中带血、脓或黏液。

(2)腹痛。

（3）腹部肿块。

（4）肠梗阻症状及贫血。

（四）辅助检查

X线钡剂灌肠造影可发现肿瘤所在肠管情况。结肠镜检列为首选，既可观察肿瘤的大小、浸润范围，又可通过活检获得病理诊断。大便潜血试验和血常规检查可协助诊断。B超、CT有助于了解形成肿块的肿瘤与肝脏转移情况。癌胚抗原（CEA）可作为术后监测肿瘤复发的指标。

（五）治疗

手术治疗是治疗结肠癌最主要而有效的治疗方法。化疗用于术后辅助化疗或未能手术的晚期患者。放疗用于结肠癌骨转移，减轻肿瘤疼痛的效果较好。

（六）观察要点

1. 术前观察

观察大便性状及有无脱水症状，发现问题及时与医师联系处理。

2. 术后观察

（1）排便的性状、次数及量和腹部体征、切口愈合情况。

（2）对便秘、腹泻者遵医嘱服用缓泻药、止泻药，术后 7～10 日不可灌肠，以免影响切口愈合。

（七）护理要点

1. 术前护理

（1）饮食护理：术前给予高蛋白、高热量、高维生素及少渣饮食。

（2）肠道准备：结肠内细菌种类和数量多，充分的肠道准备可减少手术并发症，促进切口愈合。

1）控制饮食：术前 2～3 日进流食并酌情补液。有肠梗阻症状的禁食补液。

2）药物准备：一般术前 2～3 日口服肠道不易吸收的药物，以清洁肠道细菌如甲硝唑0.2mg 每日 3 次，新霉素 1g 每日 2 次。

3）清洁肠道：术前 1 日口服甘露醇或术前 2 日开始每晚口服硫酸镁 30mL，术前 1 日清洁灌肠。

2. 术后护理

（1）术后给予普外科术后护理常规。

（2）患者无并发症一般术后 3～4 日可进流食，1 周后可进软食，2 周后普通饮食，宜进易消化、少渣食物，避免产气、刺激食品。

（3）鼓励患者多翻身并早期坐起及下地活动以促进肠蠕动恢复。

第七节　直肠和肛管疾病

一、痔

(一)定义

痔是影响人类健康的常见病、多发病,可发生于任何年龄,且发病率随年龄增长而增高。

(二)病因与发病机制

与多种因素有关,目前得到广泛认可的学说主要有以下几个。

1.肛垫下移学说

肛垫起着肛门垫圈的作用,协助括约肌完全封闭肛门,也是痔的好发部位。正常情况下,肛垫在排便时被推挤下移,排便后可自行回缩至原位;若存在反复便秘、妊娠等引起腹内压增高的因素,则肛垫内正常纤维弹力结构破坏伴有肛垫内静脉曲张和慢性炎症纤维化,肛垫出现病理性肥大并向远侧移位后形成痔。

2.静脉曲张学说

直肠静脉是门静脉系统的属支,其解剖特点是无静脉瓣;另外,直肠上下静脉丛管壁薄、位置表浅,末端直肠黏膜下组织松弛。任何引起腹内压增高的因素如久坐久立、用力排便、妊娠、腹腔积液及盆腔巨大肿瘤等均可阻碍直肠静脉回流,导致血液淤滞、静脉扩张以及痔的形成。

此外,长期饮酒和进食大量刺激性食物可使局部充血;肛周感染可引起静脉周围炎使肛垫肥厚;营养不良可使局部组织萎缩无力;以上因素都可诱发痔的发生。

(三)临床表现

1.内痔

主要临床表现是便血及痔块脱出。其便血的特点是无痛性间歇性便后出鲜血。便血较轻时表现为粪便表面附血或便纸带血,严重时则可出现喷射状出血,长期出血患者可发生贫血。若发生血栓、感染及嵌顿,可伴有肛门剧痛。

内痔分为4度。Ⅰ度:排便时出血,无痔块脱出,肛门镜检查可见齿状线以上直肠柱结节状突出。Ⅱ度:便血常见,痔块在排便时脱出肛门,排便后可自行回纳。Ⅲ度:偶有便血,痔排便时脱出,或在劳累后、步行过久、咳嗽时脱出,无法自行回纳,需用手辅助。Ⅳ度:偶见便血,痔块长期脱出于肛门外,无法回纳或回纳后又立即脱出。

2.外痔

主要临床表现是肛门不适感,常有黏液分泌物流出,有时伴局部瘙痒。若发生血栓性外痔,疼痛剧烈,排便、咳嗽时加剧,数日后可减轻,可在肛周看见暗紫色椭圆形肿物,表面皮肤水肿、质硬、压痛明显。

3.混合性痔

兼有内痔及外痔的表现。严重时可呈环状脱出肛门,在肛周呈梅花状,称环状痔。脱出痔块若发生嵌顿,可引起充血、水肿甚至坏死。

(四)辅助检查

肛门镜检查可确诊,不仅可见到痔的情况,还可观察到直肠黏膜有无充血、水肿、溃疡、肿块等,以及排除其他直肠疾病。

(五)治疗

痔的治疗遵循三个原则:①无症状痔无须治疗;②有症状的痔重在减轻及消除症状,而非根治;③首选保守治疗,失败或不宜保守治疗时才考虑手术治疗。

1.非手术治疗

(1)一般治疗:适用于痔初期及无症状静止期的痔。主要措施包括:增加膳食纤维的摄入,改变不良排便习惯;热水坐浴以改善局部血液循环;肛管内注入抗生素油膏或栓剂,以润滑肛管、促进炎症吸收、减轻疼痛;血栓性外痔有时经局部热敷,外敷消炎止痛药物,疼痛可缓解而不需行手术;嵌顿痔初期,也可采用一般治疗,用手轻轻将脱出的痔块推回肛内,阻止其脱出。

(2)注射疗法:用于治疗Ⅱ度、Ⅲ度出血性内痔的效果较好。方法是在痔核上方的黏膜下层注入硬化剂使痔及其周围产生无菌性炎症反应,黏膜下组织发生纤维增生,小血管闭塞,痔块硬化、萎缩。

(3)胶圈套扎疗法:可用于治疗Ⅱ度、Ⅲ度内痔。应用器械在内痔根部套入一特制胶圈,利用胶圈的弹性回缩力将痔的血供阻断,使痔缺血、坏死、脱落而治愈。

(4)红外线凝固疗法:适用于Ⅰ度、Ⅱ度内痔。通过红外线直接照射痔块基底部,引起蛋白凝固、纤维增生,痔块硬化萎缩脱落。术后常有少量出血,且复发率高,临床少用。

(5)多普勒超声引导下痔动脉结扎术:适用于Ⅱ~Ⅳ度内痔。采用带有多普勒超声探头的直肠镜,于齿状线上方探测痔上方的动脉并结扎,通过阻断痔的血液供应以达到缓解症状的目的。

(6)其他:包括冷冻疗法、枯痔钉疗法等,原理类似红外线凝固疗法。

2.手术治疗

当保守治疗效果不满意、痔脱出严重、套扎治疗失败时,手术切除痔是最好的方法。手术方法包括:①痔切除术,主要用于Ⅱ~Ⅳ度内痔和混合痔的治疗;②吻合器痔上黏膜环行切除术,主要适用于Ⅲ~Ⅳ度内痔、环形痔和部分Ⅱ度大出血内痔;③激光切除痔核;④血栓性外痔剥离术,用于治疗血栓性外痔。

(六)观察要点

1.术前

观察痔核大小,是否脱出、糜烂、坏死及出血的量和色泽。若发现患者面色无华、少气懒言、脉象虚大,为大出血征兆,应立即报告医师,并配合救治。

2.术后

注意观察有无便后出血,有出血者应检查结扎线是否牢固或过紧。痔核脱落过早而出现伤口渗血,可用止血粉纱条塞入肛门压迫止血,遵医嘱肌内注射止血药。若痔核脱落后,出现动脉波动性大出血,应立即报告医师,行紧急救治。

(七)护理要点

1. 非手术治疗护理/术前护理

(1)饮食与活动:嘱患者多饮水,多吃新鲜水果蔬菜,多吃粗粮,少饮酒,少吃辛辣刺激食物。养成良好生活习惯,养成定时排便的习惯。适当增加运动量,促进肠蠕动,切忌久站、久坐、久蹲。

(2)热水坐浴:便后及时清洗,保持局部清洁舒适,必要时用 1∶5000 高锰酸钾溶液 3000mL 坐浴,控制温度在 43～46℃,每日 2～3 次,每次 20～30min,以预防病情进展及并发症。

(3)痔块回纳:痔块脱出时应及时回纳,嵌顿性痔应尽早行手法复位,注意动作轻柔,避免损伤;血栓性外痔者局部应用抗生素软膏。

(4)术前准备:缓解患者的紧张情绪,指导患者进少渣食物,术前排空大便,必要时灌肠,做好会阴部备皮及药敏试验,贫血患者应及时纠正。

2. 术后护理

(1)饮食与活动:术后 1～2 日应以无渣或少渣流质、半流质为主。术后 24h 内可在床上适当活动四肢、翻身等,24h 后可适当下床活动,逐渐延长活动时间,并指导患者进行轻体力活动。伤口愈合后可以恢复正常工作、学习和劳动,但要避免久站或久坐。

(2)控制排便:术后早期患者会存在肛门下坠感或便意,告知其是敷料刺激所致;术后 3 日尽量避免解大便,促进切口愈合,可于术后 48h 内口服阿片酊以减少肠蠕动,控制排便。之后应保持大便通畅,防止用力排便而崩裂伤口。如有便秘,可口服液状石蜡或其他缓泻药,但切忌灌肠。

(3)疼痛护理:大多数肛肠患者术后创面疼痛剧烈,是由于肛周末梢神经丰富,或因括约肌痉挛、排便时粪便对创面的刺激、敷料堵塞过多等导致。判断疼痛原因,给予相应处理,如使用镇痛药、去除多余敷料等。

(4)并发症的观察与护理:

1)尿潴留:术后 24h 内,每 4～6h 嘱患者排尿 1 次。避免因手术、麻醉刺激、疼痛等原因造成术后尿潴留。若术后 8h 仍未排尿且感下腹胀痛、隆起时,可行诱导排尿、针刺或导尿等。

2)创面出血:由于肛管直肠的静脉丛丰富,术后容易因为止血不彻底、用力排便等导致创面出血。通常术后 7 日内粪便表面会有少量出血,如患者出现恶心、呕吐、心慌、出冷汗、面色苍白等并伴肛门坠胀感和急迫排便感进行性加重,敷料渗血较多,应及时通知医师行相应处理。

3)切口感染:直肠肛管部位由于易受粪便、尿液等的污染,术后易发生切口感染。应注意术前改善全身营养状况;术后 2 日内控制好排便;保持肛门周围皮肤清洁,便后用 1∶5000 高锰酸钾溶液坐浴;切口定时换药,充分引流。

4)肛门狭窄:术后观察患者有无排便困难及大便变细,以排除肛门狭窄。如发生狭窄,及早行扩肛治疗。

二、肛瘘

(一)定义

肛瘘是肛管或直肠与肛周皮肤相通的肉芽肿性管道,是常见的直肠肛管疾病之一,多见于青壮年男性。

(二)病因与发病机制

大多数肛瘘由直肠肛管周围脓肿发展而来。肛瘘由内口、瘘管及外口组成。内口即原发感染灶,外口为脓肿破溃处或手术切开引流部位,内、外口之间为由脓腔周围增生的纤维组织包绕的管道即瘘管,近管腔处有炎性肉芽组织。由于致病菌不断由内口进入,而瘘管迂曲,少数存在分支,常引流不畅,且外口皮肤生长速度较快,常发生假性愈合并形成脓肿。脓肿可从原外口溃破,也可从他处穿出形成新的外口,反复发作,发展为有多个瘘管和外口的复杂性肛瘘。

(三)临床表现

1.症状

肛门部潮湿、瘙痒,甚至出现湿疹。较大的高位肛瘘外口可排出粪便及气体。当外口因假性愈合而暂时封闭时,脓液积存,再次形成脓肿,可出现直肠肛管周围脓肿症状,脓肿破溃或切开引流后,脓液排出,症状缓解。上述症状反复发作是肛瘘的特点。

2.体征

在肛周皮肤可见单个或多个外口,呈红色乳头状隆起,挤压可排出少量脓液或脓血性分泌物。直肠指诊:在内口处有轻压痛,瘘管位置表浅时可触及硬结样内口及条索样瘘管。

(四)辅助检查

确定内口位置对明确肛瘘诊断非常重要。常用的辅助检查如下。

1.内镜检查

肛门镜检查有时可发现内口。

2.特殊检查

若无法判断内口位置,可将白色纱布条填入肛管及直肠下端,并从外口注入亚甲蓝溶液,根据白色纱布条染色部位确定内口。

3.实验室检查

当发生直肠肛管周围脓肿时,患者血常规检查可出现白细胞计数及中性粒细胞比例增高。

4.影像学检查

碘油瘘管造影是临床常规检查方法,可明确瘘管分布;MRI检查可清晰显示瘘管位置及与括约肌之间的关系。

(五)治疗

由于肛瘘无法自愈,必须及时治疗以避免反复发作。具体方法有两种。

1.堵塞法

瘘管用1%甲硝唑、生理盐水冲洗后,自外口注入生物蛋白胶。该方法适用于单纯性肛瘘,但治愈率较低。

2.手术治疗

手术切开或切除瘘管,术中应避免损伤肛门括约肌,防止肛门失禁。手术方法主要有以下几种。

(1)瘘管切开术:适用于低位肛瘘。瘘管全部切开,靠肉芽组织生长使切口愈合。

(2)肛瘘切除术:适用于低位单纯性肛瘘。切除全部瘘管壁直至健康组织,创面敞开,使其逐渐愈合。

(3)挂线治疗:适用于距肛缘3~5cm内,有内、外口的低位单纯性肛瘘、高位单纯性肛瘘或作为复杂性肛瘘切开、切除的辅助治疗。方法是利用橡皮筋或有腐蚀作用的药线的机械性压迫作用,使结扎处组织发生血运障碍而坏死,以缓慢切开肛瘘。

(六)观察要点

术后注意观察伤口是否渗血,如伤口出血,应通知医生,采取止血措施。

(七)护理要点

1.保持大便通畅

(1)饮食:清淡忌辛辣食物,多进食新鲜蔬果,多饮水。

(2)养成良好的排便习惯:术后因惧怕疼痛而拒绝排便,应向患者解释排便的意义,有便意应及时排便;可口服缓泻药,必要时应用止痛药缓解疼痛。

2.加强肛周皮肤护理

(1)保持肛周皮肤清洁干燥:局部皮肤瘙痒时,避免因搔抓引起皮肤的损伤和感染。

(2)温水坐浴:手术后第2天开始,每日早晚及便后用1:5000高锰酸钾溶液坐浴,浴后擦干,局部涂以抗生素软膏。

(3)挂线后护理:每5~7天至门诊收紧药线,直至药线脱落。脱线后局部涂生肌散或抗生素软膏,促进伤口愈合。

3.术后并发症的预防和护理

定期行直肠指诊,及时观察伤口愈合情况。防止肛门狭窄,术后5~10日内可用示指扩肛,每日一次。肛门括约肌松弛者,术后3日起指导患者进行提肛运动。

三、肛裂

(一)定义

肛裂是指齿状线以下肛管皮肤层裂伤后形成的经久不愈的缺血性溃疡,多见于中青年人。

(二)病因与发病机制

病因尚不清楚,可能与多种因素有关,但直接原因大多是因长期便秘、粪便干结致排便时损伤肛管及其皮肤层。

(三)临床表现

1.症状

肛裂患者多有长期便秘史,典型的临床表现为疼痛、便秘、出血。

(1)疼痛:为主要症状,一般较剧烈,有典型的周期性。由于排便时干硬粪便刺激裂口内神经末梢,肛门出现烧灼样或刀割样疼痛;便后数分钟可缓解;随后因肛门括约肌反射性痉挛,再次发生疼痛,时间较长,常持续半小时至数小时,直到括约肌疲劳、松弛后,疼痛缓解,以上称为肛裂疼痛周期。

(2)便秘:肛裂形成后患者往往因惧怕疼痛而不愿排便,故而加重便秘,粪便更加干结,便秘又加重肛裂,形成恶性循环。

(3)出血:由于排便时粪便擦伤溃疡面或撑开肛管撕拉裂口,故创面常有少量出血。鲜血可见于粪便表面、便纸上或排便过程中滴出,大量出血少见。

2.体征

典型体征是肛裂"三联症",若在肛门检查时发现此体征,即可明确诊断。肛裂患者行肛门检查时,常会引起剧烈疼痛,有时需在局部麻醉下进行。

(四)辅助检查

已确诊者,一般不宜行直肠指诊或肛镜检查,避免增加患者痛苦。可以取活组织做病理检查,以明确诊断。

(五)治疗

软化大便,保持大便通畅;解除肛门括约肌痉挛,缓解疼痛,中断恶性循环,促进局部创面愈合。

1.非手术治疗

具体措施有:服用通便药物、局部坐浴及扩肛疗法。扩肛疗法时患者侧卧位,局部麻醉后,用示指和中指循序渐进、持续地扩张肛管,使括约肌松弛,疼痛消失,创面扩大,促进溃疡愈合。

2.手术治疗

适用于经久不愈、非手术治疗无效且症状较重的陈旧性肛裂。手术方法有肛裂切除术和肛管内括约肌切断术,现在前者已较少使用。

(六)护理要点

1.心理支持

向患者详细讲解肛裂的相关知识,鼓励患者克服因惧怕疼痛而不敢排便的情绪,配合治疗。

2.保持大便通畅

长期便秘是引起肛裂的主要病因。指导患者养成每日定时排便的习惯,进行适当的户外锻炼,必要时可服缓泻药或液状石蜡等,也可选用蜂蜜、番泻叶等泡茶饮用,以润滑、松软大便,利于排便。

3.调理饮食

增加膳食中新鲜蔬菜、水果及其他粗纤维食物的摄入,少食或忌食辛辣和刺激食物,多饮水,以促进胃肠蠕动,防止便秘。

4.术后常见并发症的预防和护理

(1)切口出血:多发生于术后1~7日,常见原因多为术后便秘、剧烈咳嗽等导致创面裂开、出血。预防措施包括:保持大便通畅,防止便秘;预防感冒;避免腹内压增高的因素如剧烈咳嗽、用力排便等。密切观察创面的变化,一旦出现切口大量渗血,紧急压迫止血,并报告医师处理。

(2)排便失禁:多由于术中不慎切断肛管直肠环所致。询问患者排便前有无便意,每日的排便次数、量及性状。若仅为肛门括约肌松弛,可于术后 3 日开始指导患者进行提肛运动;若发现患者会阴部皮肤常有黏液及粪便沾染,或无法随意控制排便时,立即报告医师,及时处理。

四、直肠肛管周围脓肿

(一)定义

直肠肛管周围脓肿是指直肠肛管周围间隙内或其周围软组织内的急性化脓性感染,并发展成为脓肿。

(二)病因与发病机制

绝大多数直肠肛管周围脓肿源于肛腺感染,少数可继发于外伤、肛裂或痔疮药物注射治疗等。肛腺并口于肛窦底部,由于肛窦呈袋状开口向上,可因粪便损伤或者嵌入发生感染而累及肛腺。肛腺形成脓肿后可蔓延至直肠肛管周围间隙,其间所含的疏松脂肪结缔组织使感染极易扩散,从而形成不同部位的脓肿。多数脓肿可穿破皮肤或在手术切开后形成肛瘘。在直肠肛管周围炎症病理过程中的急性期表现为脓肿,慢性期则表现为肛瘘。

(三)临床表现

1.肛门周围脓肿

以肛门周围皮下脓肿最为常见,占 40%～48%,位置多表浅,以局部症状为主。疼痛、肿胀和局部压痛为主要表现。疼痛为持续跳动性,可因排便、局部受压、摩擦或咳嗽而疼痛加剧,坐立不安,行动不便。早期局部红肿、发硬,压痛明显,脓肿形成后则波动明显,若自行穿破皮肤,则脓液排出。全身感染症状不明显。

2.坐骨肛管间隙脓肿(坐骨直肠窝脓肿)

较为多见,占 20%～25%,该间隙空间较大,因此形成的脓肿较大且深,全身感染症状明显。患者在发病初期就可出现寒战、发热、乏力、食欲缺乏、恶心等全身表现。早期局部症状不明显,之后出现持续性胀痛并逐渐发展为明显持续性跳痛,排便或行走时疼痛加剧。有的患者可出现排尿困难,里急后重。感染初期无明显局部体征,以后出现患处红肿,双臀不对称。局部触诊或直肠指诊时患侧有深压痛,甚至波动感,有时可扪及局部隆起。

3.骨盆直肠间隙脓肿(骨盆直肠窝脓肿)

较前两者少见。此处位置深、空间大,因此全身感染症状严重而无明显局部表现。早期即出现持续高热、寒战、头痛、疲倦等全身中毒症状。局部症状为直肠坠胀感、便意不尽等,常伴排尿困难。会阴部多无异常体征,直肠指诊可在直肠壁上触及肿块隆起,有深压痛和波动感。

4.其他

肛管括约肌间隙脓肿、直肠后间隙脓肿、高位肌间脓肿、直肠壁内脓肿(黏膜下脓肿)。由于位置较深,局部症状多不明显,主要表现为会阴、直肠坠胀感,排便时疼痛加重,患者同时有不同程度的全身感染症状。直肠触诊可扪及疼痛性肿块。

(四)辅助检查

1.局部穿刺抽脓

有确诊价值,且可将抽出的脓液行细菌培养检查。

2.实验室检查

有全身感染症状的患者血常规可见白细胞计数和中性粒细胞比例增高,严重者可出现核左移及中毒颗粒。

3.直肠超声、MRI检查

直肠超声可协助诊断。MRI检查对肛周脓肿的诊断很有价值,可明确与括约肌的关系及有无多发脓肿,部分患者可观察到内口。

(五)治疗

1.非手术治疗

脓肿未形成时可应用抗生素治疗,控制感染;温水坐浴;局部理疗;为缓解患者排便时疼痛,可口服缓泻药或液状石蜡促进排便。

2.手术治疗

脓肿形成后及早行手术切开引流。现有许多学者采取脓肿切开引流并挂线术,取得良好的临床效果。

(六)观察要点

行脓肿切开引流者,密切观察引流液颜色、量及性状并记录。

(七)护理要点

1.非手术治疗/术前护理

(1)饮食护理:多食新鲜蔬菜、水果,多饮水,少吃辛辣食物,避免饮酒。

(2)体位护理:避免坐位,高热及病情较重者应卧床休息,宜取侧卧位。

(3)卫生护理:脓肿初期未破溃时,应加强肛周保护及清洁护理,定时用药液或温开水坐浴。内裤宜柔软、透气、干燥。

(4)病情观察:密切观察局部皮肤红肿范围、温度、疼痛程度,有无波动感。观察体温变化及精神、体力、大小便情况。

(5)高热的护理:①观察患者体温变化,每日测量4～6次,必要时随时测量。②观察伴随的症状、体征和白细胞数的变化。③调节室内温度、湿度,使患者舒适。④体温超过39℃,给予物理降温,如酒精浴、冷敷等,并观察降温效果,30min后复测体温。⑤遵医嘱合理使用药物降温,应注意患者出汗情况,及时更换汗湿的衣物、被服,防止虚脱、受凉。⑥鼓励患者多饮水,必要时遵医嘱静脉输液。⑦卧床休息,寒战时注意保暖。

2.术后护理

(1)饮食护理:饮食宜清淡、富营养,忌辛辣刺激食物。为减少排便对局部的刺激可予少渣流质或半流质。

(2)体位护理:体位多采取平卧位或侧卧位,病情许可也可根据患者自己的喜爱选择体位,以不引起疼痛和出血为原则。

(3)疼痛的护理:大肠肛门疾病手术后的疼痛多是急性疼痛,所引起的病理生理改变可影响术后体力恢复,可发生呼吸、心血管系统的各种并发症。因此应尽量避免和减轻术后疼痛或尽早给予处理。

1)一般处理:肛门部手术的可给予局部理疗,如热敷、红外线照射等;避免粪便干结,口服缓泻药或开塞露塞肛以协助排便;如无出血早期拔除肛管填塞物。

2)镇痛治疗:肌内注射哌替啶50～100mg,硬膜外镇痛或患者自控镇痛。

(4)坐浴护理:切开排脓 48h 后坐浴,每日 2 次,坐浴后更换敷料,坐浴溶液用 1∶500 高锰酸钾,每次便后亦需坐浴。

(5)病情观察:切开排脓术后观察伤口情况,引流物的色、量、气味,有无出血或渗血。若发现渗血不止、出血或引流物稀薄、脓臭等应及时报告医师。

五、直肠脱垂

(一)定义

直肠脱垂是指肛管、直肠甚至部分下端乙状结肠向下移位脱出至肛门外。通常所指为直肠全层的脱出,而仅有直肠黏膜层的脱出则称直肠黏膜脱垂,或见于直肠的不完全脱出。

(二)病因及发病机制

直肠脱垂的病因尚不完全明了,认为与多种因素有关。

1. 解剖因素

发育不良幼儿、营养不良患者、年老衰弱者,易出现肛提肌和盆底筋膜薄弱无力;小儿骶骨弯曲度小、过直;手术、外伤损伤肛门直肠周围肌或神经等因素都可减弱直肠周围组织对直肠的固定、支持作用,直肠易于脱出。

2. 腹压增加

如便秘、腹泻、前列腺增生症、慢性咳嗽、排尿困难、多次分娩等,经常致使腹压升高,推动直肠向下脱出。

3. 其他

内痔、直肠息肉经常脱出,向下牵拉直肠黏膜,诱发黏膜脱垂。

(三)临床表现

1. 直肠黏膜或直肠全层脱出

这是直肠脱垂的主要症状,早期排便时直肠黏膜脱出,便后自行复位;随着病情的发展,直肠全层甚至部分乙状结肠脱出,甚至咳嗽、负重、行路、下蹲时也会脱出。而且不易复位,需要用手推回复位。

2. 出血

一般无出血症状,偶尔大便干燥时,擦伤黏膜有滴血,粪便带血或手纸擦拭时有血,但出血量较少。

3. 潮湿

由于直肠脱出没有及时复位,或反复脱出导致的肛门括约肌松弛,黏液自肛内溢出刺激肛周皮肤而引起,并导致瘙痒。

4. 坠胀

由于黏膜下脱,引起直肠或结肠套叠,压迫肛门部,产生坠胀,有的还感觉股部和腰骶部坠胀。

5. 嵌顿

直肠脱出未能及时复位,局部静脉回流受阻,肠黏膜和肠壁炎症肿胀可导致嵌顿。嵌顿后黏膜逐渐变成暗红色,甚至出现表浅黏膜糜烂、坏死,或脱垂肠段因肛门括约肌收缩而绞窄坏死。患者疼痛、坠胀、出血等症状加剧,发生肠梗阻症状。

(四)辅助检查

1.视诊

排便时肿物脱出肛门外,令患者蹲位做排便动作时,可见或"同心环状"皱襞,黏膜表面充血、水肿、溃疡等。

2.指诊

直肠指诊感括约肌松弛无力,直肠壶腹可触及折叠黏膜,柔软且上下活动。

3.直肠镜检查

直肠内有折叠黏膜。

(五)治疗

1.保守治疗

(1)适应证:儿童的直肠脱垂;成人直肠脱垂的辅助治疗。

(2)注意要点:①排便后立即将脱出的直肠复位,取俯卧位,用胶布固定双臀。②积极治疗咳嗽、便秘、排尿困难等增加腹压的疾病。③多做收缩肛门的运动以增强盆底肌群的力量。

2.硬化剂注射治疗

(1)适应证:成人的直肠部分脱垂;保守治疗无效的儿童直肠脱垂。

(2)注意要点:①将硬化剂注射到脱垂部位的黏膜下层。②一般使用5％石炭酸植物油和5％盐酸奎宁尿素水溶液。③对儿童和老年患者效果好,对青壮年患者易复发。

3.手术治疗

(1)适应证:成人的直肠完全脱垂。

(2)禁忌证:高龄、内科并发症多、心肺储备功能差、恶病质等不适合手术治疗者。

(3)术前准备①饮食:术前1天流食,术晨禁食禁水。②导泻:术前1天口服10％甘露醇500mL。③抗生素:术前3天每日口服肠道灭菌药。④清洁肠道:术前晚及术晨清洁灌肠。

(4)手术入路:①直肠悬吊固定术。②吻合器痔上黏膜环切术(PPH)。③肛门紧缩术。

(5)注意要点:①直肠脱垂有很多治疗方法,应按年龄、脱垂种类和全身情况选择不同治疗。②每一种手术均有其优缺点及复发率,没有任何一种手术方法可用于所有患者。③有时对同一患者需同时用几种手术方法。

(六)护理要点

1.非手术治疗及术前护理

(1)饮食护理:多食新鲜蔬菜、水果,多饮水,少吃辛辣食物,避免饮酒。

(2)体位护理:脱垂嵌顿者应卧床休息。

(3)肠道准备:术前3日进食少渣饮食,并口服缓泻药液状石蜡及肠道杀菌药甲硝唑、庆大霉素等,以预防感染。术前1日进食全流,泡服中药大黄30g、芒硝30g、甘草10g或术前晚清洁灌肠。

(4)保持大便通畅:养成定时排便习惯,便秘者可口服缓泻药,大便时不宜采用蹲位,采用坐姿,每日做提肛运动。

(5)脱垂后处理:一经发现,指导患者及时复位,取侧卧位托住脱出物,轻轻还纳,并用"井"字敷料和"丁"字带压迫固定。如脱垂后嵌顿水肿,需报告医师处理。

(6)减轻肛周瘙痒不适:①嘱患者选用宽松、柔软的内裤,勤洗勤换,便纸应选用清洁、柔软、吸水的卫生纸,以减轻摩擦刺激。②剪短患者指甲,嘱患者不要用手搔抓肛周皮肤,以免破溃后并发出血、感染。③观察患者睡眠情况,如瘙痒导致精神紧张、神经衰弱而影响睡眠时,可遵医嘱予以镇静催眠药,保证睡眠。

2.术后护理

(1)饮食护理:术后禁食,第 2 日进食流质,第 3 日进食半流质,1 周后进食无渣软食,避免食用产气和刺激性食物。

(2)体位护理:术后平卧位,病情许可、血压平稳后改半坐卧位,术后当日可在床上坐起,第 1 日可下床活动。行直肠硬化剂注射治疗者,术后俯卧 6h 后仍需卧床休息。

(3)疼痛护理:大肠肛门疾病手术后的疼痛多是急性疼痛,所引起的病理生理改变可影响术后体力恢复,可发生呼吸、心血管系统的各种并发症。因此应尽量避免和减轻术后疼痛或尽早给予处理。①一般处理:肛门部手术的可给予局部理疗,如热敷、红外线照射等;避免粪便干结,口服缓泻药或开塞露塞肛以协助排便;如无出血,早期拔除肛管填塞物。②镇痛清疗:肌内注射哌替啶 $50 \sim 100mg$,硬膜外镇痛或患者自控镇痛。

(4)熏洗坐浴:坐浴是肛门直肠手术后必不可少的一项治疗方法。通过对肛门局部的坐浴和热敷,利用蒸气和水温对肛门进行加热,缓解括约肌痉挛,减轻疼痛,减少渗出,促进血液循环和炎症的吸收,加速切口愈合。水温高时,蒸气熏浴,水温降至适度时坐浴。将肛门切口浸泡在药液中,坐浴水温以 $43 \sim 46℃$ 为宜,时间为 $5 \sim 15min$。坐浴盆应较大而深,能盛放 3000mL 溶液,并配备高度适宜的坐浴凳,方便患者坐浴。常用药物有:在沸水中加入适量的高锰酸钾,浓度不超过 $1 : 5000$;在沸水中加入少许食盐和花椒;或使用中药祛毒汤坐浴。熏洗坐浴在排便后进行,若治疗需要,每日可坐浴 $2 \sim 3$ 次。

(5)控制排便:控制排便可服用复方地芬诺酯 $1 \sim 2$ 片,每日 $2 \sim 3$ 次。尽量避免术后 3 日内解大便,有利于手术切口愈合。若有便秘,可口服缓泻药,但禁忌灌肠。

(6)病情观察:观察患者全身与局部情况,注意创面疼痛,肛缘水肿与渗血。渗血者可加压包扎,出血不止者通知医师及时处理。

(7)尿潴留的观察及处理:尿潴留是盆腔直肠手术后常见的并发症。主要表现为拔除尿管后仍不能自行排尿,当尿潴留膀胱极度充盈时,感到腹胀,伴充盈性尿失禁。①一般处理:病情许可改立位排尿,排尿时用力收缩腹壁肌肉,或于耻骨上手适度加压。也可用下腹部热敷和针刺疗法。②药物疗法:给予提高膀胱逼尿肌收缩力的药物,如新斯的明;提高膀胱逼尿肌紧张力的药物,如溴化双吡己胺;提高膀胱颈和后尿道平滑肌紧张度的药物,如麻黄碱,用于治疗尿失禁。③神经损伤所致的尿潴留需重新留置导尿管,控制感染以等待自行恢复。

(8)肛门失禁的观察及处理:可先行保守治疗,做好基础护理及解释工作,给予减少肠管蠕动的药物,如复方地芬诺酯或给予收敛药,如碳酸铋,使大便干燥,随着时间的推移可能逐渐恢复。

六、直肠癌

(一)定义

直肠癌是乙状结肠与直肠交界处至齿状线之间的癌,是消化道常见的恶性肿瘤,占消化道癌的第二位。

(二)病因及发病机制

直肠癌的病因目前仍不十分清楚,其发病与社会环境、饮食习惯、遗传因素等有关。直肠息肉也是直肠癌的高危因素。目前基本公认的是动物脂肪和蛋白质摄入过高,食物纤维摄入不足是直肠癌发生的高危因素。

(三)临床表现

1.排便习惯的改变

出现腹泻或便秘,有里急后重、排便不尽感,随着肿瘤的增大,肠腔狭窄,大便逐渐变细。

2.便血

为直肠癌常见的症状。在癌肿浸润至黏膜下血管时开始有出血。开始出血量少,见于粪便表面,有时出血呈间歇性。癌肿侵及大血管时,偶见大出血,出现休克症状。癌肿溃烂感染后有黏液排出。

3.腹部不适

病变在直肠上段,随着肠腔的逐渐狭小出现梗阻症状,如腹部膨胀、肠鸣音亢进和阵发性腹痛。

4.全身恶病质

癌肿晚期,癌细胞已侵及其他脏器,患者出现食欲减退、消瘦、乏力、贫血、黄疸、腹腔积液及排尿不畅,骶部、腰部有剧烈疼痛。

(四)辅助检查

癌胚抗原(CEA)是目前较为常用且对诊断、随访很有价值的肿瘤标志物。直肠镜、乙状结肠镜与结肠镜可在镜下直接观察肿瘤的形状、范围,并可取活组织检查。X线钡剂灌肠造影可排除直肠近侧其他病灶。B超可对肿瘤向周围组织侵犯的程度进行评估。CT可发现直肠内肿块影、向周围组织侵犯与盆腔转移的程度、肝脏有无转移等。阴道镜可对侵犯阴道的肿瘤进行观察。有轻度贫血应查血常规、大便潜血试验、尿检。

(五)治疗

手术切除是直肠癌的主要治疗方法,同时配合化疗、放疗等综合治疗可在一定程度上提高疗效。

(六)观察要点

(1)术后每半小时测量血压、脉搏、呼吸,测量 4～6 次病情平稳后改为每小时 1 次,术后24h 病情平稳后延长间隔时间。

(2)留置导尿管期间观察患者尿液性质,若出现脓尿、血尿等,及时处理。

(3)观察肠造口的活力、高度、性状与大小。

(七)护理要点

1.术前护理

(1)心理护理:对低位的直肠癌患者需要做永久性人工肛门,护士应耐心解释人工肛门的必要性,并说明术后只要经过一段时间的训练可自主排便,不会影响正常的生活,帮助患者树立自信心,使之积极配合手术前后的治疗。

(2)维持足够的营养:术前应尽量多给高蛋白、高热量、高维生素、易消化的少渣饮食,必要时静脉输液纠正水、电解质及酸碱失衡,以提高患者手术的耐受性。

(3)肠道准备:①饮食要求:无肠梗阻者,术前3日进少渣半流食,术前2日进流食,术前1日禁食,以减少肠道内有形成分的形成。②术前1日给予口服泻药(中药泻药或20%甘露醇)清洁肠道,及时了解其导泻效果。③遵医嘱术前3日给予肠道不吸收抗生素,同时肌内注射维生素K,向患者讲解药物作用,抑制肠道细菌,预防术后感染,补充肠道因使用抑菌剂对维生素K的吸收障碍。④患者有肠梗阻症状时,术前肠道准备应延长。肠腔有狭窄时,灌肠应选择粗细合适的肛管轻轻通过狭窄部位,禁用高压洗肠,防止癌细胞扩散。⑤女患者如肿瘤已侵犯阴道后壁,术前3日每晚冲洗阴道。⑥手术当日晨禁食,留置胃管、尿管,由于直肠癌切除直肠后,膀胱后倾或骶前神经损伤易导致尿潴留,术后导尿管需保持的时间较长,可留置气囊尿管,以防尿管脱出。

2.术后护理

(1)饮食护理:患者术后禁食,保持胃肠减压通畅,待肠蠕动恢复后拔除胃管,进流质饮食。保留肛门的患者术后1周进半流食,2周进普通饮食,术后7~10日内不可灌肠,以免影响吻合口的愈合。施行人工肛门的患者,人工肛门排气后即可进半流食及普食。

(2)会阴部切口的护理:①保持敷料的清洁干燥,如被污染或血液渗透,应及时更换,观察有无出血征象,如有异常及时与医生联系。②换药:创口内填塞纱条于术后5日开始慢慢拔除,并观察无出血后再全部拔除,每日换药1次至切口全部愈合。③负压吸引护理:若会阴部切口做一期缝合时,由于残腔大,渗出液易潴留,给予留置引流管并持续负压吸引,保持引流管通畅,防止堵塞、弯曲、折叠,观察记录引流液的量和性质。一般术后5~7日待引流液量减少后方可拔除引流管。④会阴部的开放切口:因切口闭合需较长时间,应向患者说明其目的意义以取得合作。注意观察无效腔内部的情况,如有凝血块应除去,用碘酒消毒并填塞碘纺纱布,上面覆盖纱布包扎;渗液多时应及时更换碘纺纱布,如无渗液只需更换表面的纱布,无效腔内部闭合前,切口如有闭合倾向要填塞纱布,防止无效腔只在表面封闭。

(3)导尿管的护理:①留置导尿管一般在2周左右,做好尿道口的护理。②拔除尿管,患者术后从5~7日起训练膀胱功能,每4h开放尿管1次,防止出现排尿困难。

(4)人工肛门的护理:①人工肛门用钳夹或暂时封闭者,术后2~3日待肠蠕动恢复后开放。②因最初排便时粪便稀薄、次数多,患者行侧卧位。③初期粪便稀薄,不断流出对腹壁周围皮肤刺激大,极易引起皮肤糜烂并污染切口,需用塑料薄膜纸将切口与人工肛门隔开,用凡士林纱布在瘘口周围绕成圆圈,周围皮肤涂以氧化锌软膏保护。④勤换粪袋保持腹部清洁。⑤训练定时排便。患者术后1周应下床活动并教会患者使用人工肛门袋的方法,训练定时排便,定期经造口灌肠以建立定时排便的习惯。⑥防止腹泻或便秘。患者术后容易腹泻或便秘,应注意饮食调节,进少渣半流食或软食。当进食后3~4日未排便或因粪块堵塞发生便秘者常用液状石蜡或肥皂水灌肠,液量一般不超过10mL,可用导尿管代替肛管,但注意压力不能过大,以防肠穿孔。为防止便秘,鼓励患者平时多吃新鲜蔬菜水果以及多运动。⑦防止造口狭窄。观察患者造口有无水肿、缺血、坏死情况,术后1周用手指扩张造口,每周2次,每次5~10min,持续3个月,以免造口狭窄。

第六章　神经外科疾病的护理

第一节　颅脑损伤

颅脑损伤分为头皮损伤、颅骨损伤与脑损伤，三者可单独或合并存在。其发生率仅次于四肢损伤，约占全身损伤的 15%～20%，常与身体其他部位的损伤复合存在，其致残率及致死率均居首位。常见于交通、工矿等事故，自然灾害、爆炸、火器伤、坠落、跌倒以及各种锐器、钝器对头部的伤害。颅脑损伤对预后起决定性作用的是脑损伤的程度及其处理效果。

一、头皮损伤

(一)解剖生理概要

头皮分为 5 层：由外及里依次为皮肤、皮下组织、帽状腱膜、帽状腱膜下层、骨膜层。其中浅部三层紧密连接，不易分离，深部两层之间连接疏松，较易分离。各层解剖特点如下：

1. 皮肤层

皮肤层厚而致密，内含大量汗腺、皮脂腺、毛囊，具有丰富的血管，外伤时易致出血。

2. 皮下组织层

皮下组织层由致密的结缔组织和脂肪组织构成，前者交织成网状，内有血管、神经穿行。

3. 帽状腱膜层

帽状腱膜层前连额肌，后连枕肌，两侧达颞肌筋膜，坚韧、富有张力。

4. 帽状腱膜下层

帽状腱膜下层是位于帽状腱膜与骨膜之间的疏松结缔组织层，范围较广，前至眶上缘，后达上项线，其间隙内的静脉经导静脉与颅内静脉窦相通，是颅内感染和静脉窦栓塞的途径之一。

5. 骨膜层

骨膜层是由致密结缔组织构成的，骨膜在颅缝处贴附紧密，其余部位贴附疏松，故骨膜下血肿易被局限。

头皮血液供应丰富，且动、静脉伴行，由颈内、外动脉的分支供血，左右各五支在颅顶汇集，各分支间有广泛的吻合支，其抗感染及愈合能力较强。

(二)分类与特点

头皮损伤是颅脑损伤中最常见的损伤，严重程度差别较大，可能是单纯损伤，也可能是合并颅骨及脑损伤。

1. 头皮血肿

头皮血肿大多由钝器伤所致，按照血肿出现在头皮的层次分为以下三种。

(1)皮下血肿：血肿位于皮肤表层与帽状腱膜之间，因受皮下纤维隔限制，血肿体积小、张力高、压痛明显,有时因周围组织肿胀隆起,中央反而凹陷,易被误认为凹陷性颅骨骨折,需用颅骨 X 线摄片作鉴别。

(2)帽状腱膜下血肿:头部受到斜向暴力,头皮发生了剧烈滑动,撕裂该层间的导血管所致。由于该层组织疏松,出血易于扩散,严重时血肿边界可与帽状腱膜附着缘一致,覆盖整个穹隆部,蔓延至全头部,似戴一顶有波动的帽子。小儿及体弱者,可导致休克或贫血。

(3)骨膜下血肿:血肿因受到骨缝处骨膜牢固粘连的限制,多局限于某一颅骨范围内,多由颅骨骨折引起。

较小的头皮血肿,一般 1~2 周左右可自行吸收,无须特殊处理,早期可给予加压冷敷以减少出血和疼痛,24~48h 后改用热敷以促进血肿吸收,切忌用力揉搓。若血肿较大,则应在严格皮肤准备和消毒下,分次穿刺抽吸后加压包扎。处理头皮血肿同时,应警惕合并颅骨损伤及脑损伤的可能。

2.头皮裂伤

头皮裂伤多为锐器或钝器打击所致,是常见的开放性头皮损伤,由于头皮血管丰富,出血较多,可引起失血性休克。处理时须着重检查有无颅骨和脑损伤。头皮裂伤较浅时,因断裂血管受头皮纤维隔的牵拉,断端不能收缩,出血量反较帽状腱膜全层裂伤者多。现场急救可局部压迫止血,争取在 24h 之内实施清创缝合。缝合前要检查伤口有无骨碎片及有无脑脊液或脑组织外溢。缝合前应剃净伤处头发,冲洗消毒伤口,实施清创缝合后,注射破伤风抗毒素。

3.头皮撕脱伤

头皮撕脱伤多因发辫受机械力牵拉,使大块头皮自帽状腱膜下层或连同骨膜一起被撕脱所致。可导致失血性或疼痛性休克。急救时,除加压包扎止血、防止休克外,应保留撕脱的头皮,避免污染,用无菌敷料包裹、隔水放置于有冰块的容器内,随伤员一同送往医院。手术应争取在伤后 6~8h 内进行,清创植皮后,应保护植皮片不受压、不滑动,利于皮瓣成活。对于骨膜已撕脱者,在颅骨外板上多处钻孔达板障,待骨孔内肉芽组织生成后再行植皮。

二、颅骨损伤

颅骨骨折指颅骨受暴力作用致颅骨结构改变。颅骨骨折提示伤者受暴力较重,合并脑损伤概率较高。颅骨骨折不一定合并严重的脑损伤。没有骨折也可能合并脑损伤,其临床意义不在于骨折本身。颅骨骨折按骨折部位分为颅盖骨折和颅底骨折。按骨折形态分为线性骨折和凹陷性骨折。按骨折是否与外界相通分为开放性骨折与闭合性骨折。

(一)解剖生理概要

颅骨由颅盖和颅底构成,颅盖、颅底均有左右对称的骨质增厚部分,形成颅腔的坚强支架。

颅盖骨质坚实,由内、外骨板和板障构成。外板厚,内板较薄,内、外骨板表面均有骨膜覆盖,内骨膜也是硬脑膜外层,在颅骨的穹隆部,内骨膜与颅骨板结合不紧密,故颅顶部骨折时容易形成硬脑膜外血肿。

颅底骨面凹凸不平,厚薄不一,有两侧对称、大小不等的骨孔和裂隙,脑神经及血管由此出入颅腔。颅底被蝶骨嵴和岩骨嵴分为颅前窝、颅中窝和颅后窝。颅骨的气窦,如额窦、筛窦、蝶窦及乳突气房等均贴近颅底,气窦内壁与颅脑膜紧贴,颅底骨折越过气窦时,相邻硬脑膜常被撕裂,形成脑脊液外漏,易发生颅内感染。

（二）病因与发病机制

颅腔近似球体，颅骨有一定的弹性，有相当的抗压缩和抗牵张能力。颅骨受到暴力打击时，着力点局部可下陷变形，颅腔也可随之变形。当暴力强度大、受力面积小，颅骨多以局部变形为主，当受力点呈锥形内陷时，内板首先受到较大牵张力而折裂。此时若外力作用终止，则外板可弹回复位保持完整，仅造成内板骨折，骨折片可穿破硬脑膜造成局限性脑挫裂伤。如果外力继续存在，则外板也将随之折裂，形成凹陷性骨折或粉碎性骨折。当外力引起颅骨整体变形较重，受力面积又较大时，可不发生凹陷性骨折，而在较为薄弱的颞骨鳞部或颅底引发线性骨折，局部骨折线往往沿暴力作用的方向和颅骨脆弱部分延伸。当暴力直接打击在颅底平面上或暴力由脊柱上传时常引起颅底骨折。颅前窝损伤时可能累及的脑神经有嗅神经、视神经，颅中窝损伤可累及面神经、听神经，颅后窝少见。

（三）临床表现

1. 颅盖骨折

（1）线性骨折：发生率最高，局部有压痛、肿胀。经颅骨 X 线摄片确诊。单纯线性骨折本身不需要特殊处理，但应警惕合并脑损伤或颅内出血，尤其是硬脑膜外血肿，有时可伴发局部骨膜下血肿。

（2）凹陷性骨折：局部可扪及局限性下陷区。若凹陷骨折位于脑重要功能区浅面，可出现偏瘫、失语、癫痫等病症。X 线摄片可见骨折片陷入颅内的深度，CT 扫描有助于骨折情况和合并脑损伤的诊断。

2. 颅底骨折

多为强烈的间接暴力作用于颅底或颅盖骨折延伸到颅底所致，常为线性骨折。依骨折的部位不同可分为颅前窝、颅中窝和颅后窝骨折，临床表现各异。

（1）颅前窝骨折：骨折累及眶顶和筛骨，可有鼻出血、眶周（"熊猫眼"征）及球结膜下淤血斑。若脑膜、骨膜均破裂，则合并脑脊液鼻漏，即脑脊液经额窦或筛窦由鼻孔流出。若筛板或视神经管骨折，可合并嗅神经或视神经损伤。

（2）颅中窝骨折：骨折累及蝶骨，也可有鼻出血或合并脑脊液鼻漏。若累及颞骨岩部，且脑膜、骨膜及鼓膜均破裂时，则合并脑脊液耳漏，即脑脊液经中耳由外耳道流出；若鼓膜完整，脑脊液则经咽鼓管流向鼻咽部，常被误认为是鼻漏。颅中窝骨折常合并第Ⅶ、Ⅷ脑神经损伤。若累及蝶骨和颞骨的内侧部，还可能损伤垂体或第Ⅱ、Ⅲ、Ⅳ、Ⅴ、Ⅵ脑神经。若骨折伤及颈动脉海绵窦段，可因动静脉瘘的形成而出现搏动性突眼及颅内杂音。破裂孔或颈内动脉管处的破裂，可发生致命性的鼻出血或耳出血。

（3）颅后窝骨折：骨折累及颞骨岩部后外侧时，一般在伤后 1～2d 出现乳突部皮下淤血斑（Battle 征）。若累及枕骨基底部，可在伤后数小时出现枕下部肿胀及皮下淤血斑；枕骨大孔或岩尖后缘附近的骨折，可合并后组脑神经（第Ⅸ～Ⅻ脑神经）损伤。

（四）辅助检查

1. X 线片

可显示颅内积气，但仅 30%～50% 病例能显示骨折线。

2.CT 检查

有助于眼眶及视神经管骨折的诊断,且显示有无脑损伤。

3.尿糖试纸测定

鉴别是否为脑脊液。

(五)诊断要点

外伤史、临床表现和颅骨 X 线摄片、CT 检查基本可以明确诊断和定位,对脑脊液外漏有疑问时,可收集流出液做葡萄糖定量来测定。

(六)治疗要点

1.颅盖骨折

(1)单纯线性骨折:无须特殊处理,仅需卧床休息,对症治疗,如止痛、镇静等。但须注意有无继发颅内血肿等并发症。

(2)凹陷性骨折:若凹陷性骨折位于脑重要功能区表面,有脑受压症状或大面积骨折片下陷,直径大于 5cm,深度超过 1cm 时,应手术整复或摘除碎骨片。

2.颅底骨折

颅底骨折无须特殊治疗,主要观察有无脑损伤及处理脑脊液外漏、脑神经损伤等并发症。一旦出现脑脊液外漏即属开放性损伤,应使用 TAT 及抗生素预防感染,大部分漏口在伤后 1~2 周自愈。若 4 周以上仍未自愈,可行硬脑膜修补术。若骨折片压迫视神经,应尽早手术减压。

(七)护理评估

1.健康史

了解受伤过程,如暴力大小、方向、受伤时有无意识障碍及口鼻出血情况,初步判断是否伴有脑损伤。同时了解患者有无合并其他疾病。

2.目前身体状况

(1)症状和体征:了解患者目前的症状和体征可判断受伤程度和定位,观察患者有无"熊猫眼"征、Battle 征,明确有无脑脊液外漏。鉴别血性脑脊液外漏与耳鼻损伤出血时,可将流出的血性液体滴于白色滤纸上,如见血迹外围有月晕样淡红色浸润圈,可判断为脑脊液外漏。有时颅底骨折虽伤及颞骨,且骨膜及脑膜均已破裂但鼓膜尚完整时,脑脊液可经咽鼓管流至咽部而被患者咽下,故应询问患者是否有腥味液体流至咽部。

(2)辅助检查:颅骨 X 线及 CT 检查结果,确定骨折的部位和性质。

3.心理—社会状况

了解患者可因头部外伤而出现的焦虑、害怕、恐惧等心理反应,以及对骨折能否恢复正常的担心程度。同时也应了解家属对疾病的认识及心理反应。

(八)常见护理诊断/问题

1.疼痛

疼痛与损伤有关。

2.有感染的危险

感染与脑脊液外漏有关。

3.感知的改变

感知的改变与脑神经损伤有关。

4.知识缺乏

缺乏有关预防脑脊液外漏逆行感染的相关知识。

5.潜在并发症

潜在并发症为颅内出血、颅内压增高、颅内低压综合征。

（九）护理目标

（1）患者疼痛与不适程度减轻。

（2）患者生命体征平稳，无颅内感染发生。

（3）颅神经损伤症状减轻。

（4）患者能够叙述预防脑脊液外漏逆行感染的注意事项。

（5）患者病情变化能够被及时发现和处理。

（十）护理措施

1.脑脊液外漏的护理

（1）保持外耳道、鼻腔和口腔清洁，清洁时注意棉球不可过湿，以免液体逆流入颅。

（2）在鼻前庭或外耳道口松松地放置干棉球，随湿随换，同时记录24h浸湿的棉球数，以估计脑脊液外漏量。

（3）避免用力咳嗽，打喷嚏、擤鼻涕及用力排便，以免颅内压骤然升降导致脑脊液逆流。

（4）脑脊液鼻漏者不可经鼻腔吸痰或放置胃管，禁止耳、鼻滴药、冲洗和堵塞，禁忌做腰穿。

（5）取头高位及患侧卧位休息，将头抬高15°至漏液停止后3～5d，借重力作用使脑组织移至颅底硬脑膜裂缝处，促使局部粘连而封闭漏口。

（6）密切观察有无颅内感染迹象，根据医嘱预防性应用抗生素及破伤风抗毒素。

2.病情观察

观察有无颅内继发性损伤，如脑组织、脑膜、血管损伤引起的癫痫、颅内出血、继发性脑水肿、颅内压增高等。脑脊液外漏可推迟颅内压增高症状的出现，应严密观察意识生命体征、瞳孔及肢体活动等情况，及时发现颅内压增高及脑疝的早期迹象。注意颅内低压综合征，若脑脊液外漏多，可使颅内压过低而导致颅内血管扩张，出现剧烈头痛、眩晕、呕吐、厌食、反应迟钝、脉搏细弱、血压偏低等。

（十一）护理评价

（1）患者疼痛是否缓解。

（2）患者有无颅内感染发生，脑脊液外漏是否如期愈合，护理措施是否得当。

（3）脑神经损伤症状是否减轻。

（4）患者能否叙述预防脑脊液外漏逆行感染的注意事项，遵医行为如何。

（5）患者病情变化是否被及时发现，并发症是否得到及时控制与预防和处理。

（十二）健康指导

对于颅底骨折合并脑脊液外漏者，主要是预防颅内感染，要劝告患者勿挖外耳道、抠鼻孔和擤鼻；注意预防感冒，以免咳嗽、打喷嚏；同时合理饮食，防止便秘，避免屏气、用力排便。

三、脑损伤

脑的被膜自外向内依次为硬脑膜、蛛网膜和软脑膜。硬脑膜坚韧且有光泽,由两层合成,外层兼具颅骨内膜的作用,内层较坚厚,两层之间有丰富的血管和神经。蛛网膜薄而透明,缺乏血管和神经,与硬脑膜之间有硬膜下腔,与软脑膜之间有蛛网膜下隙,充满脑脊液。脑脊液为无色透明液体,内含各种浓度不等的无机盐、葡萄糖、微量蛋白和淋巴细胞,对中枢神经系统起缓冲、保护、运输代谢产物及调节颅内压等作用。软脑膜薄且富有血管,覆盖于脑的表面并深入沟裂内。

脑损伤是指由于暴力作用使脑膜、脑组织、脑血管以及脑神经的损伤。根据伤后脑组织与外界是否相通,将脑损伤分为开放性和闭合性两类,前者多由锐器或火器直接造成,有头皮裂伤、颅骨骨折和硬脑膜破裂,常伴有脑脊液外漏;后者由头部接触较钝物体或间接暴力造成,脑膜完整,无脑脊液外漏。根据脑损伤机制及病理改变分为原发性脑损伤和继发性脑损伤,前者指暴力作用于头部时立即发生的脑损伤,且不再继续加重,主要有脑震荡、脑挫裂伤及原发性脑干损伤等;后者指受伤一定时间后出现的脑受损病变,主要有脑水肿和颅内血肿,颅内血肿往往需要开颅手术。

(一)病因与发病机制

颅脑损伤的程度和类型多种多样。引起脑损伤的外力除可直接导致颅骨变形外,也可使头颅产生加速或减速运动,致使脑组织受到压迫、牵张、滑动或负压吸附等多种应力。由于暴力作用部位不同,脑在颅腔内产生的超常运动也各异,其运动方式可以是直线性也可以是旋转性。如人体坠落时,运动的头颅撞击于地面,受伤瞬间头部产生减速运动,脑组织会因惯性力作用撞击于受力侧的颅腔内壁造成减速性损伤。大而钝的物体向静止的头部撞击时,引起头部的加速运动而产生惯性力。当暴力过大并伴有旋转力时,可使脑组织在颅腔内产生旋转运动。不仅使脑组织表面在颅腔内摩擦、撞击引起损伤,而且在脑组织内不同结构间产生剪应力,引起更为严重的损伤。惯性力引起的脑损伤分散且广泛,常有早期昏迷的表现。由于颅前窝和颅中窝的凹凸不平,各种不同部位和方式的头部损伤,均易在额极、颞极及其底面发生惯性力的脑损伤。

(二)临床表现

1.脑震荡

脑震荡是最常见的轻度原发性脑损伤,为受伤后立即出现短暂的意识障碍,可为神志不清或完全昏迷,持续数秒或数分钟,一般不超过30min,较重者出现皮肤苍白、出汗、血压下降、心动徐缓、呼吸微弱、肌张力减低、各种生理反射迟钝或消失。清醒后大多不能回忆受伤当时乃至伤前一段时间内的情况,临床称为逆行性遗忘。可能会伴有头痛、头昏、恶心、呕吐等症状,短期内可自行好转。神经系统检查无阳性体征,显微镜下可见神经组织结构紊乱。

2.脑挫裂伤

脑挫裂伤是常见的原发性脑损伤。包括脑挫伤及脑裂伤,前者指脑组织遭受破坏较轻,软脑膜尚完整;后者指软脑膜、血管和脑组织同时有破裂,伴有外伤性蛛网膜下隙出血。两者常同时存在,临床上又不易区别,合称为脑挫裂伤。脑挫裂伤可单发,也可多发,好发于额极、颞极及其基底。临床表现为:

(1)意识障碍:是脑挫裂伤最突出的临床表现。伤后立即出现,其程度和持续时间与脑挫裂伤程度、范围直接相关。多数患者在半小时以上,严重者可长期持续昏迷。

(2)局灶症状和体征:受伤当时立即出现与伤灶区功能相应的神经功能障碍或体征,如运动区损伤出现锥体束征、肢体抽搐、偏瘫等;若仅伤及"哑区",可无神经系统缺损的表现。

(3)头痛、恶心、呕吐:与颅内压增高、自主神经功能紊乱或外伤性蛛网膜下隙出血有关。后者还可出现脑膜刺激征,腰穿脑脊液检查有红细胞。

(4)颅内压增高与脑疝:因继发颅内血肿或脑水肿所致,使早期的意识障碍或偏瘫程度加重,或意识障碍好转后又加重,同时有血压升高、心率减慢、瞳孔不等大以及锥体束征等表现。

3.原发性脑干损伤

原发性脑干损伤其症状与体征在受伤当时即已出现。单独的原发性脑干损伤较少,常与弥散性损伤共存。患者常因脑干网状结构受损、上行激活系统功能障碍而持久昏迷。昏迷程度较深。伤后早期常出现严重生命体征变化,表现为呼吸节律紊乱,心率及血压波动明显。双侧瞳孔时大时小,对光反射无常,眼球位置歪斜或同向凝视。出现病理反射、肌张力增高、去皮质强直等。

4.弥散性轴索损伤

弥散性轴索损伤属于惯性力所致的弥散性脑损伤,由于脑的扭曲变形,脑内产生剪切或牵拉作用,造成脑白质广泛性轴索损伤。病变可分布于大脑半球、胼胝体、小脑或脑干。显微镜下所见为轴突断裂结构改变。可与脑挫裂伤合并存在或继发脑水肿,使病情加重。主要表现为受伤当时立即出现的较长时间昏迷。是由广泛的轴索损害,皮层与皮层下中枢失去联系所致。若累及脑干,患者出现一侧或双侧瞳孔散大,对光反应消失,或同向凝视等。神志好转后,可因继发脑水肿而再次昏迷。

5.颅内血肿

颅内血肿是颅脑损伤中最多见、最危险、却又是可逆的继发性病变。其严重性在于引起颅内压增高导致脑疝危及生命,早期发现和及时处理可改善预后。根据血肿的来源和部位可分为:硬脑膜外血肿、硬脑膜下血肿和脑内血肿。根据血肿引起颅内压增高及早期脑疝症状所需时间分为:①急性型:72h内出现症状。②亚急性型:3天至3周出现症状。③慢性型:3周以上才出现症状。

(1)硬脑膜外血肿:是指出血积聚于颅骨与硬脑膜之间。与颅骨损伤有密切关系,症状取决于血肿的部位及扩展的速度。

1)意识障碍:可以是原发性脑损伤直接导致,也可由血肿本身导致颅内压增高、脑疝引起,前者较轻,最初的昏迷时间很短,与脑疝引起昏迷之间有一段意识清醒时间。后者常发生于伤后数小时至1~2d。经过中间清醒期,再度出现意识障碍,并渐次加重。如果原发性脑损伤较严重或血肿形成较迅速,也可不出现中间清醒期。少数患者可无原发性昏迷,而在血肿形成后出现昏迷。

2)颅内压增高及脑疝表现:出现头痛、恶心、呕吐剧烈、烦躁不安、淡漠、嗜睡、定向不准等症状。一般成人幕上血肿大于20mL,幕下血肿大于10mL,即可引起颅内压增高症状。幕上血肿者大多先经历小脑幕切迹疝,然后合并枕骨大孔疝,故严重的呼吸循环障碍常发生在意识障碍和瞳孔改变之后。幕下血肿者可直接发生枕骨大孔疝,瞳孔改变、呼吸骤停几乎同时发生。

(2)硬脑膜下血肿:硬脑膜下血肿是指出血积聚在硬脑膜下腔,是最常见的颅内血肿。急性硬脑膜下血肿症状类似硬脑膜外血肿,脑实质损伤较重,原发性昏迷时间长,中间清醒期不明显,颅内压增高与脑疝的其他征象多在伤后 1～3d 内进行性加重。由于病情发展急重,一经确诊应尽早手术治疗。慢性硬脑膜下血肿好发于老年人,大多有轻微头部外伤史,有的患者伴有脑萎缩、血管性或出血性疾病。由于致伤外力小,出血缓慢,患者可有慢性颅内压增高表现,如头痛、恶心、呕吐和视神经盘水肿等;血肿压迫症状,如偏瘫、失语和局限性癫痫等;有时可有智力下降、记忆力减退和精神失常。

(3)脑内血肿:有两种类型。①浅部血肿,出血均来自脑挫裂伤灶,少数与颅骨凹陷性骨折部位相应,好发于额叶和颞叶,常与硬脑膜下和硬膜外血肿并存。②深部血肿,多见于老年人,血肿位于白质深部,脑表面可无明显挫伤。临床表现以进行性意识障碍为主,若血肿累及重要脑功能区,可出现偏瘫、失语、癫痫等局灶症状。

(三)辅助检查

一般采用 CT、MRI 检查。脑震荡无阳性发现,可显示脑挫裂伤的部位、范围、脑水肿的程度及有无脑室受压及中线结构移位等;弥散性轴索损伤 CT 扫描可见大脑皮质与髓质交界处、胼胝体、脑干、内囊区域或三脑室周围有多个点状或小片状出血灶;MRI 能提高小出血灶的检出率;硬脑膜外血肿 CT 检查表现为颅骨内板与脑表面之间有双凸镜形或弓形密度增高影,常伴颅骨骨折和颅内积气;硬脑膜下血肿 CT 检查示颅骨内板下低密度的新月形、半月形或双凸镜形影;脑内血肿 CT 检查在脑挫裂伤灶附近或脑深部白质内见到圆形或不规则高密度血肿影,周围有低密度水肿区。

(四)诊断要点

患者外伤史、意识改变、瞳孔的变化、锥体束征,以及 CT、MRI 检查可明确诊断。

1. 非手术治疗

(1)脑震荡:通常无须特殊治疗。一般卧床休息 1～2 周,可完全恢复。适当给予镇痛、镇静等对症处理,禁用吗啡及哌替啶。

(2)脑挫裂伤:以非手术治疗为主。

1)一般处理:①静卧、休息,床头抬高,宜取侧卧位。②保持呼吸道通畅。③维持水、电解质、酸碱平衡。④应用抗生素预防感染。⑤对症处理。⑥严密观察病情变化。

2)防治脑水肿:是治疗脑挫裂伤的关键。可采用脱水、激素或过度换气等治疗对抗脑水肿、降低颅内压;吸氧、限制液体入量;冬眠低温疗法降低脑代谢率等。

3)促进脑功能恢复:应用营养神经药物,如 ATP、辅酶 A、细胞色素 C 等,以供应能量,改善细胞代谢,促进脑细胞功能恢复。

2. 手术治疗

(1)重度脑挫裂伤:经非手术治疗无效,颅内压增高明显甚至出现脑疝迹象时,应做脑减压术或局部病灶清除术。

(2)硬脑膜外血肿:一经确诊,立即手术,清除血肿。

（3）硬脑膜下血肿：多采用颅骨钻孔冲洗引流术，术后引流48～72h。

（4）脑内血肿：一般经手术清除血肿。

（5）常见手术方式：开颅血肿清除术、去骨瓣减压术、钻孔探查术、脑室引流术、钻孔引流术。

（五）护理评估

1.健康史

详细了解受伤过程，如暴力大小、方向、性质、速度、患者当时有无意识障碍，其程度及持续时间，有无中间清醒期、逆行性遗忘，受伤当时有无口鼻、外耳道出血或脑脊液外漏发生，是否出现头痛、恶心、呕吐等情况；初步判断是颅伤、脑伤或是复合损伤；同时应了解现场急救情况；了解患者既往健康状况。

2.目前身体状况

评估患者的症状和体征，了解有无神经系统病征及颅内压增高征象；根据观察患者意识、瞳孔、生命体征及神经系统体征的动态变化，区分脑损伤是原发的还是继发的；结合X线、CT以及MRI检查结果判断损伤的严重程度。

3.心理－社会状况

了解患者及家属对颅脑损伤及其术后功能恢复的心理反应，常见心理反应有焦虑、恐惧等；了解家属对患者的支持能力和程度。

（六）常见护理诊断/问题

1.清理呼吸道无效

清理呼吸道无效与脑损伤后意识障碍有关。

2.疼痛

疼痛与颅内压增高和手术切口有关。

3.营养失调/低于机体需要量

其与脑损伤后高代谢、呕吐、高热、不能进食等有关。

4.体温过高

体温过高与脑干损伤有关。

5.潜在并发症

潜在并发症为颅内压增高、脑疝及癫痫发作。

（七）护理目标

（1）患者意识逐渐恢复，生命体征平稳，呼吸道通畅。

（2）患者的疼痛减轻，舒适感增加。

（3）患者营养状态能够维持或接近正常水平。

（4）患者体温维持正常。

（5）患者颅内压增高、脑疝的早期迹象及癫痫发作能够得到及时预防、发现和处理。

（八）护理措施

1.现场急救

及时而有效的现场急救，在缓解致命性危险因素的同时（如窒息、大出血、休克等）为进一步治疗创造了有利条件,如预防或减少感染机会,提供确切的受伤经过。

(1)维持呼吸道通畅:颅脑损伤患者常有不同程度的意识障碍,失去正常的咳嗽反射和吞咽功能,呼吸道分泌物不能有效排除,舌根后坠可引起严重呼吸道梗阻。应及时清除口咽部分泌物、呕吐物,将患者侧卧或放置口咽通气道,必要时行气管切开,保持呼吸道畅通。

(2)伤口处理:单纯头皮出血,清创后加压包扎止血;开放性颅脑损伤应剪短伤口周围头发,伤口局部不冲洗,不用药;外露的脑组织周围可用消毒纱布卷保护,外加干纱布适当包扎,避免局部受压。若伤情许可宜将头部抬高以减少出血。尽早进行全身抗感染治疗及破伤风预防注射。

(3)防治休克:有休克征象者,应查明有无颅外部位损伤,如多发性骨折、内脏破裂等。患者平卧,注意保暖,及时补充血容量。

(4)做好护理记录:准确记录受伤经过、初期检查发现、急救处理经过及生命体征、意识、瞳孔、肢体活动等病情,为进一步处理提供依据。

2.病情观察

动态的病情观察是鉴别原发性与继发性脑损伤的重要手段。观察内容包括意识、瞳孔、生命体征、神经系统体征等。

(1)意识状态:意识障碍是脑损伤患者最常见的变化之一。通过意识障碍的程度可判断颅脑损伤的轻重;意识障碍出现的迟早和有无继续加重,可作为区别原发性和继发性脑损伤的重要依据。

传统意识分法:分为清醒、模糊、浅昏迷、昏迷和深昏迷五级。①意识清醒:正确回答问题,判断力和定向力正确。②意识模糊:为最轻或最早出现的意识障碍,因而也是最需要关注的,能简单回答问题,但不确切,判断力和定向力差,呈嗜睡状。③浅昏迷:意识丧失,对疼痛刺激有反应,角膜、吞咽反射和病理反射尚存,重的意识模糊与浅昏迷的区别仅在于前者尚能保持呼之能应或呼之能睁眼这种最低限度的合作;④昏迷:指痛觉反应已经迟钝、随意运动已完全丧失的意识障碍阶段,可有鼾声、尿潴留等表现,瞳孔对光反应与角膜反射尚存在。⑤深昏迷:对痛刺激无反应,各种反射消失,呈去皮质强直状态。

Glasgow 昏迷评分法:评定睁眼、语言及运动反应,以三者积分表示意识障碍程度,最高15分,表示意识清醒,8分以下为昏迷,最低3分。

(2)生命体征:生命体征紊乱是脑干受损征象。为避免患者躁动影响准确性,应先测呼吸,再测脉搏,最后测血压。颅脑损伤患者以呼吸变化最为敏感和多变,注意节律、深浅。若伤后血压上升,脉搏缓慢有力,呼吸深慢,提示颅内压升高,应警惕颅内血肿或脑疝发生;伤后,与意识障碍和瞳孔变化同时出现心率减慢和血压升高,为小脑幕切迹疝;枕骨大孔疝患者可未经明显的意识障碍和瞳孔变化阶段而突然发生呼吸停止。伤后早期,由于组织创伤反应,可出现中等程度发热;若累及间脑或脑干可导致体温调节紊乱,出现体温不升或中枢性高热。

(3)瞳孔变化:可因动眼神经、视神经以及脑干部位的损伤引起。正常瞳孔等大、圆形,在自然光线下直径3～4mm,直接、间接对光反应灵敏。伤后一侧瞳孔进行性散大,对侧肢体瘫痪伴意识障碍加重,提示脑受压或脑疝;伤侧瞳孔先短暂缩小继之散大,伴对侧肢体运动障碍,提示伤侧颅内血肿;双侧瞳孔散大、对光反应消失、眼球固定伴深昏迷或去皮质强直,多为原发性脑干损伤或临终表现。观察瞳孔时应排除某些药物、剧痛、惊骇等对瞳孔变化的影响。

(4)其他:观察有无脑脊液外漏、呕吐,有无剧烈头痛或烦躁不安等颅内压增高的表现或脑疝先兆。注意 CT 和 MRI 扫描结果及颅内压监测情况。

3.一般护理

(1)体位:抬高床头 15°～30°,以利脑静脉回流,减轻脑水肿。深昏迷患者取侧卧位或侧俯卧位,以利于口腔内分泌物排出。保持头与脊柱在同一直线上,头部过伸或过屈均会影响呼吸道通畅以及颈静脉回流,不利于降低颅内压。氧气吸入,做好气管插管、气管切开准备。

(2)营养与补液:及时、有效补充能量和蛋白质以减轻机体损耗。不能进食者在伤后 48h 后可行全胃肠外营养。评估患者营养状况,如体重、氮平衡、血浆蛋白、血糖、血电解质等,以便及时调整营养素供给量和配方。

(3)卧床患者基础护理:加强皮肤护理、口腔护理、排尿排便等生活护理,尤其是意识不清昏迷患者预防各种并发症的发生。

(4)根据病情做好康复护理:重型颅脑损伤患者生命体征平稳后要及早进行功能锻炼,可减少日后的并发症和后遗症,主要通过姿势治疗、按摩、被动运动、主动运动等。

4.高热患者的护理

高热可造成脑组织相对缺氧,加重脑损害,故须采取积极降温措施。常用物理降温法有冰帽,或头、颈、腋、腹股沟等处放置冰袋或冰水毛巾等。如体温过高物理降温无效或引起寒战时,需采用冬眠疗法。常用氯丙嗪、异丙嗪各 25mg 或 50mg 肌内注射或静脉滴注,用药 20min 后开始物理降温。降温速度以每小时下降 1℃为宜,降至肛温为 32～34℃较为理想。可每 4～6h 重复用药,一般维持 3～5d。低温期间应密切观察生命体征并记录,若收缩压低于 13.3kPa(100mmHg),呼吸次数减少或不规则时,应及时通知医生停止冬眠疗法或更换冬眠药物。观察局部皮肤、肢体末端和耳郭处血液循环情况,以免冻伤,并防止肺炎、压疮的发生。停用冬眠疗法时,应先停物理降温,再逐渐停冬眠药物。

5.颅内压增高的护理

见本章第三节。

6.脑室引流管的护理

对有脑室引流管患者护理时应注意:①应严格无菌操作。②引流袋最高处距侧脑室的距离为 10～15cm。③注意引流速度,禁忌流速过快,避免颅内压骤降造成危险。④控制脑脊液引流量,每日不超过 500mL 为宜。⑤注意观察脑脊液性状,若有大量鲜血提示脑室内出血,若为混浊则提示有感染。

(九)护理评价

(1)患者意识状态是否逐渐恢复,患者呼吸是否平稳,有无误吸发生。

(2)患者疼痛是否减轻。

(3)患者的营养状态如何,营养素供给是否得到保证。

(4)患者体温是否恢复正常。

(5)患者是否出现颅内压增高、脑疝以及癫痫发作等并发症,若出现是否得到及时发现和处理。

(十)健康指导

(1)康复训练：根据脑损伤遗留的语言、运动或智力障碍程度，制订康复训练计划，以改善患者生活自理能力以及社会适应能力。

(2)外伤性癫痫患者应定期服用抗癫痫药物，不能单独外出，以防发生意外。

(3)骨瓣去除患者应做好自我保护，防止因重物或尖锐物品碰撞患处而发生意外，尽可能取健侧卧位以防止膨出的脑组织受到压迫。3~6个月后视情况可作颅骨修补术。

第二节　脑疝

当颅腔内某分腔有占位性病变时，该分腔的压力大于邻近分腔，脑组织由高压力区向低压力区移位，导致脑组织、血管及脑神经等重要结构受压或移位，产生相应的临床症状和体征，称为脑疝。

根据移位的脑组织及其通过的硬脑膜间隙和孔道，可将脑疝分为以下常见的三类：①小脑幕切迹疝，又称颞叶疝，为颞叶的海马回、钩回通过小脑幕切迹被推移至幕下。②枕骨大孔疝，又称小脑扁桃体疝，为小脑扁桃体及延髓经枕骨大孔被推挤向椎管内。③大脑镰下疝，又称扣带回疝，一侧半球的扣带回经镰下孔被挤入对侧分腔。

脑疝是颅内压增高的危象和引起死亡的主要原因，常见的有小脑幕切迹疝和枕骨大孔疝。

一、病因与发病机制

1.外伤所致各种颅内血肿，如硬膜外血肿、硬膜下血肿及脑内血肿。

2.颅内脓肿。

3.颅内肿瘤尤其是颅后窝、中线部位及大脑半球的肿瘤。

4.颅内寄生虫病及各种肉芽肿性病变。

5.医源性因素，对于颅内压增高患者，进行不适当的操作如腰椎穿刺，放出脑脊液过多过快，使各分腔间的压力差增大，则可促使脑疝形成。

发生脑疝时，移位的脑组织在小脑幕切迹或枕骨大孔处挤压脑干，使脑干受压移位导致其实质内血管受到牵拉，严重时基底动脉进入脑干的中央支可被拉断而致脑干内部出血，出血常为斑片状，有时出血可沿神经纤维走行方向达内囊水平。同侧的大脑脚受到挤压会造成病变对侧偏瘫，同侧动眼神经受到挤压可产生动眼神经麻痹症状。钩回、海马回移位可将大脑后动脉挤压于小脑幕切迹缘上致枕叶皮层缺血坏死。移位的脑组织可致小脑幕切迹裂孔及枕骨大孔堵塞，使脑脊液循环通路受阻，颅内压增高进一步加重，形成恶性循环，使病情迅速恶化。

二、临床表现

(一)小脑幕切迹疝

1.颅内压增高

剧烈头痛，进行性加重，伴躁动不安，频繁呕吐。

2.进行性意识障碍

由于阻断了脑干内网状结构上行激活系统的通路,随脑疝的进展,患者出现嗜睡、浅昏迷、深昏迷。

3.瞳孔改变

脑疝初期由于患侧动眼神经受刺激导致患侧瞳孔变小,对光反射迟钝;随病情进展,患侧动眼神经麻痹,患侧瞳孔逐渐散大,直接和间接对光反射均消失,并伴上睑下垂及眼球外斜;晚期,对侧动眼神经因脑干移位也受到推挤时,则出现双侧瞳孔散大,对光反射消失,患者多处于濒死状态。

4.运动障碍

钩回直接压迫大脑脚,锥体束受累后,病变对侧肢体肌力减弱或麻痹,病理征阳性。脑疝进展时可致双侧肢体自主活动消失,严重时可出现去皮质强直状,这是脑干严重受损的信号。

5.生命体征变化

若脑疝不能及时解除,病情进一步发展,则患者出现深昏迷,双侧瞳孔散大固定,血压骤降,脉搏快弱,呼吸浅而不规则,呼吸、心跳相继停止而死亡。

(二)枕骨大孔疝

枕骨大孔疝是小脑扁桃体及延髓经枕骨大孔被挤向椎管中,又称小脑扁桃体疝。由于颅后窝容积较小,对颅内高压的代偿能力也小,病情变化更快。患者常有进行性颅内压增高的临床表现:头痛剧烈,呕吐频繁,颈项强直或强迫头位;生命体征紊乱出现较早,意识障碍、瞳孔改变出现较晚。因脑干缺氧,瞳孔可忽大忽小。由于位于延髓的呼吸中枢受损严重,患者早期即可突发呼吸骤停而死亡。

三、治疗要点

关键在于及时发现和处理。

(一)非手术治疗

患者一旦出现典型的脑疝症状,应立即给予脱水治疗,以缓解病情,争取时间。

(二)手术治疗

确诊后,尽快手术,去除病因,如清除颅内血肿或切除脑肿瘤等;若难以确诊或虽确诊但病变无法切除者,可通过脑脊液分流术、侧脑室外引流术或病变侧颞肌下、枕肌下减压术等降低颅内压。

四、急救护理

1.快速静脉输入甘露醇、山梨醇、呋塞米等强效脱水剂,并观察脱水效果。

2.保持呼吸道通畅,吸氧。

3.准备气管插管盘及呼吸机,对呼吸功能障碍者,行人工辅助呼吸。

4.密切观察呼吸、心跳、瞳孔的变化。

5.紧急做好术前特殊检查及术前准备。

第三节　颅内压增高症

　　颅内压增高是神经外科常见临床病理综合征,是颅脑损伤、脑肿瘤、脑出血、脑积水和颅内炎症等疾病引起颅腔内容物体积增加,导致颅内压持续在 2.0kPa 以上,并发头痛呕吐、视神经盘水肿等相应的综合征时,称为颅内压增高。如不及时诊断和解除引起颅内压增高的病因,或采取相应的缓解措施,患者将因意识丧失、呼吸抑制等脑疝综合征而死亡。

　　成人颅腔是由颅骨构成的半封闭体腔,颅腔内容纳脑组织、脑脊液和血液三种内容物,当儿童颅缝闭合后或成人颅腔的容积是固定不变的,约为 1400～1500mL。颅腔内的上述三种内容物,使颅内保持一定的压力,称为颅内压。由于颅内的脑脊液介于颅腔壁和脑组织之间,一般以脑脊液的静水压代表颅内压力,通过侧卧位腰椎穿刺或直接脑室穿刺测量来获得该压力数值,成人的正常颅内压为 0.7～2.0kPa,儿童的正常颅内压为 0.5～1.0kPa。临床上颅内压还可以通过采用颅内压监护装置,进行持续地动态观察。

　　正常颅内压可有小范围的波动,它与血压和呼吸关系密切,在血压收缩期颅内压略有增高,舒张期颅内压稍下降;呼气时压力略增,吸气时压力稍降。颅内压的调节除部分依靠颅内的静脉血被排挤到颅外血液循环外,主要是通过脑脊液量的增减来调节。当颅内压降低时,脑脊液的分泌则增加,而吸收减少,使颅内脑脊液量增多,以维持颅内压不变。相反,当颅内压增高时,脑脊液的分泌减少而吸收增多,使颅内脑脊液量减少,从而代偿增加的颅内压。脑脊液的总量占颅腔总容积的 10%,一般允许颅内增加的临界容积约为 5%,以应付正常生理状态下颅内空间的变化,如果超过此范围,颅内压则开始增高。当颅腔内容物体积增大或颅腔容量缩减超过颅腔容积的 8%～10%,生理调节能力失调,则会产生严重的颅内压增高。

一、病因与发病机制

(一)病因

1. 颅内占位性病变

如颅内肿瘤、血肿、脓肿等,使颅内空间相对变小。

2. 脑积水

交通性或非交通性的脑积水造成脑脊液过多,是形成颅内压增高的原因。

3. 脑水肿

脑组织损伤、炎症、缺血缺氧及中毒,均可引起严重脑水肿,导致颅内压增高。

4. 脑循环血量的异常

血液中 $PaCO_2$ 上升,脑血管扩张,脑循环血量增多,导致颅内压增高。

5. 先天性畸形

如颅底凹陷征、狭颅征,使颅腔容积变小。

6. 大片凹陷性骨折

使颅腔变小。

（二）发病机制

1.影响颅内压增高的因素

（1）年龄：婴幼儿及小儿的颅缝未闭合或尚未牢固融合，或老年人由于脑萎缩，使颅内的代偿空间增多，均可使颅腔的代偿能力增加，从而缓和或延迟了病情的进展。

（2）病变的进展速度：Langlitt1965年用狗做颅腔内容物的体积与颅内压之间的关系的实验，得出颅内压力与体积之间的关系是指数关系，两者之间的关系可以说明一些临床现象，如当颅内占位性病变时，随着病变的缓慢增长，可以长期不出现颅内压增高症状，一旦由于代偿功能失调，颅内压急剧上升，则病情将迅速发展，往往在短期内即出现颅内高压危象或脑疝。

（3）病变部位：在颅脑中线或颅后窝的占位性病变，容易阻塞脑脊液循环通路导致颅内压增高症状；颅内大静脉窦附近的占位性病变，由于早期即可压迫静脉窦，引起颅内静脉血液的回流或脑脊液的吸收障碍，使颅内压增高症状亦可早期出现。

（4）伴发脑水肿的程度：脑寄生虫病、脑脓肿、脑结核、脑肉芽肿等由于炎症性反应均可伴有明显的脑水肿，早期即可出现颅内压增高的症状。

（5）全身系统性疾病：其他系统的严重病变如尿毒症、肝昏迷、毒血症、肺部感染、酸碱平衡失调等都可引起继发性脑水肿致颅内压增高。高热可加重颅内压增高的程度。

2.颅内压增高的后果

颅内压持续增高，可引起一系列中枢神经系统功能紊乱和病理变化。主要病理改变包括：

（1）脑血流量的降低：正常成人每分钟约有1200mL血液进入颅内，并能自动调节。

脑的灌注压（CPP）＝平均动脉压（MAP）－颅内压（ICP），正常值为 $9.3\sim12kPa$（$70\sim90mmHg$），脑血管阻力为 $0.16\sim0.33kPa$（$1.2\sim2.5mmHg$），此时脑血管的自动调节功能良好。如因颅内压增高而引起的脑灌注压下降，可通过血管扩张，以降低血管阻力的自动调节反应，维持脑血流量的稳定。如果颅内压不断增高使脑灌注压低于 $5.3kPa$（$40mmHg$）时，脑血管自动调节功能失效，脑血流量随之急剧下降，就会造成脑缺血缺氧。当颅内压升至接近平均动脉压水平时，颅内血流几乎完全停止，患者就会处于严重的脑缺血缺氧状态，最终出现脑死亡。

（2）脑疝：参见本章第二节。

（3）脑水肿：颅内压增高可直接影响脑的代谢和血流量，从而产生脑水肿，使脑的体积增大，进而加重颅内压增高。颅内压增高使脑血流量降低，造成脑组织缺血缺氧，加重脑水肿，进而加重颅内压增高，引发脑疝，使脑组织移位，压迫脑干，导致脑干功能衰竭（呼吸、循环衰竭）。

（4）库欣综合征：颅内压急剧升高时，患者出现血压升高（全身血管加压反应）、心跳和脉搏减慢、呼吸节律紊乱及体温升高等各项生命体征发生变化，这种变化即称库欣反应。多见于急性颅内压增高病例。

（5）胃肠功能紊乱：部分颅内压增高患者，可首先表现为胃肠功能紊乱，出现呕吐、胃及十二指肠溃疡、出血和穿孔等，这与颅内压增高引起下丘脑自主神经中枢功能紊乱有关。

（6）神经性肺水肿：有 $5\%\sim10\%$ 的急性颅内压增高病例出现，表现为呼吸急促、痰鸣，并有大量泡沫状血性痰。这与下丘脑、延髓受压导致 α－肾上腺能神经活性增强有关。

二、临床表现

(一)头痛

头痛是颅内压增高最常见的症状之一，以早晨或晚间较重，部位多位于额部及颞部，可从颈枕部向前放射至眼眶。头痛程度可随颅内压的增高而进行性加重。当用力、咳嗽、喷嚏、弯腰或低头活动时常使头痛加重。头痛性质以胀痛和撕裂痛为多见。

(二)恶心、呕吐

头痛剧烈时，可伴有恶心和呕吐。呕吐呈喷射性，易发生于饭后。呕吐后头痛可有所缓解，患者常因此而拒食，反复呕吐可导致水、电解质紊乱和体重减轻。

(三)视神经盘水肿

视神经盘水肿因视神经受压、眼底静脉回流受阻引起，这是颅内压增高的重要客观体征之一。表现为视神经乳头充血，边缘模糊不清，中央凹陷消失，视网膜静脉怒张。若视神经盘水肿长期存在，则视盘颜色苍白，视力减退，视野向心缩小，称为视神经继发性萎缩。患者常有一过性的视力模糊，即使此时颅内压增高得以解除，往往视力的恢复也并不理想，甚至继续恶化直至失明。

以上三者是颅内压增高的典型表现，称之为颅内压增高"三主征"。其中视神经盘水肿是诊断颅内压增高的重要客观体征。

(四)意识障碍及生命体征变化

颅内压增高的初期意识障碍可出现嗜睡、反应迟钝等。持续及严重的颅内压增高，会出现昏睡、昏迷，伴有瞳孔散大、对光反应消失、脑疝、去皮质强直。患者可伴有典型的生命体征变化，即血压升高，尤其是收缩压升高，脉压增大、脉搏缓慢，洪大有力、呼吸深慢等。

(五)其他症状和体征

颅内压增高还可引起一侧或双侧外展神经麻痹或复视、头晕、猝倒等。小儿颅内压增高时可有头皮静脉怒张、头颅增大、颅缝增宽或分离、前囟饱满。

三、实验室及其他检查

(一)头颅 X 线断层扫描(CT)及磁共振成像(MRI)

目前 CT 是诊断颅内占位性病变的首选辅助检查措施。在 CT 不能确诊的情况下，可进一步行 MRI 检查，以利于确诊。可见脑沟变浅，脑室、脑池缩小或脑结构变形等，通常能显示病变的位置、大小和形态。

(二)脑血管造影或数字减影血管造影

脑血管造影或数字减影血管造影主要用于疑有脑血管畸形或动脉瘤等疾病的检查。

(三)头颅 X 线摄片

颅内压增高时，可见脑回压迹增多、加深，鞍背骨质稀疏及蝶鞍扩大，颅骨的局部破坏或增生等，小儿可见颅骨骨缝分离。X 线片对于诊断颅骨骨折，垂体瘤所致蝶鞍扩大以及听神经瘤引起内听道孔扩大等具有重要价值。

(四)腰椎穿刺

腰穿可在取脑脊液检查的同时测量颅内压力。但对有明显颅内压增高症状和体征的患者禁忌腰穿，因腰穿时可能引发脑疝。

四、治疗要点

根本的治疗方法是去除颅内压增高的病因,如切除颅内肿瘤、清除血肿、控制颅内感染等。如病因未查明或一时不能解除病因者可作对症治疗。

(一)非手术治疗

1. 脱水治疗

使用脱水药物以减少脑组织中的水分,从而缩小脑体积,同时限制水、钠的输入量,降低颅内压。

2. 激素治疗

肾上腺皮质激素能改善毛细血管通透性,防治脑水肿。

3. 冬眠低温治疗

冬眠低温治疗法可以降低脑的代谢及脑组织耗氧量,减少脑水肿的发生和发展,从而降低颅内压。

4. 辅助过度换气

辅助过度换气的目的是使体内的 CO_2 排出,增加血氧分压,减少脑血流量,使颅内压相应下降。

(二)手术治疗

主要施行手术减压。

(1)开颅切除病变组织。

(2)颅骨切除术。

(3)建立脑脊液引流系统:①内引流:脑室心房分流及脑室腹腔分流。②外引流:脑室引流,脑室穿刺引流脑脊液至体外,可以暂时降低颅内压,以便进一步施行手术治疗。

五、护理评估

(一)健康史

了解有无脑外伤、颅内炎症、脑肿瘤及高血压、脑动脉硬化病史,初步判断颅内压增高的病因;评估患者有无合并其他系统疾病,有无呼吸道梗阻、便秘、剧烈咳嗽、癫痫等导致颅内压骤升的因素。

(二)目前身体状况

1. 症状和体征

患者头痛的性质、程度、持续时间;有无喷射性呕吐;患者有无意识障碍、视力障碍;患者的生命体征的变化等。

2. 辅助检查

CT 及 MRI 检查结果;监测患者的电解质、血气分析,评估患者有无水、电解质、酸碱平衡紊乱。

3. 心理—社会状况

评估颅内压增高患者有无因头痛、呕吐等不适引起的烦躁不安、焦虑、紧张等心理反应,同时要了解患者及家属对疾病的认知程度、家庭经济状况和社会支持情况。

六、常见护理诊断/问题

(一)疼痛

疼痛与颅内压增高有关。

(二)脑组织灌注量改变

脑组织灌注量改变与颅内压增高有关。

(三)体液不足

体液不足与颅内压增高引起剧烈呕吐及应用脱水剂有关。

(四)有受伤的危险

受伤与意识障碍、视力障碍有关。

(五)潜在并发症

潜在并发症为脑疝。

七、护理目标

1.患者主诉头痛减轻,舒适感增加。

2.脑组织灌注正常,去除引起颅内压骤增的因素。

3.体液保持平衡,生命体征平稳,尿比重在正常范围,无脱水症状和体征。

4.患者无意外受伤情况的发生。

5.患者发生脑疝征象能够被及时发现和处理。

八、护理措施

(一)一般护理

1.体位

抬高头部 15°～30°,即使患者有休克情况也不可采取垂头仰卧式。头、颈应呈一直线,利于颅内静脉回流,减轻脑水肿。

2.吸氧

持续或间断吸氧,改善脑缺氧,使脑血管收缩,降低脑血流量,减轻脑水肿。

3.控制液体摄入量

补液量应以能维持出入量的平衡为度,一般每天不超过 2000mL,且保持尿量在 600mL 以上。注意补充电解质并调节酸碱平衡,防止水电解质紊乱。

4.病情观察

密切观察患者的意识状态、生命体征、瞳孔等变化,持续监测颅内压及其波型变化,警惕脑疝的发生。

5.生活护理

做好口腔、皮肤的护理工作,注意饮食调整,适当限制钠盐,保护患者,防止受伤。

(二)防止颅内压骤然升高的护理

1.保持安静

绝对卧床休息,尽量减少搬运患者次数,急需搬运时,动作要轻,头部相对固定,坐起时勿用力过猛。限制患者家属探视,避免情绪激动,以免颅内压骤然升高。

2.避免胸膜腔内压或腹内压上升

胸内压或腹内压上升会间接导致脑血液回流受阻而产生颅内压增高。

(1)尽可能的预防患者的摒气动作,保持大便通畅。颅内压增高引起的头痛致自主神经功能紊乱,抑制规律性排便活动;恶心、呕吐及脱水药物的应用,导致患者不同程度的脱水,引起便秘。鼓励患者多吃蔬菜与水果预防便秘,对已形成便秘者可用开塞露1～2支,或用少量高渗液(如500g/L甘油盐水50mL)行低位、低压灌肠,禁止大量灌肠,以免颅内压骤然增高。

(2)保持呼吸道通畅:及时清除呼吸道分泌物和呕吐物;舌根后坠者可托起下颌或放置口咽通气道;对意识不清的患者及排痰困难者,行气管切开术。

(3)避免剧烈咳嗽:避免并及时治疗感冒、咳嗽。

(4)避免髋关节长期屈曲。

(5)指导患者翻身时行呼气动作。

(6)及时控制癫痫发作:癫痫发作可加重脑缺氧及脑水肿,应遵医嘱定时定量给予抗癫痫药物,一旦发作应及时给予抗癫痫及降颅内压处理。

(三)症状护理

1.高热

高热可使机体代谢率增高,加重脑缺氧。应采取一些降低体温的护理措施。

(1)定时测量体温。

(2)减少盖被。

(3)按医嘱给予退热药。

(4)在表浅的大血管处直接用冷敷可加速降温,可在腋下及腹股沟使用冰袋。

(5)必要时给予冬眠疗法。

2.头痛

头痛适当应用止痛剂,但禁用吗啡、哌替啶(杜冷丁),以免抑制呼吸中枢。

3.躁动

寻找原因给予及时处理,切忌强制约束,以免患者挣扎使颅内压增高。

(四)脱水治疗的护理

应用高渗性和利尿性脱水剂,增加水分的排除,达到降低颅内压的目的,如高渗性脱水剂20%甘露醇250mL,快速静脉滴注,每天2～4次;50%葡萄糖60～100mL,静脉推注,每天4～6次;同时使用利尿脱水剂,如呋塞米(速尿)20～40mg,静脉推注。过多应用呋塞米可引起电解质紊乱、血糖升高;甘露醇最好在颅内压监测指标指导下应用,防止发生低颅压,用药期间注意观察用药反应和效果,并及时记录。

(五)激素治疗的护理

肾上腺皮质激素通过稳定血脑屏障,可预防和缓解脑水肿。常选用地塞米松5～10mg,静脉注射或静脉滴注,每天1～2次;氢化可的松100mg,静脉滴注,每天1～2次。由于激素有引起消化道应激性溃疡出血、增加感染机会等不良反应,按医嘱用药时注意观察。

九、护理评估

1.患者是否主诉疼痛减轻。

2.患者颅内压增高症状是否得到缓解,头痛是否减轻,意识状态是否改善。

3.患者生命体征是否平稳,水、电解质是否平衡,尿量及尿比重是否正常。

4.患者是否发生外伤。

5.患者是否出现脑疝迹象,如果出现是否得到及时发现和处理。

十、健康指导

1.饮食应清淡,不宜过多摄入钠盐。

2.保持乐观情绪,维持稳定血压。

3.保持大便通畅,防止便秘,避免用力排便。

4.防止呼吸道感染,避免剧烈咳嗽。

5.癫痫小发作时应积极治疗,防止癫痫大发作。

第四节　高血压脑出血

一、概述

脑实质内的出血称为脑出血,可来源于脑内动脉、静脉或毛细血管的坏死、破裂但以动脉出血最为多见而重要。在所有脑卒中患者中脑出血占 10%～20%,脑出血患者中 80% 发生于大脑半球其余 20% 发生于脑干和小脑。

二、临床表现

脑出血常发生于 50 岁以上的患者,多有高血压病史。在活动中或情绪激动时突然起病,少数在安静状态下发病。患者常突感头痛、头胀,随之呕吐,可很快出现意识和神经功能障碍,并进行性加重。发病时血压常明显升高常超过 22.6/13.3kPa(200/100mmHg)。临床表现的轻重主要取决于出血量和出血部位。

出血部位的临床表现:

(一)基底节区

1.内囊

"三偏"征,即病灶对侧偏瘫、偏身感觉障碍和同向性偏盲。可伴失语或吞咽困难。

2.丘脑

"三偏"征,可出现"落日"眼,病灶对侧的偏身感觉障碍、运动障碍,可出现精神障碍。由于靠近第三脑室,症状易反复,持续性顽固高热等。

(二)脑叶

1.额叶

可有前额痛、呕吐、对侧偏瘫和精神障碍,优势半球出血可有运动性失语。

2.顶叶

对侧感觉障碍,对侧下象限盲,优势半球出血可有混合性语。

3.颞叶

对侧中枢性面舌瘫及以上肢为主的瘫痪,对侧上象限盲,优势半球出血可有感觉性或混合性失语,还可有精神症状。

4.枕叶

对侧同向性偏盲,可有一过性黑矇和视物变形。

（三）脑桥

突发头痛、呕吐、眩晕、复视、交叉性瘫痪或偏瘫、四肢瘫等大量出血为立即昏迷、针尖样瞳孔、应激性溃疡、中枢性顽固高热、不规则呼吸、早期出现呼吸困难,可在数小时内死亡。

（四）小脑

突发眩晕、共济失调、频繁呕吐、后枕部剧烈疼痛。出血量小时可有眼球震颤、一侧周围性面瘫。出血量大时小脑蚓部出血短时间内可出现急性脑积水、颅内压增高,多在 48h 内枕大孔疝而死亡。

（五）脑室

出血量小时,突发头痛、呕吐、脑膜刺激征（＋）、皮肤发紫或苍白等。大量出血可很快进入昏迷症状、四肢瘫痪、瞳孔先缩小随后散大、高热、血压不稳、呼吸深大、去大脑强直、迅速死亡。

三、治疗原则

发生脑出血的患者首先应加强卒中急性期的一般处理。同时,根据病情采取以下治疗。

1.保持安静,防止继发性出血。

2.积极抗水肿,降低颅内压,保存个体维持生命。

3.尽早康复治疗,降低致残率。

4.调整血压,改善循环,加强护理防止并发症。

四、护理要点

（一）常规护理

绝对卧床休息 4 周,抬高床头 15°～30°,以促进脑部静脉回流,减轻脑水肿;取侧卧位或平卧头侧位防止呕吐物反流引起误吸。避免不必要的搬动,保持病房安静。翻身时,注意保护头部避免咳嗽和用力排便。

（二）专科护理

1.症状护理

（1）对神志不清、躁动或有精神症状的患者,应加床栏保护,适当约束,防止跌伤。

（2）保持呼吸道通畅。及时清除口鼻分泌物,协助患者轻拍背部,促进痰痂的脱落排出,急性期应避免刺激咳嗽必要时给予负压吸痰、吸氧、定时雾化吸入。

（3）协助患者完成生活护理。按时翻身,保持床单干燥整洁,保持皮肤清洁卫生,预防压疮的发生;如有闭眼障碍的患者应涂眼膏用纱布覆盖眼睑以保护角膜;昏迷及鼻饲患者应做好口腔护理,2 次/天。有大小便失禁的及时用温水擦洗外阴及臀部,保持皮肤清洁、干燥。

（4）有吞咽障碍的患者,应留置胃管,鼻饲流质饮食。防止食物呛入气管引起窒息或吸入性肺炎。

（5）注意保持瘫痪肢体功能位,防止足下垂,被动运动关节和按摩患肢,防止手足挛缩、变形及神经麻痹,病情稳定后应尽早开始肢体功能锻炼和语言康复训练以促进神经功能的早日康复。

(6)中枢性高热的患者先行物理降温,如温水擦浴、酒精擦浴、冰敷等效果不佳时可给予退热药,并注意监测和记录体温。

2.用药护理

(1)颅内高压使用20%甘露醇静脉滴注脱水时,要保证绝对快速输入,防止药液外漏,并注意尿量与血电解质的变化,尤其应注意有无低血钾发生。

(2)严格遵医嘱服用降压药,不可骤停或自行更换亦不宜同时服用多种降压药,避免血压骤降或过低致脑供血不足。

(3)地塞米松消除脑水肿时,易诱发上消化道应激性溃疡,应观察有无呃逆、上腹部饱胀不适、胃痛、呕血、便血等,注意胃内容物或呕吐物的性状以及有无黑便必要时做隐血试验检查。

(4)躁动不安的患者可根据病情给予小量镇静、镇痛药;有抽搐发作时,可用地西泮静脉缓慢注射,或苯妥英钠口服。

3.病情观察

密切观察病情、生命体征、神志、瞳孔的变化,及早发现脑疝的先兆表现。

告知药物的作用与用法注意观察药物的疗效及不良反应。

五、健康教育

(一)心理指导

(1)急性期患者生命垂危,家属着急,应主动关心患者及家属详细介绍病情及预后,消除其紧张、焦虑心理,告知合理安排陪护与探视,保持病室环境安静的重要性。减少一切不良刺激,使其树立信心,积极配合抢救与治疗。

(2)恢复期患者常因生活不能自理而出现悲观抑郁或功能锻炼急于求成的心理,应正确引导患者循序渐进,持之以恒确保情绪稳定。

(二)饮食指导

(1)急性期应给予高蛋白、高维生素、高热量饮食。

(2)限制钠盐摄入量(少于3g/d),钠潴留会加重脑水肿。

(3)食物温度适宜,过热可能烫伤口腔黏膜过冷易导致腹泻影响吸收。

(4)对于尚能进食者喂饭喂水时不宜过急,遇呕吐或反呛时应暂停进食,防止食物呛入气管引起窒息或吸入性肺炎。

(5)昏迷不能进食者鼻饲流质4～5次/天,200～300mL/次流质应煮沸消毒冷却后再喂,做好鼻饲管的护理。

(6)恢复期患者予以清淡、低盐、低脂、适量蛋白质、高维生素、高纤维素食物。保持大便通畅,体胖者应适当减轻体重,减少热量摄入,忌食纯糖。

(三)休息、活动指导

(1)急性期应绝对卧床休息(4～6周),不宜长途运送及过多搬动。翻身时应保护头部,动作轻柔得体,以免加重出血。

(2)神志不清、躁动者加护栏并适当约束,防止跌伤。抬高床头15°～30°,减少脑的血流量,减轻脑水肿。

(3)昏迷患者平卧头偏向一侧,取下活动性假牙,以防误吸确保呼吸道畅通。

(4)生命体征平稳后应开始在床上、床边、下床的主动训练,时间从 5~10 分/次开始,渐至 30~45 分/次如无不适可做 2~3min/d,不可过度用力。

(四)护理方法指导

1.昏迷患者确保呼吸道通畅

防止舌后坠阻塞呼吸道,必要时置口咽通气管,呼吸节律或深度改变时,应做好气管插管或气管切开、吸痰等准备,防止呕吐物堵塞呼吸道,或因误吸而致肺部感染。取掉假牙,保持口腔清洁。

2.出院指导

避免情绪激动,去除不安、恐惧、愤怒、忧虑等不利情绪,保持心情舒畅。饮食清淡,多吃含水分、含纤维素的食物多食,蔬菜、水果,忌烟酒及辛辣等刺激性强的食物。生活要有规律,养成定时排便的习惯,切忌大便时用力过度和憋气。避免重体力劳动,坚持做保健体操、打太极拳等适当的锻炼,注意劳逸结合。

康复训练过程艰苦而漫长(一般 1~3 年,长者终生伴随),需要有信心、耐心、恒心,应在康复医生指导下循序渐进,持之以恒。定期测量血压、复查病情,及时治疗可能并存的动脉粥样硬化、高脂血症、冠心病等。

第五节　颅内动脉瘤

一、概述

颅内动脉瘤是指脑动脉内腔的局限性异常扩大造成动脉壁的一种瘤状突出,颅内动脉瘤多因脑动脉管壁局部的先天性缺陷和腔内压力增高的基础上引起囊性膨出,是造成蛛网膜下隙出血的首位病因。主要见于中年人(30~60 岁),青年较少。动脉瘤居于脑血管意外患者中的第三位仅次于脑血栓形成及高血压脑出血。

(一)分类与级别

5%的动脉瘤直径(d)<0.5cm,巨型占 7.8%。

动脉瘤分类与级别:

(1)小动脉瘤 d<0.5cm;

(2)一般动脉瘤 0.5cm≤d<1.5cm;

(3)大型动脉瘤 1.5cm≤d<2.5cm;

(4)巨型动脉瘤 d≥2.5cm。

(二)病因及发病机制

1.病因

先天因素占 35%、动脉硬化占 27%、感染占 15%、创伤占 10%、其他占 5%。

2. 发病机制

高血压是导致动脉瘤逐渐扩大的一个重要后天因素,动脉瘤扩大破裂后,周围很快形成一个纤维蛋白保护膜,此膜在3周后逐渐增厚,并且有毛细血管增生,形成新的瘤壁,而新生毛细血管亦可破裂出血,这一过程亦被认为是巨大动脉瘤形成的一种新机制。在出血后1～2周,纤溶现象亢进,使破裂处纤维网脆弱,血凝块液化,由于此时动脉壁破裂口的纤维化尚不牢固,故容易发生再出血。

二、临床表现

(一)动脉瘤的级别与临床症状

一级:无症状,或有轻微头痛和颈项强直

二级:头痛较重,颈强直,除脑神经麻痹外,无其他神经症状

三级:轻度意识障碍、躁动不安和轻度脑症状

四级:昏迷、偏瘫,早期去大脑强直和自主神经障碍

五级:深昏迷、去大脑强直,濒危状态

(二)动脉瘤非出血症状

动脉瘤本身对邻近神经、血管的压迫而致多与动脉瘤的体积和部位有关。

颈内动脉海绵窦段动脉瘤:前额和眼部疼痛、血管杂音、突眼、眼运动障碍

颈内-后交通动脉瘤:出现动眼神经受压的表现

大脑中动脉动脉瘤:偏瘫、失语、抽搐

大脑前动脉-前交通动脉瘤:精神症状、单侧或双侧下肢瘫痪和意识障碍

大脑后动脉瘤:同向偏盲、Weber综合征和第Ⅲ脑神经麻痹

椎基底动脉瘤:不对称的瘫痪,甚至可出现吞咽困难、声音嘶哑

三、辅助检查

(1)确定有无蛛网膜下隙出血。出血急性期,CT确诊阳性极高安全迅速可靠。

(2)MRA可提示不同部位动脉瘤常用于颅内动脉瘤筛选。三维CT可从不同角度了解动脉瘤与载瘤动脉的关系。

(3)脑血管造影是确诊颅内动脉瘤必需的检查方法,对判明动脉瘤的准确位置、形态、内径、数目、血管痉挛和确定手术方案都十分重要。

四、治疗原则

(一)非手术治疗

防治再出血,降低颅内压,减少并发症,治疗原发病和预防复发。

1. 一般处理

保持生命体征稳定,保持气道通畅,维持稳定的呼吸、循环系统功能。避免用力和情绪波动,保持大便通畅。其他对症支持治疗:包括维持水、电解质平衡,给予高纤维、高能量饮食,加强护理注意预防尿路感染和吸入性肺炎等。

2. 防止再出血

绝对卧床休息4～6周。出血后颅内压增高,血压降得过低会造成脑灌注不足而引起损害通常降低10%～20%即可,高血压患者则降低收缩压原有水平的30%～35%,同时注意观察

病情,有头晕、意识恶化等缺血症状,应予适当回升。使用脱水剂,如甘露醇、呋塞米、甘油果糖或甘油氯化钠,也可以酌情选用清蛋白。

3.脑血管痉挛防治

应在破裂动脉瘤的早期管理阶段即开始防治脑血管痉挛,维持正常循环血容量,避免低血容量。早期使用口服或静脉泵入尼莫地平改善患者预后。

4.脑积水的处理

有的因小的血肿或凝血块阻塞室间孔或大脑导水管,引起急性脑积水而出现意识障碍,需做紧急的脑室引流。

5.癫痫的防治

可在早期,对患者预防性应用抗惊厥药。

(二)手术治疗

1.动脉瘤颈夹闭或结扎

手术目的在于阻断动脉瘤的血液供应,避免发生再出血;保持载瘤及供血动脉继续通畅,维持脑组织正常血运。

2.动脉内栓塞治疗

自动脉内插管至动脉瘤开口处,将动脉瘤用球囊或弹簧栓等将动脉瘤闭塞,以达到治疗目的。

3.载瘤动脉夹闭及动脉瘤孤立术

在颅内夹闭载瘤动脉。夹闭后降低及改变血流冲击强度及方向,降低动脉瘤内的压力,促使瘤内血栓形成,而使动脉瘤得到治愈。动脉瘤孤立术则是把载瘤动脉在瘤的远端及近端同时夹闭,使动脉瘤孤立于血循环之外,而不再出血。

五、护理要点

(一)术前护理

1.病情观察及护理

观察血压、意识、瞳孔、生命体征、尿量和肢体活动情况。昏迷患者注意观察皮肤状况并加强护理。绝对卧床休息、保持病室安静,减少探视避免各种不良刺激,如用力排便、咳嗽、情绪激动,防止因躁动不安而使血压升高,增加再出血的可能。伴有癫痫者保持呼吸道通畅、吸氧,遵医嘱给予抗癫痫药,尿失禁留置导尿管,并做好护理。

脑血管造影后的护理:观察股动脉伤口敷料情况。拔管后按压局部伤口 4~6h,先用手压2h,再用沙袋压 4h,压力要适度,以不影响下肢血液循环为宜。观察双侧足背动脉搏动、体温及末梢血运情况。嘱患者穿刺侧肢体伸直,24h 制动,不可弯曲。

2.心理护理

对神志清醒者讲解手术的必要性、手术方式,鼓励患者表达自身感受,对个体情况进行有针对性的心理护理,术前做好患者及其家属的心理护理,使他们了解手术的目的和意义,了解术前准备的内容,以达到配合好手术的目的。

3.营养的护理

给予高蛋白、高维生素、低脂肪、清淡易消化食物,不能进食者遵医嘱静脉补液或鼻饲,保持大便通畅。避免增加腹压及反射性的增加颅内压而引起颅内动脉瘤破裂。

4.术前常规准备

术前抗生素皮试,术晨遵医嘱带入术中用药。协助完善相关术前检查:心电图、B超、出凝血试验。胃肠道准备:术前 8h 禁饮禁食,术晨更换清洁病员服,术前 2h 剃头建立静脉通道。

(二)术后护理

(1)病情观察及一般护理:了解麻醉和手术方式、术中情况、持续低流量吸氧、心电监护,专人 24h 严密监测生命体征及瞳孔的大小、对光反射,动态观察意识变化。特别注意血压的变化,动脉应保持略偏高水平,以增加脑血管的灌流量。

术后常规给尼莫地平静脉泵入,减少因脑血管痉挛而致脑血流量不足。避免一切可以引起颅内压增高的因素,如情绪激动、精神紧张、剧烈运动、用力排便或咳嗽等。做好口腔护理、尿管护理、定时翻身、雾化、保持患者清洁等工作。

(2)绝对卧床,穿刺侧肢体严格制动,保持伸直,局部给弹力绷带加压包扎,严密观察穿刺肢足背动脉搏动及下肢温度、颜色和末梢血运行情况,观察穿刺局部有无渗血及血肿、淤斑形成。清醒后抬高床头 30°,可改善颈静脉回流和降低颅内压。头部应处于中间位,避免转向两侧。

(3)各管道观察及护理:保持通畅,妥善固定。

(4)饮食护理:术后当天禁食,第 2d 可进半流质饮食,以后逐渐过渡到普食;昏迷者于第 2d 留置胃管,给予管喂流质饮食。以高蛋白、高维生素、低糖、清淡易消化食物为宜。

(5)癫痫的护理:减少刺激,防止癫痫发作,持续床挡保护,备好抢救用药,防止意外发生,尽量将癫痫发作时的损伤减少到最小。

(6)对肢体神经功能障碍者,应早期行患侧肢体的屈伸主动或被动功能锻炼,促进肢体功能恢复。

(7)并发症的预防及护理:

动脉瘤再次破裂出血:多因血压骤升,栓塞不全引起,因此术后多食粗纤维饮食,保持大便通畅避免情绪激动、剧烈咳嗽是防止血压骤升的主要措施之一。其次需严密观察血压,如出现头痛剧烈、频繁呕吐、意识加深,应立即通知医师,急诊行头颅 CT 检查,若提示脑出血应做好开颅手术准备。

穿刺部位血肿:由于栓塞术中应用肝素,加压包扎不牢可产性局部血肿,回病房后应保持穿刺侧肢体伸直制动、密切观察穿刺处敷料有无渗血,足背动脉搏动情况肢体颜色、温度、有无肿胀、感觉有无麻木等。

脑血管痉挛:意识加深,神经废损加重,使用钙离子拮抗剂,如尼莫同。

3H 疗法:扩容、升压、血液稀释。

六、健康教育

1.清淡易消化饮食 3 个月后复查。

2.肢体瘫痪者,保持肢体功能位,由被动锻炼到主动锻炼;失语者训练患者锻炼发音,由简单的字到词组,再到简单的句子。

3.自我保健,保持稳定的情绪、保持大便通畅、保持良好的生活习惯,活动规律、睡眠充足、劳逸结合等。

第六节　脑动静脉畸形

一、概述

脑动静脉畸形是胎儿期脑血管形成异常的先天性疾患是由一团动脉、静脉及动脉化的静脉样血管组成,动脉直接与静脉交通其间无毛细血管。动静脉畸形的出血与其体积的大小及引流静脉的数目、状态有关。中型、小型(4cm)的容易出血,引流静脉少、狭窄或缺乏正常静脉引流者容易发生出血。

二、临床表现

动静脉畸形常无症状,除非突然出现癫痫、出血或顽固性头痛时才被发现。

(一)出血

可发生在孕、产期妇女,也可发生在正常活动时,出血常为脑实质、脑室内和蛛网膜下隙出血,出血前常可出现头痛、癫痫和某些局灶体征。

(二)癫痫

一般为癫痫大发作和局灶性癫痫。

(三)头痛

常为持续性、反复发作性头痛。

(四)局灶症状

1.额叶

常出现癫痫大发作,智力、情感障碍,偏瘫。

2.颞叶

癫痫、幻视、幻嗅、命名性失语、听觉性失语。

3.顶叶

局灶性癫痫、感觉障碍、失读、失用、计算力障碍、偏盲、幻视、空间定向障碍。

4.基底节

震颤、不自主运动、肢体笨拙、运动增多综合征等,出血后也可出现偏瘫等症状。

5.脑桥及延髓动静脉畸形

颈痛、恶心、呕吐、锥体束征、共济失调、脑神经麻痹。

6.其他症状

精神症状、眼球突出、血管杂音。

三、治疗原则

供血动脉结扎术;动静脉畸形摘除术;栓塞术;立体定位像、放射治疗。

四、护理要点

(一)术前护理

1.给予心理支持

告知疾病类型、可能采用的治疗计划及如何配合,帮助家属学会对患者进行特殊照顾的方法和技巧;加强生活护理,防止意外发生;指导患者训练床上大、小便。

2.术前准备

完成术前检查、抽血交叉备血、抗生素皮试,备好术中、术后用药剃头、洗澡、剪指甲、更衣,术前12h以内禁食水,留置尿管监测生命体征。女患者若有发热、月经来潮应及时通知医师。如行介入栓塞术则行下腹部及会阴部备皮,术前6~8h禁食水,保持大便通畅,避免术后便秘。

(二)术后护理

1.体位

全身麻醉未醒的患者,取平卧位,头偏向一侧。意识清醒、血压平稳后,宜抬高床头15°~30°。栓塞术后平卧,穿刺侧下肢制动24h,严密观察足背动脉搏动情况及下肢温度、颜色和末梢血液供应情况观察穿刺局部有无渗血及血肿、淤斑形成。

2.营养和补液

术后1d可进流质饮食,第2d、第3d给半流质饮食,以后逐渐过渡到普通饮食。术后患者有恶心、呕吐或消化功能紊乱时,可禁食1~2d,给予静脉补液待病情平稳后逐渐恢复饮食。长期昏迷的患者,鼻饲提供营养。

3.呼吸道护理

及时清除呼吸道分泌物并保持通畅。定时协助患者翻身、叩背,必要时雾化吸入。呕吐时头偏向一侧以免误吸,防治肺部感染。

4.镇痛及镇静

术后3~5d为水肿高峰期,常出现搏动性头痛严重时伴呕吐,合理使用脱水药和激素。为防止颅内压增高及颅内再出血,必须保持术后患者安静,若发现躁动不安,可遵医嘱使用镇静药。

5.术后并发症的预防及护理

出血:多发生在术后12~24h,应严密观察,避免增高颅内压。一旦发现出血征象立即通知医师并做好再次手术的准备。

脑血管痉挛:术后持续给予尼莫地平微量泵入,会出现面色潮红、心率加快、血压下降、胃肠疼痛、恶心等症状,用药过程中要严格掌握用量及速度,注意用药中血压与基础血压的比较。术后观察是否有进行性的头痛加重、脑膜刺激征观察意识状态及瞳孔变化。

感染:常规使用抗生,需严格无菌操作,加强营养及基础护理。

应激性胃溃疡:可给予雷尼替丁、法莫替丁等药物预防,一旦发现胃溃疡出血,应立即放置胃管,抽净胃内容物后用小量冰水洗胃、经胃管应用止血药,必要时输血。

癫痫发作:多发生在术后3~5d脑水肿高峰期。发作时,应立即给予抗癫痫药物,卧床休息,吸氧,保护患者避免意外受伤。

6.病情观察

观察生命体征、意识状态、瞳孔、肢体活动状况等。头痛的性质、部位,给予对症处理。有癫痫发作的患者,注意观察癫痫发作的先兆、持续时间、类型,发作时应保护患者,防止意外发生,遵医嘱按时服用癫痫药。

五、健康指导

1.加强功能锻炼,教会患者及其家属自我护理方法。

2.告知患者避免导致再出血的诱发因素,高血压患者规律服药,一旦出现异常及时就诊,控制不良情绪,保持心态平稳,避免情绪波动。

3.术后患者有肢体活动障碍,给予功能锻炼。

4.患者行动不便时,要及时满足其生活需要做好保护,防止意外发生。

第七节　海绵状血管瘤

一、概述

海绵状血管瘤是指由众多薄壁血管组成的海绵状异常血管团,这些畸形血管紧密相贴,血管间没有或极少有脑实质组织。它们并非真性肿瘤按组织学分类属脑血管畸形。

二、临床表现

1.无症状占总数的11%～44%。轻微头痛可能是唯一主诉常因此或体检影像学检查而发现本病。

2.癫痫占40%～100%。见于幕上脑内海绵状血管瘤表现为各种形式的癫痫,其中约40%为难治性癫病。

3.出血一般发生在病灶周围脑组织内,较少进入蛛网膜下隙或脑室。尤其是怀孕的女性,海绵状血管瘤患者的出现率较高。反复出血可引起病灶增大并加重局部神经功能障碍。

4.局部神经功能缺失占15.4%～46.6%。常继发于病灶出血,症状取决于病灶部位与体积。

三、治疗原则

(一)保守治疗

对无症状的或仅有轻微头痛的海绵状血管瘤可保守治疗,并定期随访。

(二)手术治疗

有明显症状如神经功能缺失、显性出血(即使仅有1次)、难治性癫痫、病灶增大或有高颅内压者均应手术治疗。

(三)放射治疗

四、护理要点

常见症状护理如下:

（一）癫痫大发作

保持呼吸道通畅：发作时立即松解衣领、裤带、取下义齿。取头低侧卧或平卧头侧位，必要时置口咽通气道或气管插管、切开。

病情观察：应注意观察发作类型，记录发作时间与频率以及患者发作停止后意识的恢复、有无头痛乏力、行为异常等。

做好安全防护：告知患者有前驱症状时立即平卧，发作时应注意防舌咬伤、骨折，关节脱臼、坠床或跌伤。

（二）颅内压增高

抬高床头 15°～30°，持续或间断给氧，使脑血管收缩，降低脑血流量维持正常体温。避免情绪激动，保持呼吸道通畅，避免剧烈咳嗽和便秘，处理躁动，保持良好的环境。观察患者头痛部位、性质、持续时间及发作频率，以及有无伴随症状，并做好详细的观察记录。

五、健康指导

1.指导患者建立良好的生活习惯，注意劳逸结合，保持睡眠充足，减少精神刺激，禁止从事危险工作，如高空作业或司机，禁忌游泳、蒸汽浴等。避免各种诱因，如疲劳、饥饿、便秘、饮酒等。

2.指导患者写头痛日记，包括头痛时间、部位、诱因等，教育患者配合规范治疗的重要性，指导正确给药，讲解过量和经常使用易成瘾性止痛药可能产生的不良作用。

第八节　颈动脉海绵窦瘘

一、概述

颈动脉海绵窦瘘（CCF）是指颈动脉海绵窦段或其分支破裂导，致颈动脉和海绵窦之间形成异常交通。原因可分为外伤性和自发性，以前者多见，占 CCF 的 75%～85%。治疗的目的是封闭瘘口，保护视力，改善脑供血，消除颅内杂音，防止病情加重造成脑梗死和鼻出血。

二、临床表现

主要与海绵窦压力高，静脉回流障碍有关。

1.患者自己听到连续性颅内杂音，犹如机器轰鸣，随心脏收缩而增强，压迫患侧颈总动脉可减轻或消失。

2.搏动性突眼：患者眼球向前突出，并有与脉搏相一致的眼球搏动。

3.眼睑充血与水肿、球结膜外翻是由海绵窦内静脉压力增高导致，引起眼睑闭合困难。

4.眼球运动障碍。

5.眼静脉回流受阻致视盘水肿，视神经、视网膜缺血，视神经萎缩，引起视力减退。

6.头痛为早期症状，多局限于前额颞部及眼眶。

7.鼻出血及颅内出血不多见，常由 CCF 合并假性动脉瘤破裂引起。若鼻出血常较凶猛，有引起失血性休克的可能。

三、治疗原则

1.颈动脉海绵窦瘘自愈概率低,仅有 5%～10%,偶尔可通过压迫患者颈动脉实验,减少瘘口血流促其愈合,绝大多数采用手术治疗。

2.外科手术治疗:开颅手术的繁琐和并发症给患者带来的痛苦,以及难以达到理想的治疗效果。目前,采用比较普遍的是血管治疗。

3.血管内栓塞治疗:经动脉插管行可脱球囊栓塞术封闭瘘口是最常用的治疗方法。

四、护理要点

(一)术前护理

1.心理护理

鼓励患者,消除焦虑心理,教会患者自我放松方法,使其产生信心积极配合治疗。

2.饮食护理

给予高蛋白、高维生素、低脂肪、清淡易消化食物,保持大便通畅。

3.眼部护理

观察并记录患者眼部体征,眼球突出情况,球结膜出血,眼球活动;观察患者视力情况,如有视力下降及失明,加强安全护理;加强眼部护理,以防角膜溃烂或结膜炎,白天使用眼药水,晚上涂抹眼膏后用盐水纱布覆盖,消毒棉签擦拭眼内分泌物;球结膜充血水肿严重者请眼科会诊。

4.术前常规准备

术前抗生素皮试,遵医嘱带入手术室用药;术前各项相关检查;备皮、禁食、禁饮等。

(二)术后护理措施

(1)术后患肢制动 8～12h,15～30min 巡视一次观察穿刺部位有无渗血,持续加压 8～10h,触摸足背动脉搏动是否存在,有无减弱或消失。观察末梢循环是否良好,双下肢皮肤温度及颜色是否一致,有无疼痛及感觉障碍。

(2)术后 24h 绝对卧床休息,防止球囊移位。

(3)观察生命体征、意识状态、瞳孔、言语、肢体活动变化。出现表情淡漠、言语迟钝、半侧肢体活动受限应考虑血管损伤或球囊过早脱落,可能导致了颅内血管栓塞。

(4)栓塞术后血管自我调节功能不良,易引起脑水肿和出血,患者可出现头痛、头晕、呕吐、肢体活动障碍等症状,给予 20%甘露醇 250mL 快速静脉滴注,并采用低血压治疗(基础血压的 2/3)。

(5)增强营养,进食高热量、高蛋白、易消化食物以增强抵抗力促进健康。

五、健康教育

1.指导患者注意休息,生活规律,避免情绪激动、激烈运动、暴饮暴食和酗酒。

2.合理饮食,多食蔬菜、水果,保持大便通畅。

3.尽量不要单独外出活动或反锁门洗澡,以免发生意外影响抢救。

4.栓塞术后,定期复查脑血管造影。

5.出现视力下降、头痛、呕吐、意识障碍、肢体活动障碍及时就诊。

第九节　烟雾病

一、概述

脑底异常血管症又称烟雾病(MMD),因颈内动脉颅内起始段狭窄或闭塞,脑底出现异常血管网,因病理性血管网在脑血管造影时形似烟雾状而得名。亚洲发病率高于其他洲。两个发病高峰:<10岁和30～39岁,女性易感。原发烟雾病病因尚不清楚。继发性烟雾病也称烟雾综合征,合并动脉粥样硬化、纤维肌发育不良、弹性假黄瘤、脑动脉炎和放射治疗后、钩端螺旋体脑动脉炎等。烟雾病的患者动脉壁中存在先天性缺陷,易合并动脉瘤。

二、临床表现

儿童和青壮年多见,可表现为缺血或出血性脑卒中。

(一)脑缺血

儿童更常见,可反复发作。包括 TIA、脑梗死。两侧肢体交替出现瘫痪、失语、智力减退。有些患者反复头痛或癫痫发作。用力使劲或过度换气可诱发神经症状。

(二)脑出血

发病年龄晚于缺血型。由于异常血管网的粟粒性囊状动脉瘤破裂引起脑出血以及脑室出血。患者急性发作,突然头痛、呕吐、意识障碍或伴偏瘫。

三、治疗原则

(一)保守治疗

常用血小板抑制剂、抗凝剂、钙通道拮抗剂、激素、甘露醇等。目前,尚无任何保守治疗能够阻止病变的发展或防止缺血和出血再次发生。

(二)手术治疗

包括直接或间接血管重建术。

直接血管重建术:以颞浅静脉－大脑中动脉吻合术。优点是术后立即改善受血区域的血液供应,缺点是 MMD 患者血管细且脆弱,手术难度大。

间接血管重建术:主要用于儿童和不宜直接血管吻合术的成年患者。优点是将血流丰富的组织置于缺血的组织上,形成自然侧支循环。操作简单、安全、手术时间短。缺点是血运效果不确定,且疗效的出现需要一定的时间。

(三)急性脑出血造成脑压迫者应紧急手术清除血肿

单纯脑室内出血可行侧脑室额角穿刺引流。脑缺血患者给予扩张血管治疗。

四、护理要点

(一)术前护理

(1)心理护理:加强患者及其家属的心理疏导,对待言语障碍患者语速要慢,鼓励由简单到复杂或者使用带图带字卡片、人体姿势手势等方式。指导患者正确面对疾病,克服急躁心理和悲观情绪,增强患者战胜疾病的信心,避免各种不良刺激。给患者创造一个安静、舒适、安全的环境。

（2）病情观察：急性期指导患者绝对卧床休息，监测生命体征、观察瞳孔、意识。

（3）保持大便通畅，口腔护理，皮肤护理，加强安全管理。

（4）饮食护理：可进食易消化、低脂低盐、低糖、高纤维的流质，少食多餐。

（5）加强功能锻炼，协助患者进行患侧肢体被动活动，鼓励患者床上活动。

（二）术后护理

1.引流管护理

防止受压、扭曲、折叠、逆流感染；观察引流液量、性质及颜色，搬动患者时应夹闭引流管。

2.病情观察

绝对卧床休息，严密监测 24h 生命体征、瞳孔、意识、血氧饱和度，防止再次出血。

3.伤口护理

保持头部敷料干燥，及时更换伤口敷料，严格无菌操作，防止颅内感染。

4.及时发现和处理并发症

避免颅内压增高引起脑疝；观察有无术后出血征象；预防切口感染及肺部感染；对于中枢性高热及时采用冬眠低温治疗和护理。癫痫发作时给予及时对症处理。

五、健康教育

生活规律，避免劳累、熬夜、情绪紧张或激动，保持心情舒畅。控制理想血压水平。注意锻炼身体，增强体质，避免感冒及肠道感染性疾病。有言语、肢体功能障碍者应加强功能锻炼。按时吃药，定期复查。

第七章　肝胆外科疾病的护理

第一节　门静脉高压症

门静脉的正常压力是 $1.27\sim2.35kPa(13\sim24cmH_2O)$，当门静脉血流受阻、血液淤滞时，压力 $>2.35kPa(24cmH_2O)$ 时，称为门静脉高压症，临床上常有脾肿大及脾功能亢进、食管胃底静脉曲张破裂出血、腹腔积液等一系列表现。

门静脉主干由肠系膜上、下静脉和脾静脉汇合而成。门静脉系统位于两个毛细血管网之间，一端是胃、肠、脾、胰的毛细血管网，另一端连接肝小叶内的肝窦。门静脉流经肝脏的血液约占肝血流量的 75%，肝动脉供血约占 25%，由此可见肝脏的双重供血以门静脉供血为主。门静脉内的血含氧量较体循环的静脉血高，故门静脉对肝的供氧几乎和肝动脉相等。此外门静脉系统内无控制血流方向的静脉瓣，与腔静脉之间存在 4 个交通支：①胃底、食管下段交通支；②直肠下段、肛管交通支；③前腹壁交通支；④腹膜后交通支。这些交通支中，最主要的是胃底、食管下段交通支，上述交通支在正常情况下都很细小，血流量很少。

门静脉血液淤滞或血流阻力增加均可导致门脉高压，但以门静脉血流阻力增加更为常见。按阻力增加的部位，可将门静脉高压症分为肝前、肝内和肝后三型。在我国肝内型多见，其中肝炎后肝硬化是引起门静脉高压症的常见病因；但在西方国家，酒精性肝硬化是门脉高压最常见的原因。由于增生的纤维束和再生的肝细胞结节挤压肝小叶内的肝窦，使其变窄或闭塞，导致门静脉血流受阻，其次由于位于肝小叶间汇管区的肝动脉小分支和门静脉小分支之间的许多动静脉交通支大量开放，引起门静脉压力增高。肝前型门静脉高压症的常见病因是肝外门静脉血栓形成（脐炎、腹腔内感染、胰腺炎、创伤等）、先天畸形（闭锁、狭窄或海绵样变等）和外在压迫。肝前型门静脉高压症患者肝功能多正常或轻度损害，预后较好。肝后型门静脉高压症常见病因包括 Budd-Chiari 综合征、缩窄性心包炎、严重右心衰竭等。

一、护理评估

(一)健康史

应注意询问患者有无肝炎病史、酗酒、血吸虫病病史。既往有无出现肝昏迷、上消化道出血的病史，以及诱发的原因。对于原发病是否进行治疗。

(二)身体状况

1.脾大、脾功能亢进

脾大程度不一，早期质软、活动，左肋缘下可扪及；晚期，脾内纤维组织增生而变硬，活动度减少，左上腹甚至左下腹可扪及肿大的脾脏并能出现左上腹不适及隐痛、胀满，常伴有血白细胞、血小板数量减少，称脾功能亢进。

2.侧支循环建立与开放

门静脉与体静脉之间有广泛的交通支,在门静脉高压时,为了使淤滞在门静脉系统的血液回流,这些交通支大量开放,经扩张或曲张的静脉与体循环的静脉发生吻合而建立侧支循环。主要表现有:

(1)食管下段与胃底静脉曲张:最常见,出现早,一旦曲张的静脉破裂可引起上消化道大出血,表现为呕血和黑便,是门静脉高压病最危险的并发症。由于肝功能损害引起凝血功能障碍,加之脾功亢进引起的血小板减少,因此出血不易自止。

(2)脐周围的上腹部皮下静脉曲张。

(3)直肠下、肛管静脉曲张形成痔。

3.腹腔积液

是由于门静脉压力增高,使门静脉系统毛细血管床滤过压增高,同时肝硬化引起的低蛋白血症,造成血浆胶体渗透压下降,以及淋巴液生成增加,使液体从肝表面、肠浆膜面漏入腹腔形成腹腔积液。此外,由于中心血流量减少,刺激醛固酮分泌过多,导致水、钠潴留而加剧腹腔积液形成。

4.肝性脑病

门静脉高压症时由于门静脉血流绕过肝细胞或肝实质细胞功能严重受损,导致有毒物质(如氨、硫醇、γ-氨基丁酸)不能代谢与解毒而直接进入体循环,从而对脑产生毒性作用并出现精神综合征,称为肝性脑病,是门静脉高压的并发症之一。肝性脑病常因胃肠道出血、感染、大量摄入蛋白质、镇静药物、利尿剂而诱发。

5.其他

可伴有肝大、黄疸、蜘蛛病、肝掌、男性乳房发育、睾丸萎缩等。

(三)心理-社会状况

患者因反复发作、病情逐渐加重、面临手术、担心出现严重并发症和手术后的效果而有恐惧心理。另外由于治疗费用过高,长期反复住院治疗,以及生活工作严重受限产生长期的焦虑情绪。

(四)辅助检查

1.血常规

脾功亢进时,血细胞计数减少,以白细胞计数降至 3×10^9/L 以下和血小板计数至(70~80)$\times 10^9$/L 以下最为明显。出血、营养不良、溶血、骨髓抑制都可引起贫血。

2.肝功能检查

常有血浆清蛋白降低,球蛋白增高,白、球比例倒置;凝血酶原时间延长;还应作乙型肝炎病原学和甲胎蛋白检查。

3.食管吞钡 X 线检查

在食管为钡剂充盈时,曲张的静脉使食管及胃底呈虫蚀样改变,曲张的静脉表现为蚯蚓样或串珠状负影。

4.腹部超声检查

可显示腹腔积液、肝密度及质地异常、门静脉扩张。

5.腹腔动脉造影的静脉相或直接肝静脉造影

可以使门静脉系统和肝静脉显影,确定静脉受阻部位及侧支回流情况,还可以为手术提供参考资料。

(五)治疗要点

外科治疗门静脉高压症主要是预防和控制食管胃底曲张静脉破裂出血。

1.食管胃底曲张静脉破裂出血

主要包括非手术治疗和手术治疗。

(1)非手术治疗:①常规处理:绝对卧床休息,立即建立静脉通道,输液、输血扩充血容量;维持呼吸道通畅,防止呕吐物引起窒息或吸入性肺炎。②药物止血:应用内脏血管收缩药,常用药物有垂体后叶素、三甘氨酸加压素和生长抑素。③内镜治疗:经纤维内镜将硬化剂直接注入曲张静脉,使之闭塞及黏膜下组织硬化,达到止血和预防再出血目的。④三腔管压迫止血:利用充气的气囊分别压迫胃底和食管下段的曲张静脉,达到止血目的。⑤经颈静脉肝内门体分流术:采用介入放射方法,经颈静脉途径在肝内静脉与门静脉主要分支间建立通道,置入支架以实现门体分流。主要适用于药物和内镜治疗无效、肝功能差不宜急诊手术的患者,或等待肝移植的患者。

(2)手术治疗:上述治疗无效时,应采用手术治疗,多主张行门-奇静脉断流术,目前多采用脾切除加贲门周围血管离断术;若患者一般情况好,肝功能较好的可行急诊分流术。血吸虫性肝硬化并食管胃底静脉曲张且门脉压力较高的,主张行分流术常用式有门静脉-下腔静脉分流术,脾-肾静脉分流术。

2.严重脾肿大,合并明显的脾功能亢进

多见于晚期血吸虫病,也见于脾静脉栓塞引起的左侧门静脉高压症。这类患者单纯脾切除术效果良好。

3.肝硬化引起的顽固性腹腔积液

有效的治疗方法是肝移植。其他方法包括 TIPS 和腹腔-上腔静脉转流术。

4.肝移植

已成为外科治疗终末期肝病的有效方法,但供肝短缺,终身服用免疫抑制药的危险,手术风险,以及费用昂贵,限制了肝移植的推广。

二、护理诊断及合作性问题

(一)焦虑或恐惧

其与担心自身疾病的愈后不良,环境改变,对手术效果有疑虑,害怕检查、治疗有关。

(二)有窒息的危险

其与呕吐、咯血和置管有关。

(三)体液不足

其与呕吐、咯血、胃肠减压,不能进食有关。

(四)营养失调

其与摄入低于人体需要量有关。

（五）潜在并发症

上消化道大出血、肝性脑病。

三、护理目标

患者无焦虑和恐惧心情，无窒息发生，能得到及时的营养补充，肝功能及全身营养状况得到改善，体液平衡得到维持，无上消化道大出血、肝性脑病等并发症发生。

四、护理措施

（一）非手术治疗及术前护理

1.心理护理

通过谈话、观察等方法，及时了解患者心理状态，医护人员要针对性地做好解释及思想工作，多给予安慰和鼓励，使之增强信心、积极配合，以保证治疗和护理计划顺利实施。对急性上消化道大出血患者，要专人看护，关心体贴。工作中要冷静静沉着，抢救操作应娴熟，使患者消除精神紧张和顾虑。

2.注意休息

术前保证充分休息，必要时卧床休息。可减轻代谢方面的负担，能增进肝血流量，有利于保护肝功能。

3.加强营养，采取保肝措施

（1）给低脂、高糖、高维生素饮食，一般应限制蛋白质饮食量，但肝功尚好者可给予富含蛋白质饮食。

（2）营养不良、低蛋白血症者静脉输给支链氨基酸、人血清蛋白或血浆等。

（3）贫血及凝血机制障碍者可输给鲜血，肌内注射或静脉滴注维生素 K。

（4）适当使用肌苷、辅酶 A、葡萄糖醛酸内脂（肝泰乐）等保肝药物，补充 B 族维生素、维生素 C、维生素 E，避免使用巴比妥类、盐酸氯丙嗪、红霉素等有害肝功能的药物。

（5）手术前 3～5 日静脉滴注 GIK 溶液（即每日补给葡萄糖 200～250g，并加入胰岛素及氯化钾），以促进肝细胞营养储备。

（6）在出血性休克及合并较重感染的情况下应及时吸氧。

4.防止食管胃底曲张静脉破裂出血

避免劳累及恶心、呕吐、便秘、咳嗽等使腹内压增高的因素；避免干硬食物或刺激性食物（辛辣食物或酒类）；饮食不宜过热；口服药片应研成粉末冲服。手术前一般不放置胃管，必要时选细软胃管充分涂以液状石蜡，以轻巧手法协助患者徐徐吞入。

5.预防感染

手术前 2 日使用广谱抗生素。护理操作要遵守无菌原则。

6.分流手术前准备

除以上护理措施外，手术前 2～3 日口服新霉素或链霉素等肠道杀菌剂及甲硝唑，减少肠道氨的产生，防止手术后肝性脑病；手术前 1 日晚清洁灌肠，避免手术后肠胀气压迫血管吻合口；脾－肾静脉分流术前要检查明确肾功能正常。

7.食管胃底静脉曲张大出血三腔管压迫止血的护理

1）准备：置管前先检查三腔管有无老化、漏气，向患者解释放置三腔管止血的目的、意义、方法和注意事项,以取得患者的配合;将食管气囊和胃气囊分别注气约 150mL 和 200mL,观察后气囊是否膨胀均匀、弹性良好,有无漏气,然后抽空气囊,并分别做好标记备用。

2)插管方法:管壁涂液体石蜡,经患者一侧鼻孔或口腔轻轻插入,边插边嘱患者做吞咽动作,直至插入 50～60cm;用注射器从胃管内抽得胃液后,向胃气囊注入 150～200mL 空气,用止血钳夹闭管口,将三腔管向外提拉,感到不再被拉出并有轻度弹力时,利用滑车置在管端悬以 0.5kg 重物作牵引压迫。然后抽取胃液观察止血效果,若仍有出血,再向食管气囊注入 100～150mL 空气以压迫食管下端。置管后,胃管接胃肠减压器或用生理盐水反复灌洗,观察胃内有无新鲜血液吸出。若无出血,同时脉搏、血压渐趋稳定,说明出血已得到控制;反之,表明三腔管压迫止血失败。

3)置管后护理:①患者半卧位或头偏向一侧,及时清除口腔、鼻咽腔分泌物,防止吸入性肺炎;②保持鼻腔黏膜湿润,观察调整牵引绳松紧度,防止鼻黏膜或口腔黏膜长期受压发生糜烂、坏死;三腔管压迫期间应每 12 小时放气 10～20min,使胃黏膜局部血液循环暂时恢复,避免黏膜因长期受压而糜烂、坏死;③观察、记录胃肠减压引流液的量、颜色,判断出血是否停止,以决定是否需要紧急手术;若气囊压迫 48 小时后,胃管内仍有新鲜血液抽出,表明压迫止血无效,应紧急手术止血;④床旁备剪刀,若气囊上移阻塞呼吸道,可引起呼吸困难甚至窒息,应立即剪断三腔管;⑤拔管:三腔管放置时间不宜超过 3～5 日,以免食管、胃底黏膜长时间受压而缺血、坏死。气囊压迫 24 小时如出血停止,可考虑拔管。放松牵引,先抽空食管气囊、再抽空胃气囊,继续观察 12～24 小时,若无出血,让患者口服液体石蜡 30～50mL,缓慢拔出三腔管;若再次出血,可继续行三腔管压迫止血或手术。

(二)术后护理

1.观察病情变化:密切注视有无手术后各种并发症的发生。

2.防止分流术后血管吻合口破裂出血,48 小时内平卧位或 15°低半卧位;翻身动作宜轻柔;一般手术后卧床 1 周,做好相应生活护理;保持排尿排便通畅;分流术后短期内发生下肢肿胀,可予适当抬高。

3.防止脾切除术后静脉血栓形成,手术后 2 周内定期或必要时隔天复查 1 次血小板计数,如超过 60 万/mm³ 时,考虑给抗凝处理,并注意用药前后凝血时间的变化。脾切除术后不再使用维生素 K 及其他止血药物。

4.饮食护理,分流术后应限制蛋白质饮食,以免诱发肝性脑病。

5.加强护肝,警惕肝性脑病:遵医嘱使用高糖、高维生素、能量合剂,禁用有损肝功能的药物。对分流术后患者,特别注意神志的变化,如发现有嗜睡、烦躁、谵妄等表现,警惕是肝性脑病发生,及时报告医生。

(三)健康指导

指导患者保持心情乐观愉快,保证足够的休息,避免劳累和较重体力劳动;禁忌烟酒、过热、刺激性强的食物;按医嘱使用护肝药物,定期来医院复查。

五、护理评价

患者有无焦虑和恐惧心情,有无窒息发生,能否得到及时的营养补充,肝功能及全身营养状况是否得到改善,体液平衡是否得到维持,有无上消化道大出血、肝昏迷等并发症发生。

第二节　胆囊炎

胆囊炎是最常见的胆囊疾病,常与胆石症同时存在。女性多于男性。胆囊炎分为急性和慢性两种。

一、临床表现

急性胆囊炎可出现右上腹撑胀疼痛,体位改变和呼吸时疼痛加剧,右肩或后背部放射性疼痛,高热,寒战,并可有恶心、呕吐。慢性胆囊炎,常出现消化不良,上腹不适或钝疼,可有恶心,腹胀及嗳气,进食油腻食物后加剧。

胆囊炎并发胆石症者,结石嵌顿时,可引起穿孔,导致腹膜炎,疼痛加重,甚至出现中毒性休克或衰竭。胆囊炎并发胆石症可加重或诱发冠心病,引起心肌缺血性改变。专家认为:胆囊结石是诱发胆囊癌的重要因素之一。胆囊炎胆石症常可引起胰腺炎,由胆管疾病引起的急性胰腺炎约占 50%。

二、治疗原则

1.无症状的胆囊结石根据结石大小数目,胆囊壁病变确定是否手术及手术时机。应择期行胆囊切除术,有条件医院应用腹腔镜行胆囊切除术。

2.有症状的胆囊结石用开放法或腹腔镜方法。

3.胆囊结石伴有并发症时,如急性胆囊积液或积脓、急性胆石性胰腺炎、胆管结石或胆管炎,应即刻行胆囊切除术。

三、护理措施

(一)术前护理

1.按一般外科术前常规护理。

2.低脂饮食。

3.急性期应给予静脉输液,以纠正电解质紊乱,输血或血浆,以改善全身情况。

4.患者如有中毒性休克表现,应先补足血容量,用升压药等纠正休克,待病情好转后手术治疗。

5.黄疸严重者,有皮肤瘙痒,做好皮肤护理,防止瘙痒时皮肤破损,出现皮肤感染,同时注意黄疸患者,由于胆管内胆盐缺乏,维生素 K 吸收障碍,容易引起凝血功能障碍,术前应注射维生素 K。出现高热者,按高热护理常规护理。

6.协助医生做好各项检查,如肝功能、心电图、凝血酶原时间测定、超声波、胆囊造影等,肝功能损害严重者应给予保肝治疗。

7.需做胆总管与胆管吻合术时,应做胆管准备。

8.手术前一日晚餐禁食,术晨按医嘱留置胃管,抽尽胃液。

(二)术后护理

1.按一般外科手术后护理常规及麻醉后护理常规护理。

2.血压平稳后改为半坐卧位,以利于引流。

3. 禁食期间,给予静脉输液,维持水电解质平衡。

4. 停留胃管,保持胃管通畅,观察引流液性质并记录量,术后 2～3 天肠蠕动恢复正常,可拔除胃管,进食流质,以后逐渐改为低脂半流,注意患者进食后反应。

5. 注意腹部伤口渗液,如渗液多应及时更换敷料。

6. 停留 T 管引流,保持胆管引流管通畅,并记录 24 小时引流量及性质。

7. 引流管停留时间长,引流量多者,要注意患者饮食及消化功能,食欲差者,可口服去氧胆酸、胰酶片或中药。

8. 胆总管内有残存结石或泥沙样结石,术后两周可行 T 管冲洗。

9. 防止 T 管脱落,除手术时要固定牢靠外,应将 T 管用别针固定于腹带上。

10. 防止逆行感染。T 管引流所接的消毒引流瓶(袋)每周更换两次,更换引流袋要在无菌操作下进行。腹壁引流伤口每日更换敷料一次。

11. 注意水电解质平衡,注意有无低钾、低钠症状出现,注意黄疸消退情况。

12. 拔 T 管指征及注意事项:一般术后 10～14 天,患者无发热、无腹痛、大便颜色正常,黄疸消退,胆汁引流量逐日减少至 50mL 以下,胆汁颜色正常,呈金黄色、澄清时,用低浓度的胆影葡胺作 T 管造影,以了解胆管远端是否通畅,如通畅可试行钳夹 T 管或提高 T 管距离腋后线 10～20mL,如有上腹胀痛、发热、黄疸加深等情况出现,说明胆管下端仍有梗阻,应即开放引流管,继续引流,如钳夹 T 管 48 小时后无任何不适,方可拔管。拔管后 1～2 天可有少量胆汁溢出,应及时更换敷料,如有大量胆汁外溢应报告医生处理。拔管后还应观察患者食欲以及腹胀、腹痛、黄疸、体温和大便情况。

第三节　胆囊结石

一、概述

胆囊结石是指原发于胆囊的结石,是胆石症中最多的一种疾病。近年来随着卫生条件的改善以及饮食结构的变化,胆囊结石的发病率呈升高趋势,已高于胆管结石。胆囊结石以女性多见,男女之比为 1∶3～1∶4;其以胆固醇结石或以胆固醇为主要成分的混合性结石为主。少数结石可经胆囊管排入胆总管,大多数存留于胆囊内,且结石越聚越大,可呈多颗小米粒状,在胆囊内可存在数百粒小结石,也可呈单个巨大结石;有些终身无症状而在尸检中发现(静止性胆囊结石),大多数反复发作腹痛症状,一般小结石容易嵌入胆囊管发生阻塞引起胆绞痛症状,发生急性胆囊炎。

二、诊断

(一)症状

1. 胆绞痛

胆绞痛是胆囊结石并发急性胆囊炎时的典型表现,多在进油腻食物后胆囊收缩,结合移位并嵌顿于胆囊颈部,胆囊压力升高后强力收缩而发生绞痛。小结石通过胆囊管或胆总管时可发生典型的胆绞痛,疼痛位于右上腹,呈阵发性,可向右肩背部放射,伴恶心、呕吐,呕吐物为胃内容物,吐后症状并不减轻。存留在胆囊内的大结石堵塞胆囊腔时并不引起典型的胆绞痛,故胆绞痛常反映结石在胆管内的移动。急性发作特别是坏疽性胆囊炎时还可出现高热、畏寒等显著的感染症状,严重病例由于炎性渗出或胆囊穿孔可引起局限性腹膜炎,从而出现腹膜刺激症状。胆囊结石一般无黄疸,但 30％的患者因伴有胆管炎或肿大的胆囊压迫胆管,肝细胞损害时也可有一过性黄疸。

2.胃肠道症状

大多数慢性胆囊炎患者有不同程度的胃肠道功能紊乱,表现为右上腹隐痛不适、厌油、进食后上腹饱胀感,常被误认为"胃病"。有近半数的患者早期无症状,称为静止性胆囊结石,此类患者在长期随访中仍有部分出现腹痛等症状。

(二)体征

1.一般情况

无症状期间患者大多一般情况良好,少数急性胆囊炎患者在发作期可有黄疸,症状重时可有感染中毒症状。

2.腹部情况

如无急性发作,患者腹部常无明显异常体征,部分患者右上腹可有深压痛;急性胆囊炎患者可有右上腹饱满、呼吸运动受限、右上腹触痛及肌紧张等局限性腹膜炎体征,Murphy 征阳性。有 1/3～1/2 的急性胆囊炎患者,在右上腹可扪及肿大的胆囊或由胆囊与大网膜粘连形成的炎性肿块。

(三)检查

1.化验检查

胆囊结石合并急性胆囊炎有血液白细胞升高,少数患者谷丙转氨酶也升高。

2.B超

B超检查简单易行,价格低廉,且不受胆囊大小、功能、胆管梗阻或结石含钙多少的影响,诊断正确率可达96％以上,是首选的检查手段。典型声像特征是胆囊腔内有强回声光团并伴声影,改变体位时光团可移动。

3.胆囊造影

能显示胆囊的大小及形态并了解胆囊收缩功能,但易受胃肠道功能、肝功能及胆囊管梗阻的影响,应用很少。

4.X 线

腹部 X 线平片对胆囊结石的显示率为10％～15％。

5.十二指肠引流

有无胆汁可确定是否有胆囊管梗阻,胆汁中出现胆固醇结晶提示结石存在,但此项检查目前已很少用。

6.CT、MRI、ERCP、PTC

在 B 超不能确诊或者怀疑有肝内胆管、肝外胆管结石或胆囊结石术后多年复发又疑有胆管结石者,可酌情选用其中某一项或几项诊断方法。

(四)诊断要点

1. 症状

20%～40%的胆囊结石可终生无症状,称"静止性胆囊结石"。有症状的胆囊结石的主要临床表现:进食后,特别是进油腻食物后,出现上腹部或右上腹部隐痛不适、饱胀,伴嗳气、呃逆等。

2. 胆绞痛

胆囊结石的典型表现,疼痛位于上腹部或右上腹部,呈阵发性,可向肩胛部和背部放射,多伴恶心、呕吐。

3. Mirizzi 综合征

持续嵌顿和压迫胆囊壶腹部和颈部的较大结石,可引起肝总管狭窄或胆囊管痿,以及反复发作的胆囊炎、胆管炎及梗阻性黄疸,称"Mirizzi 综合征"。

4. Murphy 征

右上腹部局限性压痛、肌紧张,阳性。

5. B 超

胆囊暗区有一个或多个强回声光团,并伴声影。

(五)鉴别诊断

1. 肾绞痛

胆绞痛需与肾绞痛相鉴别,后者疼痛部位在腰部,疼痛向外生殖器放射,伴有血尿,可有尿路刺激症状。

2. 胆囊非结石性疾病

胆囊良、恶性肿瘤、胆囊息肉样病变等,B 超、CT 等影像学检查可提供鉴别线索。

3. 胆总管结石

可表现为高热、黄疸、腹痛,超声等影像学检查可以鉴别,但有时胆囊结石可与胆总管结石并存。

4. 消化性溃疡性穿孔

多有溃疡病史,腹痛发作突然并很快波及全腹,腹壁呈板状强直,腹部 X 线平片可见膈下游离气体。较小的十二指肠穿孔,或穿孔后很快被网膜包裹,形成一个局限性炎性病灶时,易与急性胆囊炎混淆。

5. 内科疾患

一些内科疾病如肾盂肾炎、右侧胸膜炎、肺炎等,亦可发生右上腹疼痛症状,若注意分析不难获得正确的诊断。

三、治疗

(一)一般治疗

饮食宜清淡,防止急性发作,对无症状的胆囊结石应定期 B 超随诊;伴急性炎症者宜进食,注意维持水、电解质平衡,并静脉应用抗生素。

(二)药物治疗

溶石疗法:服用鹅去氧胆酸或熊去氧胆酸对胆固醇结石有一定溶解效果,主要用于胆固醇结石。但此种药物有肝毒性,服药时间长,反应大,价格贵,停药后结石易复发。其适应证为:胆囊结石直径在 2cm 以下;结石为含钙少的 X 线能够透过的结石;胆囊管通畅;患者的肝脏功能正常,无明显的慢性腹泻史。目前多主张采取熊去氧胆酸单用或与鹅去氧胆酸合用,不主张单用鹅去氧胆酸。鹅去氧胆酸总量为 15mg/(kg·d),分次口服。熊去氧胆酸为 8～10mg/(kg·d),分餐后或晚餐后 2 次口服。疗程 1～2 年。

(三)手术治疗

对于无症状的静止胆囊结石,一般认为无须施行手术切除胆囊。但有下列情况时,应进行手术治疗:①胆囊造影胆囊不显影;②结石直径超过 2～3cm;③并发糖尿病且在糖尿病已控制时;④老年人或有心肺功能障碍者。

腹腔镜胆囊切除术适于无上腹创伤及手术史者,无急性胆管炎、胰腺炎和腹膜炎及腹腔脓肿的患者。对并发胆总管结石的患者应同时行胆总管探查术。

1.术前准备

择期胆囊切除术后引起死亡的最常见原因是心血管疾病。这强调了详细询问病史发现心绞痛和仔细进行心电图检查注意有无心肌缺血或以往心肌梗死证据的重要性。此外还应寻找脑血管疾病特别是一过性缺血发作的症状。若病史阳性或有问题时应做非侵入性颈动脉血流检查。此时对择期胆囊切除术应当延期,按照指征在冠状动脉架桥或颈动脉重新恢复血管流通后施行。除心血管病外,引起择期胆囊切除术后第二位的死亡原因是肝胆疾病,主要是肝硬化。除术中出血外,还可发生肝衰竭和败血症。自从在特别挑选的患者中应用预防性措施以来,择期胆囊切除术后感染中毒性并发症的发生率已有显著下降。慢性胆囊炎患者胆汁内的细菌滋生率占 10%～15%;而在急性胆囊炎消退期患者中则高达 50%。细菌菌种为肠道菌如大肠埃希菌、产气克雷白杆菌和粪链球菌,其次也可见到产气荚膜杆菌、类杆菌和变形杆菌等。胆管内细菌的发生率随年龄而增长,故主张年龄在 60 岁以上、曾有过急性胆囊炎发作刚恢复的患者,术前应预防性使用抗生素。

2.手术治疗

对有症状胆石症已成定论的治疗是腹腔镜胆囊切除术。虽然此技术的常规应用时间尚短,但是其结果十分突出,以致仅在不能施行腹腔镜手术或手术不安全时,才选用开腹胆囊切除术,包括无法安全地进入腹腔完成气腹,或者由于腹内粘连,或者解剖异常不能安全地暴露胆囊等。外科医师在遇到胆囊和胆管解剖不清以及遇到止血或胆汁渗漏而不能满意地控制时,应当及时中转开腹。目前,中转开腹率在 5% 以下。

(四)其他治疗

体外震波碎石适用于胆囊内胆固醇结石,直径不超过 3cm,且胆囊具收缩功能。治疗后部分患者可发生急性胆囊炎或结石碎片进入胆总管而引起胆绞痛和急性胆管炎,此外碎石后仍不能防止结石的复发。因并发症多,疗效差,现已基本不用。

四、护理措施

(一)术前护理

1.饮食

指导患者选用低脂肪、高蛋白质、高糖饮食。因为脂肪饮食可促进胆囊收缩排出胆汁,加剧疼痛。

2.术前用药

严重的胆石症发作性疼痛可使用镇痛剂和解痉剂,但应避免使用吗啡,因吗啡有收缩胆总管的作用,可加重病情。

3.病情观察

应注意观察胆石症急性发作患者的体温、脉搏、呼吸、血压、尿量及腹痛情况,及时发现有无感染性休克征兆。注意患者皮肤有无黄染及粪便颜色变化,以确定有无胆管梗阻。

(二)术后护理

1.症状观察及护理

定时监测患者生命体征的变化,注意有无血压下降、体温升高及尿量减少等全身中毒症状,及时补充液体,保持出入量平衡。

2.T形管护理

胆总管切开放置 T 形管的目的是为了引流胆汁,使胆管减压:①T 形管应妥善固定,防止扭曲、脱落;②保持 T 形管无菌,每日更换引流袋,下地活动时引流袋应低于胆囊水平,避免胆汁回流;③观察并记录每日胆汁引流量、颜色及性质,防止胆汁淤积引起感染;④拔管:如果 T 形管引流通畅,胆汁色淡黄、清澄、无沉渣且无腹痛无发热等症状,术后 10～14 日可夹闭管道。开始每日夹闭 2～3 小时,无不适可逐渐延长时间,直至全日夹管。在此过程中要观察患者有无体温增高、腹痛、恶心呕吐及黄疸等。经 T 形管造影显示胆管通畅后,再引流 2～3 日,以及时排出造影剂。经观察无特殊反应,可拔除 T 形管。

3.健康指导

进少油腻、高维生素、低脂饮食。烹调方式以蒸煮为宜,少吃油炸类的食物。

4.适当体育锻炼,提高机体抵抗力。

第四节　肝脓肿

一、细菌性肝脓肿

当全身性细菌感染,特别是腹腔内感染时,细菌侵入肝脏,如果患者抵抗力弱,可发生细菌性肝脓肿。细菌可以从下列途径进入肝脏:①胆道:细菌沿着胆管上行,是引起细菌性肝脓肿的主要原因。包括胆石、胆囊炎、胆道蛔虫、其他原因所致胆管狭窄与阻塞等。②肝动脉:体内任何部位的化脓性病变,细菌可经肝动脉进入肝脏。如败血症、化脓性骨髓炎、痈、疖等。③门静脉:已较少见,如坏疽性阑尾炎、细菌性痢疾等,细菌可经门静脉入肝。④肝开放性损伤:细菌可直接经伤口进入肝,引起感染而形成脓肿。细菌性肝脓肿的致病菌多为大肠埃希菌、金黄色葡萄球菌、厌氧链球菌等。肝脓肿可以是单个脓肿,也可以是多个小脓肿,数个小脓肿可以融合成为一个大脓肿。

（一）护理评估

1. 健康史

注意询问有无胆道感染和胆道疾病、全身其他部位的化脓性感染特别是肠道的化脓性感染、肝脏外伤病史。是否有肝脓肿病史，是否进行过系统治疗。

2. 身体状况

通常继发于某种感染性先驱疾病，起病急，主要症状为骤起寒战、高热、肝区疼痛和肝大。体温可高达 39～40℃，多表现为弛张热，伴有大汗、恶心、呕吐、食欲缺乏。肝区疼痛多为持续性钝痛或胀痛，有时可伴有右肩牵涉痛，右下胸及肝区叩击痛，增大的肝有压痛。肝前下缘比较表浅的脓肿，可有右上腹肌紧张和局部明显触痛。巨大的肝脓肿可使右季肋区呈饱满状态，甚至可见局限性隆起，局部皮肤可出现凹陷性水肿。严重时或并发胆道梗阻者，可出现黄疸。

3. 心理—社会状况

细菌性肝脓肿起病急剧，症状重，如果治疗不彻底容易反复发作转为慢性，并且细菌性肝脓肿极易引起严重的全身性感染，导致感染性休克，患者产生焦虑。

4. 辅助检查

（1）血液检查：化验检查白细胞计数及中性粒细胞增多，有时出现贫血。肝功能检查可出现不同程度的损害和低蛋白血症。

（2）X 线胸腹部检查：右叶脓肿可见右膈肌升高，运动受限；肝影增大或局限性隆起；有时伴有反应性胸膜炎或胸腔积液。

（3）B 超：在肝内可显示液平段，可明确其部位和大小，阳性诊断率在 96％以上，为首选的检查方法。必要时可作 CT 检查。

（4）诊断性穿刺：抽出脓液即可证实本病。

（5）细菌培养：脓液细菌培养有助于明确致病菌，选择敏感的抗生素；并与阿米巴性肝脓肿相鉴别。

5. 治疗要点

（1）全身支持疗法：给予充分营养，纠正水和电解质及酸碱平衡失调，必要时少量多次输血和血浆以纠正低蛋白血症，增强机体抵抗力。

（2）抗生素治疗：应使用大剂量抗生素。由于肝脓肿的致病菌以大肠埃希菌、金黄色葡萄球菌和厌氧性细菌最为常见，在未确定病原菌之前，可首选对此类细菌有效的抗生素，然后根据细菌培养和抗生素敏感试验结果选用有效的抗生素。

（3）经皮肝穿刺脓肿置管引流术：适用于单个较大的脓肿。在 B 型超声引导下进行穿刺。

（4）手术治疗：对于较大的单个脓肿，估计有穿破可能，或已经穿破胸腹腔；胆源性肝脓肿；位于肝左外叶脓肿，穿刺易污染腹腔；慢性肝脓肿，应施行经腹切开引流。病程长的慢性局限性厚壁脓肿，也可行肝叶切除或部分肝切除术。多发性小脓肿不宜行手术治疗，但对其中较大的脓肿，也可行切开引流。

（二）护理诊断及合作性问题

1. 营养失调

低于机体需要量，与高代谢消耗或慢性消耗病程有关。

2.体温过高

其与感染有关。

3.急性疼痛

其与感染及脓肿内压力过高有关。

4.潜在并发症

急性腹膜炎、上消化道出血、感染性休克。

(三)护理目标

患者能维持适当营养,维持体温正常,疼痛减轻;无急性腹膜炎休克等并发症发生。

(四)护理措施

1.术前护理

(1)病情观察:配合抢救中毒性休克。

(2)高热护理:保持病室空气新鲜、通风、温湿度合适,物理降温。衣着适量,及时更换汗湿衣。

(3)维持适当营养:对于非手术治疗和术前的患者,给予高蛋白、高热量饮食,纠正水、电解质平衡失调和低蛋白血症。

(4)遵医嘱正确应用抗生素。

2.术后护理

(1)经皮肝穿刺脓肿置管引流术术后护理:术前做术区皮肤准备,协助医生进行穿刺部位的准确定位。术后向医生询问术中情况及术后有无特殊观察和护理要求。患者返回病房后,观察引流管固定是否牢固,引流液性状,引流管道是否密闭。术后第二天或数天开始进行脓腔冲洗,冲洗液选用等渗盐水(或遵医嘱加用抗生素)。冲洗时速度缓慢,压力不宜过高,估算注入液与引出液的量。每次冲洗结束后,可遵医嘱向脓腔内注入抗生素。待到引流出或冲洗出的液体变清澈,B型超声检查脓腔直径小于2cm即可拔管。

(2)切开引流术术后护理:切开引流术术后护理遵循腹部手术术后护理的一般要求。除此之外,每日用生理盐水冲洗脓腔,记录引流液量,少于10mL或脓腔容积小于15mL,即考虑拔除引流管,改凡士林纱布引流,致脓腔闭合。

3.健康指导

为了预防肝脓肿疾病的发生,应教育人们积极预防和治疗胆道疾病,及时处理身体其他部位的化脓性感染。告知患者应用抗生素和放置引流管的目的和注意事项,取得患者的信任和配合。术后患者应加强营养和提高抵抗力,定期复查。

(五)护理评价

患者是否能维持适当营养,体温是否正常;疼痛是否减轻,有无急性腹膜炎、上消化道出血、感染性休克等并发症发生。

二、阿米巴性肝脓肿

阿米巴性肝脓肿是阿米巴肠病的并发症,阿米巴原虫从结肠溃疡处经门静脉血液或淋巴管侵入肝内并发脓肿。常见于肝右叶顶部,多数为单发性。原虫产生溶组织酶,导致肝细胞坏死、液化组织和血液、渗液组成脓肿。

(一)护理评估

1. 健康史

注意询问有无阿米巴痢疾病史。

2. 身体状况

阿米巴性肝脓肿有着跟细菌性肝脓肿相似的表现。

细菌性肝脓肿与阿米巴性肝脓肿的鉴别:

(1)病史:细菌性肝脓肿继发于胆道感染或其他化脓性疾病;阿米巴性肝脓肿继发于阿米巴痢疾后。

(2)症状:细菌性肝脓肿病情急骤严重,全身中毒症状明显,有寒战、高热;阿米巴性肝脓肿起病较缓慢,病程较长,可有高热,或不规则发热、盗汗。

(3)血液化验:细菌性肝脓肿白细胞计数及中性粒细胞可明显增加。血液细菌白培养可阳性;阿米巴性肝脓肿白细胞计数可增加,如无继发细菌感染液细菌培养阴性。血清学阿米巴抗体检查阳性。

(4)粪便检查:细菌性肝脓肿无特殊表现;阿米巴性肝脓肿部分患者可找到阿米巴滋养体或结肠溃面(乙状结肠镜检)黏液或刮取涂片可找阿米巴滋养体或包囊。

(5)脓液:细菌性肝脓肿多为黄白色脓液,涂片和培养可发现细菌;阿米巴性肝脓肿大多为棕褐色脓液,无臭味,镜检有时可到阿米巴滋养体。若无混合感染,涂片和培养无细菌。

(6)诊断性治疗:细菌性肝脓肿抗阿米巴药物治疗无效;阿米巴性肝脓肿抗阿米巴药物治疗有好转。

(7)脓肿:细菌性肝脓肿较小,常为多发性;阿米巴性肝脓肿较大,多为单发,多见于肝右叶。

3. 心理—社会

由于病程长,忍受较重的痛苦,担忧预后或经济拮据等原因,患者常有焦虑、悲伤或恐惧反应。

4. 辅助检查

基本同细菌性肝脓肿。

5. 治疗要点

阿米巴性肝脓肿以非手术治疗为主。应用抗阿米巴药物,加强支持疗法纠正低蛋白、贫血等,无效者穿刺置管闭式引流或手术切开引流,多可获得良好的疗效。

(二)护理诊断及合作性问题

1. 营养失调

低于机体需要量,与高代谢消耗或慢性消耗病程有关。

2. 急性疼痛

与脓肿内压力过高有关。

3. 潜在并发症

合并细菌感染。

(三)护理措施

1.非手术疗法和术前护理

(1)加强支持疗法:给予高蛋白、高热量和高维生素饮食,必要时少量多次输新鲜血、补充丙种球蛋白,增强抵抗力。

(2)正确使用抗阿米巴药物,注意观察药物的不良反应。

2.术后护理

除继续做好非手术疗法护理外,重点做好引流的护理。宜用无菌水封瓶闭式引流,每日更换消毒瓶,接口处保持无菌,防止继发细菌感染。如继发细菌感染需使用抗生素。

第五节　肝癌

肝恶性肿瘤可分为原发性和转移性两类。原发性肝恶性肿瘤源于上皮组织者称为原发性肝癌,最多见;源于间叶组织者称为原发性肝肉瘤,如血管内皮瘤、恶性淋巴瘤、纤维肉瘤等,较少见。转移性肝癌系肝外器官的原发癌或肉瘤转移到肝所致,较原发性肝癌多见。

一、原发性肝癌

(一)概述

原发性肝癌(简称肝癌)是我国和某些亚非地区常见恶性肿瘤,病死率很高。据最新统计,肝癌发病率和病死率在常见恶性肿瘤中分别排第 6 位、第 3 位;每年发病患者数在 60 万左右;其中 82%病例在发展中国家,我国占 55%;近年来发病率有增高趋势。我国肝癌高发于东南沿海地区。肝癌可发生于任何年龄,我国中位年龄为 40~50 岁;男性多于女性,一般男女比例为(2~3):1。

(二)病因与发病机制

原发性肝癌的病因尚未明确,目前认为可能与以下因素有关。

1.肝硬化

肝癌合并肝硬化的比率很高,我国占 53.9%~90%,日本约 70%,非洲 60%以上;欧美占 10%~20%。肝癌中以肝细胞癌合并肝硬化最多,占 64.1%~94%;而胆管细胞癌很少合并肝硬化。

2.病毒性肝炎

临床上肝癌患者常有急性肝炎→慢性肝炎→肝硬化→肝癌的病史,研究发现肝癌与乙型(HBV)、丙型(HCV)和丁型(HDV)3 种肝炎有较肯定的关系;HBsAg 阳性者其肝癌的相对危险性为 HBsAg 阴性者的 10~50 倍。我国 90%的肝癌患者 HBV 阳性。

3.黄曲霉毒素

主要是黄曲霉毒素 B_1,主要来源于霉变的玉米和花生等。调查发现,肝癌相对高发区的粮食被黄曲霉及其毒素污染的程度较高,而且是温湿地带。黄曲霉毒素能诱发动物肝癌已被证实。

4. 饮水污染

各种饮水类型与肝癌发病关系依次为：宅沟水（塘水）＞泯沟水（灌溉水）＞河水＞井水。污水中已发现如水藻毒素等很多种致癌或促癌物质。

5. 其他

亚硝胺、烟酒、肥胖等可能与肝癌发病有关；肝癌还有明显的家族聚集性。

(三)临床表现

原发性肝癌临床表现极不典型，早期缺乏特异性表现，晚期可有局部和全身症状。

1. 症状

(1)肝区疼痛：是最常见和最主要的症状，约半数以上患者以此为首发症状。多呈间歇性或持续性钝痛、胀痛或刺痛，夜间或劳累后加重。疼痛部位与病变位置有密切关系，如位于肝右叶顶部的癌肿累及膈肌时，疼痛可牵涉至右肩背部；病变位于左肝常表现为胃痛。当肝癌结节发生坏死、破裂，引起腹腔内出血时，则表现为突发右上腹剧痛和压痛，腹膜刺激征和内出血等。

(2)消化道症状：表现为食欲减退、腹胀、恶心、呕吐或腹泻等，易被忽视，且早期不明显。

(3)全身症状：

1)消瘦、乏力：早期不明显，随病情发展而逐渐加重，晚期体重进行性下降，可伴有贫血、出血、腹腔积液和水肿等恶病质表现。

2)发热：多为不明原因的持续性低热或不规则发热，$37.5\sim38℃$，个别可达 $39℃$。其特点是抗生素治疗无效，而吲哚美辛栓常可退热。

(4)伴癌综合征：即肝癌组织本身代谢异常或癌肿引起的内分泌或代谢紊乱的综合征，较少见。主要有低血糖、红细胞增多症、高胆固醇血症及高钙血症。

2. 体征

(1)肝大与肿块：为中晚期肝癌最主要体征。肝呈进行性肿大、质地较硬、表面高低不平、有明显结节或肿块。癌肿位于肝右叶顶部者，肝浊音界上移，膈肌抬高或活动受限，甚至出现胸腔积液。巨大的肝肿块可使右季肋部明显隆起。

(2)黄疸和腹腔积液：见于晚期患者。

3. 其他

(1)肝外转移：如发生肺、骨、脑等肝外转移，可呈现相应部位的临床症状。

(2)合并肝硬化者：常有肝掌、蜘蛛痣、脾大、腹腔积液和腹壁静脉曲张等肝硬化门静脉高压症表现。

(3)并发症：肝性脑病、上消化道出血、癌肿破裂出血、肝肾综合征及继发性感染（肺炎、败血症、真菌感染）等。

(四)辅助检查

1. 实验室检查

(1)肝癌血清标志物检测：

1)甲胎蛋白(AFP)测定：是诊断原发性肝细胞癌最常用的方法和最有价值的肿瘤标志物。正常值$<20\mu g/L$；目前 AFP 诊断标准为 $AFP\geqslant400\mu g/L$ 且持续 4 周或 $AFP\geqslant200\mu g/L$ 且持

续 8 周,并排除妊娠、活动性肝炎、肝硬化、生殖胚胎源性肿瘤及肝样腺癌,应考虑为肝细胞癌。

2)其他肝癌血清标志物:异常凝血酶原(DCP)和岩藻糖苷酶(AFU)对 AFP 阴性的 HCC 诊断有一定价值;γ-谷氨酰转酞酶同工酶Ⅱ(GGT-Ⅱ)有助于 AFP 阳性的 HCC 诊断。

(2)血清酶学:各种血清酶检查对原发性肝癌的诊断缺乏专一性和特异性,只能作为辅助指标。常用的有血清碱性磷酸酶(AKP)、γ-谷氨酰转酞酶(γ-GT)等。

(3)肝功能及病毒性肝炎检查:肝功能异常、乙肝标志或 HCV-RNA 阳性,常提示有原发性肝癌的肝病基础,有助于 HCC 的定性诊断。

(4)肝功能储备测定:目前较常用的有动脉血酮体比测定(AKBR)和吲哚青绿清除试验,有助于判断手术耐受性。

2.影像学检查

(1)B 超:是诊断肝癌最常用的方法,可作为高发人群首选的普查工具或用于术中病灶定位。可显示肿瘤的大小、形态、所在部位及肝静脉或门静脉内有无癌栓等,其诊断准确率可达90%左右,能发现直径 1~3cm 的病变。

(2)CT 和 MRI:能显示肿瘤的位置、大小、数目及其与周围器官和重要血管的关系,有助于制订手术方案。可检出直径 1.0cm 左右的微小肝癌,准确率达90%以上。

(3)肝动脉造影:此方法肝癌诊断准确率最高,可达95%左右,可发现 1~2cm 大小的肝癌及其血供情况。因属侵入性检查手段,仅在无法确诊或定位时才考虑采用。

(4)正电子发射计算机断层扫描(PET-CT):局部扫描可精确定位病灶解剖部位及反映病灶生化代谢信息;全身扫描可了解整体状况和评估转移情况,达到早期发现病灶的目的;治疗前后扫描可了解肿瘤治疗前后的大小和代谢变化。

(5)发射单光子计算机断层扫描(ECT):ECT 全身骨显像有助于肝癌骨转移的诊断,可较 X 线和 CT 检查提前 3~6 个月发现骨转移癌。

(6)X 线检查:一般不作为肝癌诊断依据。腹部摄片可见肝阴影扩大;如肝右叶顶部癌肿,可见右侧横膈抬高。

3.肝穿刺活组织检查及腹腔镜探查

B 超引导下细针穿刺活检(FNA)可以获得肝癌的病理学确诊依据(金标准),具有确诊的意义,但有出血、肿瘤破裂和肿瘤沿针道转移的危险。经各种检查未能确诊而临床又高度怀疑肝癌者,可行腹腔镜探查以明确诊断。

(五)治疗

早期手术切除是目前治疗肝癌最有效的方法,小肝癌的手术切除率高达80%以上,术后 5 年生存率可达60%~70%。大肝癌目前主张应先行综合治疗,争取二期手术。

1.手术治疗

(1)肝切除术:遵循彻底性和安全性两个基本原则。癌肿局限于一个肝叶内,可做肝叶切除;已累及一叶或刚及邻近肝叶者,可做半肝切除;若已累及半肝但无肝硬化者,可考虑做三叶切除;位于肝边缘的肿瘤,亦可做肝段或次肝段切除或局部切除;对伴有肝硬化的小肝癌,可采用距肿瘤 2cm 以外切肝的根治性局部肝切除术。肝切除手术一般至少保留30%的正常肝组织,对有肝硬化者,肝切除量不应超过50%。

1)适应证：①全身状况良好，心、肺、肾等重要内脏器官功能无严重障碍，肝功能代偿良好，转氨酶和凝血酶原时间基本正常。②肿瘤局限于肝的一叶或半肝以内而无严重肝硬化。③第一、第二肝门及下腔静脉未受侵犯。

2)禁忌证：有明显黄疸、腹腔积液、下肢水肿、远处转移及全身衰竭等晚期表现和不能耐受手术者。

(2)手术探查不能切除肝癌的手术：可做液氯冷冻、激光气化、微波或做肝动脉结扎插管，以备术后做局部化疗。也可做皮下植入输液泵、术后连续灌注化疗。

(3)根治性手术后复发肝癌的手术：肝癌根治性切除术后 5 年复发率在 50％以上。在病灶局限、患者尚能耐受手术的情况下，可再次施行手术治疗。复发性肝癌再切除是提高 5 年生存率的重要途径。

(4)肝移植：原发性肝癌是肝移植的指征之一，疗效高于肝切除术，但术后较易复发。目前在我国，肝癌肝移植仅作为补充治疗，用于无法手术切除、不能进行射频或微波治疗和肝动脉栓塞化疗(TACE)、肝功能不能耐受的患者。

2.非手术治疗

(1)局部消融治疗：主要包括射频消融(RFA)、微波消融(MWA)、冷冻治疗、高功率超声聚焦消融(HIFU)及无水酒精注射治疗(PEI)；具有微创、安全、简便和易于多次施行的特点。适合于瘤体较小而又无法或不宜手术切除者，特别是肝切除术后早期肿瘤复发者。

(2)肝动脉栓塞化疗(TACE)：是一种介入治疗，即经股动脉达肝动脉做超选择性肝动脉插管，经导管注入栓塞剂和抗癌药物。对于不能手术切除的中晚期肝癌患者，能手术切除，但因高龄或严重肝硬化等不能或不愿手术的肝癌患者，TACE 可以作为非手术治疗中的首选方法。经剖腹探查发现癌肿不能切除，或作为肿瘤姑息切除的后续治疗者，可采用肝动脉和(或)门静脉置泵(皮下埋藏式灌注装置)做区域化疗栓塞。常用的栓塞剂为碘油和吸收性明胶海绵。抗癌药物常选用氟尿嘧啶、丝裂霉素、多柔比星等。经栓塞化疗后，部分中晚期肝癌肿瘤缩小，为二期手术创造了条件。但对有顽固性腹腔积液、黄疸及门静脉主干瘤栓的患者则不适用。

(3)放射治疗：肿瘤较局限、无远处广泛转移而又不适宜手术切除者，或手术切除后复发者，可采用放射为主的综合治疗。

(4)生物治疗：主要是免疫治疗，可与化疗等联合应用。常用有胸腺素、干扰素、免疫核糖核酸和白介素－2 等。此外，还可用细胞毒性 T 细胞(CTL)和肿瘤浸润淋巴细胞(TIL)等免疫活性细胞行过继性免疫治疗。

(5)中医中药治疗：常与其他治疗配合应用，以改善患者全身情况，提高机体免疫力。

(6)系统治疗：

1)分子靶向药物治疗：索拉非尼是一种口服的多靶点、多激酶抑制剂，能够延缓 HCC 进展，明显延长晚期患者生存期，且安全性较好。

2)系统化疗：指通过口服或静脉途径给药进行化疗的方式。近年来，亚砷酸注射液、奥沙利铂(OXA)被证实对晚期肝癌有一定疗效。

(六)观察要点

1. 观察生命体征变化及意识状态,以及时发现病情变化。

2. 观察肝区疼痛的性质、持续时间、有无放射病等。

3. 肝介入治疗术后,观察患者足背动脉搏动及伤口有无渗血,观察血压变化。

4. 放化疗术后,应密切观察各种不良反应的发生,做好对症处理。

(七)护理要点

1. 术前护理

(1)心理护理:大多数肝癌患者因长期乙肝和肝硬化病史心理负担已较重,再加上癌症诊断,对患者和家庭都是致命的打击。鼓励患者说出内心感受和最关心的问题,疏导、安慰患者并尽量解释各种治疗、护理知识。在患者悲痛时,应尊重、同情和理解患者,并让家属了解发泄的重要性。与家属共同讨论制订诊疗措施,鼓励家属与患者多沟通交流。通过各种心理护理措施减轻患者焦虑和恐惧,树立战胜疾病的信心,以最佳心态接受治疗和护理。

(2)疼痛护理:①评估疼痛发生的时间、部位、性质、诱因和程度,疼痛是否位于肝区,是否呈间歇性或持续性钝痛或刺痛,与体位有无关系,是否夜间或劳累时加重;有无牵涉痛,是否伴有嗳气、腹胀等消化道症状。②遵医嘱按照三级止痛原则给予镇痛药物,并观察药物效果及不良反应。③指导患者控制疼痛和分散注意力的方法。

(3)改善营养状况:宜采用高蛋白、高热量、高维生素、易消化饮食;少量多餐。合并肝硬化有肝功能损害者,应适当限制蛋白质摄入;必要时可给予肠内外营养支持,输血浆或清蛋白等,补充维生素 K 和凝血因子等,以改善贫血、纠正低蛋白血症和凝血功能障碍,提高手术耐受力。

(4)护肝治疗:嘱患者保证充分睡眠和休息,禁酒。遵医嘱给予支链氨基酸治疗,避免使用红霉素、巴比妥类、盐酸氯丙嗪等有损肝脏的药物。

(5)维持体液平衡:对肝功能不良伴腹腔积液者,严格控制水和钠盐的摄入量;遵医嘱合理补液与利尿,注意纠正低钾血症等水电解质失调;准确记录 24h 出入水量;每日观察、记录体重及腹围变化。

(6)预防出血:①改善凝血功能:大多数肝癌合并肝硬化,术前 3 日开始给予维生素 K_1,适当补充血浆和凝血因子,以改善凝血功能,预防术中、术后出血。②告诫患者尽量避免致癌肿破裂出血或食管下段胃底静脉曲张破裂出血的诱因,如剧烈咳嗽、用力排便等致腹内压骤升的动作和外伤等。③应用 H_2 受体拮抗药,预防应激性溃疡出血。④加强腹部观察:若患者突发腹痛,伴腹膜刺激征,应高度怀疑肝癌破裂出血,及时通知医师,积极配合抢救,做好急症手术的各项准备;对不能手术的晚期患者,可采用补液、输血、应用止血药、支持治疗等综合性方法处理。

(7)术前准备:需要手术患者,除以上护理措施和常规腹部手术术前准备外,必须根据肝切除手术大小备充足的血和血浆,并做好术中物品准备,如化疗药物、皮下埋藏式灌注装置、预防性抗生素、特殊治疗设备等。

2. 术后护理

行术后一般护理,并发症的观察及护理如下。

(1)出血:是肝切除术后常见的并发症之一。术后应注意预防和控制出血。①严密观察病情变化:术后 48h 内应有专人护理,动态观察患者生命体征的变化。②体位与活动:手术后患者血压平稳,可取半卧位。术后 1～2 日应卧床休息,不鼓励患者早期活动,避免剧烈咳嗽和打喷嚏等,以防止术后肝断面出血。③引流液的观察:保持引流通畅,严密观察引流液的量、性质和颜色。一般情况下,手术后当日可从肝周引流管引出鲜红血性液体 100～300mL,若血性液体增多,应警惕腹腔内出血。④若明确为凝血机制障碍性出血,可遵医嘱给予凝血酶原复合物、纤维蛋白原,输新鲜血,纠正低蛋白血症。⑤若短期内或持续引流较大量的血性液体,或经输血、输液,患者血压、脉搏仍不稳定时,应做好再次手术止血的准备。

(2)膈下积液及脓肿:是肝切除术后一种严重并发症,膈下积液及脓肿多发生在术后 1 周左右。若患者术后体温下降后再度升高,或术后发热持续不退,同时伴右上腹部胀痛、呃逆、脉速、白细胞计数升高,中性粒细胞达 90% 以上等,应疑有膈下积液或膈下脓肿,B 超等影像学检查可明确诊断。护理措施如下:①保持引流通畅,妥善固定引流管,保持引流通畅以防膈下积液及脓肿发生;每日更换引流袋,观察引流液颜色、性状及量。若引流量逐日减少,一般在手术后 3～5 日拔除引流管。对经胸手术放置胸腔引流管的患者,应按闭式胸腔引流的护理要求进行护理。②若已形成膈下脓肿,必要时协助医师行 B 超定位引导下穿刺抽脓或置管引流,后者应加强冲洗和吸引护理;鼓励患者取半坐位,以利于呼吸和引流。③严密观察体温变化,高热者给予物理降温,必要时药物降温,鼓励患者多饮水。④加强营养支持治疗和抗菌药物的应用护理。

(3)胆汁漏:是因肝断面小胆管渗漏或胆管结扎线脱落、胆管损伤所致。注意观察术后有无腹痛、发热和腹膜刺激症状,切口有无胆汁渗出和(或)腹腔引流液有无含胆汁。如有上述表现,应高度怀疑胆汁漏,即予调整引流管,保持引流通畅,并注意观察引流液的量与性质变化;如发生局部积液,应尽早 B 超定位穿刺置管引流;如发生胆汁性腹膜炎,应尽早手术。

3.介入治疗的护理

(1)介入治疗前准备:注意各种检查结果,判断有无禁忌证。耐心向患者解释介入治疗(肝动脉插管化疗)的目的、方法及治疗的重要性和优点,帮助患者消除紧张、恐惧心理,争取主动配合。穿刺处皮肤准备,术前禁食 4h,备好所需物品及药品,检查导管质量,防止术中出现断裂、脱落或漏液等。

(2)介入治疗后的护理:

1)预防出血:术后嘱患者取平卧位,术后 24～48h 卧床休息;穿刺处沙袋加压 1h,穿刺侧肢体制动 6h;严密观察穿刺侧肢端皮肤的颜色、温度及足背动脉搏动,注意穿刺点有无出血现象;拔管后局部压迫 15min 并局部加压包扎,卧床 24h 防止局部出血。

2)导管护理:妥善固定和维护导管;严格遵守无菌原则,每次注药前消毒导管,注药后用无菌纱布包扎,防止逆行感染;注药后用肝素稀释液冲洗导管以防导管堵塞。

3)栓塞后综合征的护理:肝动脉栓塞化疗后多数患者可出现发热、肝区疼痛、恶心、呕吐、心悸、白细胞计数下降等临床表现,称为栓塞后综合征,其护理措施如下:①控制发热:一般为低热,若体温高于 38.5℃,可予物理、药物降温。②镇痛:肝区疼痛多因栓塞部位缺血坏死、肝体积增大、包膜紧张所致,必要时可适当给予止痛药。③恶心、呕吐:为化疗药物的反应,可给予甲氧氯普胺、氯丙嗪等。④当白细胞计数低于 $4×10^9/L$ 时,应暂停化疗并应用升白细胞药物。⑤介入治疗后嘱患者大量饮水,减轻化疗药物对肾的不良反应,观察排尿情况。

4)并发症的观察及护理:若因胃、胆、胰、脾动脉栓塞而出现上消化道出血及胆囊坏死等并发症时,及时通知医生并协助处理。肝动脉栓塞化疗可造成肝细胞坏死,加重肝功能损害,应注意观察患者的神志,有无黄疸,注意补充高糖、高能量营养素,积极给予保肝治疗,防止肝衰竭。

二、继发性肝癌

(一)定义

继发性肝癌系人体其他部位恶性肿瘤转移至肝并在肝内继续生长、发展而发生的肿瘤,其组织学特征与原发性肝癌相同,也称转移性肝癌。肝是最常见的血行转移器官,许多器官的癌都可转移到肝,尤其多见于消化道癌,如胃癌、结肠癌、胰腺癌、胆囊癌等,其次是造血系统恶性肿瘤、肺癌、卵巢癌、乳腺癌、肾癌、鼻咽癌等。癌转移到肝的主要途径为经门静脉、肝动脉、淋巴回流和直接蔓延四种。继发性肝癌可以是单个或多个结节,弥散性更多见。转移性肝癌很少伴有肝硬化,而肝硬化也较少发生转移癌。

(二)病因与发病机制

癌细胞主要是通过血液循环系统入侵肝脏的。肝脏是血流量很大的器官,人体内有两套给肝脏供血的系统。其一是门静脉系统,腹腔内所有的器官包括胃、小肠、结直肠、胰腺、脾脏的静脉血液都要汇集到门静脉,而后回流到肝脏,将吸收的营养成分送到肝脏合成人体必需的各种物质,将人体代谢产生的毒素由肝脏进行解毒。同时这些器官原发的恶性肿瘤细胞也可以通过这一途径直接流向肝脏,继而在肝脏停留下来形成转移瘤。肝脏的第二套供血系统是肝动脉系统,从心脏供应的富含氧气的新鲜血液经由主动脉、腹腔干动脉、肝总动脉、肝固有动脉流进肝脏。腹腔外的器官如肺、乳腺、肾脏、卵巢等原发的恶性肿瘤细胞,一般是回流到心脏,再通过动脉系统转移至肝脏。

另外像胆囊、胃、肾上腺和胆管这类与肝脏位置邻近、关系密切的器官,其原发恶性肿瘤长到一定程度后,很容易向肝脏这个"老邻居"直接扩散,形成所谓的浸润转移。

恶性肿瘤长到直径大于 $2cm$ 时,每天可释放大量的癌细胞进入血液循环,这些癌细胞通过"随波逐流"最终都可以到达肝脏。肝脏的结构就像一块厚实的浸满血的海绵,血液灌流量较大而流速较慢,肿瘤细胞易于进入肝脏实质并停留下来。其中到达肝脏的恶性度较高的肿瘤细胞可分泌某些生长因子促进自身瘤细胞的增生,并刺激周围新生毛细血管长入,因此逐渐形成独立的肿瘤细胞团块,用不了很长时间就可以形成肉眼可见的肿瘤转移病灶了。

(三)临床表现

常以原发癌所引起的症状和体征为主要表现,并有肝区痛。转移性肝癌较小时无症状,往往在影像学检查或剖腹探查时发现。少数诊断为转移性肝癌患者找不到肝外原发病灶。若原发癌切除后出现肝区间歇性不适或疼痛,应考虑有肝转移。随病情发展,患者可有乏力、食欲减退、体重减轻。部分患者有肝大及质地坚硬、有触痛的癌结节;晚期患者可出现贫血、黄疸和腹腔积液等。

(四)辅助检查

AFP 检测常为阴性,肝功能检查多正常。CEA、CA19－9、CA125 等对胃肠道癌、胰腺癌、胆囊癌等的肝转移有诊断价值。B超、CT、MRI、PET－CT、肝动脉造影等影像学检查有重要诊断价值,并能判断病变部位、数目、大小。CT典型的转移瘤影像,可见"牛眼征"。

(五)治疗

肝切除是治疗转移性肝癌最有效的办法,同时根据患者情况及原发性肿瘤病理性质,进行综合治疗。

1.手术治疗

肝病变手术治疗方法与原发性肝癌相似,能接受手术切除者比例仅20%～30%。①如转移癌病灶为孤立性,或虽为多发但局限于肝的一叶或一段,而原发肿瘤已被切除,患者全身情况允许,又无其他部位转移者,应首选肝叶(段)切除术;②如原发和继发性肿瘤同时发现又均可切除,且符合肝切除条件者,则根据患者耐受能力,采取与原发肿瘤同期或分期手术治疗。

2.化学治疗

全身或局部化疗(TACE)可以控制肿瘤生长,缓解患者症状,应根据原发癌细胞的生物学特性,以及对化疗药物的敏感性选用相应药物治疗。

3.其他

无水酒精注射、射频消融、冷冻等局部治疗可与手术切除相互补充。

(六)护理要点

1.常规护理

(1)了解患者及家属的心理活动,做好解释工作,尽量减轻他们不良的心理反应,使其保持最佳心理状态,配合治疗和护理,以保证手术的顺利进行。

(2)了解患者的全身情况,协助患者做好各项术前检查及准备工作,如有异常及时通知医生择期手术。

(3)做好卫生处置工作(洗澡、更衣、理发、剪指甲等),根据手术部位的不同做好手术区的皮肤准备,根据医嘱给患者做交叉配血的准备。

(4)术前12h禁食,4～6h禁水。肠道准备于术前晚、术日晨常规用0.1%～0.2%肥皂水灌肠1次,必要时给予甘露醇进行全肠道灌洗。术前晚根据患者情况酌情使用镇静药,保证其充分休息。

2.术后护理

(1)体位:环境要安静舒适,术后第2日可给予半卧位,避免剧烈咳嗽,过早活动有可能导致肝断面出血,半肝以上切除者需间断给氧3～4日。

(2)生命体征的监测:根据手术的大小及病情定时监测体温、血压、脉搏、呼吸,做好记录。加强口腔、尿道、压疮护理,防止并发症发生。

(3)切口、引流物的观察:术后应观察切口有无出血、渗血、渗液、敷料脱落及感染的征象。引流管应保持通畅,防止阻塞、扭曲、折叠、脱落,严密观察并记录引流液的量、色及性状。发现异常及时通知医生。

(4)疼痛护理:麻醉作用消失后,患者会感到切口疼痛,24h内较明显,遵医嘱使用止痛药物,指导控制疼痛分散注意力的方法,并观察止痛药应用后的效果。

(5)恶心、呕吐、腹胀的护理:术后恶心、呕吐常为麻醉反应,待麻醉作用消失后症状自行消失。若持续不止或反复发作,应根据患者的情况综合分析、对症处理。防止水、电解质紊乱。

(6)排尿:术后 6～8h 未排尿者,观察膀胱充盈程度,先诱导排尿,必要时给予留导尿管。

(7)饮食和输液:手术后患者的营养和水的摄入非常重要,它直接关系到患者的代谢功能和术后的康复。禁食期间,应经静脉补充水、电解质和营养。肝癌患者宜食用适量高蛋白、高热量、多维生素饮食,少食多餐,尽量使患者吃到喜爱的食物,适量补充清蛋白、B 族维生素、维生素 C、维生素 K。

(8)活动:术后无禁忌,应早期活动,包括深呼吸、咳嗽、翻身和肢体活动,但对休克、极度衰弱或手术后需要限制活动者,则不宜早期活动。

(9)其他:向患者家属交代疾病的转归及注意事项。肝癌患者常有腹腔积液和水肿,要注意监测电解质和血清蛋白水平,观察记录体重、出入量、腹围及水肿程度。

(10)心理护理:对化疗及放疗的患者因头发脱落引起的心理不适,应做好心理护理,以消除其顾虑,必要时协助其戴假发。

第六节　肝良性肿瘤

一、概述

肝良性肿瘤较恶性肿瘤少见,主要包括肝血管瘤、肝局灶性结节增生以及肝腺瘤三大类。肝脏良性肿瘤通常没有临床表现,大多数病例都是通过超声或其他扫描检查偶然发现,还有些病例则因为肝大、右上腹不适或腹腔内出血而被发现。此类患者肝功能检查往往正常或仅有轻微变化,虽然扫描技术和血管造影常可提供些术前诊断线索,但确诊常有赖于剖腹探查。

肝良性肿瘤根据肝组织胚胎来源可分为以下三类:①上皮组织肿瘤、肝细胞腺瘤、胆管腺瘤、混合腺瘤。②间叶组织肿瘤、血管瘤、纤维瘤、脂肪瘤、黏液瘤。③肝畸胎瘤、错构瘤、肝脏炎性假瘤、肝脏局灶性结节性增生等。本节仅讨论几种常见的肝良性肿痛。

二、临床表现

(一)肝血管瘤

随肿瘤部位、大小、增长速度及肝实质受累程度不同而异。小者无症状,大者可压迫胃肠及胆道而引起腹痛、黄疸或消化不良症状。少数因肿瘤自发性破裂或瘤蒂扭转而呈急腹症表现临床上可将其分为四型:隐匿型、腹块型、内出血型及瘤蒂扭转型,以腹块型最多见。腹块位于上腹部,表面光滑,质地软硬不一,有囊性感和有较大的可变性。边界清楚,与肝脏相连,随呼吸上下移动,一般无压痛。部分病例在病变区可闻及血管杂音,少数患者可伴有微血管性溶血性贫血。血栓形成后导致凝血因子被消耗,亦可表现血小板减少或低纤维蛋白原血症。肝功能试验一般正常。

(二)肝腺瘤

肿瘤体积小者,可无任何症状;当肿瘤增大压迫正常肝细胞或影响邻近器官功能时,可出现上腹部胀痛不适、恶心、食欲缺乏和上腹牵拉感等症状。约 1/3 的患者上腹部可触及表面光滑、质硬的肿块。随着肿瘤增大,其中心部可发生坏死和出血,其主要临床表现为急腹症。瘤内出血者,常有发作性右上腹痛、发热,偶有黄疸或寒战,右上腹肌紧张、压痛,白细胞计数及中性粒细胞比例增高等表现。肿瘤破裂引起腹腔内出血者,突发右上腹剧痛、心慌、出冷汗,腹部有压痛、反跳痛等腹膜刺激症状,严重者可出现休克。

(三)肝局灶性结节增生

一般无症状,可表现为腹部肿块,少数病例可自发性破裂而大出血,出现急腹症表现。

三、辅助检查

(一)B型超声检查

此方法能早期发现病变,分辨直径 1～2cm 的肿瘤,而且能准确定位。B 超检查大多数血管瘤为低回声,少数为边界光滑的低回声占位;肝局灶性结节增生可以有低、高或混合回声,缺乏特征性,可见纤维分隔。B 超对判断肝腺瘤部位、大小及内容物有一定帮助,是首选检查方法。

(二)CT 检查

平扫时肝血管瘤为低密度病变,CT 增强扫描时病变周围出现增强的晕环,随后向中心弥散使病变完全充盈。平扫时肝局灶性结节增生为肝内低密度或等密度改变,边界清楚。当中心存在纤维性瘢痕时,可见从中心向边缘呈放射状分布的低密度影像为其特征。

(三)MRI 检查

对肝血管瘤有特殊的诊断意义,T2 加权图像呈高信号密集区,称为“灯泡征”改变。

(四)肝血管造影

诊断准确率高,假阳性率低,并能准确显示病变范围,有助于选择治疗方案;但此法对于肝血管瘤为创伤性检查,应留待其他方法不能确定诊断时施行。肝局灶性结节增生典型病变可表现为血管呈放射状分布如轮辐样和外围血管的“抱球”现象。

(五)放射性核素肝扫描

采用 ^{99m}Tc 标记的自体红细胞行放射性核素血池填充扫描,对血管瘤有确诊意义。肝局灶性结节增生 65% 的病变可见有核素浓聚,因该种病变内有肝巨噬细胞,所以能凝聚核素,这点与其他良恶性肿瘤不同,因而有较高诊断价值。肝腺瘤直径 2～3cm 者,肝内可显示放射性稀疏区。

四、治疗

(一)非手术治疗

肝血管瘤直径小于 5cm,无临床症状者,可 1 年内每 2～3 个月行 B 超或 CT 检查。

(二)手术治疗

适应证:肝血管瘤大于 5cm 或有临床症状者,肿痛生长迅速,肿瘤破裂者;肝错构瘤、肝畸胎瘤、肝腺瘤一旦明确诊断均需手术治疗。

五、护理要点

(一)非手术治疗及术前护理

1.心理护理

向患者及家属讲解肝良性肿瘤的相关知识,介绍疾病的治疗效果与自护措施,需手术治疗者,告知手术的必要性及安全性。

2.体位与活动

肝巨大良性肿瘤及生长在肝表面的腺瘤患者,嘱其卧床休息,避免剧烈咳嗽、用力大便等使腹压骤升的动作,避免外力撞击腹部。

3.饮食护理

进食营养丰富、无刺激性、易消化食物,避免便秘。

4.病情观察

观察患者有无出现腹痛加剧、腹部压痛、反跳痛、腹肌紧张,生命体征是否异常,警惕肿瘤破裂及出血,发现情况,立即通知医师,积极处理。

5.随访指导

指导门诊随访患者,1年内2～3个月行B超或CT检查1次,出现腹痛加剧、面色苍白、出冷汗、血压下降等不适,及时就诊。

(二)术后护理

行术后一般护理,并发症的观察及护理如下:

1.出血

是肝切除术后常见的并发症之一。术后应注意预防和控制出血。

(1)严密观察病情变化:术后48h内应有专人护理,动态观察患者生命体征的变化。

(2)体位与活动:手术后患者血压平稳,可取半卧位。术后1～2日应卧床休息,不鼓励患者早期活动,避免剧烈咳嗽和打喷嚏等,以防止术后肝断面出血。

(3)引流液的观察:保持引流通畅,严密观察引流液的量、性质和颜色。一般情况下,手术后当日可从肝周引流管引出鲜红血性液体100～300mL,若血性液体增多,应警惕腹腔内出血。

(4)若明确为凝血机制障碍性出血,可遵医嘱给予凝血酶原复合物、纤维蛋白原,输新鲜血,纠正低蛋白血症。

(5)若短期内或持续引流较大量的血性液体,或经输血、输液,患者血压、脉搏仍不稳定时,应做好再次手术止血的准备。

2.膈下积液及脓肿

是肝切除术后一种严重并发症,膈下积液及脓肿多发生在术后1周左右。若患者术后体温下降后再度升高,或术后发热持续不退,同时伴右上腹部胀痛、呃逆、脉速、白细胞计数升高,中性粒细胞达90%以上等,应疑有膈下积液或膈下脓肿,B超等影像学检查可明确诊断。护理措施如下。

(1)保持引流通畅,妥善固定引流管,保持引流通畅以防膈下积液及脓肿发生;每日更换引流袋,观察引流液颜色、性状及量。若引流量逐日减少,一般在手术后3～5日拔除引流管。对经胸手术放置胸腔引流管的患者,应按闭式胸腔引流的护理要求进行护理。

(2)若已形成膈下脓肿,必要时协助医师行B超定位引导下穿刺抽脓或置管引流,后者应加强冲洗和吸引护理;鼓励患者取半坐位,以利于呼吸和引流。

(3)严密观察体温变化,高热者给予物理降温,必要时药物降温,鼓励患者多饮水。

(4)加强营养支持治疗和抗菌药物的应用护理。

3.胆汁漏

是因肝断面小胆管渗漏或胆管结扎线脱落、胆管损伤所致。注意观察术后有无腹痛、发热和腹膜刺激症状,切口有无胆汁渗出和(或)腹腔引流液有无含胆汁。如有上述表现,应高度怀疑胆汁漏,即予调整引流管,保持引流通畅,并注意观察引流液的量与性质变化;如发生局部积液,应尽早B超定位穿刺置管引流;如发生胆汁性腹膜炎,应尽早手术。

第七节　肝囊肿

一、定义

肝囊肿分为寄生虫性和非寄生虫性,肝包虫病是最主要的寄生虫囊肿,非寄生虫性囊肿是常见的良性肿瘤,按发病原因分为先天性和后天性两类。按形态可分为孤立性、多发性、增生性、假性、皮样、淋巴、内皮性。临床上肝囊肿通常为先天性肝囊肿,并以孤立性肝囊肿及多囊肝较多见。

二、病因及发病机制

本病的病因与先天发育异常有关,孤立性囊肿好发于右肝近膈面,多发性肝囊肿多数累及整个肝脏,肝大变形,并偶可导致门静脉高压症合并食管曲张静脉出血。

三、临床表现

先天性肝囊肿生长缓慢,小的囊肿可无任何症状,常偶发上腹无痛性肿块、腹围增加,临床上多数是在体检B超发现,当囊肿增大到一定程度时,可因压迫邻近脏器而出现症状。

1.肝区胀痛伴消化道症状,如食欲缺乏、嗳气、恶心、呕吐、消瘦等。

2.若囊肿增大压迫胆总管,则有黄疸。

3.囊肿破裂可有囊内出血而出现急腹症。

4.带蒂囊肿扭转可出现突然右上腹绞痛,肝大但无压痛,约半数患者有肾、脾、卵巢、肺等多囊性病变。

5.囊内发生感染,则患者往往有畏寒、发热、白细胞升高等。

6.体检时右上腹可触及肿块和肝大,肿块随呼吸上下移动,表面光滑,有囊性感,无明显压痛。

四、辅助检查

(一)B超检查

是首选的检查方法,是诊断肝囊肿经济、可靠而非侵入性的一种简单方法。超声波显示肝大且无回声区,二维超声可直接显示囊肿大小和部位。

(二)CT检查

可发现直径1～2cm的肝囊肿,可帮助临床医师准确定位病变,尤其是多发性囊肿的分布状态定位,从而有利于治疗。

(三)放射性核素肝扫描

显示肝区占位性病变,边界清楚,对囊肿定位诊断有价值。

(四)X 线检查

大的肝囊肿可因其所在部位不同,X 线检查可显示膈肌抬高或胃肠受压移位等征象。

五、治疗

(一)非手术治疗

适用于全肝小囊肿、全身情况差不适合做手术的肝囊肿患者,以囊肿穿刺抽液及引流术为主。

(二)手术治疗

有囊肿开窗术或去顶术,囊肿切除术,肝叶或肝部分切除术。

六、护理要点

(一)非手术治疗及术前护理

1.心理护理

肝囊肿患者病程长、有恶变的可能,特别多囊肝病变累及整个肝脏,一般可以根治,患者心理压力大,对预后缺乏信心。应针对性疏导患者,需手术治疗者,告知手术的必要性及安全性。

2.饮食护理

有腹腔积液及合并多囊肾的肝囊肿患者,严格限制入水量,采用低盐、低蛋白、高热量饮食。

3.病情观察

(1)对囊肿反复穿刺抽液患者,严密观察体温及血常规的变化,并严格执行无菌操作原则,杜绝及早日发现继发感染。

(2)多囊肝合并多囊肾患者,准确记录 24h 出入水量,每小时尿量<17mL 者,警惕肾衰竭,发现异常及时报告医师处理。

4.体位与活动

肝巨大良性肿瘤及生长在肝表面的腺瘤患者,嘱其卧床休息,避免剧烈咳嗽、用力大便等使腹压骤升的动作,避免外力撞击腹部。

5.随访指导

指导门诊随访患者,1 年内 2～3 个月行 B 超或 CT 检查 1 次,出现腹痛加剧、面色苍白、出冷汗、血压下降等不适,及时就诊。

(二)术后护理

1.饮食护理

患者胃肠功能恢复肛门排气后当日,嘱患者进少量水,如无不适,次日进食流质、半流质,再过渡到普通饮食。少食多餐,鼓励家属按患者饮食习惯提供其喜爱的色、香、味俱全的食物,以刺激食欲。

2.活动与体位

术后 6h 若病情允许可取半卧位,以降低切口张力,缓解疼痛,利于腹腔引流。为防止术后肝断面出血,一般不鼓励患者早期活动,术后 24～48h 内静卧休息,术后予以腹带加压包扎伤口,避免剧烈咳嗽。口腔呕吐物或分泌物要及时清除,咳痰困难要协助其翻身拍背,必要时负压吸痰,确保呼吸道通畅。

3.疼痛护理

视肝功能具体情况遵医嘱使用镇痛药,尽量避免使用对肝功能有损伤的药物。

4.切口和引流管护理

保持伤口中敷料清洁、干燥和固定。引流管应妥善固定,避免受压、扭曲和折叠,防止滑脱,确保有效引流,观察引流液的量、色和性质,并如实记录,发现异常,及时通知医师处理。

第八节　胆管结石

一、定义

肝管结石是指发生在肝内、肝外胆管的结石。根据病因不同,可分为原发性和继发性胆管结石。

在胆管内形成的结石,称为原发性胆管结石,其形成与肝内感染、胆汁淤积、胆道蛔虫有密切关系,以胆色素结石或混合性结石为主。

胆管内结石来自胆囊者,称为继发性胆囊结石,以胆固醇结石多见。

根据结石所在部位,分为肝外胆管结石和肝内胆管结石。

胆管结石所致的病理生理改变与结石的部位、大小及病史长短有关。结石主要可导致肝胆管梗阻、胆管炎、胆源性胰腺炎及肝胆管癌等。

二、临床表现

(一)肝外胆管结石

平时无症状或仅有上腹不适,当结石阻塞胆道并继发感染时,可表现为典型的 Charcot 三联征,即腹痛、寒战与高热及黄疸。

1.腹痛

发生在剑突下或右上腹,呈阵发性绞痛或持续性疼痛阵发性加剧,疼痛可向右肩背部放射,常伴恶心、呕吐。系结石嵌顿于胆总管下端或壶腹部刺激胆管平滑肌或 Oddi 括约肌痉挛所致。

2.寒战、高热

胆管梗阻并继发感染后引起全身中毒症状,多发生于剧烈腹痛后,体温可高达 39～40℃,呈弛张热。

3.黄疸

胆管梗阻后胆红素逆流入血所致黄疸的程度取决于梗阻的程度、部位和是否继发感染。部分梗阻时黄疸较轻,完全性梗阻时黄疸较重;合并胆管炎时,胆管黏膜与结石的间隙随炎症的发作及控制而变化,黄疸呈现间歇性和波动性。出现黄疸时,患者可有尿色变黄、大便颜色变浅和皮肤瘙痒等症状。

(二)肝内胆管结石

可多年无症状或仅有上腹部和胸背部胀痛不适。绝大多数患者因寒战、高热和腹痛就诊。梗阻和感染仅发生在某肝叶、肝段胆管时,患者可无黄疸;结石位于肝管汇合处时可出现黄疸。体格检查可有肝大、肝区压痛和叩击痛等体征。并发肝脓肿、肝硬化、肝胆管癌时则出现相应的症状和体征。

三、辅助检查

(一)实验室检查

血常规检查白细胞计数及中性粒细胞比例明显升高;血清胆红素升高,其中直接胆红素升高明显,转氨酶、碱性磷酸酶升高。尿胆红素升高,尿胆原降低或消失。糖链抗原(CA19-9)明显升高时需进一步检查排除胆管癌的可能。

(二)影像学检查

B超可发现结石并明确其大小和部位,作为首选检查。CT、MRI或MRCP等可显示梗阻部位、程度及结石大小、数量等,并能发现胆管癌。PTC、ERCP为有创性检查,仅用于诊断困难及准备手术的患者。

四、治疗

胆管结石以手术治疗为主。原则为尽量取尽结石,解除胆道梗阻,去除感染病灶,通畅引流胆汁,预防结石复发。

(一)肝外胆管结石的治疗肝外

胆管结石应积极外科手术治疗。

1.胆总管切开取石、T管引流术

为首选方法,此法可保留正常的Oddi括约肌功能。术中尽量取尽结石,必要时用胆道镜探查取石,防止结石残留。胆总管下端通畅者取石后放置T管,其目的为:①引流胆汁和减压,防止胆汁排出受阻,导致胆总管内压力增高、胆汁外漏引起腹膜炎;②引流残余结石,使胆道内残余结石,尤其是泥沙样结石通过T管排出体外;亦可经T管行造影或胆道镜检查、取石;③支撑胆道,防止胆总管切开处粘连、瘢痕狭窄等导致管腔变小。

2.胆肠吻合术

又称胆肠内引流术,该术式因废弃了Oddi括约肌功能,使用逐渐减少。胆总管下端严重的良性狭窄或梗阻,狭窄段超过2cm,无法用手术方法在局部解除梗阻者,应行胆总管空肠Roux-en-Y吻合术,同时切除胆囊。

3.Oddi括约肌切开成形术

适用于胆总管结石合并胆总管下端短段(<1.5cm)狭窄或胆总管下端嵌顿结石的患者。

4.微创外科治疗

ERCP检查的同时行内镜括约肌切开,然后向胆总管送入取石篮取石。合并胆道感染时,可临时在内镜下安置鼻胆管引流或支撑管,此法操作简便,创伤小,尤其适用于结石数量不多、高龄或伴有重要脏器疾病不能耐受手术者。残余结石可在手术6周后用胆道镜取石。

(二)肝内胆管结石

反复发作胆管炎的肝内胆管结石主要采用手术治疗。无症状、无局限性胆管扩张的3级胆管以上的结石,一般可不做治疗。

1.肝切除术

肝切除术是常用的、最有效的手术方法。手术切除范围包括:结石所在部位、狭窄的胆管、远端扩张的胆管。因肝内胆管结石最多见于左肝外叶,左肝外叶切除术是最多采用的方法。

2.胆管切开取石术

肝内胆管结石行单纯胆管切开取石术很难完全取尽结石,该术式仅对肝内胆管无扩张、未合并狭窄、结石在较大胆管或并发急性胆管炎,做胆道减压和引流时采用。

3.胆肠吻合术

是治疗肝内胆管结石合并胆管狭窄、恢复胆汁通畅的有效手段。多行肝管空肠 Roux－en－Y 吻合。Oddi 括约肌有功能时,尽量避免行胆肠吻合术。

4.肝移植术

适用于全肝胆管充满结石无法取尽,且肝功能损害威胁患者生命时。肝内胆管结石合并全肝胆管硬化性胆管炎、囊性扩张症、肝硬化及门静脉高压,仅治疗肝内结石难以纠正全肝病理改变时,也应考虑行肝移植术。

五、护理要点

(一)非手术治疗及术前准备

1.心理护理

观察了解患者及家属对手术的心理反应,有无烦躁不安、焦虑、恐惧的心理。耐心倾听患者及家属的诉说。根据具体情况给予详细解释,说明手术的重要性、疾病的转归,以消除顾虑,积极配合手术。

2.饮食护理

入院后即准备手术者,禁食、休息、补充液体和电解质,以维持水、电解质、酸碱平衡。非手术治疗者根据病情决定饮食种类。鼓励患者进高蛋白、高碳水化合物、高维生素、低脂的普通饮食或半流饮食,改善全身营养状况。

3.病情观察

密切观察患者病情变化,若出现寒战、高热、腹痛加重、腹痛范围扩大等,应考虑病情加重,及时报告医师,积极进行处理。

4.缓解疼痛

针对患者疼痛的部位、性质、程度、诱因、缓解和加重的因素,自针对性地采取措施以缓解疼痛,但在疼痛原因不明确或腹部症状观察期间禁用镇痛药。

5.保护皮肤完整性

指导患者修剪指甲,不可用手抓挠皮肤,防止破损。保持皮肤清洁,用温水擦浴,穿棉质衣裤。瘙痒剧烈者,遵医嘱使用外用药物和(或)其他药物治疗。

6.并发症的预防

①拟行胆肠吻合术者,术前 3 日口服甲硝唑等肠道抑菌药,术前 1 日晚行清洁灌肠。②注射维生素 K_1 40mg,2 次/天,纠正凝血功能障碍。

(二)术后护理

1.体位护理

术后平卧 6h,血压平稳后取半卧位。

2.病情观察

观察生命体征、腹部体征及引流情况,评估有无出血及胆汁渗漏。对术前有黄疸的患者,观察和记录大便颜色并监测血清胆红素变化。

3.T 形管引流的护理

胆总管探查或切开取石术后,在胆总管切开处放置 T 形管引流,其目的是引流胆汁、引流残余结石、支撑胆道,便于今后胆道镜治疗。

(1)妥善固定:术后除用缝线将 T 形管固定于腹壁外,还应用胶布将其固定于腹壁皮肤,但不可固定于床上,以防因翻身、活动搬动时牵拉而脱出。对躁动不安的患者应有专人守护或适当加以约束,避免将 T 形管脱出,一旦 T 形管脱出应立即报告医师及时处理。

(2)保持有效引流:T 形管不可受压、扭曲、折叠,平卧时引流管的高度不能高于腋中线,站立或活动时应低于腹部切口,以防胆汁逆流引起感染。引流管应经常予以挤压,保持引流通畅,若术后 1 周内发现阻塞,可用细硅胶管插入管内行负压吸引 1 周后,可用生理盐水加庆大霉素 8 万 U 低压冲洗。

(3)观察并记录引流液的量、色和性质:正常胆汁色泽呈黄或黄绿色,清亮无沉渣。术后引流量由多到少,恢复饮食后,可增至每日 600～700mL,以后逐渐减少至每日 200mL 左右。术后 1～2 日胆汁呈混浊的淡黄色,以后逐渐加深清亮呈黄色。若胆汁突然减少甚至无胆汁流出,则可能有受压、扭曲、折叠、阻塞或脱出,应立即检查,并通知医师及时处理。若引流量多,提示胆道下端有梗阻的可能。

(4)预防感染:严格无菌操作,定期更换无菌引流袋。长期带 T 形管者,应定期冲洗。行 T 形管造影后,应立即接好引流管进行引流,以减少造影后反应和继发感染。

(5)拔管:一般术后 2 周,患者无腹痛、发热,黄疸消退,血常规、血清黄疸指数正常,胆汁引流量减少至 200mL,清亮,胆管造影或胆道镜证实胆管无狭窄、无结石、无异物、胆道通畅,夹管试验无不适时,可考虑拔管。拔管前引流管应开放 2～3 日,使对比剂完全排出。

4.并发症的观察和处理

(1)出血:可能发生在腹腔或胆管内。腹腔内出血,多发生于术后 24～48h 内,可能与术中血管结扎线脱落、肝断面渗血及凝血功能障碍有关。胆管内出血,术后早期或后期均可发生,多为结石、炎症引起血管壁糜烂、溃疡或术中操作不慎引起。胆肠吻合口术后早期可发生吻合口出血,与胆管内出血的临床表现相似。护理措施如下。①严密观察生命体征及腹部体征:腹腔引流管引流大量血性液体超过 100mL/h、持续 3h 以上并伴有心率增快、血压波动时,提示腹腔内出血;胆管内出血表现为 T 管引流出血性胆汁或鲜血,粪便呈柏油样,可伴有心率增快、血压下降等休克表现。及时报告医师,防止发生低血容量性休克。②改善和纠正凝血功能:遵医嘱予以维生素 K110mg 肌内注射,每日 2 次。

(2)胆瘘:胆管损伤、胆总管下端梗阻、T 管脱出所致。患者若出现发热、腹胀和腹痛等腹膜炎表现,或腹腔引流液呈黄绿色胆汁样,常提示发生胆瘘。护理措施:①引流胆汁,将漏出的胆汁充分引流至体外是治疗胆瘘最重要的原则。②维持水、电解质平衡,长期大量胆瘘者应补液并维持水、电解质平衡。③防止胆汁刺激和损伤皮肤,及时更换引流管周围被胆汁浸湿的敷料,给予氧化锌软膏涂敷局部皮肤。

5.饮食护理

肠蠕动恢复以后,应补充热量和维生素,能进食者,鼓励进低脂、高蛋白、高维生素饮食,少量多餐。

6.心理护理

鼓励患者保持乐观情绪,生活上给予关心照顾,鼓励其主动配合治疗,提高生活质量。

第九节 胆道感染

胆道感染是指胆囊壁和(或)胆管壁受到细菌侵袭而发生的炎症反应。胆道感染与胆石症互为因果关系,胆石症可引起胆道梗阻,梗阻可造成胆汁淤滞、细菌繁殖而致胆道感染;胆道反复感染又是胆石形成的致病因素和促发因素。

一、急性胆囊炎

(一)概述

急性胆囊炎是一种常见急腹症,女性多见。根据胆囊内有无结石,将胆囊炎分为结石性胆囊炎和非结石性胆囊炎,后者较少见。

(二)病因及发病机制

1.急性结石性胆囊炎

(1)胆囊管梗阻:结石阻塞或嵌顿于胆囊管或胆囊颈,直接损伤黏膜,以致胆汁排出受阻,胆汁淤滞、浓缩;高浓度胆汁酸盐具有细胞毒性,引起细胞损害,加重黏膜的炎症、水肿甚至坏死。

(2)细菌感染:细菌通过胆道逆行进入胆囊,或经血液循环或淋巴途径进入,在胆汁流出不畅时造成感染。主要致病菌是革兰阴性杆菌,常合并厌氧菌感染。

2.急性非结石性胆囊炎

病因不清楚,胆囊内胆汁淤滞和缺血可能是发病的原因。多见于严重创伤、烧伤、长期胃肠外营养、大手术(如腹主动脉瘤或心肺旁路手术)后的患者。

(三)临床表现

1.症状

(1)腹痛:为右上腹阵发性绞痛或胀痛,常在饱餐、进食油腻食物后或夜间发作,疼痛可放射至右肩、肩胛、右背部。

(2)消化道症状:腹痛发作时常伴有恶心、呕吐、厌食、便秘等消化道症状。

(3)发热:根据胆囊炎症反应程度不同,可有轻度至中度发热。如出现寒战、高热,提示病变严重,可能出现胆囊化脓、坏疽、穿孔或合并急性胆管炎。

2.体征

右上腹可有不同程度的压痛或叩痛,炎症波及浆膜时可出现反跳痛和肌紧张。将左手压于右上肋缘下,嘱患者腹式呼吸,如出现突然吸气暂停称为墨菲征阳性,是急性胆囊炎的典型体征。

(四)辅助检查

1.实验室检查

血常规检查可见白细胞计数及中性粒细胞比例升高,部分患者可有血清胆红素、转氨酶或淀粉酶升高。

2.影像学检查

B超可见胆囊增大,胆囊壁增厚,并可探及胆囊内结石影。CT、MRI均能协助诊断。

(五)治疗

主要为手术治疗。手术时机和手术方式取决于患者的病情。

1.非手术治疗

可作为手术前的准备。方法包括禁食、解痉、输液、抗感染、营养支持、纠正水电解质及酸碱代谢失调等。大多数患者经非手术治疗后病情缓解,再行择期手术;如病情无缓解,或已诊断为急性化脓性、坏疽穿孔性胆囊炎,则需尽早手术治疗。

2.手术治疗

急性期手术应力求安全、简单、有效,对年老体弱、合并多个重要脏器疾病者,选择手术方法更应慎重。

(1)胆囊切除术:胆囊炎症较轻者可应用腹腔镜胆囊切除术(LC);急性化脓性、坏疽穿孔性胆囊炎可采用开腹胆囊切除术(OC)或小切口胆囊切除术(MC)。

(2)胆囊造口术:患者情况极差,不能耐受胆囊切除者,或手术技术条件有限,不能胜任胆囊切除术的情况下,可先行胆囊造口术减压引流。

(3)超声或CT引导下经皮经肝胆囊穿刺引流术(PTGD):可降低胆囊内压,待急性期后再行择期手术,适用于病情危重且不宜手术的化脓性胆囊炎患者。

(六)护理要点

1.术前护理

(1)病情观察:严密监测生命体征,观察腹部体征变化。若出现寒战、高热、腹痛加重、腹痛范围扩大等,应考虑病情加重,及时报告医师,积极处理。

(2)缓解疼痛:嘱患者卧床休息,取舒适体位;指导患者进行有节律的深呼吸,达到放松和减轻疼痛的目的。对诊断明确且疼痛剧烈者,给予消炎利胆、解痉镇痛药物,以缓解疼痛。

(3)控制感染:遵医嘱合理运用抗生素,选用对革兰阴性细菌及厌氧菌有效的抗生素并联合用药。

(4)改善和维持营养状况:对非手术治疗的患者,根据病情决定饮食种类,病情较轻者可予清淡饮食;病情严重者需禁食和(或)胃肠减压。不能经口进食或进食不足者,可经肠外营养途径补充和改善营养状况。拟行急诊手术的患者应禁食,经静脉补充足够的水、电解质、热量和维生素等,维持水、电解质及酸碱平衡。

2.术后护理

(1)体位护理:协助患者取舒适体位,有节律地深呼吸,达到放松和减轻疼痛的效果。

(2)LC术后的护理:

1)饮食指导:术后禁食6h。术后24h内饮食以无脂流质、半流质为主,逐渐过渡至低脂饮食。

2)高碳酸血症的护理:表现为呼吸浅慢、$PaCO_2$升高。为避免高碳酸血症的发生,LC术后常规予低流量吸氧,鼓励患者深呼吸,有效咳嗽,促进机体内CO_2排出。

3)肩背部酸痛的护理:腹腔中CO_2可聚集在膈下产生碳酸,刺激膈肌及胆囊床创面,引起术后不同程度的腰背部、肩部不适或疼痛等。一般无须特殊处理,可自行缓解。

3.并发症的观察与护理

观察生命体征、腹部体征及引流液情况。若患者出现发热、腹胀和腹痛等腹膜炎表现,或腹腔引流液呈黄绿色胆汁样,常提示发生胆瘘。一旦发现,及时报告医师并协助处理。

二、慢性胆囊炎

(一)概述

慢性胆囊炎是持续、反复发作的炎症过程,大多数继发于急性胆囊炎,也有一部分患者没有急性发作病史。约90%的慢性胆囊炎患者合并胆囊结石。

胆囊的病理政变可以从轻度的胆囊壁的慢性炎性细胞浸润直至胆囊的组织结构破坏、纤维瘢痕增生、完全丧失其生理功能,甚至合并有胆囊外的并发症。慢性胆囊炎可表现为一些特殊的形态,如胆固醇沉积症、瓷器样胆囊等。

(二)临床表现

1.症状

慢性胆囊炎的症状常表现为上腹部或右季肋部隐痛,胀痛或右腰背部不适,程度不一,类似上消化道症状,常误诊为胃病。进食油腻食物时上述症状明显或可诱发。可有或无胆绞痛史。胆绞痛典型表现为右上腹绞痛发作,放射至右肩背部,伴恶心呕吐,持续数分钟至数小时。临床上具有反复发作的特点。部分患者可无任何症状,仅在B超检查时发现。

2.体征

可无任何体征,部分患者有上腹部或右上腹部压痛。有时可扪及肿大的胆囊。

(三)辅助检查

1.实验室检查

只有在慢性胆囊炎急性发作时,白细胞计数、中性粒细胞分类及肝功能才会明显变化。当胆红素、谷氨酰转肽酶(GGT)或碱性磷酸酶(ALP)升高时,应警惕胆管结石或Mirizzi综合征的可能。

2.B超检查

为首选检查,检查正确率达95%。

3.CT检查

用于明确本病诊断并不比B超检查优越,怀疑胆囊合并其他病变时选用。

4. MRI 检查

临床怀疑继发胆总管结石时选用。

(四)治疗

1. 非手术治疗

无症状的胆囊结石,或并存严重器质性疾病确实不能耐受手术者,可以暂不手术治疗,定期随访即可。忌食油腻食物,可服消炎利胆药物和熊去氧胆酸。

2. 手术治疗

(1)适应证:有症状的慢性胆囊炎胆囊结石应手术治疗。或虽无症状但合并糖尿病,严重心肺疾病,或其他严重系统性疾病,应在合并的系统性疾病病情平稳可控,手术耐受力最佳时手术切除胆囊。胆囊无功能、胆囊钙化者,胆囊壁明显增厚不能除外恶变时应采取手术治疗。

(2)手术治疗方法:

1)腹腔镜胆囊切除术(LC):与经典开腹胆囊切除手术同样有效,而且痛苦小,恢复快,住院时间短,适用于大部分患者。已经成为无严重局部并发症胆囊切除的首选术式。合并急性胆囊炎时中转开腹手术的概率升高。合并胆囊穿孔、胆囊内瘘及怀疑胆囊癌时不宜采用。

2)开腹胆囊切除术:也是治疗本病的常用方法。预计腹腔镜胆囊切除不能完成手术,或术前判断不宜采用腹腔镜进行手术,或腹腔镜胆囊切除术中遭遇不可克服的困难时需采用开腹胆囊切除。

3)经皮胆镜胆囊切开取石术:顾忌术后可能的结石复发,一度不为主流外科界接受。长期前瞻性的研究正在进行中。术后长期服用利胆药物和改变饮食习惯可能对延缓结石复发有帮助。

(五)护理要点

1. 术前护理

(1)病情观察:严密监测生命体征,观察腹部体征变化。若出现寒战、高热、腹痛加重、腹痛范围扩大等,应考虑病情加重,及时报告医师,积极处理。

(2)缓解疼痛:嘱患者卧床休息,取舒适体位;指导患者进行有节律的深呼吸,达到放松和减轻疼痛的目的。对诊断明确且疼痛剧烈者,给予消炎利胆、解痉镇痛药物,以缓解疼痛。

(3)控制感染:遵医嘱合理运用抗生素,选用对革兰阴性细菌及厌氧菌有效的抗生素并联合用药。

(4)改善和维持营养状况:对非手术治疗的患者,根据病情决定饮食种类,病情较轻者可予清淡饮食;病情严重者需禁食和(或)胃肠减压。不能经口进食或进食不足者,可经肠外营养途径补充和改善营养状况。拟行急诊手术的患者应禁食,经静脉补充足够的水、电解质、热量和维生素等,维持水、电解质及酸碱平衡。

2. 术后护理

(1)体位护理:协助患者取舒适体位,有节律地深呼吸,达到放松和减轻疼痛的效果。

(2)LC 术后的护理:

1)饮食指导:术后禁食 6h。术后 24h 内饮食以无脂流质、半流质为主,逐渐过渡至低脂饮食。

2)高碳酸血症的护理:表现为呼吸浅慢、$PaCO_2$升高。为避免高碳酸血症的发生,LC 术后常规予低流量吸氧,鼓励患者深呼吸,有效咳嗽,促进机体内 CO_2 排出。

3)肩背部酸痛的护理:腹腔中 CO_2 可聚集在膈下产生碳酸,刺激膈肌及胆囊床创面,引起术后不同程度的腰背部、肩部不适或疼痛等。一般无须特殊处理,可自行缓解。

3.并发症的观察与护理

观察生命体征、腹部体征及引流液情况。若患者出现发热、腹胀和腹痛等腹膜炎表现,或腹腔引流液呈黄绿色胆汁样,常提示发生胆瘘。一旦发现,及时报告医师并协助处理。

三、急性梗阻性化脓性胆管炎

(一)定义

急性梗阻性化脓性胆管炎(AOSC)是以胆管梗阻和感染为主要病因的一种危重胆道疾病,是胆道感染疾病中的严重类型,又称急性重症胆管炎。急性胆管炎和 AOSC 是胆管感染发生和发展的不同阶段和程度。

(二)病因及发病机制

1.胆道梗阻

引起胆道梗阻最常见的原因为胆总管结石,此外还有胆道蛔虫、胆管狭窄、胆肠吻合口狭窄、恶性肿瘤、先天性胆道解剖异常等。胆道发生梗阻时,胆盐不能进入肠道,易造成细菌移位致急性化脓性炎症。

2.细菌感染

细菌感染途径为经十二指肠逆行进入胆道或经门静脉系统入肝到达胆道。致病菌大多为肠道细菌,以大肠埃希菌、变形杆菌、克雷白杆菌、铜绿假单胞菌等革兰阴性杆菌多见,常合并厌氧菌感染。

(三)临床表现

本病发病急,病情进展迅速,除了具有急性胆管炎的 Charcot 三联征外,还有休克及中枢神经系统受抑制的表现,称为 Reynolds 五联征。

1.症状

(1)腹痛:表现为突发剑突下或右上腹持续性疼痛,阵发性加重,并向右肩胛下及腰背部放射。肝内梗阻者疼痛较轻,肝外梗阻时腹痛明显。

(2)寒战、高热:体温持续升高达 39~40℃或更高,呈弛张热。

(3)黄疸:多数患者可出现不同程度的黄疸,肝内梗阻者黄疸较轻,肝外梗阻者黄疸较明显。

(4)神经系统症状:神志淡漠、嗜睡、神志不清,甚至昏迷;合并休克者可表现为烦躁不安、谵妄等。

(5)休克:口唇发绀,呼吸浅快,脉搏细速达 120~140 次/分,血压在短时间内迅速下降,可出现全身出血点或皮下淤斑。

(6)胃肠道症状:多数患者伴恶心、呕吐等消化道症状。

2.体征

剑突下或右上腹部不同程度压痛,可出现腹膜刺激征;肝常大并有压痛和叩击痛,肝外梗阻者可触及肿大的胆囊。

(四)辅助检查

1.实验室检查

白细胞计数升高,可超过 $20×10^9/L$,中性粒细胞比例明显升高,细胞质内可出现中毒颗粒。肝功能出现不同程度损害,凝血酶原时间延长。动脉血气分析示 PaO_2 下降、氧饱和度降低。常伴有代谢性酸中毒、低钠血症等。

2.影像学检查

B超可在床旁进行,以便及时了解胆道梗阻部位、肝内外胆管扩张情况及病变性质,对诊断很有帮助。如病情稳定,可行 CT 或 MRCP 检查。

(五)治疗

立即解除胆道梗阻并引流。当胆管内压降低后,患者情况能暂时改善,利于争取时间进一步治疗。

1.非手术治疗

既是治疗手段,又是手术前准备。

(1)抗休克治疗:补液扩容,恢复有效循环血量。休克者使用多巴胺维持血压。

(2)抗感染治疗:选用针对革兰阴性杆菌及厌氧菌的抗生素,联合、足量用药。

(3)纠正水、电解质及酸碱平衡:常见为等渗或低渗性缺水、代谢性酸中毒。

(4)对症治疗:包括降温、解痉镇痛、营养支持等。

(5)其他治疗:禁食、胃肠减压。短时间治疗后病情无好转者,应考虑使用肾上腺皮质激素保护细胞膜和对抗细菌毒素。

2.手术治疗

主要目的是解除梗阻、降低胆道压力,挽救患者生命。手术力求简单、有效,多采用胆总管切开减压、T管引流术。在病情允许的情况下,也可采用经内镜鼻胆管引流术或 PTBD 治疗。急诊手术常不能完全去除病因,待患者一般情况恢复,1~3 个月后根据病因选择彻底的手术治疗。

(六)护理要点

1.术前护理

(1)病情观察:观察神志、生命体征、腹部体征及皮肤黏膜情况,监测血常规、电解质、血气分析等结果的变化。若患者出现神志淡漠、黄疸加深、少尿或无尿、肝功能异常、PaO_2 降低、代谢性酸中毒及凝血酶原时间延长等,提示发生 MODS,及时报告医师,协助处理。

(2)维持体液平衡:

1)观察指标:严密监测生命体征,特别是体温和血压的变化;准确记录 24h 出入液量,必要时监测中心静脉压及每小时尿量,为补液提供可靠依据。

2)补液扩容:迅速建立静脉通路,使用晶体液和胶体液扩容,尽快恢复有效循环血量;必要时使用肾上腺皮质激素和血管活性药物,改善组织器官的血流灌注及氧供。

3)纠正水、电解质及酸碱平衡失调:监测电解质、酸碱平衡情况,确定补液的种类和量,合理安排补液的顺序和速度。

（3）维持正常体温：

1）降温：根据体温升高的程度，采用温水擦浴、冰敷等物理降温方法，必要时使用药物降温。

2）控制感染：联合应用足量有效的抗生素，有效控制感染，使体温恢复正常。

（4）维持有效气体交换：

1）呼吸功能监测：密切观察呼吸频率、节律和幅度；动态监测 PaO_2 和血氧饱和度，了解患者的呼吸功能状况，若患者出现呼吸急促、PaO_2 下降、血氧饱和度降低，提示呼吸功能受损。

2）改善缺氧状况：非休克患者采取半卧位，使腹肌放松，膈肌下降，利于改善呼吸状况；休克患者取仰卧中凹位。根据患者呼吸型态及血气分析结果选择给氧方式和确定氧气流量或浓度，可经鼻导管、面罩、呼吸机辅助等方法给氧，改善缺氧症状。

（5）营养支持：禁食和胃肠减压期间，通过肠外营养途径补充能量、氨基酸、维生素、水及电解质，维持和改善营养状况。凝血功能障碍者，遵医嘱予维生素 K1 肌内注射。

（6）完善术前检查及准备：积极完善术前相关检查，如心电图、B 超、血常规、凝血时间、肝肾功能等。准备术中用药，更换清洁病员服，按上腹部手术要求进行皮肤准备。待术前准备完善后，送入手术室。

2. 术后护理

（1）加强监护：包括神志、生命体征、腹部体征的变化，以及观察有无全身中毒症状及心、肺、肝、肾等重要器官的功能状况，发现异常及时报告医师处理。

（2）体位护理：术后去枕平卧，麻醉苏醒后，约术后 6h 取半坐卧位，使呼吸更顺畅；降低切口张力，利于切口愈合。使引流更彻底；局限炎症。

（3）饮食指导：手术后禁食、禁饮，肠蠕动恢复后改进流质、半流质饮食，逐步过渡到普食。

（4）活动指导：术后第 1 日帮助患者翻身与拍背，促进血液循环，促进肺换气及胃肠蠕动，减少肺部并发症、防止腹部胀气、防止压疮发生。

（5）切口护理：保持伤口敷料干燥、清洁、固定，有渗血、渗液随时更换。

（6）心理护理：病情复杂，心理负担重，应有针对性地做好患者的心理护理。

（7）引流管的观察和护理：术后往往有多根引流管，有胃肠减压管，T 形管、尿管、中心静脉置管和腹腔引流管，对这些引流管的正确观察和护理非常重要，做到以下几点。①妥善固定各引流管，以防滑脱，定期检查引流管的通畅情况，防止管道堵塞造成引流不畅，要确保有效引流。②准确观察和记录 24h 各引流管的引流量、色和性质。早期引流液较浓后渐淡，如有严重感染颜色依然较浓，手术后 1～2 日量在 200～250mL，以后渐多至 400～600mL，10 日后远端胆总管水肿消退，部分胆汁直接流入十二指肠，致引流量逐渐减少。一旦短期内引流出大量血液，应高度警惕腹腔内出血的可能，应及时通知医师处理。③普通引流袋应每日更换，抗反流引流袋则每周更换 1～2 次，更换时务必严格无菌操作，谨防逆行性感染。④尽早拔除尿管，减少尿路感染的机会。⑤注意中心静脉置管的护理，避免导管相关性感染。

（8）皮肤护理：黄疸患者往往因胆盐刺激使皮肤奇痒，宜用温水擦洗，避免使用碱性强的皂液擦洗，以免加重病情；帮助患者修剪指甲，并嘱患者不要抓挠皮肤，以免皮肤破损；加强皮肤护理，协助翻身，预防压疮。

第十节　胆囊息肉样病变

一、定义

胆囊息肉样病变又称胆囊隆起样病变,是指向胆囊内突出的局限性息肉样隆起性病变的总称,以良性多见。病理上分为肿瘤性息肉样病变和非肿瘤性息肉样病变之分。肿瘤性息肉包括腺瘤、腺癌、血管瘤、脂肪瘤、平滑肌瘤、神经纤维瘤等;非肿瘤性息肉包括胆固醇息肉、炎性息肉、腺肌性增生等。因术前难以确诊病变性质,统一称为胆囊息肉样病变。

二、病因及发病机制

胆囊息肉样病变的病因尚不清楚,但一般认为该病的发生与慢性炎症有密切关系,其中炎性息肉和腺肌增生症都是一种炎性反应性病变,胆固醇性息肉更是全身脂质代谢紊乱和胆囊局部炎症反应的结果,有人认为胆囊息肉与胆囊炎症或结石症,甚或两者都有关。

三、临床表现

胆囊息肉样病变常无特殊临床表现,部分患者有右上腹部疼痛或不适,偶尔有恶心、呕吐、食欲减退等消化道症状;极个别患者可引起阻塞性黄疸、无结石性胆囊炎、胆道出血等。

四、辅助检查

B超和CT检查可协助诊断本病。B超检出率高,可见向胆囊内隆起的回声光团,不伴声影,但很难分辨是良性还是恶性。

五、治疗

1. 无明显临床症状的直径 5mm 左右的多发性息肉,不需手术,可继续观察。

2. 无明显临床症状的直径 10mm 以下的单发性息肉,定期(3 个月)随访观察,若病变有增大趋势,应行手术。

3. 直径 10mm 以上的息肉样病变并有增大趋势;合并有胆囊疾病,如胆囊结石、急性或慢性胆囊炎,有明显临床表现;疑有早期胆囊癌的可能,均应施行胆囊切除术。

六、护理要点

(一)术前护理

1. 疼痛的护理

评估疼痛的程度,观察疼痛的部位、性质、发作时间、诱因及缓解的相关因素,评估疼痛与饮食、体位、睡眠的关系,为进一步治疗和护理提供依据。对诊断明确且剧烈疼痛者,遵医嘱予消炎利胆、解痉镇痛药物,以缓解疼痛。

2. LC 术前的特殊准备

(1)皮肤准备:腹腔镜手术进路多在脐部附近,嘱患者用肥皂水清洗脐部,脐部污垢可用松节油或液状石蜡清洁。

(2)呼吸道准备:LC 术中需将 CO_2 注入腹腔形成气腹,达到术野清晰并保证腹腔镜手术操作所需空间的目的。CO_2 弥散入血可致高碳酸血症及呼吸抑制,故术前患者应进行呼吸功能锻炼;避免感冒、戒烟,以减少呼吸道分泌物,利于术后早日康复。

3.饮食的护理

进食低脂饮食,以防诱发急性胆囊炎而影响手术治疗。

(二)术后护理

1.体位护理

协助患者取舒适体位,有节律地深呼吸,达到放松和减轻疼痛的效果。

2.LC术后的护理

(1)饮食指导:术后禁食6h。术后24h内饮食以无脂流质、半流质为主,逐渐过渡至低脂饮食。

(2)高碳酸血症的护理:表现为呼吸浅慢、$PaCO_2$升高。为避免高碳酸血症的发生,LC术后常规予低流量吸氧,鼓励患者深呼吸,有效咳嗽,促进机体内CO_2排出。

(3)肩背部酸痛的护理:腹腔中CO_2可聚集在膈下产生碳酸,刺激膈肌及胆囊床创面,引起术后不同程度的腰背部、肩部不适或疼痛等。一般无须特殊处理,可自行缓解。

3.并发症的观察与护理

观察生命体征、腹部体征及引流液情况。若患者出现发热、腹胀和腹痛等腹膜炎表现,或腹腔引流液呈黄绿色胆汁样,常提示发生胆瘘。一旦发现,及时报告医师并协助处理。

第十一节　胆囊癌

一、定义

胆囊癌指发生在胆囊的癌性病变,较少见,但却是胆道系统恶性肿瘤最常见的一种。

二、病因及发病机制

无明确病因,但大多数患者合并胆囊结石,其他可能的致癌因素包括有胆囊腺瘤、"瓷化"胆囊、多年前的胆囊空肠吻合等。

三、临床表现

(一)症状

早期胆囊癌缺乏典型特异性的临床症状。合并胆囊结石的胆囊癌患者常表现为胆石症的临床症状,程度加重或持续存在,或疼痛性质、发作频率改变。晚期胆囊癌主要症状是右上腹痛、黄疸、体重下降、幽门梗阻等。

(二)体征

早期胆囊癌无明显阳性体征,晚期胆囊癌查体可有右上腹包块,皮肤黏膜黄染等。

四、辅助检查

(一)实验室检查

血清癌胚抗原(CEA)或肿瘤标志物CA19-9、CA125等均可升高,但无特异件。

(二)影像学检查

B超、CT检查可见胆囊壁不同程度增厚或显示胆囊内新生物,亦可发现肝转移或淋巴结肿大;增强 CT 或 MRI 可显示肿瘤的血供情况;B 超引导下细针穿刺抽吸活检,可帮助明确诊断。

五、治疗

(一)手术切除

是胆囊癌唯一有效的治疗方法。对于 T_1 期的胆囊癌患者,胆囊切除术即已足够。术前怀疑胆囊癌的患者应开腹行胆囊切除。肿瘤侵犯超过胆囊肌层的患者(Ⅱ期和Ⅲ期)有较高的局部淋巴结转移率,应行扩大的胆囊切除术。包括清除胆囊周围、胆管周围、门静脉周围、胰十二指肠后方的淋巴结。手术目的是要达到 R_0 切除。胆囊管切缘阳性的患者,需切除胆总管,然后行 Roux-en-Y 重建;扩大的胆囊切除术需包括肿瘤边缘 2cm 范围的肝脏。肿瘤较小时,可行肝脏的楔形切除术。对于较大的肿瘤,则需行解剖性的肝切除来获得切缘的组织学阴性。

手术前应行腹腔镜探查为肿瘤进行临床分期。根据术前病变分期和术中所见,可行单纯胆囊切除加区域淋巴结清扫;胆囊和临近肝组织切除加区域淋巴结清扫;胆囊切除加区域肝段、肝叶切除或半肝切除并区域淋巴结清扫。

(二)姑息治疗

无法手术切除时应考虑姑息治疗。可通过内镜或经皮穿刺途径放置支架来解除胆道梗阻;经皮穿刺腹腔神经节阻滞可缓解疼痛,并能减少麻醉药的用量。

(三)放疗化疗

通常胆囊癌的放疗化疗效果有限。

六、护理要点

(一)术前护理

1.心理护理

观察了解患者及家属对手术的心理反应,有无烦躁不安、焦虑恐惧的心理,耐心倾听患者及家属的倾诉,说明手术的重要性,以解除思想顾虑,消除不良情绪,积极配合手术。

2.饮食护理

高热量、高蛋白、丰富维生素的均衡饮食。

3.体位护理

指导患者卧床休息,采取舒适体位。

(二)术后护理

1.饮食指导

肠蠕动恢复后可进流质、半流质饮食,逐步过渡为普通饮食,宜进食高蛋白饮食。

2.体位护理

血压平稳后改半卧位。

3.活动指导

术后第 1 日可床上活动。

4.切口护理

保持伤口干燥。

5.管理护理

保持通畅和有效引流。

第十二节　胆管癌

一、定义

胆管癌指原发于左、右肝管至胆总管下端的肝外胆管癌,以 60 岁以上男性多见。包括肝内胆管细胞癌、肝门胆管癌和胆总管癌三种。其中,肝内胆管细胞癌是发生在肝内胆管的恶性肿瘤;肝门胆管癌是指发生在左、右肝管及肝总管的恶性肿瘤;胆总管癌是发生在胆总管的恶性肿瘤。

二、病因及发病机制

胆管癌的病因尚不清楚。可能与胆管结石、华支睾吸虫、胆管囊性扩张症、胆管囊性扩张症、原发性硬化性胆管炎等有关。

三、临床表现

(一)症状

1.黄疸

为进行性无痛性黄疸,包括巩膜黄染、尿色深黄、大便呈灰白色或陶土样、皮肤巩膜黄染及全身皮肤瘙痒等。

2.腹痛

少数无黄疸者有上腹部饱胀不适、隐痛、胀痛或绞痛。

3.其他

可有恶心、厌食、消瘦、乏力等;合并感染时出现急性胆管炎的临床表现。

(二)体征

1.胆囊肿大

肿瘤发生在胆囊以下胆管时,常可触及肿大的胆囊,墨菲征可呈阴性;当肿瘤发生在胆囊以上胆管和肝门部胆管时,胆囊常缩小且不能触及。

2.肝大

部分患者出现肝大、质硬,有触痛或叩痛;晚期可在上腹部触及肿块,可伴有腹腔积液和下肢水肿。

四、辅助检查

(一)实验室检查

血清总胆红素、直接胆红素、AKP、ALP 显著升高,肿瘤标志物 CA19－9 也可能升高。

(二)影像学检查

B超可见肝内、外胆管扩张或查见胆管肿瘤,作为首选检查。MRCP能清楚显示肝内、外胆管的影像,显示病变的部位效果优于B超、PTC、CT和MRI。

五、治疗

手术切除是本病主要的治疗手段,化学治疗和放射治疗的效果不肯定。肝门胆管癌可行肝门胆管癌根治切除术;中、上段胆管癌在切除肿瘤后行胆总管-空肠吻合术;下段胆管癌多需行胰十二指肠切除术。肿瘤晚期无法手术切除者,为解除梗阻,可选择胆总管-空肠吻合术、U形管引流术、PTBD或放置支架引流等。

六、护理要点

(一)术前护理

1.减轻焦虑

根据患者的心理特点及心理承受能力提供相应的护理措施和心理支持:①积极主动关心患者,鼓励患者表达内心的感受,让患者产生信赖感。②说明手术的意义、重要性及手术方案,使患者积极配合检查、手术及护理。③及时为患者提供有利于治疗及康复的信息,增强战胜疾病的信心。

2.营养支持

营造良好的进餐环境,提供清淡饮食;对于因疼痛、恶心、呕吐而影响食欲者,餐前可适当用药控制症状,鼓励患者尽可能经口进食;不能经口进食或摄入不足者,根据其营养状况,给予肠内、肠外营养支持,以改善患者的营养状况,提高对手术及其他治疗的耐受性,促进康复。

3.缓解疼痛

根据疼痛的程度,采取非药物或药物方法镇痛。

(二)术后护理

1.体位护理

协助患者取舒适体位,有节律地深呼吸,达到放松和减轻疼痛的效果。

2.并发症的观察与护理

观察生命体征、腹部体征及引流液情况。若患者出现发热、腹胀和腹痛等腹膜炎表现,或腹腔引流液呈黄绿色胆汁样,常提示发生胆瘘。一旦发现,及时报告医师并协助处理。

3.饮食护理

肠蠕动恢复以后,应补充热量和维生素,能进食者,鼓励进低脂、高蛋白、高维生素饮食,少量多餐。

第八章　乳腺外科疾病

第一节　急性乳腺炎

急性乳腺炎是乳房的急性化脓性感染,绝大部分发生在产后哺乳的妇女,尤以初产妇多见,发病常在产后 3～4 周。属中医"乳痈"范畴。近年来,随着孕期和产褥期卫生知识的普及,哺乳期乳腺炎的发病率已呈下降趋势,而非哺乳期乳腺炎则呈上升趋势。所谓非哺乳期乳腺炎应包括婴儿期、青春期、绝经期和老年期。各个胜利时期均可发生乳腺炎症。婴儿期及青春期的乳腺炎常系体内激素的失衡。出现乳房肿胀、隐痛,或出现结节,是一种非细菌性,有自限与自愈过程的炎症表现。这里所指的非哺乳期乳腺炎则是指成人非哺乳期的乳腺炎过程。本病发病并不罕见,发病高峰年龄在 20～40 岁。

一、病因与病理

(一)哺乳期急性乳腺炎

除产后全身抵抗力下降外,尚有两大原因。

1. 乳汁淤积

此为发病的重要原因。淤积的乳汁为细菌生长繁殖提供了有利条件。乳汁淤积的原因有:乳头发育不良(过小或内陷)妨碍哺乳;乳汁过多或婴儿吸乳少,致乳汁不能完全排空;乳管不通,影响排乳。

2. 细菌侵入

乳头破裂,乳晕周围皮肤糜烂,致使细菌沿淋巴管侵入,这是感染的主要途径。婴儿口腔感染,吸乳或含乳头睡眠,致使细菌直接进入乳管引起感染。致病菌以金黄色葡萄球菌为主。金黄色葡萄球菌侵入乳管,上行到腺小叶,腺小叶中若有乳汁潴留时,使细菌容易在局部大量繁殖,继而扩散到乳腺实质,蔓延到乳腺纤维间隔,形成多房性脓肿。链球菌由乳头表面的破损侵入,沿淋巴管蔓延到腺叶和小叶间的脂肪,纤维组织,引起蜂窝织炎。

(二)非哺乳期乳腺炎

非哺乳期乳腺炎病因不明,可能与以下几点有关。

1. 乳腺导管扩张

正常状态下,仅于乳腺导管开口处覆盖鳞状上皮,导管扩张的鳞状上皮可覆盖于导管内壁,其角化碎屑及脂质分泌物可以阻塞管腔,刺激管壁产生炎症反应。

2. 乳头内陷或畸形

因导管开口的异常、狭长或扩张,继发炎症感染。

3. 外伤性脂肪坏死

也有可能。

4.厌氧菌的特殊感染

可能是重要病因之一。

二、临床表现

(一)症状

1.乳房肿痛

初期患者乳房肿胀疼痛,翻身或吸乳时加重,疼痛部位多在乳房外下象限。患处出现压痛性硬块,表面皮肤红热;炎症继续发展,红肿加重,疼痛呈搏动性,炎症肿块常在数日内软化形成脓肿。

2.全身症状

初期患者可出现恶寒、发热、骨关节酸痛、恶心、呕吐;化脓时可有寒战、高热、脉搏加快;若感染严重,并发败血症。

(二)体征

初期患处出现压痛性硬块,表面皮肤红热,拒按;患侧腋淋巴结常肿大,并有压痛。炎症肿块常在数日内软化形成脓肿。表浅的脓肿有波动感。若病变部位较深,则皮肤发红及波动感均不明显。脓肿自外穿破皮肤,或破溃入乳管形成乳头溢脓。深部脓肿除缓慢向外破溃外,也可向深部穿至乳房与胸肌间的疏松组织中,形成乳房后脓肿。乳房脓肿可以是单房性的,也可因未及时引流而扩展为多房性。

1.急性乳房脓肿型

患者突然出现乳房红、肿、热、痛及脓肿形成。体检常可扪及波动,部分病例脓肿可自行穿破、流脓。局部表现剧烈、急骤,但全身炎症反应较轻,中度发热或不发热。少数病例白细胞增多不明显。

2.乳房肿块型

逐渐出现乳房肿块,微痛或无痛,皮肤无红肿,肿块边界尚清楚,无发热史。此型常被误诊为乳腺癌。

3.慢性瘘管型

常有乳房反复炎症及疼痛史,部分病例可有手术引流史。瘘管可与乳头附近的输入管相通,经久不愈,严重者多发瘘管及乳房变形,且常有反复流脓及乳房内或在瘘管周围出现炎性肿块。

(三)血常规检查

白细胞计数及中性粒细胞比例明显增高,白细胞总数常$>10\times10^9/L$,中性粒细胞分类可达$0.75\times10^9/L\sim0.85\times10^9/L$。

(四)穿刺

病变部位较深者穿刺抽脓,以确定脓肿的部位。

(五)超检查

B超检查:可见不均质肿块或中心有小脓肿形成或多发小脓腔。细针穿刺活检:可抽得脓液,实质性者行抽吸细胞检查,可见炎症细胞。病理检查:脓肿壁、瘘管壁及切除的完整肿块病理检查,可以确立诊断。凡青、中年人在非哺乳期出现乳房急性脓肿、炎性肿块及慢性反复发作的瘘管,经久不愈,即可诊断。

三、鉴别诊断

(一)炎性乳腺癌

好发于年轻妇女,多见于妊娠期或哺乳期;局部症状显著,皮肤水肿、潮红、发热、轻触痛,但无明显肿块可触及,患侧腋窝常出现转移性肿大的淋巴结;病变可迅速波及对侧乳房,全身炎症反应较轻;血液白细胞总数及中性粒细胞比例无明显升高;抗感染治疗无效;针吸细胞学病理检查可见癌细胞。本病病情严重,发展较快,甚至数月内死亡。

(二)肿块型乳腺癌

易与非哺乳期乳腺炎中的肿块型混淆,但乳腺癌患者多为中、老年人,病程呈进展性,肿块坚实,边界不清,常有皮肤粘连及乳头内陷,易有腋淋巴结转移,肿块局部皮肤无红肿及疼痛,不发生脓肿,常可鉴别。但个别病例,仍需依赖病理切片做最后确诊。

(三)乳腺导管扩张症

多有先天性乳头凹陷畸形,乳头孔有粉刺样或油脂样物溢出。主要表现为乳房红肿、疼痛,乳头溢液(浆液或脓液),乳头内陷,乳房肿块与皮肤粘连,溃后疮口经久不敛或愈合又复发,形成多个通向乳房皮肤的瘘管。本病与急性乳腺炎的鉴别主要有:①抗感染治疗无效;②乳腺导管造影显示乳腺导管扩张;③乳头或乳晕下触到增粗的导管。

(四)哺乳期外伤性乳房血肿

有乳房外伤史;局部可见红、肿、热、痛,偶可触及边缘不清的肿块;局部穿刺吸出物为血液。

四、治疗

(一)非哺乳期乳腺炎

非哺乳期乳腺炎是一类病因复杂、病程常常迁延不愈、容易复发的疾病。治疗上有一定困难,可针对病因进行治疗和根据疾病的不同阶段,选择相应的治疗方法。西医和中医对非哺乳期乳腺炎的治疗均有较多的经验,将两者有机的结合,可能缩短病程,减少复发,应该是预防和治疗本类疾病较为合理的方法。

1. 针对病因治疗

(1)导管周围乳腺炎(PDM):指发生在乳头乳晕复合体大导管及其周围的炎症。吸烟可能对乳晕周围输乳管有直接的毒性作用,也可能间接通过激素作用影响导管上皮代谢,如吸烟的妇女血中 β-胡萝卜素下降,引起导管的鳞状上皮化生,其化生产生的角质堆积和分泌物的淤滞可堵塞输乳管,管内压力增高,导管扩张,薄的柱状上皮内衬发生破裂,外周组织细菌可入侵,形成脓肿。脓液细菌分析中发现,革兰氏染色阳性菌和厌氧菌比较多见。在没有脓肿形成时,抗生素可能是一种有效的治疗。脓肿形成时应首先予以引流。急性炎症消退后应考虑切除感染的输乳管和慢性感染组织,可减少术后复发。停止吸烟或不吸烟对预防 PDM 非常重要。

(2)乳腺导管扩张症(MDE):国内常称浆细胞乳腺炎(PCM),但国外文献少见有"浆细胞乳腺炎"之称。病因可能与年龄相关的退化有关,常不伴有细菌感染和吸烟。初始的过程是扩张的导管内聚积了"干酪样"分泌物,其成分为中性脂肪和脂质结晶。管腔排泄不畅,急性炎症使导管上皮破损,内容物扩散到纤维管壁及其下方结构,刺激多种炎症细胞和异物巨细胞积聚形成肉芽肿。乳管周围组织化学性炎症是本病的主要原因,可以继发细菌感染,形成急性炎症。对因治疗常不容易,目前难以做到。急性炎症时可使用抗生素。对于持久不愈或复发病例可用手术切除乳晕下病变导管,以及炎性肉芽肿和瘘管。

(3)特发性肉芽肿性小叶乳腺炎(IGM):本病是发生在乳腺小叶的一种少见的乳腺炎性疾病。发病原因仍不清楚,有认为与创伤、感染、口服避孕药、近期分娩、种族因素、泌乳素增高等有关,并没有资料显示 ICM 与吸烟有关,在病因上与 PDM 不同。但多数认为本病是一种自身免疫性疾病,部分患者皮肤有结节性红斑,用免疫抑制剂如泼尼松、甲氨蝶呤等治疗可取得较好疗效。有作者强调通过组织标本建立的诊断一旦成立,皮质激素的应用是首选的治疗,其有效率可达 77%。但是有合并明显的急性感染者,皮质激素应慎用,或与抗生素同用,不然可能出现炎症扩散。有报告在组织中找到棒状杆菌,因此也有作者认为与低毒性细菌感染有关,如分枝杆菌属,建议抗结核治疗,疗程约 9 个月左右,也可达到较好疗效,对于上述治疗后、肿块局限、缩小到 2cm 左右,内科治疗效果差时,可采用手术切除。应该强调的是,皮质激素、甲氨蝶呤和抗结核治疗疗程较长,药物不良反应较多,选择时应慎重

并及时观察和处理药物不良反应;一些乳腺炎症疾病经治疗后形成的慢性炎性肉芽肿,并非发生在乳腺小叶内,应不属于 ICM,正确区分的目的是有利于合理的选择皮质激素或抗结核治疗,同时本病容易与乳腺恶性肿瘤混淆,特别是炎性乳腺癌,药物治疗前应排除恶性病变。另有一类其他肉芽肿性病变如结核肉芽肿、伯克氏肉样瘤、真菌感染、wegener 氏肉芽肿应予以鉴别。本病诊断主要依赖于肿块穿刺组织的病理组织学特征。

(4)乳头乳管发育不良、乳头内陷:中医认为人有先天禀赋,"人之始生,以母为基,以父为楯,血气已和,营卫已通,五脏已成,神气舍于心,魂魄毕具,乃成为人"。这种体质差异就是发病的内因,乳头乳管发育不良、乳头内陷可导致乳腺导管引流不畅、阻塞、扩张、分泌物淤滞。用拔火罐的负压吸引法可逐渐矫正内陷的乳头和吸出乳管内的"干酪样"分泌物,可预防发生和减少复发。

(5)肝郁、痰凝、血瘀:中医认为"女子乳头属肝,乳房属胃"。肝失疏泄,气机不调,可引起肝郁气滞,乳络失畅;肝郁脾虚,脾失健运,痰浊内蕴,阻于乳络,久聚成块。胃为"水谷之海",主受纳,腐熟水谷,胃失和降,传化失司,郁滞胃中,久蕴生痰,循经上犯,乳络受之,引发乳病。肝郁气滞,痰凝阻络,日久致气血瘀滞,凝聚成块,郁久化热,蒸酿肉腐而为脓肿。对于非哺乳期乳腺炎,中医内治原则是局部有红、肿、热、痛,舌质红,苔薄黄,脉弦数,多属阳证,热毒蕴结,治以清热解毒,活血散结为主;当局部红肿消退,皮色黯红,留有瘘管及乳房硬块,质韧硬,瘘管外口有少量稀薄液体,舌淡黯,苔薄白或白腻,脉沉,属阴证或半阴半阳证,寒痰凝聚,以温阳散结为主。中医外治法包括脓肿引流、中药外敷、瘘管拖线、冲洗疗法、瘘管和肉芽组织切除等等。

2.针对疾病阶段治疗

非哺乳期乳腺炎可以由急性炎症转变为慢性炎症,也可以急性期和慢性期并存。临床可见一处已形成慢性肉芽肿,另一处又发生急性炎症。因此治疗上有一定难度。

(1)急性期局部红、肿、热、痛,在未形成脓肿前,估计为细菌感染,应予以抗生素治疗;脓肿

形成时应予以引流。

（2）慢性期急性炎症控制后，局部常留下硬结、瘘管。手术切除的时机选择常、选择在炎症局部控制后。由于病灶边界不够清楚，手术的范围不好确定，切除不够容易复发，切除多了易致乳房局部缺损变形，影响美观。手术范围应包括肉芽肿和腺体内的病变组织、瘘管和瘘口周围皮肤以及病变导管。即使这样，仍有部分患者复发（局部）和再发（其他腺叶），因为导致炎症的病因未能完全消除，可能需要再次手术，甚至乳房切除。这种以手术切除为主的治疗方法将给患者带来较大的生理和心理上的影响，不适应于现代乳腺外科减少创伤、保留乳房美学的要求，而以包括中医药在内的内科治疗为主、必要时结合小手术的模式应该是非哺乳期乳腺炎治疗的发展方向。

（3）中医药治疗：按炎症分期进行辨证治疗及内外合治。

1）溢液期：乳头溢出常常是非哺乳期乳腺炎的一种早期表现。乳头溢液常为乳灰白色物质，呈"挤牙膏样"，带有臭味，也可呈水样、脓性或血性，乳腺皮色不变，或伴胸胁、乳房胀痛，舌质淡红，苔薄白，脉弦。此期辨证多为肝郁脾虚证，治以疏肝理气，健脾利湿的中药内治，方选柴胡疏肝散加减。同时中医注重"治未病"，应用乳头负压吸引，如火罐拔吸出乳头分泌物，并对凹陷的乳头有一定程度的"拔伸"作用，对由先天性乳头凹陷和乳管排空不畅导致的非哺乳期乳腺炎，可以起到预防和治疗作用。

2）肿块期：当乳房局部出现肿块，疼痛、红肿、灼热，或成脓未熟，或乳房皮肤水肿，同侧淋巴结肿大、压痛。全身症状不明显或伴有轻度发热症状，舌质红，苔薄黄或黄腻，脉弦数。此期辨证多为肝经郁热。治以疏肝清热，和营消肿。方药选柴胡清肝汤加减。外治首选金黄散水蜜外敷，也可选四黄水蜜外敷。有清热消肿止痛之效。本阶段中医药内外合治，可使肿块消散而愈。

3）脓肿期：乳房肿块软化，形成脓肿，按之应指，皮肤红肿灼热，疼痛剧烈，破溃后流出的脓液中常夹杂粉刺样物质，常伴发热，溲赤便秘，舌质红或红绛，苔黄腻，脉滑数或洪。此期辨证多为郁热壅盛，治以清热解毒，托里透脓，方选透脓散加减。外治可选针吸抽脓或火针洞式烙口术和提脓药捻引流。本阶段以中医外治为主，内治为辅，以达脓腐排出。

4）慢性期脓肿自溃或切开后久不愈合，脓水淋漓，形成瘘管或窦道。或反复红肿溃破，局部结块僵硬。溃口周围皮肤颜色暗红，或呈湿疹样改变。全身症状不明显或伴有低热，舌质淡红，苔薄黄，脉细或滑数。此期辨证为气血两虚、余毒未清。治以扶正托毒，益气和营。方选托里消毒散加减。外治方面可选用捻腐、拖线、中药敷贴等多种方法同时并行的综合治疗。对于疮口已愈合，局部残留肿块者，用"四子散"药包热敷，以理气化痰、软坚散结，避免复发。本阶段以中医外治为主，内治为辅，具有创伤小，不易复发的优点。

（二）哺乳期乳腺炎

哺乳期乳腺炎主要是乳汁淤积，细菌侵入繁殖，排乳不畅引起，且起病较急，疼痛严重，影响正常哺乳，给产妇造成很大的生理不适和心理压力，影响母婴健康。哺乳期母亲通常缺乏乳腺炎的相关知识，发病后不知所措四处求医，错失医治时机，延误病情，因此做好对哺乳期乳腺炎预防和治疗非常重要。

1. 七招预防措施

(1) 及时正确处理乳胀：产后可用橘核 30 克，水煎服，一般 2～3 剂可防止乳汁淤滞。原发性乳胀采取让婴儿勤吸吮的方法即可缓解。对继发性乳胀可采取喂奶前湿热敷、按摩乳房，而后再挤出部分乳汁以减轻乳胀，使婴儿较好地吸吮，喂奶后冷敷以减轻充血和疼痛，并避免紧张和焦虑。

(2) 排出淤积的乳汁，疏通乳腺管：排出乳汁的方法很多，如手法挤奶，吸奶泵（或吸奶器）挤奶，针灸按摩排乳等，但无论采取哪种方法，都要尽量将淤积的乳汁排出，疏通乳腺管。常用的方法是手法挤奶，因此在帮助排乳的同时，要教会哺乳母亲掌握正确的挤奶方法，以便能及时解除乳胀，减少乳腺炎的发生。必要时可以通过配偶吸吮辅助排空乳房。

(3) 坚持哺乳，不要终止喂奶：母乳是婴儿最佳的天然营养品，既方便经济、又营养安全，还能增进母子感情，所含抗体又能提高婴儿抗病能力。因此，即使发生急性乳腺炎，也不要轻易回奶，停止哺乳。急性乳腺炎若能尽早及时处理，使阻塞的乳腺管通畅，将淤积的乳汁排出，病情会很快好转，因此乳腺炎在没有形成脓肿前，应让婴儿多吸吮，勤吸吮可帮助排乳，疏通乳腺管。

(4) 首先吸吮患侧乳房：婴儿由于饥饿，初始吸吮力相对较大，因此患乳腺炎的母亲哺乳时，要让婴儿首先吸吮患侧乳房，并尽量让婴儿吸空后，再换哺另一侧，这样有助于疏通阻塞的乳腺管。

(5) 及时治疗乳头皲裂：乳头发生皲裂，细菌就会从皲裂处侵入，引起乳腺炎。另一方面由于乳头皲裂引起疼痛，影响正常哺乳而造成乳汁淤积，成为细菌的培养基，发生乳腺炎。因此发生乳头皲裂，要尽快处理，以防细菌侵入引发乳腺炎。

(6) 按母婴需要哺乳：多数产妇仍受传统观念的影响，给婴儿定时定量哺乳，如果奶胀或长时间不哺乳，乳汁就容易淤积，诱发乳腺炎，因此哺乳期母亲要按需哺乳，随时排空乳房。

(7) 注意乳头清洁卫生：妊娠后期常用温水清洗或用 75％酒精擦洗乳头；产后每次哺乳前后都要清洗乳头，并保持局部清洁干燥。

2. 治疗措施

原则为消除感染、排空乳汁。

(1) 确保乳汁引流通畅：确保乳汁引流通畅，是治疗的关键。去除乳汁淤积因素。患侧乳房暂停哺乳，以免影响婴儿健康。

(2) 理疗、热敷：局部理疗、热敷，有利于炎症早期消散；用乳罩上托乳房，水肿明显者可用 25％硫酸镁湿热敷，每次 20～30min，每日 3～4 次。

(3) 局部封闭：可用含有 100 万 U 青霉素的生理盐水 20mL 在炎性肿块周围封闭，必要时可每 4～6h 重复注射 1 次，亦可采用 0.5％普鲁卡因溶液 60～80mL 在乳房周围和乳房后做封闭，可促使早期炎症消散。

(4) 抗菌药物治疗：急性炎症早期脓肿未形成时，应用抗菌药物可获得良好的疗效。因主要病原菌为金黄色葡萄球菌，首选青霉素或苯唑西林钠肌内注射或静脉滴注。若患者对青霉素过敏，则用红霉素。如治疗后症状改善不明显，或有脓液形成，可根据细菌培养结果指导选用抗生素。四环素、氨基糖苷类抗生素、磺胺药和甲硝唑等可被分泌至乳汁，应避免使用。

(5)中医药治疗:以舒肝清热、化滞通乳为主。可用蒲公英、野菊花等清热解毒类药物。

(6)手术治疗:急性乳腺炎脓肿形成期,治疗要则是及时切开引流、排出积脓。切开引流注意要点:

1)为避免手术损伤乳管而形成乳瘘,切口应放射状切开,至乳晕处为止;深部脓肿或乳房后脓肿,可沿乳房下缘做弧形切口,经乳房后间隙引流;既可避免乳管损伤,亦有利于引流排脓。乳晕下脓肿应行沿乳晕边缘的弧形切口。

2)若炎症明显而未见波动,不应消极等待,应在压痛最明显处进行穿刺,及早发现深部脓肿。

3)脓肿切开后应以手指深入脓腔,轻轻分离其间的纤维间隔,以利引流彻底。

4)为使引流通畅,可在探查脓腔时找到脓腔的最低部位做对口引流。

(7)停止乳汁分泌:由于乳汁是细菌的良好培养基,急性乳腺炎妇女应停止哺乳,以免感染扩散。但停止哺乳导致乳汁淤积并影响婴儿正常营养,故不宜作为常规治疗措施。只是在感染严重或脓肿引流后并发乳瘘时才予采用。用于终止乳汁分泌的方法有:

1)炒麦芽 60g,用水煎后分 2 次服,每日 1 剂,连服 2~3 日。

2)口服己烯雌酚 1~2mg,每日 3 次,共 2~3 日。

3)肌内注射苯甲雌二醇,每次 2mg,每日 1 次,至乳汁停止分泌为止。

五、护理措施

(一)急性哺乳期乳腺炎

1.健康教育

预防急性哺乳期乳腺炎主要在于做好孕、产妇的乳腺保健知识宣传教育工作。

(1)保持乳头和乳腺清洁:孕妇定期用中性肥皂、温水清洗乳腺;产后每次哺乳前、后均应清洗乳头,以保持乳腺洁净。

(2)纠正乳头内陷:乳头内陷造成婴儿吸乳困难,发生乳汁淤积。乳头内陷者应于妊娠 6个月开始每天挤捏、向外牵拉乳头,使乳头外突。

(3)养成良好的哺乳习惯:养成定时哺乳的习惯,每次哺乳让婴儿吸净乳汁,不能吸净时,用手法按摩或吸乳器排空乳汁;培养婴儿养成不含乳头睡眠的习惯;注意婴儿的口腔卫生。

(4)乳头破裂者的处理:应暂停哺乳,定时排空乳汁,局部用温水清洁后涂抗生素软膏,待伤口愈合后再行哺乳。

2.一般护理

观察患乳的局部及全身表现情况,防止病变进一步发展。加强哺乳期护理,以增强抵抗力。

(1)饮食与休息:高热量、高蛋白、高维生素、低脂饮食;注意休息,适量运动。

(2)注意个人卫生:勤更衣、定期沐浴,保持乳腺清洁,养成良好的产褥期卫生习惯。

3.急性乳腺炎早期护理

(1)患侧乳腺暂停哺乳,并用吸乳器吸空乳汁,防止乳汁淤积。

(2)用乳罩托起乳腺、制动,以减轻疼痛。

(3)做好局部药物外敷、物理疗法的护理,改善局部血液循环,促进炎症消散或局限。

(4)对有高热者予以物理降温。必要时,应用解热镇痛药物。

4.手法按摩

嘱患者选取坐位,先用吸奶器吸引等负压吸引法以排尽剩乳,医者用双手指掌面紧贴住患者的乳房,从患者乳房的基底部至乳晕,乳头方向用推抚法做单方向均匀按摩,在乳房的四个象限处重复按摩多次,以帮助淤积的乳汁流出,然后再在患侧乳房涂适量的滑石粉,用捏挤法对乳房进行捏挤,以左拇指、示指轻轻牵拉乳头,其余手指拖住乳房,以肿块为中心用右手四指掌面,向乳晕方向进行按摩,最后用挤压法由外向内对乳房进行挤压,使乳液慢慢地流出。

5.脓肿形成后护理

做好术前准备,及时进行脓肿切开引流术。术后及时更换渗湿的敷料,保持引流通畅。

6.心理护理

因急性乳腺炎一般多发于哺乳期的妇女,其多会对乳房用药后会妨碍哺乳进行担心,且妊娠后的产妇常出现抑郁症,再加上乳腺炎症疼痛的刺激及哺养婴儿而导致休息欠佳等,导致患者的情绪异常,有一定的心理负担,此时需对患者进行一定程度的心理疏导,以消除患者的心理负担,帮助病情的恢复。

(二)非哺乳期女性预防乳腺炎

1.预防措施

(1)首先要避免乳头不净或有损伤。当乳头卫生不良,或被摩擦、抓伤,或乳头内陷、乳头疖肿等时,极易感染乳腺炎。

(2)避免乳房受到挤压、碰撞:正处于发育时期少女乳房逐渐增大、丰满,发育逐渐成熟。要是睡姿不好挤压了乳房,或者是在劳动、玩耍、体育运动时碰撞了乳房,都有可能引起乳腺炎。

(3)内衣过紧、不洁也可能导致乳腺炎:如果少女的乳房发育过于丰满而佩戴的胸罩过紧或是经常穿紧身衣,内衣又定期清洗不洁的话,很有可能导致乳腺炎。因此,非哺乳期女性预防乳腺炎要注意内衣的选择和卫生。

2.护理措施

(1)心理护理:本病多迁延难愈、病程长、容易复发、非哺乳期乳腺炎患者临床表现与乳腺癌相似,此类患者多为年轻女性,乳腺癌乳腺恶性肿瘤的担心,患者通常表现为恐惧、焦虑、抑或担心手术及疾病反复发作造成乳房外形的改变,或因反复发作及反复手术造成了悲观失望情绪。因此做好心理上的护理十分重要。首先要减少患者思想上的负面情绪,正确对待疾病本身,了解其转归,积极和医护配合,树立战胜疾病的信心和决心。其次护士在护理时要详细讲解如何对待此种疾病,加强宣传教育,在与患者沟通中及时去发现存在的心理问题,有针对性地及时进行疏导,如对疾病经久不愈、担心癌变及对切除乳房恐惧的患者,用事实告诉其此种疾病是良性疾病,不会癌变、即使切除乳房也有乳房重建、重塑美丽的机会,消除其对于手术造成乳房变形,甚至需要乳房切除的担心。通过让患者亲人与其沟通,让患者感受亲情关爱,使负面心理降到最低。

(2)生活指导:给患者进行饮食指导,嘱咐患者及家属禁食辛辣刺激性食物,忌烟酒,患者在伤口护理初期易食清淡流食,低盐低脂肪类食物,多吃新鲜水果和蔬菜,不易进食过饱。指导患者适当活动上肢,强度不易过大,避免手提重物。患者易穿宽松衣服,穿较宽松的棉质胸罩,勤换洗,勤清洁乳头分泌物,保持乳头干净,避免外力挤压刺激乳房。伤口护理期间,患者禁止乱服药,遵循医生指导,如有身体不适症状,及时报告医生,患者伤口治愈后定期做康复检查。

(3)切口护理:

1)皮瓣血运观察:部分患者病变在乳头后方,手术需要切除乳晕乳头后方病变组织,有可能造成乳头乳晕区坏死。对于这类患者术后注意观察切口及乳头乳晕的色泽,有无发黑及皮肤颜色变暗,发现异常及时处理。对于单纯乳房切除患者注意切口及皮下有无积液情况。

2)引流管护理:引流管放置患者为乳房象限切除及单纯乳房切除者,因创腔较大避免积液过多影响创口愈合,引流管接负压袋并保持其通畅,防止扭曲压迫引流不畅致积液发生。同时观察引流液的颜色、量及性状。正常情况,引流液 24h 少于 20mL 可予以拔出,放置时间不宜过长,以免增加感染机会,少量积液可自行吸收。

3)疼痛护理:患者在住院观察三天后转移到门诊换药,在换药过程中会有不同程度的疼痛感,尤其在清创期表现更为明显,给患者造成心理阴影。因此,在伤口护理前先进性伤口评估,仔细观察伤口恢复情况,有无感染和出血现象,对患者的疼痛感进行 VAS 评分,换药前须对伤口进行消毒处理,换药人员用消毒液洗手,细致小心操作,切勿直接触碰伤口。嘱咐患者在换药过程不要左右晃动,有必要的情况下进行固定处理,尽量减少使用麻醉剂的使用,记录每次换药时伤口大小、创面情况、周围皮肤等局部情况,根据疼痛评分采取合适的方法减轻换药时的痛苦,疼痛感特别明显的患者使用相关止痛药处理,伤口处复发。

4)门诊换药注意事项:了解发病原因(如患者是否有先天性乳头凹陷或乳管扩张、乳头溢液等),认真评估患者伤口情况(伤口的长度、宽度、深度),采集资料及留取图片,换药结束后填写伤口评估及护理记录表;以后每次换药都要填写"伤口护理记录单"及留取图片,记录每次换药时伤口的局部情况,以便动态的了解伤口变化情况。及时发现影响患者伤口愈合因素。如患者有乳头内陷要及时纠正,每次换药要彻底清洗乳头;患者有乳头溢液,需要了解原因,查催乳素,并做涂片,要排除脑部垂体瘤,然后遵医嘱服药。尽量去除或者减少不利于伤口愈合的因素,从而促进伤口愈合。伤口换药运用湿性愈合原理,正确选择敷料。在换药过程中每次都要将伤口清洗彻底,特别是清创期要清创彻底,以免有异物留在伤口内,影响伤口愈合。换药一定是让伤口从基底部长起,避免出现新的瘘管。严格无菌操作。了解每次伤口换药方法和护理都不是一成不变的。要根据伤口的具体情况来调整方案,这样才会更利于伤口愈合。伤口敷料的选择:康惠尔清创胶是一种无色透明的水胶体敷料,具有提供自溶性无痛清创术。德湿银有强大的杀菌能力,控制感染,持续作用 3~4d,不会粘连伤口。康惠尔藻酸盐填充条可以快速、大量吸收渗液,并形成凝胶,形成湿性愈合环境,促进肉芽生长,具有清创作用。德湿银主要特点是:有一层防水和防菌作用的半通透性膜,当敷料中的水胶体吸收伤口渗液后会膨胀形成凝胶并保持湿润,加快了创面的愈合。曼多夫是高吸收性伤口敷垫,透气,具有良好的缓冲作用。

第二节　乳腺结核

乳腺结核多继发于肺结核、肠结核或肠系膜淋巴结结核,经血行传播至乳房。临床较少见。

一、病因

乳腺结核大都是继发于肺或肠系膜淋巴结结核的血源性播散的结果,或是由于邻近的结核病灶(肋骨、胸骨、胸膜或腋淋巴结结核)经淋巴管逆行播散或直接蔓延而引起。

二、临床表现

乳腺结核常见于20～40岁的妇女,病程缓慢。初期时乳房内有一个或数个结节,无疼痛或触痛,与周围组织分界不清,常有皮肤粘连,同侧腋淋巴结可以肿大,临床无发热,脓块软化后形成冷脓肿,可向皮肤穿出形成瘘管或窦道,排出有干酪样碎屑的稀薄脓液,少数患者的肿块经纤维化而变成硬块,使乳房外形改变和乳头内陷,与乳腺癌不易鉴别。

三、诊断

(1)多发生于20～40岁妇女,病程缓慢。

(2)初期局限于乳房一处呈单一或数个结节状肿块,不痛,边界不清可与皮肤粘连,肿块液化形成寒性脓肿,破溃后形成一个或数个窦道或溃疡,分泌物稀薄伴豆渣样物。溃疡皮肤边缘呈潜行性,分泌物涂片染色偶可找到抗酸菌。

(3)患侧腋窝淋巴结可肿大。

(4)可伴有低热、盗汗、血沉快。

四、治疗

(1)增加营养、注意休息。

(2)全身抗结核治疗(应注明具体药物及用法)。

(3)病变局限一处者可做病灶切除,范围大者可做单纯乳房切除,患侧淋巴结肿大者可一并切除。

(4)有原发灶患者在手术后仍需继续抗结核治疗。

五、护理

乳腺结核是乳腺疾病中常见的一种,会对患者的生活造成一定的影响,而家属若不重视乳腺结核的护理工作,就会让患者难以控制病情。所以大家要及时了解些乳腺结核的护理,才能更好地照顾患者起居。

生活要有规律轻度乳腺结核的女性在生活上要有规律、劳逸结合,保持夫妻生活和谐。轻度乳腺结核患者可调节内分泌失调,保持大便通畅会减轻乳腺胀痛。这就是乳腺结核的护理方法之一。

调节情绪,这也属于乳腺结核的护理方法。轻度乳腺结核患者应该要调节好情绪,因为不良的心理因素过度紧张刺激忧虑悲伤,造成神经衰弱,会加重内分泌失调,促使轻度乳腺结核症的加重,故轻度乳腺结核患者应解除各种不良的心理刺激。而这些乳腺结核的护理都是很常见的。

多食大蒜、百合、银耳等食物有助疾病康复。多食新鲜蔬菜及水果，不吸烟、酗酒，不食酸辣等刺激性食物。患者必须坚持用药，按医嘱完成疗程。

以上所说的内容就是乳腺结核的护理，只要掌握这些乳腺结核的护理，就可以让家属更好的照顾患者，到时就能更好的控制病情。因此，要想患者早点治愈，就请大家谨记这些乳腺结核的护理方法。祝各位患者能早日康复。

第三节　乳腺纤维腺瘤

乳腺纤维腺瘤是乳腺疾病中最常见的良性肿瘤，可发生于青春期后的任何年龄，多在20～30岁之间。其发生与雌激素刺激有关，所以很少发生在月经来潮前或绝经期后的妇女，为乳腺良性肿瘤，少数可发生恶变。一般为单发，但有 15%～0% 的病例可以多发。单侧或双侧均可发生。

一、病因与病理

本病的发生与雌激素过度刺激有关。乳腺小叶内纤维细胞对雌激素的敏感性异常增高可能与纤维细胞所含雌激素受体的质和量异常有关，故多见于20～25岁性功能旺盛期女性。妊娠、哺乳期或绝经前期，由于雌激素大量分泌，可使肿瘤迅速生长。动物实验亦证实，大量雌激素可诱发肿瘤生成。乳腺及其附属组织发生的良性肿瘤，依据肿瘤组织来源、发生部位、细胞种类、形态及排列有许多种类，如上皮源性良性肿瘤和良性间质上皮混合瘤。其病理可分为3种类型。

(一)管内型

也称管型纤维腺瘤，为乳管和腺泡上皮下纤维组织增生，可累及1个或多个乳管系统，呈弥散性增生。增生组织逐渐向乳管突入、充填挤压，腺上皮呈紧贴的两排，上皮下平滑组织也参与生长，无弹力纤维成分。

(二)管周型

也称乳管及腺泡周围型纤维腺瘤。病变主要为乳管和腺泡周围弹力纤维层外的纤维组织增生，其中弹力纤维也增生，但无平滑肌，也不呈黏液性变，乳腺小叶结构部分或全部消失。

(三)腺瘤型

其病理特点是腺管增生明显，腺体间纤维层外的纤维组织增生，而腺体形态仍保持管泡状结构。此型青春期患者多见。

二、临床表现

(一)症状

1.乳房肿块

无痛性孤立肿块，多在无意中偶然发现；好发于外上象限，且多数(约75%)为单发，少数为多发。月经周期对肿瘤大小无影响，亦无异常乳头溢液。生长比较缓慢，数年内无变化，但在妊娠期或哺乳期可迅速增大,除此之外短期内肿物突然迅速增大,应考虑有恶变的可能。

2.乳房轻微胀痛

大多数患者乳房无疼痛,少数可有轻微的刺痛或胀痛。

(二)体征

乳房内可触及圆形或椭圆形肿块,直径多在 1～5cm 之间,大小不等,个别直径可＞7cm,称为巨型纤维腺瘤。肿块表面光滑、边界清楚、质地坚韧,与皮肤和周围组织无粘连,极易被推动。腋淋巴结不肿大。

三、实验室与其他检查

(一)X 线钼靶摄片

显示肿瘤阴影为圆形或卵圆形,形态规则,边缘整齐,密度较周围组织稍增高,有时阴影周围可见一薄层透亮区。

(二)B 超检查

显示为一质地均匀、边界清楚的低回声肿块。

(三)活检病理检查

将乳腺肿块切除后常规行活检病理检查以明确诊断。

四、治疗

(一)手术治疗

乳房纤维腺瘤虽属良性,但有恶变可能,目前尚无理想的药物治疗能将肿块消除,故手术切除是治疗纤维腺瘤唯一有效的方法。25 岁以前的多发性乳房纤维腺瘤患者若能排除癌变,可以观察,暂不手术治疗,25 岁以后再考虑手术切除。25 岁以上已婚女性,或 30 岁以上女性,一旦发现肿块,都应手术切除。另外,由于乳房纤维腺瘤在妊娠期或哺乳期迅速增大,故在怀孕前应行手术切除为宜。

手术可在局部麻醉下进行。在肿块表面皮肤做放射状切口,显露肿瘤后将瘤体连同其包膜整块切除,并常规送病理检查,以排除恶性病变的可能。若术前就怀疑肿块有恶变,在手术中行快速冰冻切片,如为恶性变,应按乳腺癌治疗原则处理。

(二)中医治疗

疏肝解郁闷、化痰散结等中药对多发性或复发性纤维腺瘤可控制肿瘤生长,减少肿瘤复发,甚至有消除肿块的作用。

五、护理

(一)术前护理

(1)心理护理:消除患者紧张恐惧情绪。

(2)完善术前各项检查。

(3)术前一 8 的准备:

1)饮食指导:术前一日晚 22:00 后禁食禁水。

2)手术区域皮肤准备:上缘至下颌水平,下缘至肋弓水平,左右两侧分别为:健侧锁骨中线(包含健侧乳头),患侧腋后线(包含腋窝及乳头、乳晕)。

(4)术日晨的准备:

1)术晨监测生命体征:若患者体温升高或女患者月经来潮,及时通知医师;高血压、糖尿病患者需口服药物者,术日晨 6:00 饮 5mL 温水将药物吞服。

2)协助患者更衣,检查假牙是否取下,避免佩戴手表及饰物。

3)术前补液 1 000mL。

4)术前 30 分钟肌内注射麻醉前用药苯巴比妥钠 0.1mg,东莨菪碱 0.3mg。

5)与手术室做好患者及物品交接。

(二)术后护理常规

1.术后体位

患者未清醒前去枕平卧,头偏向一侧;清醒或血压平稳后可垫枕;完全清醒的患者,可协助半卧位,抬高床头 15°～30°,利于引流液引出。

2.病情观察

给予鼻导管吸氧 3L/min,应用心电监护观察生命体征变化,监测心率、血压及血氧饱和度情况。

3.伤口护理

注意保护切口,观察敷料是否干燥,如有大量渗血及时通知医师给予处理,术后第二天即可佩戴文胸,以减轻切口张力。

4.管路护理

保持创腔引流管通畅,妥善固定。连接空针者定时抽吸引流液,并观察色、质、量,做好记录。

5.并发症的预防和护理

严密观察伤口局部有无渗血、渗液,伤口周围有无淤斑,患者有无主诉局部胀痛等。保持引流管通畅。

6.心理护理

保持心情开朗,学会自我调整,积极参加社会活动。

(三)健康教育

1.休息与运动

麻醉清醒后即可下床活动,1 周后正常生活。

2.饮食指导

清醒后嘱患者进普通饭或治疗饮食,宜清淡,多样化,鼓励多饮水。

3.用药指导

对于特殊用药,按时遵医嘱服药。

4.心理指导

保持心情开朗,学会自我调整,积极参加社会活动。

5.康复指导

掌握乳房自检方法,保持切口敷料干燥,特别在夏季要避免出汗。

6.复诊须知

术后 3 天切口换药,一周后复查切口愈合情况。

(四)出院指导

(1)保持切口敷料清洁干燥,按时回院换药。

(2)定期复查和乳房自查,以便及时发现恶性变。

(3)术后不要乱用药物和保健品。

(4)生活规律,少接触辐射,饮食健康,锻炼身体,保持心情舒畅。

第四节　乳腺分叶状肿瘤

乳腺分叶状肿瘤是一种较少见的乳腺疾病,又称乳腺分叶状囊性肉瘤(CP),是由乳腺纤维腺瘤组织中的纤维组织恶变而来,是上皮组织和结缔组织混合的恶性肿瘤。1982 年,WHO依据组织学分类原则,把该肿瘤改名为"乳腺分叶状肿瘤",分为良性、临界性病变和恶性三类。

一、历史回顾

CP 首先于 1838 年为德国学者 Miller 所描述,因肿瘤切面呈肉样,具有囊状分叶状特殊外观而得名。Miller 最初应用这一命名时,主要基于肿瘤形态上的描述,特别强调其良性特征,并未赋予其恶性含义。1931 年,当 Lee 报告 1 例具有恶性组织学特征,并在其后出现转移的病例时,部分学者才意识到 CP 亦可能具有恶性行为。此后,由于 CP 组织学表现多样,且与临床过程无规律性关系,生物学行为难以预测,因此对该病的命名繁多,达 60 余种,如分叶状囊肉瘤、假性肉瘤样腺瘤、腺黏液瘤、乳头状囊肉瘤、乳腺混合瘤等。鉴于此,1982 年 WHO 将该肿瘤命名为叶状囊肉瘤,再将它们分为良性、交界性和恶性 3 类。2003 年 WHO 认为这类肿瘤大多是良性的,称其为叶状囊肉瘤不合适,应称其为分叶状肿瘤(PT),再根据其组织学特点将它们分为良性、交界性和恶性 3 类。国内多数病理学家把该肿瘤分为良性、交界性(低度恶性)和恶性 3 类,并根据肿瘤命名与分类原则,结合形态学表现,将良性者称为分叶型纤维腺瘤,恶性者称为叶状囊肉瘤。但由于历史沿用关系,目前许多文献仍将分叶状肿瘤与叶状囊肉瘤等同使用。

二、病因

目前该病的病因尚不清楚。除种族、年龄和地域等因素外,可能还与卫生习惯、生育哺乳及内分泌变化等因素有关。有人认为可能与乳腺纤维腺瘤有关,甚至可能原本就是纤维腺瘤。有研究显示,该病可能与乳腺上皮组织产生的成纤维细胞生长刺激因子——内皮素－1 有关。资料显示该病可发生于青春期到绝经后的任何年龄的女性,而男性及未成年人罕见,推测可能与雌激素的分泌和代谢失调有关。

三、病理

大体上,肿瘤边界清楚,有部分或完整的包膜,切面灰白色、灰黄色、鱼肉状,有时可见裂隙,形成叶状结构。常见囊肿形成,囊腔内可见乳头状、结节状突起,大的肿瘤可见出血及灶性坏死。肿瘤直径 1～16cm,大者可达 45cm。镜下见由良性的上皮成分和丰富的纤维样间质细胞组成,间质一般为不同分化程度的成纤维细胞。由于间质高度增生,可形成叶状结构突入囊腔,挤压上皮呈裂隙状,上皮细胞受压成扁平形。叶状囊肉瘤的间质成分可表现为脂肪肉瘤、软骨肉瘤、骨肉瘤、横纹肌肉瘤、血管外皮瘤和恶性纤维组织细胞瘤等。上皮成分可有鳞化,增生呈乳头状,实质性或筛状,可有不典型增生和癌变(包括原位癌和浸润性癌)。当上皮有癌变时,则为癌肉瘤。

四、临床表现

乳腺分叶状肿瘤的发病年龄相差很大,但发病高峰在 40～50 岁。主要表现为无痛性单发肿块,起病隐匿,进展缓慢,病程较长,短期内肿块迅速增长少见。肿块一般不侵犯胸肌和皮肤,活动度好。肿块多位于外上象限,两侧乳房发病无明显差别,肿瘤表面皮肤可见扩张静脉,乳头回缩少见。腋窝淋巴结转移少见,部分患者有纤维腺瘤病史,少数患者有多发性纤维腺瘤。就诊时病程长短、肿块大小及其特征可有很大差异。肿瘤生长过程可分为双相性和单相性两种,前者是指在肿瘤生长过程中骤然增大,临床上提示恶性;后者是指肿瘤在开始时即生长迅速,呈现恶性。Keelan 等指出,典型的叶状肿瘤呈双相生长。在生长形式上,除少数患者呈浸润性生长外,大多数呈膨胀性生长。乳腺分叶状肿瘤的转移途径主要是血道转移,转移的部位主要是肺,其次是骨和其他软组织,淋巴转移少见。局部复发主要取决于手术类型,局部切除复发率远高于单纯乳腺切除。

五、影像学检查

乳腺分叶状肿瘤的钼靶 X 线摄影表现与纤维腺瘤类似,显示大的边界清楚的圆形、椭圆形分叶状肿块,可伴有透明晕环绕或微钙化存在。乳腺超声显示体积较大的分叶状肿块,边缘多清晰,规则,内部以实性低回声为主,可散在无回声区,少有钙化,常与纤维腺瘤混淆,肿瘤内部血流较丰富,如果肿块内有囊性成分,则高度怀疑乳腺分叶状肿瘤。MRI 的诊断作用不确定,但有报道指出 MRI 靠近胸壁的肿块具有诊断价值,有助于选择恰当的外科治疗方式。

六、诊断

乳腺分叶状肿瘤术前诊断比较困难,常易误诊为纤维腺瘤。临床体格检查,影像学检查及细针抽吸细胞学检查(FAB)没有确诊意义。如肿块较大,或原有肿块突然长大,或行乳腺纤维腺瘤切除术后复发,尤其是多次复发要考虑该病的可能。

乳腺分叶状肿瘤术前良恶性的区分对外科手术方式的选择具有极大的指导作用,可以避免手术切除不足导致的二次手术或者过度切除。目前的研究主要集中在利用免疫组化、流式细胞测量等技术测定乳腺分叶状肿瘤相关分子标志如 p53 和 CD117 等。p53 是目前肿瘤研究领域广泛使用的一种抑癌基因,位于人类第 17 号染色体短臂上(17p13.1),编码细胞核内一种特定的磷酸化蛋白。CD117 是一种酪氨酸激酶受体,在抑制细胞凋亡方面起重要作用。Tan 等利用组织微阵列技术与免疫组织化学技术对 335 例乳腺分叶状肿瘤病例进行了分析,发现 p53 与 CD117 在间质细胞中的表达与肿瘤的组织分型有关,且 CD117 的表达与肿瘤复发有密切关系。

乳腺分叶状肿瘤的确诊需要病理学检查。因其生物学行为难以预测,同一肿块的不同切片甚至同一切片的不同区域变异很大,故术前穿刺细胞学检查、活组织检查和术中冷冻切片检查应该多部位取材,多切片,以免漏诊。

七、治疗及预后

(一)治疗

手术切除是治疗该病的首选方法,但对于术式的选择一直存在争议。20世纪60年代以前,由于人们对该病认识欠缺,主要以局部切除术作为首选治疗方法,但随访发现复发率较高,治疗效果不理想。此后人们将目光转向根治性乳腺切除术,但由于该病很少发生腋窝淋巴结转移,资料报道腋窝淋巴结阳性率仅为1%~2%,因此此手术方法过于偏激。然而对已有腋窝淋巴结转移或严重胸肌浸润者,仍是较好的术式。目前最广泛采用的术式是根据肿瘤大小及其占乳腺比例,选择包括肿瘤并距其边缘相当距离健康组织在内的广泛局部切除术或全乳切除术。切缘的范围目前尚无统一认识。Mangi等分析1980—1997年的40例病例,提出至少要保证1cm的切缘。Shabahang等认为切缘要有2~4cm正常组织,并且应切除基底部胸肌筋膜。如果肿瘤较大,局部切除可能致乳房变形或术后复发,适宜选择全乳切除术。放疗和化疗作用不确定,但对少数发生全身转移或胸壁浸润者仍有一定的价值。有20%~40%的分叶状肿瘤的患者雌激素受体阳性,而100%的分叶状肿瘤患者孕激素受体阳性,表明内分泌疗法可能对分叶状肿瘤有益。

(二)预后

乳腺分叶状肿瘤经手术治疗预后良好5年生存率大约为82.9%,马淑资等报道5年生存率为94.4%,10年生存率为92.9%。复发和转移一直是影响预后的重要因素。多数学者认为肿瘤的组织学分型与预后有密切关系。Chen等统计分析172例病例,认为年龄、外科治疗方式、有丝分裂程度,切缘与复发有密切关系;间质细胞构成、过度增生,间质异型性、有丝分裂程度,肿瘤切缘以及异源性间质成分与转移有密切关系。关于肿瘤大小对患者预后的影响,观点尚不统一,Lindquist等认为肿瘤大小对预后有影响,而Reinfuss等则认为无意义。Chaney等报道伴有间质过度增生,直径>5em的肿瘤具有很高的转移率,患者应当接受系统治疗。乳腺分叶状肿瘤即使是良性病变,也可能多次复发转移为恶性。良性肿瘤的复发率在5%~15%,远处转移率为2%~5%。5年生存率为80%。

八、护理

(一)术后护理

1.注意饮食

不要吃油腻的食物,不要吃容易胀气的食物,同时,要注意增加蛋白质的摄入量,多喝水,促进排泄。

2.保持良好的心态

专家指出,良好的心态有利于身体的恢复。患者一定要保持积极乐观的心态,避免情绪波动,坚决不能长时期精神压抑,特别是在经期前更要注意。

3.注意休息

乳腺分叶状肿瘤患者手术后,要保证充足的休息,劳逸结合,避免过度劳累,同时,适当参加体育活动,增强自身的抵抗力。

4.注意术后异常情况

手术后,如果手出现麻麻的感觉,不要过度担心,这是正常现象。但是要保证伤口引流袋的排空状态,避免感染。

(二)饮食护理

(1)饮食应高蛋白低脂肪:乳腺纤维瘤的女性应多食高蛋白低脂肪的饮食,如奶制品、鱼类、豆类、鸡蛋等,高蛋白可以多补充体氨基酸,增加患者的营养和抵抗力,低脂饮食是为了避免脂肪摄入过多,堆积在乳房,加重乳房的负担,加重病情,要少吃油腻食品、如过多的肥肉、猪油等。

(2)多食含维生素丰富的食品:患病者应该多补充维生素,新鲜的水果蔬菜里面就含有丰富的维生素,胡萝卜、青菜、芹菜、苹果、猕猴桃、椰子等。谷类如小麦(面粉)、玉米、大豆及一些杂粮均有利于健康。大麦含有大量的可溶性和不可溶性纤维素。可溶性纤维素可帮助身体对脂肪、胆固醇和糖类的新陈代谢,并降低胆固醇。不可溶性纤维素有助于消化系统的健康,并预防癌症。坚果是食物的果仁和果种,含有大量的抗氧化剂,可起到抗癌的效果。

(3)宜吃猪的瘦肉、鸭肉、鸡蛋、莲菜、白菜、西红柿、黄瓜、茄子、芹菜、豆腐、苹果、梨、香蕉、西瓜、甜瓜、柿子、核桃仁、熟花生米、松子可以吃,多吃些新鲜蔬菜。

(4)不宜进食辛辣刺激性事物、牛羊肉、狗肉、辣椒、鸡肉、肥肉、鱼肉、葡萄、南瓜、咖啡、香菜、牛奶、酸奶、苋菜、蜂蜜、茶叶水、葱、大蒜、白萝卜、可乐、海鲜、绿豆、汽水、冰激凌、烟酒以及酸性、油腻食品。反季节蔬菜不能吃。

(5)少吃含雌激素多的食品:乳腺纤维瘤的发病可雌激素密切相关,所以饮食应该避免含有雌激素的食品,否则会加重病情。

参考文献

[1]安旭姝,曲晓菊,郑秋华.实用护理理论与实践[M].北京:化学工业出版社,2022.

[2]张俊英,王建华,宫素红,等.精编临床常见疾病护理[M].青岛:中国海洋大学出版社,2021.

[3]郝金霞,侯平花,吴委玲.护理临床实践[M].广州:世界图书出版广东有限公司,2021.

[4]丁明星,彭兰,姚水洪.基础医学与护理[M].北京:高等教育出版社,2021.

[5]姜雪,蒋玮,郎红娟.基础护理技术操作[M].西安:西北大学出版社,2021.

[6]张翠华,张婷,王静,等.现代常见疾病护理精要[M].青岛:中国海洋大学出版社,2020.

[7]吴旭友,王奋红,武烈.临床护理实践指引[M].济南:山东科学技术出版社,2021.

[8]关再凤,孙永梅.常见疾病护理技术[M].合肥:中国科学技术大学出版社,2021.

[9]周红梅.实用临床综合护理[M].汕头:汕头大学出版社,2021.

[10]陈素清,齐慧,崔桂华,等.现代实用护理技术[M].青岛:中国海洋大学出版社,2021.

[11]许军.实用临床综合护理[M].长春:吉林科学技术出版社,2019.

[12]张文霞.实用临床护理思维[M].长春:吉林科学技术出版社,2019.

[13]王晓艳.临床外科护理技术[M].长春:吉林科学技术出版社,2019.

[14]栾瑞红,温君凤,宋瑞英.护理综合临床实践[M].厦门:厦门大学出版社,2019.

[15]许传娟.临床疾病诊疗与护理[M].长春:吉林科学技术出版社,2019.